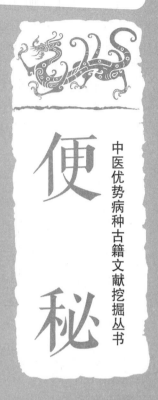

中医优势病种古籍文献挖掘丛书

便秘

主编　陈仁寿

全国百佳图书出版单位

中国中医药出版社

· 北 京 ·

图书在版编目（CIP）数据

便秘 / 陈仁寿主编 . -- 北京：中国中医药出版社，
2024.11. --（中医优势病种古籍文献挖掘丛书）.
ISBN 978-7-5132-8823-1

Ⅰ . R256.35

中国国家版本馆 CIP 数据核字第 2024J8Z103 号

中国中医药出版社出版

北京经济技术开发区科创十三街 31 号院二区 8 号楼
邮政编码　100176
传真　010－64405721
河北品睿印刷有限公司印刷
各地新华书店经销

开本 787×1092　1/16　印张 21.25　字数 497 千字
2024 年 11 月第 1 版　2024 年 11 月第 1 次印刷
书号　ISBN 978－7－5132－8823－1

定价　98.00 元
网址　www.cptcm.com

服 务 热 线　010-64405510
购 书 热 线　010-89535836
维 权 打 假　010-64405753

微信服务号　zgzyycbs
微商城网址　https://kdt.im/LIdUGr
官 方 微 博　http://e.weibo.com/cptcm
天猫旗舰店网址　https://zgzyycbs.tmall.com

如有印装质量问题请与本社出版部联系（010－64405510）

《便秘》编委会

前　言

　　中医药古籍承载着数千年来积累的理论知识和临床经验，赓续着中医药学的血脉，是中医药传承创新发展的源头活水。加强中医药古籍保护、研究与利用，对于传承学术精华、促进原始创新、弘扬中华优秀传统文化具有重要意义。

　　党和国家高度重视中医药事业发展，大力支持开展中医药古籍普查、整理和研究。习近平总书记强调，要加强古典医籍精华的梳理和挖掘。国家中医药管理局深入学习贯彻习近平总书记有关重要指示精神，将中医药古籍工作摆在中医药传承创新发展的重要位置，系统谋划和实施了一系列中医药古籍抢救保护、整理研究和出版利用重大项目。2010年，启动"中医药古籍保护与利用能力建设项目"，历时八载，整理出版中医药古籍417种，编纂集成《中国古医籍整理丛书》。2018年，会同文化和旅游部组织实施《中华医藏》编纂项目，保存、传承、整理和利用2289种传世医籍，为中医药事业踔事增华。

　　开展面向中医药优势病种的中医药古籍文献专题挖掘、整理和出版，是中医药事业发展和中医临床诊疗水平提升的重大需求。2020年，国家中医药管理局设立中医药古籍文献传承专项，以国家重大疾病防治需求为出发点，结合已开展的中医临床研究成果，选择40个中医优势病种作为研究对象，建立中医药古籍文献专家与重点病种临床专家双牵头的工作机制，进行系统的专题挖掘整理，结集为《中医优势病种古籍文献挖掘丛书》出版。

　　此次整理出版以疾病为中心，从中医药古籍入手，在全面搜集整理与归类总结的基础上，撷取精华，条分缕析，列为病名源流、病因病机、证治条辨、治则治法、方药纵横、外治集萃、预防调护、医案医话等篇章。通过全面系统的文献爬梳、归纳总结和学术研究，探究不同地域、不同时期疾病名称的演变过程及差异，审视古代医家对该病病因的认识及病机理论的发展，拓展某一疾病的中医证型辨证要点和治疗方法，探讨古代医家的治疗原则和具体治法的应用要点，梳理历代医家治疗该病的常用方剂和药物，总结归纳辨证与治疗的规律性认识，为深入理解疾病本质提供更多视角，为中医临床诊疗提供文献支持。另外，还收集了与此疾病相关的针灸、推拿、贴敷、膏摩等外治方法，以及预防措施和调养经验，丰富了疾病治疗手段，为治未病提供参考。

　　本丛书是对40个中医优势病种古籍文献的全面梳理和系统结集，也是中医药学术史和与疾病斗争史的一次系统回顾。通过对某一病种的中医药古籍文本从源到流进行系统梳理，不仅可以溯源疾病认知，明晰疾病的学术流变，也可以为中医临床提供优势病种全面、完整的古代文献资料，开拓临证治疗思路，提高临床疗效。同时，在全面总结历代医家理论和经验的基础上，深入探索证治规律、用药思辨，为创立新说提供有力支持与佐证，进而推动中医理论的进步与发展，促进中医药学术传承精华、守正创新。

中医药古籍文献传承工作项目管理办公室

二〇二四年七月

便秘

编写说明

便秘是以大便排出困难，排便周期延长，或周期不长，但粪质干结，排出艰难，或粪质不硬，虽频有便意，但排便不畅为主要表现的病证。现代医学中的功能性便秘、肠易激综合征、肠炎恢复期之便秘、药物性便秘、内分泌及代谢性疾病所导致的便秘均属本病范畴。各版教材及国家标准中，关于便秘的定义基本统一，从临床和相关中医药古籍文献特点来看，便秘主要有如下两个特点。

第一，病名源流的复杂性。"便秘"既可以作为一个独立的病证存在，又可以作为一个症状存在于其他的病证之中。在早期的古籍文献中，多以"大便难""便闭""大便不通"等描述症状的词指代"便秘"，并未成为一个独立的病证存在。直至唐代《备急千金要方·卷十三·心脏方·心脏脉论第一》首次提出"便秘"一词，并于书中列有"秘涩"一节。此后《外台秘要》设有"大便难""大便不通""秘涩"等章节，"便秘"始作为病名被固定下来。明清以降，越来越多的医籍将"便秘"作为病名专篇论述，逐渐衍化为今之中医"便秘"一病。

第二，病因病机的多样性。便秘的原因，有外因如风、寒、热、燥等；内因如情志失调，气机不畅，饮食失宜，贪食辛辣、寒凉等；抑或劳倦内伤，气血阴阳亏虚，精血津液不足等，这些均可导致痰湿、瘀血内生，阻滞肠腑不畅；另有运气盛衰亦是便秘之因。便秘的病机千变万化，从脏腑而论，脏腑积热、胃强脾弱、肺气不降、三焦不行等皆为便秘的病机；就气血津液而言，气虚血少、阴损津枯、津亏血瘀等亦是便秘的致病机理。

由此可见，便秘的病名、病因病机、临床症状存在一定的复杂性，古代医籍中的相关记载亦存在诸多演变不明、混杂难梳之处，便秘古籍文献的梳理与总结工作存在着巨大的挑战。

本书的编写目的是对中医病种"便秘"的古籍文献进行从源到流的梳理，实现便秘相关文献的深度整理与知识挖掘，全面总结历代医家诊治便秘的理论与经验，为现代中医临床治疗便秘相关性疾病拓宽辨治思路，并为提高疗效、创立新说提供有力的支持与佐证。

为使书中内容尽量做到全面、完整、系统而且条理清晰，经反复讨论、斟酌，编写组根据丛书的整理要求，结合本书的特点，制定了详细的编撰方法与原则，主要分为以下几点。

1. 资料来源

目录范围：本书以《中华医典》、南京中医药大学特色古籍库等多个数据平台作为数据库，利用中医文献学知识，遴选出1000余种与便秘病种密切相关的古籍文献，形成备选目录。类别涉及医经类、本草类、方书类、针灸推拿类、综合医书类、医论医案类、养生食疗类、外治类等。

版本选择：利用多种途径收集中医古籍，并对其进行版本考源，选择内容完整、错误较少、校刻精当的版本作为工作底本。优选精良的校注本；如无校注本，凡涉及的古籍则参考《中医古籍整理规范》，对资料进行整理。

2. 检索关键词

古籍中，便秘病名多存在历代演变，具有多样性与差异性。古籍中多以"大便难""后不利""大便干燥""便闭"等症状词指代便秘，或以不同命名方式表现便秘的临床特点，如"脾约""阴结""阳结"等。因此，根据2012版国家中医药管理局《中医病症诊断疗效标准》中便秘的诊断标准，选取排便时间延长、两天以上一次和粪便枯燥坚硬两个症状作为研究对象，并进一步筛选出古籍文献中常用的相关术语。为确保工作中搜集资料的完整性与全面性，以"便秘""便闭""脾约""阴结""阳结"等病名类关键词，以及"大便难""大便干燥""大便不利""大便不通"等症状类关键词为主要术语，进行相关文献搜集摘录。

3. 文献处理方法与过程

便秘相关文献处理方法与过程大致经过以下环节。第一，着重围绕便秘病，依据检索词对1000余种古籍进行文献检索，初步搜集关键词所涉及的内容，将初步检索的资料进行整理校勘、去伪存真、删重去繁的处理，形成"便秘病种文献资料池"。例如，剔除不同时代文献中的重复内容，保留同类文献的最早出处；删除便秘作为症状出现在其他疾病中的相关文献。第二，对文献进行初步分类，抽取和分解古籍文献内容，按照不同类目，如病名、病因病机、治则治法、方剂、药物等进行分类抽取。第三，将每部分内容进行排序，除中药部分按照笔画外，其他部分皆按照内容出处的著作成书年代进行排序。其中，《黄帝内经》按照先《素问》后《灵枢》，《伤寒杂病论》按照先《伤寒论》后《金匮要略》，且据原书卷次排列；部分年代久远且难以确定成书具体年代者，仅作大概的时代划分。第四，对于各部分内容进行评述，以求简明扼要地为读者提供纲要性介绍。第五，进行格式的规范、目录的生成等。

4. 编写体例

本书按照丛书的整体要求，分为病名源流、病因病机、证治条辨、治则治法、方药纵横、外治集萃、预防调护、医案医话8个类目。在进行文献筛选归类时已尽可能删除重复内容，但由于各类目的阐释角度存在差别，因此部分文献仍存在少量重复之处。每一类目内容组成基本一致，主要分为以下两种。第一，古籍文献分类汇编。各类目均按照该部分的内容特点，并结合项目组要求，进行再次分类，并拟定二级、三级标题。如病因病机类目下，首分病因、病机为二级标题。其中病因包含外感病因、内伤病因两种三级标题；病机部分则分为积热论、积寒论、风袭论、燥结伤津论等多种三级标题。其余类目皆如此，依据章节特点进一步分类归纳相关文献。第二，评述。全书以一级类目下的内容作为评述的单元，但病名源流部分内容繁多，各种命名方式之间存在巨大差异，各类病名的含义与源流需进行较为详尽的解释，因此在病名后面增以论述，

便秘

以期提升本书的学术价值。

　　本书为国家中医药管理局 2020 年中医药古籍文献和特色技术传承专项项目之一——"面向临床的便秘古籍文献挖掘与出版"的成果体现，由南京中医药大学与江苏省中医院共同承担。本书的编撰不仅仅是对古籍中便秘资料进行收集整理，而且重点选取对临床具有指导意义的文献进行考证、校勘、分类和评述，充分体现古代中医文献与现代临床应用相结合，为更加全面认识便秘的中医理法方药提供理论依据。

　　由于编者水平有限，书中难免存在疏漏与不足，祈请广大中医同道与读者提出宝贵意见，以便今后进一步修订完善。

陈仁寿

2024 年 8 月于南京

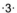

编写说明

目录

第一章　病名源流 ················· 1

　第一节　便秘的一级病名 ········· 3

　第二节　便秘的二级病名 ········· 5

　　一、按发病脏腑命名 ·········· 5

　　　（一）脾约 ··············· 5

　　　（二）大肠闭结 ············ 6

　　　（三）下脘不通 ············ 6

　　二、按病因病机命名 ·········· 7

　　　（一）按气血虚实命名 ······ 7

　　　（二）按阴阳命名 ·········· 8

　　　（三）以六淫命名 ·········· 9

　　　（四）按病理产物命名 ······ 11

　　评述 ····················· 11

第二章　病因病机 ················· 13

　第一节　病因 ················· 15

　　一、外感病因 ··············· 17

　　　（一）六淫外邪 ············ 17

　　　（二）运气致病 ············ 18

　　二、内伤病因 ··············· 19

　　　（一）饮食失宜 ············ 19

　　　（二）劳倦内伤 ············ 19

　　　（三）情志失调 ············ 20

　　　（四）病理产物 ············ 20

　第二节　病机 ················· 22

　　一、积热论 ················· 22

　　　（一）火热蕴结 ············ 23

　　　（二）湿热内结 ············ 23

　　　（三）六经积热 ············ 23

　　　（四）脏腑积热 ············ 24

　　　（五）三焦积热 ············ 25

　　　（六）阴虚火盛论 ·········· 26

　　二、积寒论 ················· 26

　　　（一）脏腑积寒论 ·········· 26

　　　（二）三焦积寒论 ·········· 26

　　三、风袭论 ················· 26

　　　（一）风中脾经论 ·········· 27

　　　（二）风邪客肠论 ·········· 27

　　四、燥邪伤津论 ············· 27

　　五、痰食积滞论 ············· 27

　　　（一）食积论 ············· 27

　　　（二）寒凝食积 ············ 28

　　　（三）劳伤食积 ············ 28

　　　（四）痰饮内阻论 ·········· 28

　　六、气血不调论 ············· 28

　　　（一）气机涩滞 ············ 28

　　　（二）邪壅气滞 ············ 29

　　　（三）升降失司 ············ 29

　　　（四）气血壅滞论 ·········· 29

　　　（五）瘀血内阻论 ·········· 30

　　七、内伤亏虚论 ············· 30

　　　（一）津液耗伤论 ·········· 30

（二）肾虚津枯论 …………… 32

（三）血虚津亏论 …………… 33

（四）阴损津亏论 …………… 34

（五）气虚不足 ……………… 34

（六）气虚津枯论 …………… 35

（七）气虚血少论 …………… 35

（八）气阴两虚论 …………… 35

八、虚实夹杂论 ………………… 35

（一）津亏血瘀论 …………… 35

（二）内热津伤论 …………… 36

九、脏腑失调论 ………………… 36

（一）胃强脾弱论 …………… 36

（二）胃津上逆论 …………… 37

（三）肺气不降论 …………… 37

（四）肝木犯土论 …………… 37

（五）肾经病变论 …………… 37

（六）三焦不行论 …………… 38

十、内外同病论 ………………… 38

十一、邪毒壅滞论 ……………… 39

评述 ……………………………… 40

第三章　证治条辨 …………… 41

第一节　四诊合参 …………… 43

一、望 …………………………… 43

二、闻 …………………………… 44

三、问 …………………………… 44

四、切 …………………………… 45

（一）浮 ……………………… 46

（二）沉 ……………………… 47

（三）迟 ……………………… 47

（四）数 ……………………… 47

（五）实 ……………………… 48

（六）弦 ……………………… 48

（七）滑 ……………………… 48

（八）细 ……………………… 49

（九）涩 ……………………… 49

第二节　辨证要点 …………… 50

一、辨外感内伤 ………………… 50

（一）风秘 …………………… 53

（二）冷秘 …………………… 54

（三）暑湿便秘 ……………… 54

（四）湿秘 …………………… 55

（五）燥结便秘 ……………… 56

（六）热秘 …………………… 57

（七）食积便秘 ……………… 58

（八）痰结便秘 ……………… 59

（九）瘀结便秘 ……………… 60

（十）情志便秘 ……………… 61

（十一）时行便秘 …………… 61

（十二）邪毒便秘 …………… 61

二、辨经络 ……………………… 62

（一）一般经脉 ……………… 62

（二）伤寒六经 ……………… 63

三、辨脏腑 ……………………… 66

（一）肝 ……………………… 67

（二）心 ……………………… 68

（三）脾 ……………………… 68

（四）肺 ……………………… 69

（五）肾 ……………………… 70

（六）胃 ……………………… 71

（七）大肠 …………………… 72

（八）小肠 …………………… 72

（九）三焦 …………………… 72

四、辨气血 ……………………… 73

五、辨阴阳 ……………………… 74

六、辨寒热 ……………………… 75

七、辨虚实 ……………………… 80

第三节　鉴别诊断 …………… 84

一、与肠结之间的鉴别 ………… 84

二、与痔之间的鉴别 …………… 84

便
秘

三、与疝之间的鉴别 ……… 84
四、与关格之间的鉴别 ……… 85
五、与积聚之间的鉴别 ……… 85
六、与疟之间的鉴别 ……… 86

评述 ……… 86

第四章 治则治法 ……… 89

第一节 治疗原则 ……… 91
第二节 治疗大法 ……… 94
一、表里、虚实、寒热论治 ……… 94
（一）里实热者，治宜寒下 ……… 94
（二）里实寒者，治宜温滑 ……… 95
（三）表里俱热，治当解表攻里 ……… 95
（四）津血亏虚，治宜滋养润肠 ……… 95
二、脏腑论治 ……… 96
（一）清燥润肠 ……… 96
（二）健脾清肺 ……… 96
（三）通腑利气 ……… 96
（四）健脾利水 ……… 97
（五）润脾滋肾 ……… 97
（六）肺胃同治 ……… 97
（七）温中平胃 ……… 98
（八）清脾泻胃 ……… 98
（九）交通心肾 ……… 98
三、阴阳论治 ……… 98
滋阴降火 ……… 98
四、祛邪论治 ……… 99
（一）消痰降火 ……… 99
（二）疏风润燥 ……… 99
（三）利湿泻热 ……… 99
（四）顺气化痰 ……… 100
五、体质论治 ……… 100
（一）虚人、老人便秘 ……… 100
（二）产妇便秘 ……… 101
（三）小儿便秘 ……… 102

六、他病兼便秘之论治 ……… 102
（一）伤寒便秘 ……… 102
（二）温病便秘 ……… 103
（三）杂病兼见便秘 ……… 103

第三节 治疗禁忌 ……… 105
一、实证便秘禁忌 ……… 105
二、气血津亏禁忌 ……… 105
三、投药禁忌 ……… 106
四、忌不辨表里 ……… 106
五、忌不辨寒热虚实 ……… 107
六、忌不当汗而发汗 ……… 107

评述 ……… 108

第五章 方药纵横 ……… 109

第一节 药物 ……… 111
一、植物药 ……… 111
（一）人参 ……… 111
（二）三白草 ……… 111
（三）大黄 ……… 111
（四）大麻仁 ……… 112
（五）木细辛 ……… 112
（六）木莲 ……… 112
（七）木蜜 ……… 112
（八）升麻 ……… 113
（九）乌桕木 ……… 113
（十）乌梅 ……… 113
（十一）巴豆 ……… 113
（十二）甘遂 ……… 113
（十三）生地黄 ……… 114
（十四）生姜 ……… 114
（十五）白术 ……… 114
（十六）白芷 ……… 115
（十七）白茅 ……… 115
（十八）瓜蒂 ……… 115
（十九）半夏 ……… 115

目录

（二十）汉防己 …………………… 115

（二十一）马齿苋 …………………… 115

（二十二）丝瓜 …………………… 115

（二十三）芝麻 …………………… 116

（二十四）百合 …………………… 116

（二十五）地蜈蚣草 ……………… 116

（二十六）当归 …………………… 116

（二十七）肉苁蓉 ………………… 116

（二十八）延胡索 ………………… 117

（二十九）那耆悉 ………………… 117

（三十）防己 …………………… 117

（三十一）红花 …………………… 117

（三十二）芡实 …………………… 117

（三十三）杏仁 …………………… 117

（三十四）苏子 …………………… 118

（三十五）皂角 …………………… 118

（三十六）诃黎勒 ………………… 118

（三十七）苦耽 …………………… 118

（三十八）郁李 …………………… 118

（三十九）知母 …………………… 118

（四十）彼子 …………………… 119

（四十一）细辛 …………………… 119

（四十二）茯苓 …………………… 119

（四十三）茺蔚 …………………… 119

（四十四）枳壳 …………………… 119

（四十五）牵牛子 ………………… 119

（四十六）胡麻油 ………………… 120

（四十七）秦艽 …………………… 120

（四十八）恶实 …………………… 120

（四十九）桃仁 …………………… 120

（五十）桃花 …………………… 121

（五十一）凌霄花 ………………… 121

（五十二）通草 …………………… 121

（五十三）黄连 …………………… 121

（五十四）黄柏 …………………… 121

（五十五）菠薐 …………………… 121

（五十六）菰根 …………………… 122

（五十七）梅 …………………… 122

（五十八）甜瓜 …………………… 122

（五十九）梨 …………………… 122

（六十）绿豆 …………………… 122

（六十一）葵 …………………… 122

（六十二）蜀葵花 ………………… 122

（六十三）葱茎白 ………………… 122

（六十四）葛粉 …………………… 123

（六十五）紫参 …………………… 123

（六十六）紫草 …………………… 123

（六十七）锁阳 …………………… 123

（六十八）寒具 …………………… 123

（六十九）酱 …………………… 123

（七十）蒺藜 …………………… 124

（七十一）榆皮 …………………… 124

（七十二）槟榔 …………………… 124

（七十三）瞿麦 …………………… 124

（七十四）蠡实 …………………… 124

二、动物药 ……………………… 125

（一）人中白 …………………… 125

（二）人乳 …………………… 125

（三）牛、白羊酥 ……………… 125

（四）牛乳 …………………… 125

（五）田中螺汁 ………………… 125

（六）羊胆汁 …………………… 125

（七）羊屎 …………………… 125

（八）乱发 …………………… 125

（九）牦牛酥 …………………… 126

（十）乳腐 …………………… 126

（十一）明月砂 ………………… 126

（十二）桑螵蛸 ………………… 126

便
秘

（十三）猪胆汁 ……………… 126
（十四）猪脂膏 ……………… 127
（十五）雄鼠屎 ……………… 127
（十六）蜂蜜 ………………… 127
（十七）蝼蛄 ………………… 128

三、矿物药 ……………………… 128
（一）玄明粉 ………………… 128
（二）芒硝 …………………… 129
（三）朴硝 …………………… 129
（四）食盐 …………………… 129
（五）绿矾 …………………… 129
（六）硝石 …………………… 130

第二节　方剂 …………………… 131
一、论常用治便秘方 …………… 131
（一）三补丸 ………………… 131
（二）大补丸 ………………… 131
（三）大承气汤 ……………… 131
（四）大柴胡汤 ……………… 132
（五）小承气汤 ……………… 133
（六）天王补心丹 …………… 133
（七）木香顺气汤 …………… 133
（八）平胃散 ………………… 134
（九）东垣升阳除湿汤 ……… 134
（十）四顺清凉饮 …………… 134
（十一）玄明粉散 …………… 135
（十二）半夏泻心汤去干姜甘草
　　　　加枳实杏仁方 ……… 135
（十三）导气丸 ……………… 135
（十四）苁蓉汤 ……………… 135
（十五）松柏通幽法 ………… 136
（十六）泽下汤 ……………… 136
（十七）茵陈栀子大黄汤 …… 136
（十八）韭汁牛乳饮 ………… 136
（十九）秦艽白术丸 ………… 137

（二十）小柴胡汤 …………… 137
（二十一）逍遥散 …………… 138
（二十二）倒换散 …………… 138
（二十三）凉膈散 …………… 138
（二十四）益元散 …………… 139
（二十五）润肠丸 …………… 139
（二十六）润燥汤 …………… 139
（二十七）调胃承气汤 ……… 140
（二十八）通幽汤 …………… 140
（二十九）猪胆导法 ………… 141
（三十）麻仁丸 ……………… 141
（三十一）清燥汤 …………… 142
（三十二）清燥润肠汤 ……… 142
（三十三）脾约丸 …………… 142
（三十四）温中平胃散 ……… 143
（三十五）滋燥养营汤 ……… 143
（三十六）疏凿饮子 ………… 144
（三十七）槐子汤 …………… 144
（三十八）蜜枣导法 ………… 144
（三十九）增液汤方 ………… 145

二、治便秘通用方 ……………… 145
（一）濡脏汤 ………………… 145
（二）久房散 ………………… 145
（三）桑白皮散 ……………… 146
（四）黄芩散 ………………… 146
（五）槟榔散 ………………… 146
（六）柴胡散 ………………… 147
（七）羚羊角散 ……………… 148
（八）牵牛子丸 ……………… 148
（九）白术散 ………………… 149
（十）神效方 ………………… 149
（十一）吴茱萸丸 …………… 150
（十二）芫花丸 ……………… 150
（十三）桑白皮汤 …………… 150

（十四）芍药散 ……………………… 151

（十五）蜜附汤 ……………………… 151

（十六）牵牛子散 …………………… 151

（十七）二仁丸 ……………………… 151

（十八）神保丸 ……………………… 152

（十九）润肠汤 ……………………… 152

（二十）独枣汤 ……………………… 152

（二十一）润肠丸 …………………… 153

（二十二）当归润燥汤 ……………… 153

（二十三）厚朴汤 …………………… 153

（二十四）大润肠丸 ………………… 154

（二十五）推车散 …………………… 154

（二十六）润肠膏 …………………… 154

（二十七）桂枝大黄汤 ……………… 154

（二十八）益血润肠丸 ……………… 154

（二十九）四物麻仁丸 ……………… 155

三、治实秘方 ………………………… 155

（一）练中丸（《肘后》名承气丸）… 155

（二）大戟丸 ………………………… 155

（三）大腹皮散 ……………………… 155

（四）玄豆丸 ………………………… 156

（五）导秘丸 ………………………… 156

（六）杏仁汤 ………………………… 156

（七）厚朴汤 ………………………… 157

（八）射干汤 ………………………… 157

（九）涤中丸 ………………………… 157

（十）大黄左经汤 …………………… 157

（十一）神功丸 ……………………… 158

（十二）大陷胸汤 …………………… 158

（十三）通幽汤 ……………………… 158

（十四）升阳汤 ……………………… 159

（十五）秦艽当归汤 ………………… 159

（十六）麻黄白术汤 ………………… 159

（十七）槟榔散 ……………………… 159

（十八）脾积丸 ……………………… 160

（十九）导滞通幽汤 ………………… 160

（二十）当归导滞散 ………………… 160

（二十一）大柴胡汤 ………………… 160

（二十二）茵陈汤 …………………… 161

（二十三）枳壳丸 …………………… 161

（二十四）升阳泻热汤 ……………… 161

（二十五）秦艽白术丸 ……………… 162

（二十六）秦艽苍术汤 ……………… 162

（二十七）内疏黄连汤 ……………… 162

（二十八）加味承气汤 ……………… 163

（二十九）复元活血汤 ……………… 163

（三十）桃仁承气汤 ………………… 163

（三十一）大承气汤 ………………… 163

（三十二）茵陈栀子大黄汤 ………… 163

（三十三）黄连除湿汤 ……………… 163

（三十四）五利大黄汤 ……………… 164

（三十五）桃仁散 …………………… 164

（三十六）百顺丸 …………………… 164

（三十七）元戎四物汤 ……………… 164

（三十八）六味栀子仁汤 …………… 164

（三十九）调荣活络饮 ……………… 165

（四十）穿结药 ……………………… 165

（四十一）调胃承气汤 ……………… 165

（四十二）东垣导滞通幽汤 ………… 165

（四十三）当归导气散 ……………… 165

（四十四）沉香导气汤 ……………… 166

（四十五）茵陈蒿汤 ………………… 166

（四十六）禹功散 …………………… 166

（四十七）调营活络饮 ……………… 166

（四十八）东垣导滞丸 ……………… 166

（四十九）通幽汤 …………………… 167

（五十）温中平胃散 ………………… 167

（五十一）疏凿饮子 ………………… 167

便
秘

（五十二）五香导气丸 ……………… 167

（五十三）松柏通幽法 ……………… 167

四、治虚秘方 ……………………………… 168

（一）郁李仁丸 …………………… 168

（二）五柔丸 ……………………… 168

（三）匀气丸 ……………………… 168

（四）润肠丸 ……………………… 168

（五）生津甘露汤（一名清凉饮子）… 169

（六）玄参汤 ……………………… 169

（七）威灵仙丸 …………………… 169

（八）四物汤 ……………………… 169

（九）枳壳散 ……………………… 170

（十）胶蜜汤 ……………………… 170

（十一）五仁丸 …………………… 170

（十二）黄芪汤 …………………… 170

（十三）葱白散 …………………… 170

（十四）生津润燥汤 ……………… 171

（十五）导气丸 …………………… 171

（十六）韭汁牛乳饮 ……………… 171

（十七）正脘散 …………………… 171

（十八）苁蓉润肠丸 ……………… 171

（十九）济川煎 …………………… 172

（二十）逍遥散 …………………… 172

（二十一）滋血润肠汤 …………… 172

（二十二）补阳还五汤 …………… 172

（二十三）苁蓉汤 ………………… 172

（二十四）五香导气丸 …………… 173

（二十五）滋燥养营汤 …………… 173

五、治热秘方 ……………………………… 173

（一）麻子仁丸 …………………… 173

（二）大黄泄热汤 ………………… 173

（三）三黄汤 ……………………… 174

（四）大黄丸 ……………………… 174

（五）大黄饮子 …………………… 174

（六）三黄丸 ……………………… 174

（七）大黄散 ……………………… 174

（八）大麻仁丸 …………………… 175

（九）川大黄散 …………………… 175

（十）石膏散 ……………………… 175

（十一）牵牛子丸 ………………… 176

（十二）柴胡散 …………………… 176

（十三）羚羊角散 ………………… 176

（十四）犀角散 …………………… 176

（十五）生姜泄肠汤 ……………… 176

（十六）麦门冬汤 ………………… 177

（十七）泄热汤 …………………… 177

（十八）川黄散方 ………………… 177

（十九）洗心散 …………………… 177

（二十）平胃散 …………………… 178

（二十一）抵圣丸 ………………… 178

（二十二）凉膈散 ………………… 178

（二十三）泄热汤 ………………… 178

（二十四）黄连散 ………………… 179

（二十五）通神散 ………………… 179

（二十六）麻仁丸 ………………… 179

（二十七）枳实汤 ………………… 180

（二十八）槟榔丸 ………………… 180

（二十九）大黄饮子 ……………… 180

（三十）山茵陈散 ………………… 180

（三十一）清凉饮 ………………… 181

（三十二）三白散 ………………… 181

（三十三）犀角丸 ………………… 181

（三十四）小柴胡汤 ……………… 181

（三十五）三乙承气汤 …………… 181

（三十六）葶苈苦参散 …………… 182

（三十七）防风通圣散 …………… 182

（三十八）益元散 ………………… 182

（三十九）玄明粉散 ……………… 182

（四十）四顺清凉饮 ·················· 182

（四十一）大补丸 ·················· 183

（四十二）三补丸 ·················· 183

（四十三）凉荣泻火汤 ·············· 183

（四十四）滋阴九宝饮 ·············· 183

（四十五）消毒散 ·················· 183

（四十六）八正散 ·················· 184

（四十七）升麻和气饮 ·············· 184

（四十八）玉泉散 ·················· 184

（四十九）芍药清肝散 ·············· 184

（五十）鸡子清饮 ·················· 184

（五十一）前胡枳壳汤 ·············· 185

（五十二）黄连天花粉丸 ············ 185

（五十三）清凉饮 ·················· 185

（五十四）小承气汤 ················ 185

（五十五）天门冬散 ················ 185

（五十六）东垣润肠丸 ·············· 186

（五十七）黄芩泻肺汤 ·············· 186

（五十八）《千金》麦门冬汤 ········ 186

（五十九）当归丸 ·················· 186

（六十）泻青丸 ···················· 186

（六十一）三黄枳术丸 ·············· 187

（六十二）人参泻肺汤 ·············· 187

（六十三）天门冬散 ················ 187

（六十四）泽下汤 ·················· 187

（六十五）润肠丸 ·················· 187

（六十六）清燥润肠汤 ·············· 188

（六十七）桂苓甘露饮 ·············· 188

六、治冷秘方 ······················ 188

（一）走马汤 ······················ 188

（二）巴豆丸 ······················ 188

（三）半硫丸 ······················ 188

（四）已寒丸 ······················ 189

（五）木香丸 ······················ 189

（六）槐子汤 ······················ 189

七、治气秘方 ······················ 189

（一）大五柔丸 ···················· 189

（二）木香丸 ······················ 190

（三）调气丸 ······················ 190

（四）宽快汤 ······················ 190

（五）木香逐气丸 ·················· 190

（六）二香丸 ······················ 190

（七）木香槟榔丸 ·················· 191

（八）润肠橘杏丸 ·················· 191

（九）顺气丸 ······················ 191

（十）四磨汤 ······················ 192

（十一）苏麻粥 ···················· 192

（十二）推气丸 ···················· 192

（十三）感应丸 ···················· 192

（十四）橘杏丸 ···················· 192

（十五）六磨汤 ···················· 193

（十六）三和散 ···················· 193

（十七）流气散 ···················· 193

（十八）橘杏汤 ···················· 193

（十九）木香顺气汤 ················ 193

八、治风秘方 ······················ 194

（一）威灵仙丸 ···················· 194

（二）秦艽散 ······················ 194

（三）槟榔散 ······················ 194

（四）大圣丸 ······················ 194

（五）羌活丸 ······················ 194

（六）青橘丸 ······················ 195

（七）香枳散 ······················ 195

（八）桂丸 ························ 195

（九）前胡丸 ······················ 195

（十）清利丸 ······················ 196

（十一）搜风丸 ···················· 196

（十二）大黄汤 ···················· 196

便
秘

（十三）牛黄丸 …………………… 196

（十四）地龙丸 …………………… 196

（十五）戟香散 …………………… 197

（十六）黑神丸 …………………… 197

（十七）蜜腻散 …………………… 197

（十八）大麻仁丸 ………………… 197

（十九）治风秘方 ………………… 198

（二十）活血润燥丸 ……………… 198

（二十一）皂角丸 ………………… 198

（二十二）大黄汤 ………………… 198

（二十三）疏风散 ………………… 198

（二十四）搜风润肠丸 …………… 199

（二十五）七宣丸 ………………… 199

（二十六）皂角丸 ………………… 199

（二十七）搜风散 ………………… 199

（二十八）脾约麻仁丸 …………… 200

（二十九）大成汤 ………………… 200

（三十）搜风顺气丸 ……………… 200

九、治痰秘方 …………………………… 200

（一）半夏丸 ……………………… 200

（二）宣气木香饮 ………………… 201

（三）人参利膈丸 ………………… 201

（四）七圣丸 ……………………… 201

（五）清咽利膈汤 ………………… 201

（六）苏子降气汤 ………………… 202

（七）半夏泻心汤去干姜甘草加枳

实杏仁方 ……………………… 202

十、治妊娠产后秘方 …………………… 202

（一）泽兰汤 ……………………… 202

（二）调气丸 ……………………… 202

（三）十圣丸 ……………………… 203

（四）人参丸 ……………………… 203

（五）三脘汤 ……………………… 203

（六）升麻汤 ……………………… 203

（七）柴胡通塞汤 ………………… 203

（八）调胃散 ……………………… 204

（九）榆白皮汤 …………………… 204

（十）阿胶枳壳丸 ………………… 204

（十一）三脘散 …………………… 204

（十二）甘遂散 …………………… 205

（十三）石膏汤 …………………… 205

（十四）当归散 …………………… 205

（十五）麦芽散方 ………………… 205

（十六）牵牛丸 …………………… 205

（十七）桃花散 …………………… 206

（十八）葵子汤 …………………… 206

（十九）调导饮 …………………… 206

（二十）八味丸 …………………… 206

（二十一）三黄解毒汤 …………… 206

（二十二）平安散 ………………… 207

（二十三）泽泻散 ………………… 207

（二十四）调导散 ………………… 207

（二十五）清脾饮 ………………… 207

（二十六）滋肠五仁丸 …………… 207

（二十七）玉露散 ………………… 208

十一、治小儿便秘方 …………………… 208

（一）丹砂丸 ……………………… 208

（二）芎黄散 ……………………… 208

（三）桃叶汤 ……………………… 208

（四）大黄丸 ……………………… 208

（五）犀角丸 ……………………… 209

（六）三黄散方 …………………… 209

（七）犀角散方 …………………… 209

（八）利毒丸 ……………………… 210

（九）大黄散方 …………………… 210

（十）丹参汤方 …………………… 210

（十一）走马煎方 ………………… 210

（十二）更衣大黄丸方 …………… 211

（十三）金花散方 ……………… 211
（十四）桃叶汤方 ……………… 211
（十五）钱乙郁李仁丸 ……… 211
（十六）钱乙犀角丸 ………… 211
（十七）通中丸 ……………… 212
（十八）紫双丸 ……………… 212
（十九）蜂房散 ……………… 212
（二十）小柴胡汤 …………… 212
（二十一）二黄犀角散 ……… 213
（二十二）宣风散 …………… 213
评述 ……………………………… 213

第六章 外治集萃 ………………… 215
第一节 药物疗法 ……………… 217
一、敷法 ………………………… 217
二、熨法 ………………………… 218
三、浴法 ………………………… 218
四、导法 ………………………… 218
五、熏法 ………………………… 220
第二节 非药物疗法 …………… 221
一、针法 ………………………… 221
二、灸法 ………………………… 223
三、导引 ………………………… 224
四、推拿 ………………………… 224
评述 ……………………………… 225

第七章 预防调护 ………………… 227
第一节 药物调护 ……………… 229
第二节 饮食调护 ……………… 232
第三节 导引调护 ……………… 233
评述 ……………………………… 233

第八章 医案医话 ………………… 235
第一节 医话 …………………… 237
一、概论 ………………………… 237
二、论冷秘 ……………………… 241
三、论热秘 ……………………… 242
四、论虚秘 ……………………… 242
五、论实秘 ……………………… 243
六、论风秘 ……………………… 243
七、论气秘 ……………………… 244
八、论痰秘 ……………………… 244
九、论小儿秘 …………………… 244
十、论妊娠产后秘 ……………… 244
第二节 医案 …………………… 246
一、治冷秘 ……………………… 246
二、治热秘 ……………………… 250
三、治风秘 ……………………… 255
四、治气秘 ……………………… 256
五、治虚秘 ……………………… 258
六、治实秘 ……………………… 263
七、治痰秘 ……………………… 267
八、治燥秘 ……………………… 272
九、治血瘀秘 …………………… 275
十、治妊娠产后秘 ……………… 276
十一、治小儿秘 ………………… 278
十二、治温病兼便秘 …………… 279
十三、治伤寒兼便秘 …………… 288
十四、治痘症兼便秘 …………… 289
十五、治中风兼便秘 …………… 292
十六、治外科症兼便秘 ………… 293
十七、其他 ……………………… 297
评述 ……………………………… 316

便
秘

第一章

病名源流

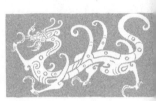

现代中医以"便秘"指代大便秘结不通，排便时间延长或欲解便而艰涩不畅的症状或疾病。古代医家常根据疾病性质及病情严重程度，以"大便难""大便不通""便结""后不利""秘结"等指代本病。

《伤寒论·辨太阳病脉证并治》：伤寒五六日，头汗出，微恶寒，手足冷，心下满，口不欲食，大便硬，脉细者，此为阳微结，必有表，复有里也。脉沉，亦在里也。汗出，为阳微；假令纯阴结，不得复有外证，悉入在里，此为半在里半在外也。脉虽沉紧，不得为少阴病。所以然者，阴不得有汗，今头汗出，故知非少阴也，可与小柴胡汤；设不了了者，得屎而解。

《三因极一病证方论·卷之十二·秘结证治》：夫胃、大小肠、膀胱者，仓廪之本，营之居也，名曰器，能化糟粕转味入出者也。人或伤于风寒暑湿，热盛，发汗利小便，走枯津液，致肠胃燥涩，秘塞不通，皆外所因；或脏气不平，阴阳关格，亦使人大便不通，名曰脏结，背内所因；或饮食燥热而成热中，胃气强涩，大便坚秘，小便频数，谓之脾约，属不内外因。既涉三因，亦当随其所因而治之，燥则润之，涩则滑之，秘则通之，约则缓之，各有成法。

《兰室秘藏·卷下·大便结燥门·大便结燥论》：《金匮真言论》云，北方黑色，入通肾，开窍于二阴，藏精于肾。又云，肾主大便，大便难者取足少阴。夫肾主五液，津液盛则大便如常。若饥饱失节，劳役过度，损伤胃气，及食辛热味厚之物，而助火邪伏于血中，耗散真阴，津液亏少，故大便结燥……风结燥而大便不行者，以麻子仁加大黄利之。如气涩而大便不通者，以郁李仁、枳实、皂角仁润之。大抵治病必究其源，不可一概用巴豆、牵牛之类下之，损其津液，燥结愈甚，复下复结，极则以至导引于下而不通，遂成不救噎，可不慎哉。

《世医得效方·卷第六·大方脉杂医科·大便不通风秘》：枳壳丸治肠胃气壅风盛，大便秘实。

《脉症治方·卷之二·燥门·大便闭结》：耗散真阴，津液亏少，故大便结燥。

《脉症治方·卷之二·燥门·燥症》：大便闭结，亦由肺经燥热，移于大肠所致。

《医镜·卷之二·秘结》：秘者，气之秘也；结者，粪之结也。气秘则攻击于肠胃，而瘀塞于魄门，欲下不下，虽努力以伸之，而难于通畅，甚至有肛下者。粪结则干涩坚硬，多转矢气，而小腹结痛，欲下不下，甚至有肛门燥裂而沥血者，秘而不结，虽不通利，而不甚艰难，结而不秘，虽不滋润，而不甚费力，惟秘结兼至，难中之难也。少壮之人多患秘，以其气有余，而不及转运也。衰老之人多患结，以其血不足而大肠干燥也。又有所谓风秘者，尝欲转矢气，而气终不泄，肛门壅塞，努力伸之，则有声如裂帛，而粪又不下者是也。其根始于伤风咳嗽，咳嗽将愈，而此病即发，以肺与大肠相为表里，风入于肺，而传病于大肠故也。《脉经》曰：尺脉见浮风入肺，大肠干涩秘难通，非此之谓乎？大法秘者调其气，结者润其血，而秘之得于风者，即于调气润血药中加祛风之剂，则得之矣。

《脾胃论·卷下·润肠丸》：饮食劳倦，大便秘涩，或干燥，闭塞不通，全不思食，及风结、血秘，皆能闭塞也。

《伤寒大白·卷四·大便秘结》：大便秘结，杂证门有实秘、虚秘、风秘、冷秘、热秘、气秘、血枯之分；外感门，证分表未解、半表半里、表已解、表邪传里，治分应下、急下、微下、大下、可下、未可下、不可下、俟之、蜜导等法。如表汗未出，表证尚在，病在胸前，脉浮身热，脉细不数，脉伏不出，面赤烦躁，胸前食滞，久病多汗，血竭津竭者，不可下。身无大热，手足多汗，便硬腹胀，身无表邪，欲便而不得便，时转臭气下，口燥咽干，渴而消水，大便久结，常胀满，舌苔黄焦，腹中作痛，应急下，皆用大承气汤。然仲景下法，既详此条之中，复详于自汗门内，良以下法最怕表邪未散，表汗未彻，必自汗多汗表邪方解，互注参玩，庶不差误。若大便不通，脐腹胀痛，表证在而里证尤急，不得不下者，只用大柴胡汤，双解表里。如热轻结少，津液干涸，便闭不通，腹胀未满，不转臭气者，宜微下，只用小承气汤。若大便不通，腹不胀满，未欲大便，即大便闭结，俟之有热无结，不转矢气者，宜俟之。津液不足，大便干结，血枯热微者，宜生津养血，外用蜜导。上部胸胃无热，不耐承气苦寒，下部大肠热结，下用胆汁外导。是以大便闭结，惟以表邪之解与未解，里热之结与不结，汗之多与不多，身表之热与不热，下证之急与不急，屎之硬与不硬，津液之干与不干，脐腹之痛与不痛，脉之数与不数，以别可下、不可下、微下、急下、俟之、导之之法也。

《症因脉治·卷四·大便秘结论》：内伤门则有积热、气秘、血枯各条之不同，今但立外感两条，内伤三条，亦去繁求约之意也。

《医学心悟·卷三·大便不通》：经曰，北方黑色，入通于肾，开窍于二阴。是知肾主二便，肾经津液干枯，则大便闭结矣……大便虽闭，腹无所苦，但与润剂，积久自行，不比伤寒邪热，消烁津液，有不容刻缓之势也。

便
秘

第二节

便秘的二级病名

古代文献通常根据发病脏腑、发病特点、病因病机对便秘进行命名。

一、按发病脏腑命名

根据发病脏腑的不同，便秘又有"脾约""大肠闭结""下脘不通"等称谓。

（一）脾约

脾约为《伤寒论》提出的便秘病名，主要病机为胃强脾弱，临床上以大便干、小便数为主要表现。

《伤寒论·辨阳明病脉证并治》：趺阳脉浮而涩，浮则胃气强，涩则小便数；浮涩相搏，大便则硬，其脾为约。

《医学启源·卷之中·六气方治·燥》：脾约丸。约者，（结）约之象，又曰约束之约也。《内经》曰：饮入于胃，游溢精气，上输于脾，脾气散精，上归于肺，通调水道，下输膀胱，水精四布，五经并行，（为）其津液者。脾气结，约束精液，不得四布五经，但输膀（胱），致小便数，大便硬，故曰其脾为约。麻仁味甘平，杏仁甘温，《内经》曰：脾欲缓，急食甘以缓之。麻仁、杏仁润物也，《本草》曰：润可以去枯，肠燥必以甘润之物为主，是以麻仁为君，杏仁为臣。枳壳味苦寒，厚朴味苦温，润燥者必以甘，甘以润之；破结者必以苦，苦以泄之。枳壳、厚朴为佐，以散脾之约；芍药味酸微寒，大（黄）味苦涌泄为阴，芍药、大黄为使，以下脾之结。燥润结化，津液还入胃中，则大便利，小便数愈。

《伤寒论条辨·卷之四·辨阳明病脉证并治第四》：阳明之为病，胃家实也。（释）阳明，经也。胃，腑也。实者，大便结为硬满，而不得出也……约，约束也。胃为脾之合，脾主为胃以行其津液。胃强则脾弱，脾弱则不能为胃行其津液以四布，使其得以偏渗于膀胱，为小便数、大便干而胃实。犹之反被胃家之约束，而受其制，故曰其脾为约也。

《三因极一病证方论·卷之十二·秘结证治》：夫胃、大小肠、膀胱者，仓廪之本，营之居也，名曰器，能化糟粕转味入出者也。人或伤于风寒暑湿，热盛，发汗利小便，走枯津液，致肠胃燥涩，秘塞不通，皆外所因；或脏气不平，阴阳关格，亦使人大便不通，名曰脏结，背内所因；或饮食燥热而成热中，胃气强涩，大便坚秘，小便频数，谓之脾约，属不内外因。既涉三因，亦当随其所因而治之，燥则润之，涩则滑之，秘则通之，约则缓之，各有成法。

《活幼心书·卷中·明本论·拾遗》：前贤议曰，小儿证候，最易虚易实，要施治得宜，如隆暑戒用附子，隆寒戒用大黄。若用之，是实实虚虚，损不足而益有余。此亦理到之论。以愚评之，拘一法者，不足以善兵，泥一说者，不足以善学，在乎通变而已。记尝城居，侯自牧次子五岁，盛夏泄泻，面垢烦渴，耳尻冷，惊悸多。诊其心肝脉浮而洪大，脾肺脉虚而细数。予曰：面垢渴泻，脉虚细数者，此中暑也。惊悸发热，耳尻俱冷，心肝脉洪大者，此痘疮欲作也。先服黄连香薷散，解利暑气，续投陈氏异功散，再加附子，与之实脾，二日泻止，三日疮见，不旬余而收全功。此隆暑用附子之效也。又本路总管杨侯幼子四岁，腊月得患惊风搐搦，诸医调治，前证俱解，但神昏不食，四肢微冷，已五日矣，前医用醒脾助阳之药，不一而足。余诊六脉，独脾脉沉滑，余脉微缓，脾脉沉而滑者，此积蕴在脾，乃为脾约，当主大便不利，非阴厥也。彼曰：然。遂用泻黄散加大黄，水煎，并三服，大腑一通，神气清而饮食进，随获安可。此隆寒用大黄之功也。用药如用兵，当用岂容自已？如五月渡泸，雪夜平蔡，何待秋高马肥而后为之？若拘以四时取用，则兵药无成功矣。愚不敏，历医五十余载，凡调理旬月外婴孩有病，所用寒凉温燥之剂，必先明标本，辨虚实，然后处之以药，屡试辄效。此特又在察色听声，心诚求之而得，非假脉取。三岁之上小儿，以色合脉，尤其为妙。尝用已验活法，拯疗诸疾，危而复安者多矣。姑以杨侯二家疑难之证，详述于前，非矜能也。

（二）大肠闭结

大肠闭结即便秘，多属实热津亏而导致便干不通。

《原幼心法·上卷·原小儿论·再看三关脉色细诀》：下关若赤，发热，大肠闭结。

《幼科医验·卷上·泄泻》：实热则大肠闭结。

《验方新编·卷十·小儿科杂治·夏禹铸审小儿颜色苗窍法》：大肠闭结，肺有火也，肺无热而便秘血枯也。

（三）下脘不通

"幽门"为胃之下口，位于人身之下脘。幽门闭结则便秘难解。李东垣以"下脘不通"指代"便秘"一症。

《脾胃论·卷下·通幽汤》：幽门闭，大便难，此脾胃初受热中，多有此证，名之曰下脘不通。

二、按病因病机命名

古代医家对便秘的命名定义，首分虚实成因，再按内伤外感、气血阴阳等因素加以细分，在此基础上产生了众多便秘名称。主要有虚实之秘（闭）、阴阳之结（闭）、风秘（风燥、风痰秘）、湿秘、寒热秘、气秘（气虚秘、气滞秘）、血秘（血虚秘、血瘀秘）等几大类命名。

（一）按气血虚实命名

气血不足会导致肠道失濡、推动无力，出现气虚秘、血虚秘，气血壅遏又会导致肠道功能失调，大便秘结，即"气实秘"。由气血虚实命名便秘，直接反应了便秘在气血虚实上的病因病机。

1. 虚秘、实秘、虚闭、实闭

虚实是便秘辨证的首要纲领，也是其命名和分类的主要依据，较为笼统，在此基础上仍可进行气血阴阳、脏腑经络的进一步细分。

《卫生宝鉴·卷十七·大便门》：论曰，凡脏腑之秘，不可一概治之。有虚秘，有实秘……胃实而秘者，能食而小便赤……胃虚而秘者，不能食而小便清利。

《金匮翼·卷八·便闭统论》：虚闭有二，一以阴虚，一以阳虚也。凡下焦阳虚，则阳气不行，阳气不行，则不能传送而阴凝于下。下焦阴虚，则精血枯燥，精血枯燥，则津液不到，而肠脏干槁。

《医学心悟·卷三·大便不通》：经曰，北方黑色，入通于肾，开窍于二阴。是知肾主二便，肾经津液干枯，则大便闭结矣。然有实闭、虚闭、热闭、冷闭之不同。如阳明胃实，燥渴、谵语，不大便者，实闭也，小承气汤下之。若老弱人精血不足，新产妇人气血干枯，以致肠胃不润，此虚闭也。四物汤加松子仁、柏子仁、肉苁蓉、枸杞、人乳之类以润之，或以蜜煎导而通之。若气血两虚，则用八珍汤。

2. 气实秘

大肠以通为用，若气机异常则见气秘便结，而古代所云气秘、实闭，多指气机郁滞，壅塞大肠的实证便秘。

《金匮翼·卷八·便闭统论》：实闭者，胃实而闭。东垣所谓胃气实者闭物，胃气虚者闭气是也。其人能食，小便赤，其脉沉实。

《岭南卫生方·校刻岭南卫生方下卷附录·李杲药性赋》：大肠气秘而便难。

《普济方·卷三十九·大肠腑门·大便秘涩不通》：大肠气秘，壅热结涩。

《奇效良方·卷之二十九·秘结门》：气秘者，因气滞后重迫疼，烦闷胀满，大便结燥而不通。

《古今医统大全·卷之六十九·秘结候·病机叙论》：气秘者，气滞烦闷不通也。

《张氏医通·卷七·大小府门·大便不通》：气秘者，气不升降，谷气不升，其人多噫。

3. 气虚秘

大肠以通为用，气虚无力推动亦可导致大便秘结不通，此即为气虚便秘。

《鸡峰普济方·卷第九·大便秘·麻仁丸》：气虚秘滞。

《奇效良方·疮诊论卷之六十五》：腹胀、肠中虚鸣，胸胁不利，腰腹引痛者，气秘也。

《脉症治方·卷之四·附载名方·燥门方》：气虚秘结。

4. 血秘、血虚秘

主要指津血不足，肠燥便干为主要临床表现的血虚便秘。

《万氏女科·卷之三·产后章·产后大便闭涩不通》：人身之中，腐化糟粕，运行肠胃者，气也；滋养津液，溉沟渎者，血也。产后气虚而不运，故糟粕壅滞而不行，血虚而不润，故沟渎干涩而不流，大便不通，乃虚秘也。

《兰室秘藏·卷下·大便结燥门·润肠丸》：风结、血秘，皆令闭塞也。

《兰室秘藏·卷下·大便结燥门·活血润燥丸》：风秘、血秘，常常燥结。

《冯氏锦囊秘录·杂症大小合参卷五·方脉燥结合参》：若由亡血血虚，津液不足，此血秘也。

（二）按阴阳命名

便秘辨证需明辨阴阳。阴秘与阳秘在病因病机、脉象病症、治法用方上皆有不同。

阴结、阳结、阴闭、阳闭

《阴证略例·论阴证大便秘》：阴阳二结，寒热不同，为燥一也。盛暑烁金，严冬凝海是也……经云，其脉浮而数，能食不大便者，此为实，名阳结；其脉沉而迟，不能食，身体重，大便反硬者，名曰阴结……洁古云，脉沉弦，不能食而不大便，则为阴冷结也。

《医宗必读·卷之七·水肿胀满·反胃噎塞》：三阳俱结，前后秘涩，下既不通，必反上行。此所以噎食不下，从下而复出也。

《兰室秘藏·卷下·大便结燥门·大便结燥论》：然结燥之病，不一有热，燥有风燥，有阳结，有阴结，又有年老气虚津液不足而结燥者。治法云：肾恶燥，急食辛以润之，结者散之。如少阴不得大便，以辛润之。太阴不得大便，以苦泄之，阳结者散之，阴结者温之。仲景云：小便利而大便硬，不可攻下，以脾约丸润之。食伤太阴，腹满而食不化，腹响然不能大便者，以苦药泄之。如血燥而不能大便者，以桃仁、酒制大黄通之。

《注解伤寒论·卷一·辨脉法第一》：浮数，阳脉也；能食而不大便，里实也。为阳气结固，阴不得而杂之，是名阳结。沉迟，阴脉也；不能食，身体重，阴病也；阴病见阴脉，则当下利，今大便硬者，为阴气结固，阳不得而杂之，是名阴结。

《医门法律·卷四·伤燥门·秋燥论》：肾恶燥，急食辛以润之。故肾主五液，津则大便如常。若饥饱劳逸，损伤胃气，及食辛热味厚之物，而助火邪，伏于血中，耗散真阴，津液亏少，故大便结燥。仲景云：小便利，大便硬，不可攻下，以脾约丸润之。戒轻下而重伤津液也。然脏结复有阳结、阴结之不同，阳结者以辛凉润之，阴结者以辛温润之，其辨又在微芒之间矣。

《景岳全书·卷之三十四天集·杂证谟·秘结》：秘结一证，在古方书有虚秘、风秘、气秘、热秘、寒秘、湿秘等说，而东垣又有热燥、风燥、阳结、阴结之说。此其立名太烦，又无确据，不得其要，而徒滋疑惑，不无为临证之害也。不知此证之当辨者惟二，则曰阴结、阳结而尽之矣。

便

秘

·8·

《金匮翼·卷八·便闭统论》：所云实闭、热闭，即阳结。所云冷闭、虚闭，即阴结也。

（三）以六淫命名

风、寒、暑、湿、燥、火六淫皆可侵袭人体，导致胃肠传导失司，大便秘结不畅。根据所感六淫的不同，有风秘、燥结、湿秘等不同名称。

1. 风秘、风燥、风痰秘、风闭

大肠为传导之官，六淫之风邪若侵犯人体，引起脏气不调、阴阳偏盛、三焦不和，使内外冷热之气相糅，或夹杂其他病理产物，壅塞在胃肠之中，导致津液干涸，大便枯燥而难解，被称为风秘、风燥、风痰秘、风闭等。

《太平圣惠方·卷第二十三·治大肠风热秘涩不通诸方》：大肠风秘涩不通者，是五脏气不调，阴阳偏有虚实，三焦不和，冷热并结也。胃为水谷之海，化谷精之气，流行荣卫，其糟粕传行大肠出焉。五脏三焦既不调和，冷热壅涩，结在肠胃，其肠胃本实，而又冷热气相并，津液枯燥，结聚大肠，胃中干涩，故令大便不通也。

《圣济总录·卷第一十七·风秘》：风热所搏，则肠胃干燥，津液虚少，糟粕结聚，传导不行，令人心烦腹满，便秘不通也。

《严氏济生方·大便门·秘结论治》：平居之人，五脏之气，贵乎平顺，阴阳二气，贵乎不偏，然后精液流通，肠胃益润，则传送如经矣。摄养乖理，三焦气涩，运掉不行，于是乎壅结于肠胃之间，遂成五秘之患。夫五秘者，风秘、气秘、湿秘、寒秘、热秘是也。

《医学正传·卷之六·秘结》：火盛水亏，津液不生，故传道失常，渐成结燥之证。是故有风燥，有热燥，有阳结，有阴结，有气滞结。

《医方集宜·卷之五·秘结门·形证》：风痰秘者，因中风痰，大肠燥结而不通也。

《医宗金鉴·杂病心法·卷四十三·大便燥结总括》：风燥即久患风病之燥也。

《增订通俗伤寒论·第四编调理诸法·第十二章瘥后调理法·第一节药物调理法》：瘥后不便。凡温热病后，大便不行者，热闭虚闭俱多，风闭、气闭者少。热闭者，热搏津液，肠胃燥结，及肠胃素有积热者，多有此疾。其症面赤腹热，大腹胀满，四肢反冷，或口舌生疮是也。大黄饮子最妙，三黄枳术丸、枳实导滞丸、陆氏润字丸等，皆可酌用。虚闭有二：一阴虚，一阳虚也。凡下焦阳虚，则阳气不行，不能传送而阴凝于下；下焦阴虚，则阴血枯燥，津液不到，而肠脏干槁。治阳虚者，但益其火，则阴凝自化，苁蓉润肠丸主之，老年者，黄芪汤送服半硫丸；治阴虚者但壮其水，则泾渭自通，六味地黄汤加淡苁蓉、白蜜主之，益血润肠丸、五仁丸等亦效。风闭者，风胜则干也。由风热搏激肺脏，传于大肠，津液燥烁，传化则难，或其人素有风病者，亦多风闭，或肠胃积热，久而风从内生，亦能成闭。东垣润肠丸主之，加味皂角丸亦主之。气闭者，气内滞而污物不行也。其脉沉，其人多噫，心腹痞闷，胁肋膨胀。若用攻药通之，虽或暂通，而其闭益甚矣。或迫之使通，因而下血者，惟当顺气，气顺则便自通矣，苏子降气汤加枳壳、杏仁主之，重则六磨汤主之。

《金匮翼·卷八·便闭统论》：风闭者，风胜则干也。由风搏肺脏，传于大肠，津液燥涩，传化则难。或其人素有风病者，亦多有闭，或肠胃积热，久而风从内生，亦能成闭也……虚闭有二，一以阴虚，一以阳虚也。凡下焦阳虚，则阳气不行，阳气不行，则不能传送而阴凝于下。下焦阴虚，则精血枯燥，精血枯燥，则津液不到，而肠脏干槁……实闭者，胃实而闭。东垣所谓胃气实者闭物，胃气虚者闭气是也。其人能食，小便赤，其脉沉实……风闭者，风胜则干也。由风搏肺脏，传于大肠，津液燥涩，传化则难。或其人素有风病者，亦多有闭，或肠胃积热，久而风从内生，亦能成闭也……冷闭者，寒冷之气横于肠胃，凝阴固结，阳气不行，津液不通，其人肠内气攻，喜热恶冷，其脉迟涩者是也……热闭者，热搏津液，肠胃燥结，伤寒热邪传里，及肠胃素有积热者，多有此疾。其症面赤身热，腹中胀闭，时欲喜冷，或口舌生疮……气闭者，气内滞而物不行也。其脉沉，其人多噫，心腹痞闷，胁肋䐜胀。

2. 燥结

燥结主要指各种原因导致气血津液枯竭，大肠失于濡润。主要表现为大便明显干燥，甚者坚硬如石，排出艰难，或伴腹痛、便血的便秘病症。

《儒门事亲·卷七·燥形·大便燥结九十》：戴人过曹南省亲，有姨表兄，病大便燥涩，无他证。常不敢饱食，饱则大便极难，结实如针石，或三五日一如圊，目前星飞，鼻中血出，肛门连广肠痛，痛极则发昏，服药则病转剧烈。巴豆、芫花、甘遂之类皆用之，过多则困，泻止则复燥，如此数年，遂畏药性暴急不服，但卧病待尽。戴人诊其两手脉息，俱滑实有力。以大承气汤下之，继服神功丸、麻仁丸等药，使食菠菱、葵菜及猪羊血作羹，百余日充肥。亲知见骇之。呜呼！粗工不知燥分四种：燥于外则皮肤皲揭；燥于中则精血枯涸；燥于上则咽鼻焦干；燥于下则便溺结闭。夫燥之为病，是阳明化也。水寒液少，故如此。然可下之，当择之药之。巴豆可以下寒；甘遂芫花可下湿；大黄朴硝可以下燥。《内经》曰：辛以润之，咸以软之。《周礼》曰：以滑养窍。

《丹溪心法·卷二·燥结十一》：燥结血少，不能润泽。

3. 湿秘

湿秘是由于肠内湿邪为患，夹杂他因，使得津液不行，大便秘结。临床上较为少见。

《医方选要·卷之三·秘结门》：湿秘者，湿热郁结，津液不行，大便秘结也。

《医方集宜·卷之五·秘结门·形证》：湿秘者，因湿热痞结，津液不行而秘也。

《本草纲目·果部第三十一卷·果之三·槟榔》：大肠湿秘，肠胃有湿，大便秘塞。

4. 寒秘、冷闭

此病多为年老体虚之人得之，常因阳气衰微，复感外寒，导致肠道冷积而便秘。常通阴结。

《奇效良方·卷之二十九·秘结门》：寒秘者，年高肠冷及疝癖，冷气结滞，大便秘结。

《医方集宜·卷之五·秘结门·形证》：寒秘者，乃中阴寒之气，郁结而不通也。

《医学心悟·卷三·大便不通》：冷闭者，唇淡、口和，舌苔白，小便清，喜热、恶寒。此名阴结，宜用温药而兼润燥之法，理中汤加归、芍主之。凡虚人不大便，未可勉强通之。

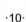

便秘

《金匮翼·卷八·便闭统论》：冷闭者，寒冷之气横于肠胃，凝阴固结，阳气不行，津液不通，其人肠内气攻，喜热恶冷，其脉迟涩者是也。

5. 热秘、热结、热闭

肺与大肠相表里，喜润恶燥。各种因素导致肺胃蕴热，耗伤大肠津液，使大便干燥难解，称为热秘、热结、热闭，属实热便秘。常通阳结。

《圣济总录·卷第九十七·大便秘涩》：胃蕴客热，口糜体黄，是谓热秘。

《医方集宜·卷之五·秘结门·形证》：积热秘者，由内腑积热，消耗津液，燥结而不通也。

《张氏医通·卷七·大小腑门·大便不通》：辛热厚味，渐渍助火，伏于血中，耗散真阴，津液亏少，致令大便结燥。

《医学心悟·卷三·大便不通》：热闭者，口燥、唇焦，舌苔黄，小便赤，喜冷、恶热。此名阳结，宜用清热攻下之法，三黄枳术丸主之。

《血证论·卷一·脏腑病机论》：大肠司燥金，喜润而恶燥，寒则滑脱，热则秘结。

（四）按病理产物命名

瘀血造成实证便秘，较为少见。

瘀血闭结

《血证论·卷六·便闭》：瘀血闭结之证，或失血之后，血积未去；或跌打损伤，内有瘀血，停积不行，大便闭结；或时通利，仍不多下，所下之粪又带黑色，腹中时时刺痛，口渴发热，脉带涩象。

评述

便秘，是以大便排出困难，排便周期延长，或周期不长，但粪质干结，排出艰难，或粪质不硬，虽频有便意，但排便不畅为主要表现的病证。既可以作为一个独立的病证存在，又可以作为一个症状存在于其他病证之中。

在古代中医药文献中，便秘的病名并不统一，存在部分介于症状与疾病之间，难以厘清的表述。本章整理出相关病名与表述共34个，为整理归纳后将这些病名按层划分，得到泄泻一级病名7个，二级病名27个。再以命名方式进一步区分二级病名，得到按发病脏腑命名者3个，按病因病机命名者24个。

经整理，现将便秘在历代文献古籍中的命名特点归纳为以下三点。

第一，便秘既是病名也是症状。便秘在早期文献中并未成为一个独立的病证，而是作为其他具体疾病所引起的兼症被记载。这使得症状"便秘"与疾病"便秘"界限模糊，也是传统中医学中以症为病的定义方式的具体体现。

第一章 病名源流

·11·

第二，便秘的病名历经长期演化，随历史前进而更替。先秦两汉时期，《黄帝内经》《伤寒杂病论》《脉经》等文献多用大便难、不利、便溲（溲便）难、便闭、大便不通、便结等多变的症状描述指代便秘。晋唐时期，除了对上述症状描述的沿用之外，《诸病源候论》专立"大便病诸候"；而《备急千金要方》中列有"秘涩"一节，书内《卷十三·心脏方·心脏脉论第一》首次提出"便秘"这一名词；《外台秘要》中亦设有"大便难""大便不通""秘涩"等三篇有关便秘疾患的章节。"大便秘""便秘"之谓始于宋元时期，直到明清中后期，以便秘、大便秘为专篇的医籍比重遽增，各类病名最终演化、固定为今日之中医病名便秘。便秘作为病名被固定下来，标志着中医学对便秘的认识深入，临床诊治经验不断积累，重视度不断提高。

第三，各朝代按照不同的分类标准对便秘进行了分类划分。在一级病名之下，古人根据便秘的发病脏腑、发病特点、病因病机等创建了二级病名。东汉时期，张仲景提出"阴结""阳结"之名，认为其病与寒、热、气滞有关，是以虚实阴阳命名。《景岳全书·秘结》云在古方书有虚秘、风秘、气秘、热秘、寒秘、湿秘等说，新增了以六淫命名之法。而东垣又有热燥、风燥、阳结、阴结之说。不同的命名方法各有侧重，临床当需明辨。

综上所述，便秘作为病名因时而异、因医家而异。辨治和治疗便秘应当多方位参考历代医家的命名与理解。

第二章

病因病机

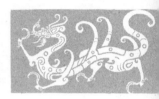

便秘的病因多样，内因、外因、饮食失节、情志失调、六淫袭扰、热病伤津、劳倦过度、老年体虚、妇人多产、痰滞虫积等都可引起大便秘结。

《诸病源候论·妇人杂病诸候·大便不通候》：三焦五脏不调和，冷热之气结于肠胃，津液竭燥，大肠壅涩，故大便不通。

《圣济总录·卷第九十七·大便秘涩》：若风气壅滞，肠胃干涩，是谓风秘。胃蕴客热，口糜体黄，是谓热秘。下焦虚冷，窘迫后重，是谓冷秘。或因病后重亡津液，或因老弱血气不足，是谓虚秘。或肾虚小水过多，大肠枯竭，渴而多秘者，亡津液也。或胃实燥结，时作寒热者，中有宿食也。

《三因极一病证方论·卷之十二·秘结证治》：夫胃、大小肠、膀胱者，仓廪之本，营之居也，名曰器，能化糟粕转味入出者也。人或伤于风寒暑湿，热盛，发汗利小便，走枯津液，致肠胃燥涩，秘塞不通，皆外所因；或脏气不平，阴阳关格，亦使人大便不通，名曰脏结，皆内所因；或饮食燥热而成热中，胃气强涩，大便坚秘，小便频数，谓之脾约，属不内外因。

《仁斋直指方论·卷之十五·秘涩·大便秘涩方论》：热邪入里，则胃有燥粪，三焦伏热，则津液中干，此大肠之夹热然也；虚人脏冷而血脉枯，老人肠寒而气道涩，此大肠之夹冷然也。腹胀痛闷，胸痞欲呕，此证结聚，以宿食留滞得之；肠胃受风，涸燥秘涩，此证闭塞，以风气燔灼得之。

《丹溪治法心要·卷五·大便秘结》：有虚、有风、有湿、有火、有津液不足、有寒、有气结。

《普济方·卷三十九·大肠腑门·大便秘涩不通》：或伤于风寒暑湿，盛热发汗利小便，走枯津液，致肠胃燥涩，秘塞不通，皆外所因。或脏气不平，阴阳关格，亦使大便不通，名曰脏结，皆内所因。或饮食燥热，而成热中，胃气强涩，大便坚闭，小便频数，谓之脾约，属不内外因。

《医学正传·卷之六·秘结》：夫肾主五液，故肾实则津液足而大便滋润，肾虚则津液竭而大便结燥。原其所由，皆房劳过度，饮食失节，或恣饮酒浆，过食辛热，饮食之火起于脾胃，淫欲之火起于命门，以致火盛水亏，津液不生，故传道失常，渐成结燥之证。是故有风燥，有热燥，有阳结，有阴结，有气滞结，又有年高血少，津液枯涸，或因有所脱血，津液暴竭，种种不同，固难一例而推焉。

《外科正宗·卷之三·下部痈毒门·脏毒论第二十九》：夫脏毒者，醇酒厚味、勤劳辛苦，蕴毒流注肛门结成肿块。其病有内外之别，虚实之殊。发于外者，多实多热，脉数有力，肛门突肿，大便秘结，肚腹不宽，小水不利，甚者肛门肉泛如箍，孔头紧闭。此为外发，属阳易治。宜四顺清凉饮、内消沃雪汤通利大小二便；痛甚者，珍珠散、人中白散搽之；脓胀痛者针之。发于内者，属阴虚湿热渗入肛门，内脏结肿，刺痛如钟，小便淋沥，大便虚秘，咳嗽生痰，脉数虚细，寒热往来，遇夜尤甚。此为内发，属阴难治。宜四物汤加黄柏、知母、天花粉、甘草，兼以六味地黄丸调治，候内脏脓出则安。又有生平情性暴急，纵食膏粱，或兼补术，蕴毒结于脏腑，火热流注肛门，结而为肿；其患痛连小腹，肛门坠重，二便乖违，或泻或秘，肛门内蚀，串烂经络，污水流通大孔，无奈饮食不餐，作渴之甚，凡犯此未得见其有生。又有虚劳久嗽，痰火结肿肛门如栗者，破必成漏，沥尽气血必亡。此二症乃内伤之故，非药可疗，不可勉治也。

《景岳全书·卷之三十四天集·杂证谟·秘结》：秘结之由，除阳明热结之外，则悉由乎肾。盖肾主二阴而司开阖，故大小便不禁者，其责在肾，然则不通者，独非肾乎。故肾热者，宜凉而滋之。肾寒者，宜温而滋之。肾虚者，宜补而滋之。肾干燥者，宜润而滋之。经曰，肾苦燥，急食辛以润之，开腠理，致津液通气也，正此之谓。

《景岳全书·卷之三十四天集·杂证谟·秘结·论治》：阳结证，必因邪火有余，以致津液干燥。此或以饮食之火起于脾，或以酒色之火炽于肾，或以时令之火蓄于脏。凡因暴病，或以年壮气实之人，方有此证。然必有火证火脉，内外相符者，方是阳结。治此者，又当察其微甚。邪结甚者，非攻不可，宜诸承气汤、神佑丸、百顺丸之类主之。邪结微者，宜清凉饮子、《元戎》四物汤，或黄龙汤、玉烛散之类主之。火盛不解者，宜凉膈散，大黄硝石汤、八正散、大分清饮、大金花丸之类主之。火盛水亏，阴虚而燥者，宜丹溪补阴丸、人参固本丸，或六味地黄加黄柏、知母、麻仁之类主之。

《景岳全书·卷之三十四天集·杂证谟·秘结·论治》：大便本无结燥，但连日或旬日欲解不解，或解止些须而不能通畅，及其既解，则仍无干硬。凡此数者，皆非火证，总由七情、劳倦、色欲，以致阳气内亏不能化行，亦阴结之属也。此当详察脾肾，辨而治之。病在脾者，宜治中焦，以理中汤、温胃饮、五君子煎、归脾汤、补中益气汤之类主之。病在肾者，宜治下焦，以右归饮、大补元煎、八味地黄汤之类主之。

《医宗必读·卷之九·大便不通》：经曰，北方黑色，入通于肾，开窍于二阴。肾主五液，津液盛则大便调和。若饥饱劳役，损伤胃气，及过于辛热厚味，则火邪伏于血中，耗散真阴，津液亏少，故大便燥结。又有年老气虚，津液不足而结者，肾恶燥，急食辛以润之是也。愚按：《内经》之言，则知大便秘结，专责之少阴一经，证状虽殊，总之津液枯干，一言以蔽之也。分而言之，则有胃实、胃虚、热秘、冷秘、风秘、气秘之分。胃实而秘者，善饮食，小便赤，麻仁丸、七宣丸之类。胃虚而秘者，不能饮食，小便清利，厚朴汤。热秘者，面赤身热，六脉数实，肠胃胀闷，时欲得冷，或口舌生疮，四顺清凉饮、润肠丸、木香槟榔丸，实者承气汤。冷秘者，面白或黑，六脉沉迟，小便清白，喜热恶冷，藿香正气散加官桂、枳壳，吞半硫丸。气秘者，气不升降，谷气不行，其人多噫，苏子降气汤加枳壳、吞养正丹；未效，佐以木香槟榔丸。风秘者，风搏肺脏，传于大肠，小续命汤去附子，倍芍药，加竹沥，吞润肠丸；或活血润肠丸。更有老年津液干枯，妇人产后亡血，及发汗利小便，病后血气未复，皆能秘结。法当补养气血，使津液生则自通，误用硝黄利药，多致不救，而巴豆、牵牛，其害更速。八珍汤加苏子、广橘红、杏仁、苁蓉，倍用当归。若病证虽属阴寒，而脉实微躁，宜温暖药中略加苦寒，以去热躁，躁止勿加。如阴躁欲坐井中者，两尺按之必虚，或沉细而迟，但煎理中汤，待极冷方服；或服药不应，不敢用峻猛之药者，宜蜜煎导之。用盐五分，皂角末五分，入蜜煎中，其功更捷。冷秘者，酱生姜导之；或于蜜煎中加草乌头末。有热者，猪胆汁导之。久虚者，如常饮食法煮猪血脏汤，加酥食之，血仍润血，脏仍润脏，此妙法也。每见江湖方士，轻用硝黄者，十伤四五，轻用巴丑者，十伤七八，不可不谨也。或久而愈结，或变为肺痿吐脓血，或饮食不进而死。

《顾松园医镜·卷十五·数集·大便秘结》：大便秘结，因热者多，宜分虚实。然有因气滞，因风燥，致秘之不同。治亦有异。又间有冷秘一症，亦当审察。至若老人津液干枯，产后亡血，及发汗，利小便过多，病后气血木复，皆能使大便秘结。

《杂症会心录·妇人杂症·产后大便不通》：大便不通，在杂症有阳明实热之积，有肠胃瘀血之阻。而在产后，则责在气血之虚也。

一、外感病因

外感风、寒、热、燥等邪，阻滞腹中气机，如寒邪凝滞，热邪伤阴，燥邪伤津，风邪郁滞等，更有风寒、风热合邪者，皆可导致便秘。此外，五运六气的异常变化亦可导致便秘。

《诸病源候论·大便病诸候·大便难候》：其肠胃本实，而又为冷热之气所并，结聚不宣，故令大便难也。

（一）六淫外邪

风、寒、暑、湿、燥、火六淫邪气侵犯人体，造成肠道通调失常，大便秘结，是便秘的常见病因。

1. 寒邪

《金匮翼·卷八·便闭统论·冷闭》：冷闭者，寒冷之气横于肠胃，凝阴固结，阳气不行，津液不通，其人肠内气攻，喜热恶冷，其脉迟涩者是也。

2. 热邪

《素问·举痛论》：热气留于小肠，肠中痛，瘅热焦渴则坚干不得出，故痛而闭不通矣。

《诸病源候论·虚劳病诸候·虚劳秘涩候》：此由肠胃间有风热故也。凡肠胃虚，伤风冷则泄利；若实，有风热，则秘涩也。

《诸病源候论·冷热病诸候·客热候》：客热者，由人腑脏不调，生于虚热。客于上焦，则胸膈生痰实，口苦舌干；客于中焦，则烦心闷满，不能下食；客于下焦，则大便难，小便赤涩。

《外台秘要·卷第三十八·石发大小便涩不通兼小便淋方一十六首》：有风气热结，即大便干涩而不通顺。

《圣济总录·卷第一十七·风秘》：风热所搏，则肠胃干燥，津液虚少，糟粕结聚，传导不行，令人心烦腹满，便秘不通也。

《景岳全书·卷之十三性集·杂证谟·瘟疫》：若热邪闭结血分，大便不通，而邪不能解者，宜《拔萃》犀角地黄汤。

《小儿推拿广意·卷上·又拿法》：大便闭塞久不通，皆因六腑多受热。

《金匮翼·卷八·便闭统论·热闭》：热闭者，热搏津液，肠胃燥结，伤寒热邪传里，及肠胃素有积热者，多有此疾。

《疫疹一得·卷上·疫疹之症·大便不通》：大肠为传送之官，欲通则易，欲实则难。杂症见此，有补有下，而疫症闭结，因毒火煎熬，大肠枯燥不能润下，误用通利，速其死也。

3. 风邪

《丹溪心法·卷二·燥结十一》：亦有肠胃受风，涸燥秘涩，此证以风气蓄而得之。

《金匮翼·卷八·便闭统论·风闭》：风闭者，风胜则干也。由风搏脏，传于大肠，津液燥涩，传化则难。或其人素有风病者，亦多有闭，或肠胃积热，久而风从内生，亦能成闭也。

4. 燥邪

《云林神彀·卷三·大便闭》：属阳明燥金，主血少，津液涸竭，故燥涩不润滑也。

《傅青主男科·大小便门·大便不通》：大便秘结者，人以为大肠燥甚也，谁知是肺气燥乎？盖肺燥则清肃之气，不能下行于大肠，而肾经之水，仅足以自顾，又何能旁流以润涸哉？

（二）运气致病

五运六气太过或不及，常可导致人体脏腑生理功能发生变化，使五脏之间的平衡发生变化，从而产生便秘等诸多病证。

《素问·本病论》：所谓不退者，即天数未终，即天数有余，名曰复布政，故名曰再治天也，即天令如故而不退位也。厥阴不退位，即大风早举，时雨不降，湿令不化，民病温疫，疵废风生，民病皆肢节痛，头目痛，伏热内烦，咽喉干引饮。少阴不退位，即温生春冬，蛰虫早至，草木发生，民病膈热咽干，血溢惊骇，小便赤涩，丹瘤疹疮疡留毒。太阴不退位，而取寒暑不时，埃昏布作，湿令不去，民病四肢少力，食饮不下，泄注淋满，足胫寒，阴萎闭塞，失溺小便数。少阳不退位，即热生于春，暑乃后化，冬温不冻，流水不冰，蛰虫出见，民病少气，寒热更作，便血上热，小腹坚满，小便赤沃，甚则血溢。阳明不退位，即春生清冷，草木晚荣，寒热间作，民病呕吐暴注，食饮不下，大便干燥，四肢不举，目瞑掉眩。

《素问·至真要大论》：太阴司天，湿淫所胜，则沉阴且布，雨变枯槁。胕肿骨痛阴痹，阴痹者按之不得，腰脊头项痛，时眩，大便难，阴气不用，饥不欲食，咳唾则有血，心如悬，病本于肾。太溪绝，死不治。

《古今医统大全·卷之六十九·秘结候·运气便秘有三》：一曰热，经云热至则淋闭，又云少阴之复，膈肠不便是也；二曰寒，经云太阳所至为流泄禁止是也；三曰湿，经云太阴司天，湿淫所胜，病大便难是也。

二、内伤病因

诸如饮食失宜、劳倦内伤、情志失调等内伤病因，皆可导致胃肠功能失调，大便秘结不通。

（一）饮食失宜

饮食失宜，如饮食不节，暴饮暴食，食积内滞，或贪食寒凉、辛辣、肥甘等，或嗜酒等，导致胃肠食积、寒积、热积等，大便不畅。

《幼幼新书·卷第三十·大小便不通利第八》：翰林待诏杨大邺问，小儿大小便秘涩者为何？答曰：乳食失度，使之四大不调，滋味有贪，遂乃五脏受病，甘甜聚食，咸酸滞涩，食滞留结于胃肠，风壅溃癖于心肺，气脉不顺，水谷不行。

《景岳全书·卷之一入集·传忠录·虚实篇》：饮食过多，大小便难，胸膈满闷，肢节疼痛，身体沉重。

《医宗必读·卷之九·大便不通·医案》：少宰蒋恬庵，服五加皮酒，遂患大便秘结。

《杂病源流犀烛·卷九·大便秘结源流》：若为饥饱劳役所损，或素嗜辛辣厚味，致火邪留滞血中，耗散真阴，津液亏少，故成便秘之症。

（二）劳倦内伤

劳倦内伤，如禀赋不足，或老年、幼儿、产后、病后等，体质不足，气血阴阳亏虚，气虚则传导无力；阳虚则温煦失司，阴寒凝滞；阴血亏虚则肠失濡润，糟粕内停，而为便秘。

《金匮要略·卷下·妇人产后病脉证治第二十一》：问曰，新产妇人有三病，一者病痉；二者病郁冒；三者大便难，何谓也？师曰，新产血虚，多汗出，喜中风，故令病痉。亡血复汗，寒多，故令郁冒。亡津液，胃燥，故大便难。

《诸病源候论·解散病诸候·解散大便秘难候》：将适失宜，犯温过度，散势不宣，热气积在肠胃，故大便秘难也。

《诸病源候论·妇人产后病诸候·产后大便不通候》：肠胃本夹于热，因产又水血俱下，津液竭燥，肠胃痞涩，热结肠胃，故大便不通也。

《太平圣惠方·卷第七十九·治产后大小便秘涩诸方》：夫大小肠宿有热者，因产则血水俱下，津液暴竭，本夹于热，大小肠未得调和，致令大小便秘涩也。

《儒门事亲·卷四·大便涩滞二十一》：夫老人久病，大便涩滞不通者，可服神功丸、麻仁丸、四生丸则愈矣。

《考证病源·考证病源七十四种·二便闭》：大便秘结者，乃津液枯少，大肠不润之故也。

《景岳全书·卷之三十四天集·杂证谟·秘结》：薛立斋曰，前证属形气病气俱不足，脾胃虚弱，津血枯涸而大便难耳。

《成方切用·卷十一上·婴孩门·四顺清凉饮》：如形质虚弱，而大便秘结，不堪攻下者，用蜜导。

（三）情志失调

情志不舒，如忧愁思虑过度、暴怒、郁闷等，皆会导致气机不畅。六腑以通为顺，气机不畅则阳明大肠通降失常，传导失职，糟粕内停，以致便秘。

《古今医案按·卷六·大便秘结》：此劳倦忧惧伤脾也。盖脾失健运之职，故气滞不行，以致秘结。

便秘

《古今医统大全·卷之八十三·妇科心镜（下）·大便不通候》：肠属金，其本燥。妇人五脏不调，七情偏胜，则肺金不能生水下滋大肠，则大肠燥而大便结矣。

《柳选四家医案·评选静香楼医案·下卷·大便门》：气郁不行，津枯不泽，饮食少，大便难，形瘦脉涩。

《柳选四家医案·评选爱庐医案·呕逆门》：恼怒伤肝，木火犯胃入膈，支撑胸背，呕吐血块痰涎，不纳不便。

（四）病理产物

病理产物如瘀血、痰饮等内停，可阻滞气机，导致腑气不畅，糟粕内停，不便不行。

1. 痰湿

《医宗必读·卷之九·痰饮》：在肝经者名曰风痰，脉弦面青，四肢满闷，便溺秘涩，时有躁怒，其痰青而多泡（水煮金花丸、防风丸、川芎丸）。

《温病条辨·卷三·下焦篇·寒湿》：盖痰饮蟠踞中焦，必有不寐、不食、不饥、不便、恶水等证，脉不数而迟弦，其为非津液之枯槁，乃津液之积聚胃口可知。

《古今医案按·卷六·二便不通》：予思此乃湿热之邪在精道，壅胀隧路，病在二阴之间，故前阻小便，后阻大便。

2. 瘀血

《伤寒论·辨阳明病脉证并治》：病人无表里证，发热七八日，虽脉浮数者，可下之。假令已下，脉数不解，合热则消谷喜饥，至六七日，不大便者，有瘀血，宜抵当汤。

《正体类要·下卷·方药·加味承气汤》：治瘀血内停，胸腹胀痛，或大便不通等症。

《正体类要·下卷·方药·复原活血汤》：治跌扑等症，瘀血停凝，胁腹作痛，甚者大便不通。

《景岳全书·卷之八须集·伤寒典（下）·攻下类》：桃仁承气汤（攻四）。凡伤寒蓄血证，小腹急痛，大便不通而黑者宜此。

《伤科汇纂·正文·出血》：耀山云，按《正体类要》若胸腹胀痛，大便不通，喘咳吐血者，瘀血停滞也，用当归导滞汤通之。肚腹作痛，大便不通，按之痛甚者，瘀血在内也，用加味承气汤下之。凡腹停瘀血，用大黄等药，其血不下，反加胸膈胀痛，喘促短气，用肉桂、木香末各二钱，热酒调服，即下恶血。此因寒药凝滞不行，得辛温而血自行耳，专用苦寒诸剂者察之！

第二节
病机

便秘的基本病机为大肠传导失常，概括而言可分为虚实两端。热秘、气秘、冷秘者属实，津亏为其病机关键；气血阴阳亏虚者属虚，其中以气虚、阴虚最为多见。

《景岳全书·卷之三十四天集·杂证谟·秘结》：有秘结一证，在古方书有虚秘、风秘、气秘、热秘、寒秘、湿秘等说，而东垣又有热燥、风燥、阳结、阴结之说。此其立名太烦，又无确据，不得其要，而徒滋疑惑，不无为临证之害也。不知此证之当辨者惟二，则曰阴结、阳结而尽之矣。盖阳结者，邪有余，宜攻宜泻者也；阴结者，正不足，宜补宜滋者也。知斯二者，即知秘结之纲领矣。若或疑余之说，而欲必究其详。则凡云风秘者，盖风未必秘，但风胜则燥，而燥必由火，热则生风，即阳结也。岂谓因风而宜散乎？有云气秘者，盖气有虚实，气实者阳有余，阳结也。气虚者阳不足，阴结也，岂谓气结而尽宜破散乎？至若热秘、寒秘，亦不过阴阳之别名耳。再若湿秘之说，则湿岂能秘，但湿之不化，由气之不行耳，气之不行，即虚秘也，亦阴结也。总之，有火者便是阳结，无火者便是阴结。以此辨之，岂不了然？余故曰：凡斯二者，即秘结之纲领也。

《温病条辨·卷二·中焦篇·增液汤方》：温病之不大便，不出热结液干二者之外。其偏于阳邪炽甚，热结之实证，则从承气法矣；其偏于阴亏液涸之半虚半实证，则不可混施承气，故以此法代之。独取元参为君者，元参味苦咸微寒。壮水制火，通二便，启肾水上潮于天，其能治液干，固不待言，本经称其主治腹中寒热积聚，其并能解热结可知。麦冬主治心腹结气，伤中伤饱，胃络脉绝，羸瘦短气，亦系能补能润能通之品，故以为之佐。生地亦主寒热积聚，逐血痹，用细者。取其补而不腻，兼能走络也。三者合用，作增水行舟之计，故汤名增液，但非重用不为功。

一、积热论

外感热邪，或内生火毒，热邪蕴结于肠道，煎灼津液，壅滞气机，则成热结便秘。

（一）火热蕴结

热邪蕴结于肠道，耗伤津气，致使肠道传导失常，大便秘结不通。

《景岳全书·卷之十一从集·杂证谟·厥逆》：热厥者，必先多热证，脉沉滑而数，畏热喜冷，扬手掉足，或烦躁不宁，大便秘赤，形证多昏冒。

《景岳全书·卷之四十六圣集·外科钤（上）·总论治法》：立斋曰，按前证，若热毒蕴于内，大便秘结，元气无亏者，宜用大黄等药泄其热毒。

《景岳全书·卷之四十六圣集·外科钤（上）·大便秘结》：立斋曰，疮疡大便秘结，若作渴饮冷，其脉洪数而有力者，属实火，宜用内疏黄连汤。

《严氏济生方·痼冷积热门·痼冷积热论治》：其或阴血既衰，三焦已燥，复饵酒、炙、丹石，以助其热，阳炽于内，阴不能制，遂致口苦咽干，涎稠目涩，膈热口疮，心烦喜冷，大便闭结，小便赤淋，此皆阳偏胜而为积热之证也。

（二）湿热内结

湿热之邪相互胶结，共同蕴结于肠道，既有热象，又兼大便黏腻不爽等湿邪留恋之态。

《景岳全书·卷之三十一贯集·杂证谟·湿证》：湿热证，必其证多烦渴，小水赤涩，大便秘结，脉见洪滑、实数者，方是热证，治宜清利。

《景岳全书·卷之三十一贯集·杂证谟·黄疸》：阳黄证，因湿多成热，热则生黄，此即所谓湿热证也。然其证必有身热，有烦渴，或躁扰不宁，或消谷善饥，或小水热痛赤涩，或大便秘结，其脉必洪滑有力。

《温病条辨·卷二·中焦篇·小陷胸加枳实汤方》：不饥不便，而有浊痰，心下痞满，湿热互结而阻中焦气分。

《时病论·卷之六·秋伤于湿大意·湿温》：如撮空理线，苔黄起刺，或转黑色，大便不通，此湿热化燥，闭结胃腑，宜用润下救津法。

（三）六经积热

邪热积于太阳、阳明、少阳之经，均会引起便秘一证。

1. 太阳积热

《素问·气厥论》：膀胱移热于小肠，隔肠不便，上为口糜。

《灵枢·邪气脏腑病形》：小肠病者，小腹痛，腰脊控睾而痛，时窘之后，当耳前热，若寒甚，若独肩上热甚，及手小指次指之间热，若脉陷者，此其候也。

《金匮要略方论·卷中·消渴小便利淋病脉证并治第十三》：趺阳脉数，胃中有热，即消谷引食，大便必坚，小便即数。

2. 阳明胃热

《景岳全书·卷之四十六圣集·外科钤（上）·大便秘结》：若饮食虽多，大便不通，而肚腹不胀者，此内火消烁，切不可通之。

《症因脉治·卷四·大便秘结论·伤寒便结》：肠胃素热，偶因外感风寒，郁而发热，表里互相蒸酿，是以三阳表邪未解，而大便先已秘结矣。若表邪已散，阳明里热不解，亦令大便秘结。若三阳表热，传入三阴，亦令大便秘结。若三阴里热不结，后来反还阳明，亦令大便秘结。

《四诊抉微·卷之三·问诊·四问便》：后阴开大肠之门，而其通与不通，结与不结，可察阳明之虚实。凡大便热结，而腹中坚满者，方属有余，通之可也。若新近得解，而不甚干结，或旬日不解，而全无胀意者，便非阳明实邪。

《伤寒贯珠集·卷三·阳明篇（上）·阳明正治法第一》：邪气复集胃中，为不大便烦满，腹痛有燥屎，而彼与小柴胡，此宜大承气……热结阳明，为不大便五六日，为绕脐痛，烦躁，发作有时，皆燥屎在胃之征。有时，谓阳明王时，为日晡也。阳明燥结，不得大便，意非大承气不为功矣。

《伤寒贯珠集·卷四·阳明篇（下）·阳明明辨法第二》：阳明病不大便，有热结与津竭两端。

《血证论·卷六·时复》：夏月暑盛，病多发于阳明，以阳明主燥热，暑热相合，故多属阳明。病在阳明者，口渴身热，烦躁便闭。

《血证论·卷六·便闭》：大肠乃胃之关门，胃为燥土，若胃有燥屎而不下者，其责不在大肠，而在胃。其证口渴，手足潮热，或发谵语。

《温热经纬·卷四·薛生白湿热病篇》：今舌苔黄刺干涩，大便闭而不通，其为热邪内结，阳明腑热显然矣。

3. 少阴阳明并热

《伤寒贯珠集·卷七·少阴篇·少阴下法三条》：少阴病，得之二三日，口燥咽干者，急下之，宜大承气汤。此少阴热并阳明之证，二三日，为病未久，而便口燥咽干，热气盛而阴气少矣。

（四）脏腑积热

便秘病位在大肠，与脾胃关系最为密切。肠腑积热、脾中积热均可导致便秘。

1. 肠腑积热

《华氏中藏经·卷上·论大肠虚实寒热生死逆顺脉证之法第二十九》：大肠者肺之腑也，为传送之司号监仓之官。肺病久不已，则传入大肠，手阳明是其经也。寒则泄，热则结，绝则泄利无度，利绝而死也。热极则便血，又风中大肠则下血，又实热则胀满，而大便不通。虚寒则滑泄不定，大肠乍虚乍实，乍来乍去。寒则溏泄，热则垢重。有积物则寒粟而发热，有如疟状也。积冷不去，则当脐而痛，不能久立，痛已则泄白物，是也。虚则喜满，喘咳而喉咽中如核妨矣。

《幼幼新书·卷第十五·伤寒大小便不通第八》：《巢氏病源》小儿伤寒大小便不通候：伤寒是寒气客于皮肤，搏于血气，使腠理闭密，气不宣泄，蕴积生热，故头痛体疼而壮热，其大小便不通，是寒搏于气而生热，热流入大小肠，故涩结不通。

便

秘

《幼幼新书·卷第三十·大便不通第六》:《巢氏病源》小儿大便不通候:小儿大便不通者,腑脏有热,乘于大肠故也。脾胃为水谷之海,水谷之精化为血气,其糟粕行于大肠。若三焦五脏不调和,热气归于大肠,热实,故大便燥涩不通也。

《妇人大全良方·卷之十五·妊娠大小便不通方论第三》:论曰,夫妊娠大小便不通者,由脏腑气实而生于热者。随停之处,则成病也。若热结于大肠,则大便不通;结于小肠,则小便不通;若大小肠俱为热所结,故烦满而大小便皆不通也。

《丹溪心法·卷二·燥结十一》:邪入里,则胃有燥粪,三焦伏热,则津液中干,此大肠夹热然也。

《医学正传·卷之八·痘疹》:热炽大便秘结。

《医方集宜·卷之七·胎前·形证》:妊娠大便不通,由脏腑气实,怀胎内本有热,因热结于大肠,故大便不通也。

《医方集宜·卷之八·小儿门·形证》:大便不通,乃是大肠积热,以致秘结不通。

《景岳全书·卷之七须集·伤寒典·论脉》:按陶节庵曰,夫脉浮当汗,脉沉当下,固其宜也。然其脉虽浮,亦有可下者,谓邪热入腑,大便难也。

《张氏医通·卷二·诸伤门·火》:便秘不通,此大肠之火动也。

《医宗必读·卷之七·水肿胀满·反胃噎塞》:《内经》曰,三阳结,谓之膈。三阳者,大肠、小肠、膀胱也。结者,结热也。小肠结热则血脉燥,大肠结热则后不固,膀胱结热则津液涸。三阳俱结,前后秘涩。

《症因脉治·卷四·大便秘结论·温热便结》:经云,冬伤于寒,春必温病。《伤寒论》云,若遇温气,则为温病。更遇温热,则为温毒。温热内结,肠胃燥热,则大便闭结矣。

《症因脉治·卷四·大便秘结论·积热便结》:或过服温热,热气伏于大肠而干结,皆能令人大便闭结也。

《血证论·卷六·便闭》:肺与大肠相表里,肺遗热于大肠则便结。

2. 脾中积热

《症因脉治·卷四·大便秘结论·积热便结》:或膏粱积热,热气聚于脾中而不散。

(五)三焦积热

三焦通行水谷津液,热邪弥漫三焦,皆会使得气机不畅,水谷代谢障碍,发生便秘。

1. 三焦热盛

《景岳全书·卷之十三性集·杂证谟·瘟疫》:若时气瘟疫遍行,火邪内蓄,三焦实热,大便秘结而邪不能退者,宜五瘟丹。

2. 下焦火盛

《济阴纲目·卷之二·经闭门·论经闭不行有三治宜补血泻火》:楼氏曰,上东垣、洁古治血枯之法,皆主于补血泻火也。补血者,四物之类。泻火者,东垣分上中下。故火在中,则善食消渴，治以调胃承气之类。火在下，则大小便秘涩，治以玉烛之类。玉烛者，四物与调胃承气等分也。火在上，则得于劳心，治以芩连及三和之类。三和者，四物、凉膈等分也。洁古先服降心火之剂者，盖亦芩连、三和、玉烛之类，后服五补、卫生者，亦补气之剂也。据此论当有四证，如胃热、包络热、劳心热三证，皆有余，宜泻火养胃是矣。而所言脾胃久虚，致经水断绝一症，又当以补脾胃为主，岂得舍而勿论耶。盖水入于经，其血乃生，谷入于胃，脉道乃行，水去荣散，谷消卫亡。况脾统诸经之血，而以久虚之脾胃，以致气血俱衰者，可不为之补益乎。即此以分虚实，明是四证无疑，而楼全善乃遗补虚一证，何欤。

（六）阴虚火盛论

阴虚火旺者，阴虚则肠枯津亏，火旺则气机壅遏，传导失司，引发便秘。

《景岳全书·卷之七须集·伤寒典（上）·饮水》：其有阴虚火盛者，元气既弱，精血又枯，多见舌裂唇焦，大渴喜冷，三焦如焚，二便闭结等证，使非借天一之精，何以济燃眉之急？

二、积寒论

积寒即寒邪积聚，寒性凝滞，结于脏腑、三焦，致使气阴凝滞、大便秘结。

（一）脏腑积寒论

寒邪结聚胃肠，津液不通，而成便秘。

1. 大肠夹冷

《丹溪心法·卷二·燥结十一》：虚人脏冷而血脉枯，老人脏寒而气道涩，此大肠之夹冷然也。

2. 寒客胃肠

《医贯·卷之五·先天要论（下）·泻利并大便不通论》：冷秘者，冷气横于肠胃，凝阴固结，津液不通，胃气闭塞，其人肠内气攻，喜恶冷。

《金匮翼·卷八·便闭统论·冷闭》：冷闭者，寒冷之气横于肠胃，凝阴固结，阳气不行，津液不通，其人肠内气攻，喜热恶冷，其脉迟涩者是也。

（二）三焦积寒论

寒邪留滞三焦，水谷运行不畅，尤以凝滞下焦为重。

下元虚冷论

《金匮要略方论·卷上·腹满寒疝宿食病脉证治第十》：趺阳脉微弦，法当腹满，不满者必便难，两胠疼痛，此虚寒从下上也，当以温药服之。

三、风袭论

风为六淫之首，风邪侵犯脏腑经络则气机升降失常，可为便秘。

（一）风中脾经论

中风风入脾经者，多便秘。

《张氏医通·卷一·中风门·中风》：其真中风者，当辨其中脏中腑而治之……唇缓便秘者中于脾经。

（二）风邪客肠论

风邪侵犯胃肠多夹燥热之邪，或耗伤津液，胃肠传导失常，大便秘结不行。

《察病指南·卷中·辨七表八里九道七死脉·七表脉》：右手尺内脉浮，大肠受风热，主大便秘涩，客热在下焦。

《丹溪心法·卷二·燥结十一》：亦有肠胃受风，涸燥秘涩，此证以风气蓄而得之。

《景岳全书·卷之十二从集·杂证谟·风痹治法》：在下则为飧泄，为秘结诸病，此皆风痹之兼证也。

《景岳全书·卷之三十四天集·杂证谟·秘结》：风结燥而大便不行者，以麻子仁加大黄利之……则凡云风秘者，盖风未必秘，但风胜则燥，而燥必由火，热则生风，即阳结也。

四、燥邪伤津论

燥邪侵犯人体，或先犯肺而传于大肠，或直接犯于大肠，皆耗伤肠道津液，致津亏肠燥，大便不行。

《医门法律·卷五·咳嗽门·咳嗽续论》：燥乘肺咳，皮毛干槁，细疮湿痒，痰胶便秘。

《血证论·卷六·便闭》：肺与大肠相表里，肺遗热于大肠则便结，肺津不润则便结，肺气不降则便结。肺遗热者，人参泻肺汤治之。肺津不润者，清燥救肺汤治之。肺气不降者，清燥救肺汤合四磨汤，再重加杏仁，或少加葶苈子治之。

《时病论·卷之六·临证治案》：有大便秘结而艰难者，是燥气在里之证也，法当滋润肠胃。

五、痰食积滞论

食积痰饮为有形实邪，积聚于内则阻滞气血津液，致使脾胃大肠运化失常，传导失司，大便不行而秘结于内。

（一）食积论

饮食不节，食积于内，阻滞气机，则大便不通。

《灵枢·胀论》：六腑胀。胃胀者，腹满，胃脘痛，鼻闻焦臭，妨于食，大便难。

《景岳全书·卷之二十六必集·杂证谟·面病》：若因食饮不节，阳明壅实，二便秘结而头面满胀者，宜廓清饮。

《景岳全书·卷之三十四天集·杂证谟·秘结》：食伤太阴，腹满而食不化，腹响然不能大便者，以苦药泄之。

（二）寒凝食积

过食生冷，寒邪凝滞，兼有食积，气机不利，则大便秘结。

《校注医醇賸义·卷四·胀》：阴寒之气上逆，水谷不能运行，故腹满而胃痛。水谷之气腐于胃中，故鼻闻焦臭，而妨食便难也。

（三）劳伤食积

过劳复暴食，脾胃气虚，无力运化，而成食积，气滞肠阻，大便遂秘。

《景岳全书·卷之十三性集·杂证谟·瘟疫》：巢氏曰，凡瘟疫病新瘥，脾胃尚虚，谷气未复。若作劳妄动伤力，并食猪羊、鸡犬、鱼脍、炙爆、肥腻、生果、面食、硬涩难消之物，停积肠胃，膈闷腹胀，便秘，或大吐大下。

（四）痰饮内阻论

痰饮积聚于内，阻碍气机升降、水液输布，肠道传导不利，大便秘结。

《医宗必读·卷之九·痰饮》：在肝经者名曰风痰，脉弦面青，四肢满闷，便溺秘涩，时有躁怒，其痰青而多泡。

《温病条辨·卷三·下焦篇·寒湿》：盖痰饮蟠踞中焦，必有不寐、不食、不饥、不便、恶水等证，脉不数而迟弦。其为非津液之枯槁，乃津液之积聚胃口可知。

六、气血不调论

气血运行通畅是大肠传导通达的重要条件。气血不调则传导失司，大便难行。

（一）气机涩滞

气机壅遏不行，传导失司，而致便秘。

《幼幼新书·卷第三十·大小便不通利第八》：《巢氏病源》小儿大小便不利候：小儿大小便皆不利者，脏腑冷热不调，大小肠有游气，气壅在大小肠，不得宣散，故大小便壅涩不流利也。

《三因极一病证方论·卷之十二·秘结证治》：或脏气不平，阴阳关格，亦使人大便不通，名曰脏结，皆内所因。

《脾胃论·卷中·随时加减用药法》：浊气在阳，乱于胸中，则䐜满闭塞，大便不通。

《严氏济生方·大便门·秘结论治》：摄养乖理，三焦气涩，运掉不行，于是乎壅结于肠胃之间，遂成五秘之患。

《世医得效方·卷第六·大方脉杂医科·秘涩·气秘》：治虚人忧怒伤肺，肺与大肠为传送，

便秘

致令秘涩。

《景岳全书·卷之三十四天集·杂证谟·秘结》：如气涩而大便不通者，以郁李仁、枳实、皂角仁润之……再若湿秘之说，则湿岂能秘，但湿之不化，由气之不行耳，气之不行，即虚秘也，亦阴结也。

《症因脉治·卷四·大便秘结论·气秘便结》：怒则气上，思则气结，忧愁思虑，诸气怫郁，则气壅大肠，而大便乃结。

（二）邪壅气滞

六淫外感或内生之实邪阻滞气机，凝滞不通，故成便秘。

《严氏济生方·大便门·秘结论治》：多因肠胃不足，风寒湿热乘之，使脏气壅滞，津液不能流通，所以秘结也。

《卫生宝鉴·卷一·承气汤辨》：仲景《伤寒论》云，寒邪外伤，传而入里。里者，入胃是也。邪气入胃，则变而为热，胃中之气郁滞，糟粕秘结，壅而为实，实则泻之，人所共知。如缓急轻重之剂，则临时消息焉。若不恶寒反恶热，谵语烦渴，腹满而喘，手足濈然汗出者，急下之，宜大承气汤。如邪气入深，恐有燥屎，欲知之法，与小承气汤试之。若腹中转失气者，有燥屎也，乃可攻之。不转失气者，必初硬而后溏，尚未可攻，攻之则腹满不能食。若腹大满不通者，亦以小承气汤微和其胃气，勿令大泄也。如发汗后不恶寒但热者，胃实也，当和其胃气，调胃承气汤主之。成无己云：大热结实者，大承气。小热微结者，小承气。以热不甚大，故于大承气汤内去芒硝，又以结不至坚，故不减厚朴、枳实也。如不至大坚满，邪气盛而须攻下者，亦未可投大承气汤，必以轻缓之剂攻之，于大承气汤中去厚朴、枳实，加甘草，乃轻缓之剂也。若大承气证，反用调胃承气汤治之，则邪气不散；小承气汤证，反用大承气汤下之，则过伤正气，而腹满不能食，故有勿大泄之戒。此仲景所以分而治之，未尝越圣人之制度，后之学者，以此三药合而为一，且云通治三药之证，及无问伤寒杂病内外一切所伤，一概治之。若依此说，与仲景之方，甚相违背，又失轩岐缓急之旨，红紫乱朱，迷惑众听，一唱百和，使病者暗受其弊，将何诉哉。有公心审是非者，于内经仲景方内求责，使药证相对，以圣贤之心为心，则方之真伪，自可得而知矣。

（三）升降失司

大肠主降，大肠之气升降失调，不降反升，则大便难下，秘结不通。

《医方集解·理气之剂第七·木香顺气汤》：大便秘者，清阳不升，故浊阴不降也。

《伤寒贯珠集·卷二·太阳篇（下）·太阳救逆法第四·火逆十条》：大便硬，津液不下行也。诸皆阳气上盛，升而不降之故。

（四）气血壅滞论

气滞血瘀互结，共同阻滞于肠道，大便必难下。

《景岳全书·卷之二十六必集·杂证谟·头痛》：若夫偏正头风，久而不愈，乃内夹痰涎风火，郁遏经络，气血壅滞，甚则目昏紧小，二便秘涩，宜砭出其血，以开郁解表。

（五）瘀血内阻论

瘀血为有形实邪，阻滞于肠道，则气血津液俱滞，肠道传导失司，大便秘结。

《素问·缪刺论》：人有所堕坠，恶血留内，腹中满胀，不得前后，先饮利药。此上伤厥阴之脉，下伤少阴之络，刺足内踝之下、然骨之前血脉出血，刺足跗上动脉，不已，刺三毛上各一痏，见血立已，左刺右，右刺左。

《伤寒论·辨阳明病脉证并治》：病人无表里证，发热七八日，虽脉浮数者，可下之。假令已下，脉数不解，合热则消谷喜饥，至六七日，不大便者，有瘀血，宜抵当汤。

《医方集宜·卷之二·伤寒门·治方·桃仁承气汤》：治瘀血内结，谵语，烦躁，便硬。

《景岳全书·卷之三十九人集·妇人规（下）·论产后当大补气血》：又恶露未尽，瘀血上冲，心腹胀满，疼痛拒按，大便难而小便利，此血逆之实证也。

《景岳全书·卷之六十三长集·痘疹诠古方·痘疹》：当归导滞散。治跌扑瘀血在内，胸腹胀满，或大便不通，或喘咳吐血。

《成方切用·卷八上·润燥门》：胃脘有死血者，嗜酒食辛，躁暴多怒，积久而成瘀热也。枯槁者，血聚则肝气燥，燥热故槁也。瘀血阻碍，故食下作痛，翻胃而吐出也。瘀血不去，则新血不生，故肠枯而便秘。

《伤科汇纂·正文·出血》：耀山云，按《正体类要》，若胸腹胀痛，大便不通，喘咳吐血者，瘀血停滞也，用当归导滞汤通之。肚腹作痛，大便不通，按之痛甚者，瘀血在内也，用加味承气汤下之。

便
秘

七、内伤亏虚论

大肠的传导功能受脾、胃、肺、肾等脏腑功能运转状态的影响，与气血津液的盈亏亦紧密关联。脏腑与气血津液的亏虚皆有可能影响肠道传输，引发便秘。

（一）津液耗伤论

素体津液不足，复加邪热损伤；太阳病治不得法，过用汗、下及利小便，致津液损伤。

《伤寒论·辨阳明病脉证并治》：问曰，何缘得阳明病？答曰，太阳病，若发汗、若下、若利小便，此亡津液，胃中干燥，因转属阳明。不更衣，内实大便难者，此名阳明也……阳明病，本自汗出。医更重发汗，病已瘥，尚微烦不了了者，此必大便硬故也。以亡津液，胃中干燥，故令大便硬。当问其小便日几行，若本小便日三四行，今日再行，故知大便不久出。今为小便数少，以津液当还入胃中，故知不久必大便也……伤寒四五日，脉沉而喘满。沉为在里，而反发其汗，津液越出，大便为难；表虚里实，久则谵语……脉阳微而汗出少者，为自和（一作如）也；

汗出多者，为太过；阳脉实，因发其汗，出多者，亦为太过。太过者，为阳绝于里，亡津液，大便因硬也。

《金匮要略方论·卷下·妇人产后病脉证治第二十一》：问曰，新产妇人有三病，一者病痉；二者病郁冒；三者大便难，何谓也？师曰，新产血虚，多汗出，喜中风，故令病痉。亡血复汗，寒多，故令郁冒。亡津液，胃燥，故大便难。

《三因极一病证方论·卷之十二·秘结证治》：人或伤于风寒暑湿，热盛，发汗利小便，走枯津液，致肠胃燥涩，秘塞不通，皆外所因。

《三因极一病证方论·卷之十七·产科二十一论评·趁痛散》：第十二论曰，产后大便秘涩者何？答曰，产卧水血俱下，肠胃虚竭，津液不足，是以大便秘涩不通也。

《妇人大全良方·卷之八·妇人大便不通方论第六》：夫妇人大便不通者，由五脏不调，冷热之气结于肠胃，则津液燥竭，大肠壅涩，故大便不通也。仲景云：妇人经水过多，则亡津液，亦大便难也……又老人、虚人、风人津液少，大便秘。

《妇人大全良方·卷之八·妇人风入肠间或秘或利方论第七》：风气行，津液燥，故秘。

《兰室秘藏·卷下·大便结燥门·大便结燥论》：若饥饱失节，劳役过度，损伤胃气，及食辛热厚之物，而助火邪伏于血中，耗散真阴，津液亏少，故大便结燥……然结燥之病不一，有热燥，有风燥，有阳结，有阴结，又有年老气虚、津液不足。

《严氏济生方·大便门·秘结论治》：更有发汗利小便，及妇人新产亡血，走耗津液，往往皆令人秘结。

《医学正传·卷之七·妇人科（下）·产后》：亡津液，胃燥，故大便难。

《济阴纲目·卷之一·调经门·论月水多少》：亡其津液，故令经水少。设经下反多于前者，当所苦困，当言恐大便难，身无复汗也。

《济阴纲目·卷之十一·产后门（上）·论新产三病》：亡血复汗寒多，故令郁冒。亡津液胃燥，故大便难。

《医宗必读·卷之九·大便不通》：经曰，北方黑色，入通于肾，开窍于二阴。肾主五液，津液盛则大便调和。若饥饱劳役，损伤胃气，及过于辛热厚味，则火邪伏于血中，耗散真阴，津液亏少，故大便燥结。又有年老气虚，津液不足而结者，肾恶燥，急食辛以润之是也。愚按：《内经》之言，则知大便秘结，专责之少阴一经，证状虽殊，总之津液枯干，一言以蔽之也。分而言之，则有胃实、胃虚、热秘、冷秘、风秘、气秘之分。

《景岳全书·卷之七须集·伤寒典（上）·论汗》：脉有忌汗者，如《伤寒论》曰，太阳病，发热恶寒，热多寒少，脉微弱者，此无阳也，不可发汗。弦为阳运，微为阴寒，上实下虚，意欲得温。微弦为虚，不可发汗，发汗则寒栗，不能自还。伤寒四五日，脉沉而喘满，沉为在里，不可汗。汗亡津液，必大便难而谵语。少阴病，脉微，不可发汗，以亡阳故也。伤寒，脉微而恶寒者，此阴阳俱虚，不可更发汗，更吐下也。尺脉弱而无力者，切不可汗下。尺中迟者，不可发汗，以荣气不足，血少故也。

《景岳全书·卷之四十六圣集·外科钤（上）·大便秘结》：若溃疡有此，因气血亏损，肠胃干涸，当大补为善，设若不审虚实，而一于疏利者，鲜有不误。

《张氏医通·卷二·诸伤门·燥》：且人身之中，水一火五，阳实阴虚，皆缘嗜欲无节，以致肾水受伤，虚火为患，燥渴之病生焉。或前后秘结，或痰在咽喉干咯不出，此皆津液不足之故。

《伤寒贯珠集·卷二·太阳篇（下）·太阳救逆法第四》：汗下之后，津液重伤，邪气内结，不大便五六日，舌上燥而渴，日晡所小有潮热，皆阳明胃热之征也。

《伤寒贯珠集·卷三·阳明篇（上）·阳明正治法第一》：汗生于津液，津液资于谷气，故阳明多汗，则津液外出也。津液出于阳明，而阳明亦借养于津液，故阳明多汗，则胃中无液而燥也。胃燥则大便硬，大便硬则谵语。

《伤寒贯珠集·卷四·阳明篇（下）·阳明明辨法第二》：阳明病不大便，有热结与津竭两端……前条汗多复汗，亡津液大便硬者，已示不可攻之意。谓须其津液还入胃中，而大便自行。

《温病条辨·卷二·中焦篇·增液汤方》：温病之不大便，不出热结液干二者之外。其偏于阳邪炽甚，热结之实证，则从承气法矣；其偏于阴亏液涸之半虚半实证，则不可混施承气，故以此法代之。独取元参为君者，元参味苦咸微寒，壮水制火，通二便，启肾水上潮于天，其能治液干，固不待言，《本经》称其主治腹中寒热积聚，其并能解热结可知。麦冬主治心腹结气，伤中伤饱，胃络脉绝，羸瘦短气，亦系能补能润能通之品，故以为之佐。生地亦主寒热积聚，逐血痹，用细者。取其补而不腻，兼能走络也。三者合用，作增水行舟之计，故汤名增液，但非重用不为功。

《温热经纬·卷三·叶香岩外感温热篇》：若津伤舌干，虽苔薄邪轻，亦必秘结难出，故当先养其津，津回舌润，再清余邪也。

（二）肾虚津枯论

肾主水，司二便，肾虚津亏则肠道失濡，大便燥结难行。

《医学正传·卷之六·秘结》：夫肾主五液，故肾实则津液足而大便滋润，肾虚则津液竭而大便结燥。

《景岳全书·卷之三十四天集·杂证谟·秘结》：大便难者，取足少阴。夫肾主五液，津液润则大便如常。若饥饱失节，劳役过度，损伤胃气，及食辛热味厚之物而助火邪，耗散真阴，津液亏少，故大便结燥。

《医学心悟·卷三·大便不通》：经曰，北方黑色，入通于肾，开窍于二阴。是知肾主二便，肾经津液干枯，则大便闭结矣。

《血证论·卷六·便闭》：肾开窍于二阴，肾虚阴不足，无以润肠者，宜左归饮加黑芝麻、肉苁蓉治之。

（三）血虚津亏论

津血可互生，血虚与津亏常并见，津血亏虚则大肠失于濡润，大便干结不行。

《丹溪心法·卷二·燥结十一》：燥结血少，不能润泽，理宜养阴。

《妇人大全良方·卷之二十三·产后大便秘涩方论第二·麻仁丸方》：产后不得利，利者百无一生。去血过多，脏燥大便秘涩，涩则固，当滑之。

《济阴纲目·卷之十四·产后门·大便秘涩》：李氏曰，产后大便闭者，芎归汤加防风、枳壳、甘草。秘涩者，麻子仁丸或苏麻粥。盖产后去血多则郁冒，郁冒则汗多，汗多则大便闭，皆血虚也。

《景岳全书·卷之二十五心集·杂证谟·心腹痛》：或血虚燥结，便闭不通者，宜玉烛散主之。

《景岳全书·卷之三十四天集·杂证谟·秘结》：老人便结，大都皆属血燥。盖人年四十而阴气自半，则阴虚之渐也。此外则愈老愈衰，精血日耗，故多有干结之证。

《张氏医通·卷十一·妇人门（下）·产后》：设遇胃虚之人，虽能食而所食不多，即有发热便秘，亦属血虚。急宜调养气血，断非承气所宜，不可恣行攻击也。

《医学心悟·卷三·大便不通》：若老弱人精血不足，新产妇人气血干枯，以致肠胃不润，此虚闭也。四物汤加松子仁、柏子仁、肉苁蓉、枸杞、人乳之类以润之，或以蜜煎导而通之。

《女科经纶·卷一·月经门》：或心包络脉洪数，躁作时见，大便闭，小便难，而经水闭绝。此血海干枯，宜调血脉，除胞络中火邪，则经自行。

《女科经纶·卷六·产后证（下）》：薛立斋曰，产后大便不通，因去血过多，大肠干涸，或血虚火燥，不可计日期，饮食数多，用药通润之，必待胀满，觉胀自欲去，不能去，乃结在直肠，宜胆导之。单养贤曰：产后大便日久不通，因血少肠燥故也。宜多服生化汤，则血旺气顺，传化如常，自无燥涩之患。陈无择曰：产后不得利，利者百无一生。去血过多，脏燥，大便秘涩，固当滑之，大黄似难轻用，唯葱涎调腊茶为丸，复以腊茶下之。

《竹林女科证治·卷三·保产（下）·血块作痛》：产后血块作痛，多由产母难产过劳而成。或调护失宜，或寒邪凝滞，以致血停作痛。古法每用苏木、三棱、莪术以迅攻之。时医多用归尾、红花以急行之，或延胡、牛膝以大破之。他如用山楂、砂糖以消块，姜椒、艾酒以定痛，亦非良剂。至于治气胀用乌药、香附以顺之，枳壳、厚朴以顺之，又有用青皮、苏子以下气定喘，芩连、栀柏以退热除烦。彼夫血枯便闭以承气汤下而愈。厥汗多，小便涩以五苓散通之而愈秘。此皆重虚，产母非徒无益，反致变证百出。盖产后血块固宜消，新血亦宜生。必须行中带补，化中又生，可称善治。若生化汤能使血块消而痛止，神清而气复，产后之至宝也。凡产儿下地，未进饮食之先，即服一剂后，再连服二剂，可保产后一切危证。

《竹林女科证治·卷三·保产（下）·大便闭结》：产后大便闭结，由失血亡阴，津液不足而势，宜行也，宜济川煎。

《验方新编·卷九·妇人科产后门·产后大便不通》：产后气虚而不运，血虚而不润以致大便不通，乃虚秘也。

《血证论·卷六·便闭》：失血家，血虚便燥，尤其应得，四物汤加麻仁主之。

（四）阴损津亏论

久病、温邪、产后等皆会导致真阴耗伤，津液必亏，无以润泽肠道，致使大便秘结。

《景岳全书·卷之十三性集·杂证谟·瘟疫》：伤寒火盛者，治宜清解。若热入阳明，烦渴躁热，脉洪便实，而邪有不解者，宜柴胡白虎煎，或单用白虎汤、太清饮，或玉泉散。若汗后仍热者，亦宜用之。若伤寒口渴，烦热赤斑，脉洪大而无力者，宜人参白虎汤。若伤寒邪在太阳，发热头痛，脉洪大，表邪未解，而内热又甚者，宜一柴胡饮，或三黄石膏汤，或六神通解散。若六经通热，火邪不解，或狂斑烦躁，或头红面赤，口干舌黑，脉洪邪实者，宜抽薪饮，或黄连解毒汤，或加柴胡。若伤寒热入血室，吐衄斑黄，及血热血燥，不能作汗而邪不解者，宜《局方》犀角地黄汤。热甚者，宜《良方》犀角地黄汤。若热邪闭结血分，大便不通，而邪不能解者，宜《拔萃》犀角地黄汤。若少阴水亏，阳明火盛，热渴失血，牙痛便结，脉空作喘，而邪不能解者，宜玉女煎。若伤寒阳邪亢盛，血脉不通而四肢厥逆者，谓之热厥，宜四逆散。若暑月时行瘟疫，表里俱热，宜清宜解者，羌活升麻汤。若伤寒热结膀胱，而小水不利，火邪不退，或夹热泄泻者，宜大分清饮，或柴芩煎，或益元散。若伤寒实热内蓄，小水不利，而口渴、烦热、发黄者，宜茵陈饮，或大分清饮。凡瘟疫热甚，而烦渴不宁者，宜雪梨浆时时与之，解渴退火最妙，大胜于益元散。冷水禀天一之性，甘而不苦，故大能清热解烦，滋阴壮水。凡火盛水涸，大渴便结，营卫热闭不能作汗者，最宜用之。虽虚证不可用，然亦有当用者。但察其喉口热极，唇舌干焦，大便秘结不通，而大渴喜冷者，此阴虚水亏证也，不妨与人参、熟地、桂、附、干姜之属，相间并用，借以滋阴，其功不小。惟大便不结，及微热微渴，劳倦阳虚等证，最不宜用，若妄用之，则多致寒颤而败。

《症因脉治·卷四·大便秘结论·血枯便结》：或久病伤阴，阴血亏损，高年阴耗，血燥津竭，则大便干而秘结。若血中伏火，煎熬真阴，阴血燥热，则大便亦为之闭结。

《竹林女科证治·卷三·保产（下）·大便闭结》：产后大便闭结由失血亡阴，津液不足而势，宜行也，宜济川煎。

《温病条辨·卷二·中焦篇·风温温热温疫温毒冬温》：此数下亡阴之大戒也。下后不大便十数日，甚至二十日，乃肠胃津液受伤之故，不可强责其便，但与复阴，自能便也。

（五）气虚不足

魄门亦为五脏使，大肠的传导有赖于肺气肃降、脾胃之气升降有常、肾中元气温煦推动。脏腑气虚则传导失司，大便秘结不下。

《灵枢·口问》：凡此十二邪者，皆奇邪之走空窍者也。故邪之所在，皆为不足。故上气不

便
秘

足，脑为之不满，耳为之苦鸣，头为之苦倾，目为之眩；中气不足，溲便为之变，肠为之苦鸣；下气不足，则乃为痿厥、心悗。补足外踝下留之。

《景岳全书·卷之三十四天集·杂证谟·秘结》：气虚者阳不足，阴结也。若察其元气已虚，既不可泻，而下焦胀闭又通不宜缓者，但用济川煎主之，则无有不达。

《症因脉治·卷四·大便秘结论·气秘便结》：若元气不足，肺气不能下达，则大肠不得传道之令，而大便亦结矣。

（六）气虚津枯论

津液的化生与输布皆有赖于气化，气虚则津液化生无力，输送不及，肠燥津亏，大便干结。

《医宗必读·卷之九·大便不通》：又有年老气虚，津液不足而结者。

（七）气虚血少论

气血两虚则肠道失于濡养，推动乏力，大便秘结难下。

《景岳全书·卷之四十六圣集·外科钤（上）·大便秘结》：若老弱或产后而便难者，皆气血虚也，猪胆汁最效。

《傅青主女科歌括·产后编上卷·产后诸症治法》：又汗出、谵语、便闭，毋专论为肠胃中燥粪宜下证。数证多由劳倦伤脾，运化稽迟，气血枯槁，肠腑燥涸，乃虚证类实，当补之证，治者勿执偏门轻产，而妄议三承气汤，以治类三阴之证也。

《医贯·卷之五·先天要论（下）·泻利并大便不通论》：老人与产后，及发汗利小便过多，病后气血未复者，皆能成秘。禁用硝、黄、巴豆、牵牛等药。

（八）气阴两虚论

气虚则推动乏力，阴虚则肠燥津亏，大便秘结不行。

《医贯·卷之五·先天要论（下）·泻利并大便不通论》：如热秘而又兼气虚者，以前汤内加参、芪各五钱立愈。此因气虚不能推送，阴虚不能濡润故耳。

八、虚实夹杂论

便秘常见虚实夹杂之证，如津亏血瘀、内热津伤等。

（一）津亏血瘀论

津液亏虚，肠道失于濡润，又兼瘀血阻滞，虚实夹杂，大便秘结于内。

《仁斋直指方论·卷之二十六·妇人·妇人论》：然则产育一科可得闻乎？曰，产前之病，其脉贵乎实；产后之病，其脉贵乎虚。产前为之顺气安胎，产后为之扶虚消瘀，此其要也。抑产育之后，血衰气弱，宿瘀未尽，饮食起居，梳洗解脱，一有不谨，得病犹甚易焉。凡妇人血气诸疾，但用四物汤加以炒吴茱萸主之，阴脏加多，阳脏加少，无不效者。若产难、若胎衣不下、若胎损腹中，则入醋夹煎；或生料五积散加芎、归、缩砂，煎之以水醋；或局方黑神散，用乳香煎汤调下，皆其类耳。外此，则有芎归汤，佐以缩砂调理胎妇腹痛。或胎动下血，更以炒阿胶并熟艾济之。至若胎妇喘咳则缩砂、川芎、炒阿胶等分，入生姜、乌梅、紫苏梗最良。胎妇艰食，则调气散、枳壳散等分，入缩砂为妙。大小产后，津液涸燥，滞血停留，易致大便秘结，枳壳散加炒桃仁，用蜜水同煎，入醋数沸可也。缩胎之剂，枳壳、缩砂、乌药所不可无；安胎之剂，阿胶、缩砂、桑寄生又不可缺。妇人多因怒气伤胎，所以安胎尤莫先于顺气。其于产后发热，黑神散加川芎、荆芥，入生姜、葱白尤佳。产后消瘀，黑神散须多服饵。至一腊以后，腹中略无疼痛，方可与四物、建中汤辈，服之太早则补住败血，为害非轻。若夫郭稽中所编《产宝方论》，迩来书肆别有经验节本，辞简理明，此可为产科公据。

（二）内热津伤论

内热炽盛，伤及津液，邪热阻滞气机，肠道失于濡养，而致大便燥结。

《医学正传·卷之六·秘结》：原其所由，皆房劳过度，饮食失节，或恣饮酒浆，过食辛热，饮食之火起于脾胃，淫欲之火起于命门，以致火盛水亏，津液不生，故传道失常，渐成结燥之证。

九、脏腑失调论

大肠传导糟粕的功能受多个脏腑调控，脾胃失于升降，肺气失于肃降，肝脾不调等脏腑功能失调，皆可引起便秘。

（一）胃强脾弱论

胃火旺盛，煎灼津液，脾之运化无力，津液失于输布，则大便干结难下。

《伤寒论·辨阳明病脉证并治》：趺阳脉浮而涩，浮则胃气强，涩则小便数；浮涩相搏，大便则硬，其脾为约。

《三因极一病证方论·卷之十二·秘结证治》：或饮食燥热而成热中，胃气强涩，大便坚秘，小便频数，谓之脾约。

《医学正传·卷之六·秘结》：《活人书》有脾约证，谓胃强脾弱，约束津液，不得四布，但输膀胱，故小便数而大便难。

《景岳全书·卷之三十四天集·杂证谟·秘结》：丹溪曰，古方有脾约证，制脾约丸。谓胃强脾弱，约束津液不得四布，但输膀胱，故小便数而大便难者，曰脾约。与此丸以下脾之结燥，肠润结化，津液入胃而愈。

《伤寒贯珠集·卷三·阳明篇（上）·阳明正治法第一·阳明腑病证十二条》：太阳阳明者，病在太阳，而兼阳明内实，以其人胃阳素盛，脾阴不布，屎小而硬，病成脾约。于是太阳方受邪

便秘

·36·

气，而阳明已成内实也。

《血证论·卷六·便闭》：又小便数而不禁，大便反闭者，名为脾约。谓脾津下泄，无以润肠故也。仲景用脾约丸治之；丹溪谓宜清肺燥，肺清则小水有制，而脾得灌溉，宜用清燥救肺汤治之。

（二）胃津上逆论

胃之升降失调，气津上逆，致使大肠津亏便结。

《金匮翼·卷三·膈噎反胃统论》：夫膈噎，胃病也。始先未必燥结，久之乃有大便秘少，若羊矢之证。此因胃中津气上逆，不得下行而然。乃胃病及肠，非肠病及胃也。

（三）肺气不降论

肺与大肠相表里，肺气肃降不利，则大肠亦通降失常，大便秘结不下。

《血证论·卷六·便闭》：肺与大肠相表里，肺遗热于大肠则便结，肺津不润则便结，肺气不降则便结。肺遗热者，人参泻肺汤治之。肺津不润者，清燥救肺汤治之。肺气不降者，清燥救肺汤合四磨汤，再重加杏仁，或少加葶苈子治之。

（四）肝木犯土论

肝旺脾虚，肝木乘犯脾土，脾之运化失调，水谷停聚，气机失调，而致大便秘结。

《脾胃论·卷上·脾胃胜衰论》：肝木妄行，胸胁痛，口苦舌干，往来寒热而呕，多怒，四肢满闭，淋溲便难，转筋，腹中急痛，此所不胜乘之也。

《脾胃论·卷上·补脾胃泻阴火升阳汤》：而本部本证脉中兼见弦脉，或见四肢满闭，淋溲便难，转筋一二证，此肝之脾胃病也。

（五）肾经病变论

肾司二便，诸如肾阳虚、肾阴虚、肾气虚等肾经病变皆会使肾气化失常，水液代谢失调，进而导致二便失调。

《类经·十六卷·疾病类·诸经疟刺》：肾疟者，令人洒洒然，腰脊痛宛转，大便难，目眴眴然，手足寒，刺足太阳、少阴。（洒洒，寒栗貌。肾脉贯脊属肾，开窍于二阴，故腰脊之痛苦于宛转而大便难也）

《景岳全书·卷之十一从集·杂证谟·非风》：声喑不出，寒厥不回，二便闭不能通，泄不能禁者，肾脏气绝。

《景岳全书·卷之三十四天集·杂证谟·秘结》：《至真要大论》曰，太阴司天，病阴痹，大便难，阴气不用，病本于肾……秘结之由，除阳明热结之外，则悉由乎肾。盖肾主二阴而司开阖，故大小便不禁者，其责在肾，然则不通者，独非肾乎。故肾热者，宜凉而滋之。肾寒者，宜温而滋之。肾虚者，宜补而滋之。肾干燥者，宜润而滋之。

《医贯·卷之五·先天要论（下）·泻利并大便不通论》:《金匮真言论》云，北方黑色，入通于肾，开窍于二阴。故肾气虚，则大小便难，宜以地黄、苁蓉、车前子、茯苓之属，补其阴利水道，少佐辛药。开腠理致津液，而润其燥。

（六）三焦不行论

三焦通行水谷气血，三焦气机不行，常致便结。

《儒门事亲·卷五·大小便不利八十六》: 夫小儿大小便不通利者，《内经》曰，三焦约也。约者，不行也。

十、内外同病论

外感六淫之邪，久则易于入里化热，变生实邪，阻碍气血，遂致便秘。

《景岳全书·卷之一入集·传忠录（上）·寒热真假篇》: 凡伤寒热甚，失于汗下，以致阳邪亢极，郁伏于内，则邪自阳经传入阴分，故为身热发厥，神气昏沉，或时畏寒，状若阴证。凡真寒本畏寒，而假寒亦畏寒，此热深厥亦深，热极反兼寒化也。大抵此证，必声壮气粗，形强有力，或唇焦舌黑，口渴饮冷，小便赤涩，大便秘结，或因多饮药水，以致下痢纯清水，而其中仍有燥粪，及矢气极臭者，察其六脉必皆沉滑有力，此阳证也。

《景岳全书·卷之七须集·伤寒典（上）·三阳阳明证》: 此三阳阳明之证，皆自经传腑，胃家之实证也。曰太阳阳明者，邪自太阳传入于胃，其名脾约，以其小便数，大便硬也。正阳阳明者，邪自阳明本经传入于腑，而邪实于胃也。

《景岳全书·卷之十三性集·杂证谟·瘟疫》: 伤寒邪入阳明，便秘谵语，腹满烦热，脉证俱实者，宜大承气汤，或调胃承气汤。

下法: 若伤寒热邪传里，而血虚秘结，腹胀作痛，邪不能解者，宜玉烛散。

《景岳全书·卷之二十二心集·杂证谟·肿胀》: 如仲景治伤寒邪入于里，而成腹满坚实，大便秘而不利者，宜以三承气汤下之可也。

《医宗必读·卷之五·伤寒》: 三阴三阳，五脏六腑皆受病，营卫不行，五脏不通，则死矣。传经已遍，邪当渐解，若过经而不解，则深入于腑，腑不解则深入于脏，故五脏六腑皆病。邪盛于外，则营卫不行，气竭于内，则五脏不通，所谓其死皆以六七日者如此。刘草窗谓: 伤寒传足不传手，其说盖出此篇，而诞妄实甚。夫人之气血，运行周身，岂邪遇手经而有不入者哉？寒之伤人，必先皮毛，皮毛者肺之合，故外则寒栗鼻塞，内则喘嗽短气，非传肺乎？舌苔昏乱，非传心与包络乎？泄泻秘结，非传大肠乎？癃闭，非传小肠乎？痞满上下不通，非传三焦乎？且本文云: 五脏六腑皆病，岂手经不在内乎？然经言传变不及手经者，何也？足之六经，可尽周身上下之脉络，而手经已在其内，不必复言矣。

《温疫论·上卷·原病》: 从内陷者，胸膈痞闷，心下胀满，或腹中痛，或燥结便秘，或热

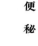
便
秘

结旁流，或协热下利，或呕吐、恶心、谵语、舌黄、舌黑、苔刺等证。

《温疫论·上卷·大便》：大便闭结者，疫邪传里，内热壅郁，宿粪不行，蒸而为结，渐至更硬，下之结粪一行，瘀热自除，诸证悉去。

《温疫论·下卷·统论疫有九传治法》：邪传里之中下者，心腹胀满，不呕不吐，或燥结便闭，或热结旁流，或协热下利，或大肠胶闭，并宜承气辈导去其邪，邪减病减，邪尽病已。

《症因脉治·卷四·大便秘结论·伤寒便结》：肠胃素热，偶因外感风寒，郁而发热，表里互相蒸酿，是以三阳表邪未解，而大便先已秘结矣。若表邪已散，阳明里热不解，亦令大便秘结。若三阳表热，传入三阴，亦令大便秘结。若三阴里热不结，后来反还阳明，亦令大便秘结。

《医学心悟·卷一·医门八法·论和法》：又如邪在少阳，而兼里热，则便闭、谵语、燥渴之症生。

《医学心悟·卷二·厥阴经证·少腹满》：若邪传厥阴，则大便闭结，小便短赤，是为燥粪证也。

《伤寒贯珠集·卷三·阳明篇（上）·阳明正治法第一》：正阳阳明者，邪热入胃，糟粕内结，为阳明自病。《活人》所谓病人本谷盛，气实是也。少阳阳明者，病从少阳，而转属阳明得之。发汗、利小便，津液去，而胃燥实……吐下之后，邪气不从外解而仍内结，热入胃腑，聚而成实，致不大便五六日，或十余日也。

《金匮翼·卷八·便闭统论·热闭》：热闭者，热搏津液，肠胃燥结，伤寒热邪传里，及肠胃素有积热者，多有此疾。其症面赤身热，腹中胀闭，时欲喜冷，或口舌生疮。

《兰台轨范·卷三·伤寒》：足厥阴脉，始于足大指，上循阴器，抵小腹，循胁，上口唇，与督脉会于颠顶，行身之侧也。其证烦懑囊拳，消渴舌卷，谵语，大便不通而头疼，手足乍冷乍温者，此是阳经传来热邪，本病，宜急下。

十一、邪毒壅滞论

疫毒、时毒类疫病侵袭人体，壅滞肠胃气机，导致便秘不通。

《景岳全书·卷之四十三烈集·痘疹诠·五脏证》：毒归于肠胃，为泄泻，为痢脓血，为腹鸣矢气，为大便不通。

《医学心悟·卷二·阳明经证·脉长》：假如邪已入腑，发热转为潮热，致有谵语、燥渴、便闭、腹胀等症，是为邪气结聚，则用承气汤下之。

《温病条辨·卷二·中焦篇·寒湿》：沈目南注云，中恶之证，俗谓绞肠乌痧，即秽臭恶毒之气，直从口鼻，入于心胸肠胃脏腑，壅塞正气不行，故心痛腹胀，大便不通，是为实证。非似六淫侵入而有表里清浊之分。

评述

  便秘的病因有外感寒热之邪，内伤饮食情志，病后体虚，阴阳气血不足等，热结、气滞、寒凝、气血阴阳亏虚，致使邪滞胃肠、壅塞不通；肠失温润，推动无力，糟粕内停，大便排出困难，发为便秘。素体阳盛，或热病之后，余热留恋，或肺热肺燥，下移大肠，或过食醇酒厚味，或过食辛辣，或过服热药，均可致肠胃积热，耗伤津液，肠道干涩失润，粪质干燥，难于排出，形成所谓"热秘"。如《景岳全书·秘结》曰："阳结证，必因邪火有余，以致津液干燥。"忧愁思虑，脾伤气结，或抑郁恼怒，肝郁气滞，或久坐少动，气机不利，均可导致腑气郁滞，通降失常，传导失职，糟粕内停，不得下行，或欲便不出，或出而不畅，或大便干结而成气秘。如《金匮翼·便秘》曰："气秘者，气内滞而物不行也。"恣食生冷，凝滞胃肠，或外感寒邪，直中肠胃，或过服寒凉，阴寒内结，均可导致阴寒内盛，凝滞胃肠，传导失常，糟粕不行，而成冷秘。如

便
秘

《金匮翼·便秘》曰："冷秘者，寒冷之气，横于肠胃，凝阴固结，阳气不行，津液不通。素体虚弱，或病后、产后及年老体虚之人，阴阳气血亏虚，阳气虚则温煦传送无力，阴血虚则润泽荣养不足，皆可导致大便不畅。"如《景岳全书·秘结》曰："凡下焦阳虚，则阳气不行，阳气不行则不能传送，而阴凝于下，此阳虚而阴结也。"《医宗必读·大便不通》说："更有老年津液干枯，妇人产后亡血及发汗利小便，病后血气未复，皆能秘结。"

  便秘病位主要在大肠，涉及脾、胃、肺、肝、肾等多个脏腑，基本病机为大肠传导失常。胃与肠相连，胃热炽盛，下传大肠，燔灼津液，大肠热盛，燥屎内结，可成便秘；肺与大肠相表里，肺之燥热下移大肠，则大肠传导功能失常，而成便秘；肝主疏泄气机，若肝气郁滞，则气滞不行，腑气不能畅通；肾主五液而司二便，若肾阴不足，则肠道失润，若肾阳不足则大肠失于温煦而传送无力，大便不通。以上原因均可发为本病。

  便秘的病性可概括为虚、实两个方面。热秘、气秘、冷秘属实，气血阴阳亏虚所致者属虚。虚实之间常常相互兼夹或相互转化。如肠胃积热与气机郁滞可以并见，阴寒积滞与阳气虚衰可以相兼，气秘日久，久而化火，可转化成热秘。阳虚秘者，如温燥太过，津液耗伤，可转化为阴虚秘，或久病阳损及阴，则可见阴阳俱虚之证。总之，便秘的病因病机需从八纲辨证，明辨内邪外邪，阴阳虚实，寒热真假。实秘者，津亏为其病机关键。虚秘者，气虚、阴虚为多见。

第三章

证治条辨

四诊合参

一、望

便秘之望诊主要包含望舌及望色。便秘之苔，见色黄为热结阳明之腑。见色白为邪未入里，或为寒结。灰黑之苔当更别其寒热虚实，其中舌红苔燥，口渴神昏者为实热；舌红苔润，口微渴神尚清者为虚热；舌淡苔润者，为寒证。人气色，有候人面色、候人眼目、候人人中三法，大抵总以色黄为大便难。

《金匮要略方论·卷上·脏腑经络先后病脉证第一》：问曰，病人有气色见于面部，愿闻其说。师曰，鼻头……又色青为痛，色黑为劳，色赤为风，色黄者便难，色鲜明者有留饮。

《备急千金要方·卷十五·脾脏方·秘涩第六》：凡候面黄者，即知大便难。

《注解伤寒论·卷五·辨阳明病脉证并治法第八》：阳明病，腹满，不大便，舌上苔黄者，为邪热入腑可下；若胁下硬满，虽不大便而呕，舌上白苔者，为邪未入腑，在表里之间，与小柴胡汤以和解之。

《医宗必读·卷之五·伤寒·舌苔》：阳明病，胁下硬满而喘，发热汗出，不大便而呕，舌上白苔者，小柴胡汤。

《四诊抉微·卷之二·望诊·黄苔舌》：《舌鉴》云，黄苔者，里证也。伤寒初病无此舌，传至少阳经，亦无此舌，直至阳明，腑实胃中火盛，火乘土位，故有此苔，当分轻重泻之。初则微黄，次则深黄，有火，甚则干黄、焦黄也。其证有大热大渴，便闭谵语，痞结自利，或因失汗发黄，或蓄血如狂，皆湿热太甚，小便不利所致。

《四诊抉微·卷之二·望诊·灰色舌》：舌根灰色而中红尖黄，乃肠胃燥热之证。若大渴谵语，五六日不大便，转屎气者下之；如温病热病，恶寒脉浮者，凉膈双解选用。舌见灰黑色重晕，此瘟病热毒传三阴也。毒传内一次，舌即灰晕一层，毒盛故有重晕。最危之候，急宜凉膈、双解、解毒、承气下之。一晕尚轻，二晕为重，三晕必死，亦有横纹二三层者，与此重晕不殊。

第三章 证治条辨

灰黑舌中，又有干刺，而见咽干口燥喘满，乃邪热结于少阴，当下之，然必待其转矢气者，方可下。若下之早，令人小便难。

《四诊抉微·卷之三·附儿科望诊·病机》：唇焦赤色，口秽伤脾，大便闭塞，气粗热盛。

《温热经纬·卷三·叶香岩外感温热篇》：凡黑苔，大有虚实寒热之不同，即黄白之苔，因食酸味，其色即黑，尤当问之。[雄按] 更有阴虚而黑者，苔不甚燥，口不甚渴，其舌甚赤，或舌心虽黑，无甚苔垢，舌本枯而不甚赤。证虽烦渴便秘，腹无满痛，神不甚昏，俱宜壮水滋阴，不可以为阳虚也。若黑苔望之虽燥而生刺，但渴不多饮，或不渴，其边或有白苔，其舌本淡而润者，亦属假热，治宜温补。

《厘正按摩要术·卷一·辨证·察眼》：仲圣云，目中不了了，睛不和；睛不和者，神昏如醉也。无表里证，大便难身微热者，此为实也，宜急下之。

《厘正按摩要术·卷一·辨证·察唇口》：人中青，主不食，大便难通。

二、闻

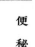

运用听觉和嗅觉，对患者发出的声音和排泄物发生的气味来判断便秘的方法。

《四诊抉微·卷之三·附儿科望诊·审小儿六症》：凡见小儿头疼发热，鼻塞声重，咳嗽，手背热，恶风寒，皆属外感。无汗，脉浮紧，伤寒；自汗，脉浮缓，伤风；暑月吐泻作渴，齿燥脉虚，伤暑；浮肿，泄泻，身重，小便不利，脉濡细，伤湿；舌干口燥，唇焦面赤，或声哑脉数，伤热。凡见小儿嗳气饱闷，作酸腹膨，不思食，及恶闻食气，下泄尸臭，恶心，乍吐乍泻，或寒热，或腹中硬块作痛，手心热，脉弦滑，俱属内伤饮食（以上二症最多）。凡见小儿发热无汗，表实；大便闭，里实。心胸满闷，腹中膨胀，恶心嗳气，吐出酸水，手足有力，腹痛，手不可按，脉洪实有力（俱属实证）。凡见小儿面㿠白无神，懒言气短，不思食，腹膨不痛，二便不常，喜卧，眼喜闭，手足无力，慢惊；久吐胃虚；久泻脱肛脾虚；自汗，表虚；自利里虚；脉来微细无力，及行迟、发迟、齿迟、解颅、鹤节，俱属肾气未成，元精不足（以上俱属虚证）。凡见小儿发热，手足心热，面红唇干，舌干口渴，口上生疮，口中热臭，大便闭，小便赤黄，或痢下黄赤，肛门焦痛，喜饮冷水，喜就凉处，腹中热痛，脉来洪数（俱属热证）。凡见小儿面白唇青，手足冷，口中冷气，或泄利清白，无热不渴，腹痛悠悠无增减，或恶心呕吐，喜就暖处，脉来沉迟无力（俱属寒证）。以上诸症，每症不必悉具，凡见一二便作主张治之。若二症三症兼见者，须照本条斟酌尽善，自能中病也。

三、问

用问诊来确定秘之寒热虚实。

《四诊抉微·卷之三·问诊·十问篇》：二便为一身之门户，无论内伤外感，皆当察此，以辨其寒热虚实。盖前阴通膀胱之道，而其利与不利，热与不热，可察气化之强弱。凡患伤寒而小水利者，以太阳之气未剧，即吉兆也。后阴开大肠之门，而其通与不通，结与不结，可察阳明之虚实。凡大便热结，而腹中坚满者，方属有余，通之可也。若新近得解，而不甚干结，或旬日不解，而全无胀意者，便非阳明实邪。观仲景曰：大便先硬后溏者，不可攻。可见后溏者，虽有先硬，已非实热，色夫纯溏而连日得后者，又可知也。若非真有坚燥痞满等症，则原非实邪，其不可攻也，明矣。

凡小便，人但见其黄，便谓是火，而不知人逢劳倦，小水即黄；焦思多虑，小水亦黄。泻利不期，小水亦黄；酒矧伤阴，小水亦黄。使非有或淋或痛，热症相兼，不可因黄，便谓之火。余见逼枯汁而毙人者多矣。经曰：中气不足，溲便为之变，义可知也。若小水清利者，知里邪之未甚，而病亦不在气分，以津液由于气化，气病则小水不利也。小水渐利，则气化可知，最为吉兆。

大便通水谷之海，肠胃之门户也；小便通血气之海，冲任水道之门户也。二便皆主于肾，本为元气之关，必真见实邪，方可议通议下，否则最宜详慎，不可误攻。使非真实，而妄逐之，导去元气，则邪之在表者，反乘虚而深陷；病因内困者，必因泄而愈亏。所以凡病不足，慎勿强通。最喜者，小便得气而自化，大便弥固者弥良，营卫既调，自将通达，即大便秘结旬余，何虑之有？若滑泄不守，乃非虚弱者所宜，当首先为之防也。

《四诊抉微·卷之三·问诊·十问篇·八问渴》：问渴与不渴，可以察里证之寒热，而虚实之辨，亦从而见。凡内热之甚，则大渴，喜饮冰水不绝，而腹坚便结，脉实气壮者，此阳证也。

四、切

便秘之脉，亦以双手寸关尺六部候内之脏腑。即左寸候心，右寸候肺，左关候肝，右肝候脾；左尺候肾，右尺候命门。而脉象常见浮、沉、迟、数、弦、滑、实、细、涩等脉。其中浮主风邪未尽，沉、迟、滑、实主邪结于里，细、涩主津亏血竭。

《脉经·卷六·脾足太阴经病证第五》：脾脉沉之而濡，浮之而虚，苦腹胀，烦满，胃中有热，不嗜食，食而不化，大便难，四肢苦痹。时不仁，得之房内。月使不来，来而频并。黄脉之至也。

《脉经·卷七·病可水证第十五》：寸口脉洪而大，数而滑，洪大则荣气长，滑数则胃气实，荣长则阳盛，怫郁不得出身，胃实则坚难，大便则干燥，三焦闭塞，津液不通，医发其汗，阳盛不周，复重下之，胃燥热畜，大便遂摈，小便不利，荣卫相搏，心烦发热，两眼如火，鼻干面赤，舌燥齿黄焦，故大渴。

《脉经·卷十》：寸口之中，阴阳交会，中有五部。前、后、左、右，各有所主，上、下、中央，分为九道。浮、沉、结、散，知邪所在，其道奈何？岐伯曰：脉大而弱者，气实血虚也；脉大而长者，病在下候；浮直上下交通者，阳脉也。坚在肾，急在肝，实在肺。前如外者，足太阳也；中央如外者，足阳明也；后如外者，足少阳也。中央直前者，手少阴也；中央直中者，手心主也；中央直后者，手太阴也。前如内者，足厥阴也；中央如内者，足太阴也。后如内者，足少阴也。前部左右弹者，阳跷也；中部左右弹者，带脉也；后部左右弹者，阴跷也。从少阳之厥阴者，阴维也；从少阴之太阳者，阳维也。来大时小者，阴络也；来小时大者，阳络也。前如外者，足太阳也。动，苦头、项、腰、痛，浮为风，涩为寒热，紧为宿食。前如外者，足太阳也。动，苦目眩，头、颈、项腰、背强痛也。男子阴下湿，女子月水不利，少腹痛，引命门、阴中痛，子脏闭。浮为风，涩为寒血，滑为劳热，紧为宿食，针入九分。却至六分。中央如外者，足阳明也。动，苦头痛，面赤，微滑，苦大便不利，肠鸣，不能食，足胫痹。中央如外者，足阳明也。动，苦头痛，面赤热，浮微滑，苦大便不利，喜气满。滑者为饮，涩为嗜卧，肠鸣不能食，足胕痹。针入九分，却至六分。后如外者，足少阳也。动，苦腰、背、胕、股、肢节痛。后如外者，足少阳也。浮为气涩，涩为风、血，急为转筋，弦为劳。针入九分，却至六分。

上足三阳脉：前如内者，足厥阴也。动，苦少腹痛，月经不利，子脏闭。前如内者，足厥阴也。动，苦少腹痛与腰相连，大便不利，小便难，茎中痛，女子月水不利，阴中寒，子门壅绝内，少腹急；男子疝气，两丸上入，淋也。针入六分，却至三分。中央如内者，足太阴也。动，苦胃中痛，食不下，咳唾有血，足胫寒，少气，身重，从腰上状如居水中。中央如内者，足太阴也。动，苦腹满，上脘有寒，食不下，病以饮食得之。沉涩者，苦身重，四肢不动，食不化，烦满，不能卧，足胫痛，苦寒，时咳血，泄利黄。针入六分，却至三分。后如内者，足少阴也。动，苦少腹痛，与心相引背痛，淋。从高堕下，伤于内小便血。

《诊家枢要·脉阴阳类成》：尺实，脐下痛，便难，或时下痢……尺洪，腹满，大便难或下血。

《张氏医通·卷七·大小府门·大便不通》：（诊）阳结脉沉数，或促，阴结脉迟伏，或结，老人虚人便秘，脉多沉伏而结促不匀，若见雀啄者不治。

（一）浮

浮脉多主表邪。

《察病指南·卷中·辨七表八里九道七死脉·七表脉》：右手尺内脉浮，大肠受风热，主大便秘涩，客热在下焦。浮数主大便坚（大肠虽肺腑，居下焦）。

《仁斋直指方论·卷之一·总论·诸阴诸阳论》：尺脉浮滑，阴中之阳，病主小腹痛满，大小便难。

《诊家枢要·脉阴阳类成》：尺浮，风邪客下焦。大便秘，浮而虚，元气不足。浮而数，下焦风热，大便秘。

《濒湖脉学·浮（阳）》：[主病诗] 浮脉为阳表病居，迟风数热紧寒拘。浮而有力多风热，无力而浮是血虚。寸浮头痛眩生风，或有风痰聚在胸。关上土衰兼木旺，尺中溲便不流通。

《症因脉治·卷四·大便秘结论·外感便结》：伤寒便结，左脉浮数，右脉沉数，太阳阳明。温热便结之脉，云岐子云：尺寸浮数，太阳阳明。

《医学心悟·卷二·太阳经证·脉浮》：或问曰，脉浮何以是太阳表证？答曰，按之不足，举之有余，故曰浮。《内经》曰，寸口脉浮，主病在外。浮而紧者为伤寒；浮而缓者为伤风，皆

便
秘

主表邪也。设若邪气入里，则脉必沉，又焉得浮？故浮脉为太阳表证。又问曰，脉浮固属表证，倘里证见，而脉尚浮者，治当何如？答曰，里证脉浮，恐表邪未尽也，必先解表而后攻里。书云解表不开，切勿攻里。仲景云结胸证，脉浮者不可下。可见脉浮为在表矣。然有表证已罢，便闭谵语，腹痛口渴，而脉尚浮者，又当从权下之。仲景云脉浮而大有热，属脏者，攻之，不令发汗。此之谓也，此取证不取脉也。

（二）沉

沉脉多主里实。

《诸病源候论·大便病诸候·大便难候》：诊其左手寸口人迎以前脉，手少阴经也。脉沉为阴，阴实者，病苦闭，大便不利，腹满四肢重，身热苦胃胀。右手关上脉阴实者，脾实也，苦肠中伏伏如牢状，大便难。脉紧而滑直，大便亦难。

《医学正传·卷之六·秘结》：脉多沉伏而结。阳结，脉沉实而数。

《症因脉治·卷四·大便秘结论·外感便结》：伤寒便结之脉，左脉浮数，右脉沉数，太阳阳明；左脉弦数，右脉沉数，少阳阳明；六脉沉数，正阳阳明。伤寒便结，沉细而数，三阴里热。温热便结，右关沉数，太阴温热。温热便结，左关沉数，厥阴温热。

《症因脉治·卷四·大便秘结论·内伤便结》：气秘便结，盛则沉实，虚则细微。右寸沉实，肺气郁结；右关沉实，脾气郁结；左关沉实，肝胆气结。枯便结之脉，六脉沉数，血液干枯。

（三）迟

迟脉多主阴结。

《医学正传·卷之六·秘结》：阴结，脉伏而迟或结。

《濒湖脉学·四言举要》：大便燥结，须分气血。阳数而实，阴迟而涩。

（四）数

数脉多主热秘。

《诸病源候论·小便病诸候·小便数候》：诊其趺阳脉数，胃中热，即消谷引食，大便必坚，小便即数。

《濒湖脉学·四言举要》：大便燥结，须分气血。阳数而实，阴迟而涩。

《伤寒论条辨·卷之八·附庐山刘复真脉诀捷要》：［下焦病属尺脉］数热，主小便不通，大便秘结，肾痛，烦渴不止。

《症因脉治·卷四·大便秘结论·外感便结》：温热便结之脉，云岐子云，尺寸浮数，太阳阳明；尺寸洪数，正阳阳明；尺寸弦数，少阳阳明。右关沉数，太阴温热；左寸洪数，少阴温热；左关沉数，厥阴温热。

《症因脉治·卷四·大便秘结论·内伤便结》：积热便结之脉，右寸细数，肺热下遗；右寸大数，大肠积热；右关细数，脾家之热……血枯便结之脉，六脉沉数，血液干枯，细小而数，阴血不足。

（五）实

实脉主便秘里实。

《普济本事方·卷第十·小儿病》：凡候小儿脉当以大指按三部。一息六七至为平和，十至为发热，五至为内寒。脉紧为风痫，沉缓为伤食，促急为虚惊，弦急为气不和，沉细为冷，浮为风，大小不匀为恶候，为鬼祟，浮大数为风为热，伏结为物聚，单细为疳劳。凡腹痛多喘呕而脉洪者，为有虫。浮而迟潮热者，胃寒也，温之则愈。予尝作歌以记之。歌曰：小儿脉紧风痫候，沉缓食伤多吐呕。弦急因知气不和，急促虚惊神不守。冷则沉细风则浮，牢实大便应秘久。

《诊家枢要·小儿脉》：及三岁以上，乃以一指按三关（寸、关、尺为三关），常以六七至为率，添则为热，减则为寒。若脉浮数，为乳痫风热，或五脏壅，虚濡为惊风，紧实为风痫，紧弦为腹痛，弦急为气不和，牢实为便秘，沉细为冷，大小不匀，祟脉，或小或缓，或沉或细，皆为宿食不消，脉乱身热汗出不食，食即吐，为变蒸也。浮为风，伏结为物聚，单细为疳劳，小儿但见憎寒壮热，即须问曾发斑疹否，此大法也。

《濒湖脉学·实（阳）》：实脉为阳火郁成，发狂谵语吐频频。或为阳毒或伤食，大便不通或气疼。

《景岳全书·卷之五道集·脉神章中·通一子脉义》：实则胀而秘结。

（六）弦

便秘而兼趺阳脉弦，多主虚寒。

《诸病源候论·大便病诸候·大便难候》：趺阳脉微弦，法当腹满，不满者，必大便难而脚痛，此虚寒从上向下也。其汤熨针石，别有正方，补养宣导，今附于后。

（七）滑

滑脉多主火热实积。

《诸病源候论·大便病诸候·关格大小便不通候》：诊其脉来伏牢且滑直者，不得大小便也。

《类经·十二卷·论治类四·气味方制治法逆从》：真热则脉数有力，滑大而实，为烦躁喘满，为声音壮厉，或大便秘结，或小水赤涩，或发热掀衣，或胀疼热渴。此皆真病，真寒者宜温其寒，真热者直解其热，是当正治者也。

《症因脉治·卷四·大便秘结论·血枯便结》：滑大而数，血中伏火。

便秘

（八）细

细脉主气不足，或为虚秘。

《症因脉治·卷四·大便秘结论·气秘便结》：盛则沉实，虚则细微……右寸细微，肺气不足；右关微细，脾气不足。

（九）涩

涩脉主津液不足，多为燥秘。

《四诊抉微·卷之六·切诊二十九道脉析脉体象主病·涩（阴）》：尺涩，大便秘，津液不足，小腹寒，足胫逆冷。

《四诊抉微·管窥附余·六纲领对待主治》：涩主气滞须知。右尺涩，为津液衰，大便秘结，为元阳虚。（是涩主内伤不足，阴阳精血之衰也）

迟脉主热须知。盛启东曰，迟而有力，且涩滞，举按皆然，胸中饱闷，二便闭赤者为实。

第二节

辨证要点

一、辨外感内伤

外感以六淫为主，有风秘、冷秘、热秘等；内伤以食积为主，而兼痰凝、瘀血、七情、疫疠时行等因。

《外台秘要·卷第二十七·许仁则大便暴闭不通方二首》：许仁则论曰，此病久无余候，但由饮食将息过热，热气蕴积秘结。若缘气秘，自须仍前疗气法，服巴豆等三味丸，及疗水气葶苈等诸方取利。若是风秘，自依后服大黄等五味丸，暴秘之状，骨肉强痛，体气烦热，唇口干焦，大便不通，宜依后大黄芒硝二味汤取利方。

《三因极一病证方论·卷之十二·秘结证治》：夫胃、大小肠、膀胱者，仓廪之本，营之居也，名曰器，能化糟粕转味入出者也。人或伤于风寒暑湿，热盛，发汗利小便，走枯津液，致肠胃燥涩，秘塞不通，皆外所因；或脏气不平，阴阳关格，亦使人大便不通，名曰脏结，皆内所因；或饮食燥热而成热中，胃气强涩，大便坚秘，小便频数，谓之脾约，属不内外因。既涉三因，亦当随其所因而治之，燥则润之，涩则滑之，秘则通之，约则缓之，各有成法。

《兰室秘藏·卷下·大便结燥门·大便结燥论》：《金匮真言论》云，北方黑色入通肾，开窍于二阴，藏精于肾。又云：肾主大便，大便难者取足少阴。夫肾主五液，津液盛则大便如常。若饥饱失节劳役过度，损伤胃气，及食辛热味厚之物而助火邪，伏于血中，耗散真阴，津液亏少，故大便结燥。然结燥之病不一，有热燥，有风燥，有阳结，有阴结，又有年老气虚，津液不足而结燥者。

《严氏济生方·大便门·秘结论治》：《素问》云，大肠者，传导之官，变化出焉。平居之人，五脏之气，贵乎平顺，阴阳二气，贵乎不偏，然后精液流通，肠胃益润，则传送如经矣。摄养乖理，三焦气涩，运掉不行，于是乎壅结于肠胃之间，遂成五秘之患。夫五秘者，风秘、气秘、湿秘、寒秘、热秘是也。更有发汗利小便，及妇人新产亡血，走耗津液，往往皆令人秘结。燥

便秘

则润之，湿则滑之，秘则通之，寒则温利之，此一定之法也。又论：秘凡有五，即风秘、气秘、湿秘、冷秘、热秘是也。多因肠胃不足，风寒湿热乘之，使脏气壅滞，津液不能流通，所以秘结也。

《丹溪心法·卷二·燥结十一》：〔附录〕凡人五味之秀者养脏腑，诸阳之浊者归大肠，大肠所以司出而不纳也。今停蓄蕴结，独不得疏导何哉？抑有由矣！邪入里，则胃有燥粪，三焦伏热，则津液中干，此大肠夹热然也。虚人脏冷而血脉枯，老人脏寒而气道涩，此大肠之夹冷然也。亦有肠胃受风，涸燥秘涩，此证以风气蓄而得之。若夫气不下降而谷道难，噫逆泛满，必有其证矣。

《医学正传·卷之六·秘结》：《内经》曰，北方黑色，入通于肾，开窍于二阴，藏精于肾。夫肾主五液，故肾实则津液足而大便滋润，肾虚则津液竭而大便结燥。原其所由，皆房劳过度，饮食失节，或恣饮酒浆，过食辛热，饮食之火起于脾胃，淫欲之火起于命门，以致火盛水亏，津液不生，故传道失常，渐成结燥之证。是故有风燥，有热燥，有阳结，有阴结，有气滞结，又有年高血少，津液枯涸，或因有所脱血，津液暴竭，种种不同，固难一例而推焉。

《医方集宜·卷之五·秘结门·形证》：风痰秘者，因中风痰，大肠燥结而不通也。气滞秘者，因气滞胀满，大便后重而不通也。积热秘者，由内腑积热，消耗津液，燥结而不通也。寒秘者，乃中阴寒之气郁结而不通也。湿秘者，因湿热痞结，津液不行而秘也。

《医宗必读·卷之九·大便不通》：《内经》之言，则知大便秘结，专责之少阴一经，证状虽殊，总之津液枯干，一言以蔽之也。分而言之，则有胃实、胃虚、热秘、冷秘、风秘、气秘之分。胃实而秘者，善饮食，小便赤，麻仁丸、七宣丸之类。胃虚而秘者，不能饮食，小便清利，厚朴汤。热秘者，面赤身热，六脉数实，肠胃胀闷，时欲得冷，或口舌生疮，四顺清凉饮、润肠丸、木香槟榔丸，实者承气汤。冷秘者，面白或黑，六脉沉迟，小便清白，喜热恶冷，藿香正气散加官桂、枳壳，吞半硫丸。气秘者，气不升降，谷气不行，其人多噫，苏子降气汤加枳壳、吞养正丹；未效，佐以木香槟榔丸。风秘者，风搏肺脏，传于大肠，小续命汤去附子，倍芍药，加竹沥，吞润肠丸；或活血润肠丸。更有老年津液干枯，妇人产后亡血，及发汗利小便，病后血气未复，皆能秘结，法当补养气血，使津液生则自通，误用硝黄利药，多致不救，而巴豆、牵牛，其害更速。八珍汤加苏子、广橘红、杏仁、苁蓉，倍用当归。若病证虽属阴寒，而脉实微躁，宜温暖药中略加苦寒，以去热躁，躁止勿加。

《医门法律·卷五·咳嗽门·咳嗽续论》：燥乘肺咳，皮毛干槁，细疮湿痒，痰胶便秘。

《张氏医通·卷七·大小府门·大便不通》：肾主五液，津液盛则大便如常，房欲过度，精血耗竭，多致秘结。或饥饱劳役，损伤胃气，或辛热厚味，渐渍助火，伏于血中，耗散真阴，津液亏少，致令大便结燥，高年血不充，每患是疾。故古人有胃实脾虚，风秘、气秘、痰秘、冷秘、热秘、虚秘、实秘之分，临证所当细察详问也。胃实而秘，善饮食，小便赤涩……脾虚不能运化，倦怠懒于言动……有风秘者，风入大肠，传化失职……气秘者，气不升降，谷气不升，其人多噫……痰秘者，痰饮湿热阻碍，气不升降，头汗喘满，胸胁痞闷，眩晕腹鸣……冷秘者，六脉沉迟，面白或黑，凝阴固结，胃气闭塞，肠内气攻，腹中喜热恶冷……若病本虚寒，标显躁热，亦宜助阳药中少加苦寒以去热躁，躁止勿加。热秘者，六脉数实，面赤口干，身热，肠胃胀闷，时欲得冷，或口舌生疮，二肠热结……虚秘者，不能饮食，小便清白，或年高，或病久，或脾虚，津枯血少……瘦人血枯火秘，通幽汤煎成，入蜜服之。老人津枯，妇人产后去血过多，及发汗利小便，病后血气未复，虚劳骨蒸，皆能作秘……肾脏血虚，大肠风秘……实秘者，能饮食，小便赤涩……气滞腹急，大便秘涩。

《症因脉治·卷四·大便秘结论》：秦子曰，大便秘结之症，外感门有表未解，太阳阳明之脾约，有半表半里，少阳阳明之大便难，又有正阳阳明之胃实，大便硬，又有表邪传里，系在太阴，七八日不大便，又有少阴病，六七日不大便，厥阴下利，谵语有燥屎者，以分应下、急下、大下、可下。又互发未可下、不可下。俟之，蜜导、胆汁导等法。内伤门则有积热、气秘、血枯各条之不同，今但立外感两条，内伤三条，亦去繁求约之意也。

《医学心悟·卷三·大便不通》：经曰，北方黑色，入通于肾，开窍于二阴。是知肾主二便，肾经津液干枯，则大便闭结矣。然有实闭、虚闭、热闭、冷闭之不同。如阳明胃实，燥渴、谵语，不大便者，实闭也，小承气汤下之。若老弱人精血不足，新产妇人气血干枯，以致肠胃不润，此虚闭也，四物汤加松子仁、柏子仁、肉苁蓉、枸杞、人乳之类以润之，或以蜜煎导而通之；若气血两虚，则用八珍汤。热闭者，口燥、唇焦，舌苔黄，小便赤，喜冷、恶热，此名阳结，宜用清热攻下之法，三黄枳术丸主之。冷闭者，唇淡、口和，舌苔白，小便清，喜热、恶寒，此名阴结，宜用温药而兼润燥之法，理中汤加归、芍主之。凡虚人不大便，未可勉强通之。大便虽闭，腹无所苦，但与润剂，积久自行，不比伤寒邪热，消烁津液，有不容刻缓之势也。予尝治老人虚闭，数至圊而不能便者，用四物汤及滋润药加升麻，屡试屡验，此亦救急之良法也。大小肠交，阴阳拂逆也，大便前出，小便后出，名曰交肠，五苓散主之。复有老人阴血干枯，大肠结燥，便溺俱自前出，此非交肠，乃血液枯涸之征，气血衰败之候也。多服大剂八珍汤，或可稍延岁月耳。

《杂病心法要诀·卷五·大便燥结总括》：热燥阳结能食数，寒燥阴结不食迟，实燥食积热结胃，食少先硬后溏脾；气燥阻隔不降下，血燥干枯老病虚，风燥久患风家候，直肠结硬导之宜。[注]热燥即阳结也，能食而脉浮数有力，与三阳热证同见者也。寒燥即阴结也，不能食而脉沉迟有力，与三阴寒证同见者也。实燥即胃实硬燥也，与腹满痛同见者也。虚燥即脾虚，先硬后溏之燥也，与少气腹缩同见者也。气燥即气道阻隔之燥也，与噎膈、反胃同见者也。血燥即血液干枯之燥也，与久病老虚同见者也。风燥即久患风病之燥也，从风家治。直肠结，即燥屎巨硬，结在肛门难出之燥也，从导法治之。

《金匮翼·卷八·便闭统论》：洁古云，脏腑之秘，不可一概论治。有虚秘，有实秘，有风秘，有冷秘，有气秘，有热秘，有老人津液干燥，妇人分产亡血，及发汗利小便，病后血气未复，皆能作闭。不可一例用硝、黄利药，巴豆、牵牛尤在所禁。按：仲景云，脉浮而数，能食不大便者，为实，名曰阳结，期十七当剧。脉沉而尽，不能食，身体重，大便反硬，名曰阴结，期

便
秘

十四日当剧。东垣云：阳结者散之，阴结者热之。前所云实闭、热闭，即阳结。所云冷闭、虚闭，即阴结也。

《成方切用·卷八上·润燥门》：（东垣）治肠胃有伏火，大便秘涩。全不思食，风结血结。（风结即风秘，由风搏肺脏，传于大肠。或素有风病者，亦多秘。气秘，由气不升降。血秘，由亡血血虚，津液不足。热秘，由大肠热结。冷秘，由冷气横于肠胃，凝阴固结，津液不通，非燥粪也。仲景曰：脉浮而数，能食。不大便者，此为实，名曰阳结。脉沉而迟，不能食。身体重，大便反硬，名曰阴结。李东垣曰：实秘热秘，即阳结也，宜散之。虚秘冷秘，即阴结也，宜温之）

《临证指南医案·卷四·便闭》：［按］便闭症，当与肠痹淋浊门兼参。其大便不通，有血液枯燥者，则用养血润燥，若血燥风生，则用辛甘息风……若血液燥则气亦滞，致气血结痹，又当于养阴润燥中，加行气活血之品。若火腑秘结……若老人阳衰风闭……腑阳不行……阳窒阴凝，清浊混淆痞胀……若郁热阻气……若湿热伤气，阻遏经腑，则理肺气以升降之，此治大便之闭也……若大便闭而小便通调者，或二肠气滞，或津液不流，燥症居多。若二便俱闭，当先通大便，小溲自利，此其大略也。至若胃腑邪热化燥便坚，太阳热邪传入膀胱之腑癃秘，又当于仲景伤寒门下法中，承气、五苓等方酌而用之，斯无遗义矣。（华岫云）

（一）风秘

风秘是由风邪所引起的便秘。患者多伴眩晕、腹胀等症。

《诸病源候论·虚劳病诸候（下）·虚劳秘涩候》：此由肠胃间有风热故也。凡肠胃虚，伤风冷则泄利；若实，有风热，则秘涩也。

《诸病源候论·大便病诸候·关格大小便不通候》：又风邪在三焦，三焦约者，则小肠痛内闭，大小便不通。日不得前后，而手足寒者，为三阴俱逆，三日死也。

《备急千金要方·卷七·风毒脚气方·论风毒状第一》：又风毒之中人也，或见食呕吐、憎闻食臭，或有腹痛下痢，或大小便秘涩不通，或胸中冲悸、不欲见光明，或精神昏愦，或喜迷忘、语言错乱，或壮热头痛，或身体酷冷、疼烦，或觉转筋，或肿不肿，或腿顽痹，或时缓纵不随，或复百节挛急，或小腹不仁。

《妇人大全良方·卷之八·妇人风入肠间或秘或利方论第七》：经云，春伤于风，夏必飧泄。盖木气刑土也，土不能渗泄，则木气胜，故泄。风气行，津液燥，故秘。

《兰室秘藏·卷下·大便结燥门·大便结燥论》：（润肠丸）治脾胃中伏火，大便秘涩或干燥，闭塞不通，全不思食，乃风结血秘，皆令闭塞也。

《济阴纲目·卷之九·胎前门·中风》：薛氏曰，按《机要》云，风本为热，热胜则风动……虽有汗下之戒，而有中脏、中腑之分，中腑者，多着四肢，则脉浮，恶寒，拘急不仁；中脏者，多着九窍，则唇缓失音，耳聋鼻塞，目瞀便秘……妊娠患之，亦当宜此施治，而佐以安胎之药。

《金匮翼·卷八·便闭统论·风闭》：风闭者，风胜则干也。由风搏肺脏，传于大肠，津液燥涩，传化则难。或其人素有风病者，亦多有闭，或肠胃积热，久而风从内生，亦能成闭也。

《成方切用·卷八上·润燥门》：治炎烁肺金，血虚外燥，皮肤皴揭，筋急爪枯，或大便风秘。（肺主皮毛，肝主筋爪，肝血不足，风热胜而筋燥，故外见皮毛枯槁，肌肤燥痒，内有筋急便秘之证）

（二）冷秘

冷秘多由寒气袭于肠腑所致，亦称寒结。

《症因脉治·卷四·大便秘结论·伤寒便结》：伤寒便结之症。恶寒身热，大便闭结，此表邪未解，里证又急，即太阳阳明脾约证也。时寒时热，口苦耳聋，大便闭结，此半表半里，即少阳阳明证也。口燥舌黄，恶热多汗，大便闭结，此正阳阳明证也。若表证全除，口燥咽干，大便不通，此少阴里热证也。若手足自温，七八日不大便，脐腹胀满，此太阴里热证也。若烦满囊缩，下利谵语，有燥屎者，此厥阴里热证也。

《金匮翼·卷八·便闭统论·冷闭》：冷闭者，寒冷之气横于肠胃，凝阴固结，阳气不行，津液不通，其人肠内气攻，喜热恶冷，其脉迟涩者是也。

（三）暑湿便秘

暑多失湿，湿滞肠胃而致便秘。

《成方切用·卷七上·消暑门》：长夏炎蒸，湿土司令，故暑必兼湿。证见便秘烦渴，或吐或利者，以湿胜不得施化也。此方不治其暑，专治其湿。用半夏、茯苓行水之药，少佐甘草，以和其中。半夏用醋煮者，醋能开胃散水，敛热解毒也。使暑气湿气，俱从小便下降，则脾胃和而烦渴自止矣。（热蒸其湿，是为暑。无湿则但为干热而已，非暑也。故肥人湿多，即病暑者多。瘦人火多，即病热者多）

《温病条辨·卷二·中焦篇·暑温伏暑》：脉洪滑，面赤身热头晕，不恶寒，但恶热，舌上黄滑苔，渴欲凉饮，饮不解渴，得水则呕，按之胸下痛，小便短，大便闭者，阳明暑温，水结在胸也，小陷胸汤加枳实主之。脉洪面赤，不恶寒，病已不在上焦矣。暑兼温热，热甚则渴，引水求救。湿郁中焦，水不下行，反来上逆，则呕。胃气不降，则大便闭。

《时病论·卷之六·秋伤于湿大意·湿热》：贾氏曰：夏热则万物湿润，秋凉则万物干燥。若此论之，湿热之证，在长夏而不在秋，岂非与《内经》之秋伤于湿不合耶？细思之，斯二句书，不重夏秋二字，当重在热凉二字也。盖热蒸则湿，凉胜则燥，理固然矣。即如立秋处暑之令，炎蒸如夏，患者非秋湿，即秋暑。其实秋令之湿热，亦必夹之秋暑也。考湿热之见证，身热有汗，苔黄而泽，烦渴溺赤，脉来洪数是也，当用通利州都法治之。如大便秘结，加瓜蒌、薤白，开其上以润其下。如大便未下，脉形实大有力者，是湿热夹有积滞也，宜本法内加元明粉、制大黄治之。

（四）湿秘

湿秘多由脾胃不足，风寒湿乘之，脏气壅滞，津液不能流通所致。

《外台秘要·卷第四·诸黄方一十三首》：此由寒湿在表，则热蓄于脾胃，腠理不开，瘀热与宿谷相搏，郁蒸不得消，则大小便不通，故身体面目皆变黄色。凡黄候，其寸口近掌无脉，口鼻气冷，并不可疗之，必死。

《素问病机气宜保命集·卷上·病机论第七》：诸湿肿满，皆属脾土。味和气化，湿胜则濡泄。脾者仓廪之本，营之居也，名曰器，能化糟粕，转味而入出者也。其华在唇四白，其充在肌，其味甘，其色黄，故为仓廪之官，又名谏议之官，五味出焉。此至阴之类，通于土气，为阴中至阴。脾也，其脉缓。王注曰：脾形象马蹄，内包胃脘，象土形也，其用为化，兼四气聚散，复形群品，以主溉灌肝心肺肾，不主于时，寄旺四季。经所谓善不可见，恶者可见也，其变骤注，其灾霖溃。其为病也，胕肿骨痛阴痹，按之不得，腰脊头颈痛，时眩大便难。

《景岳全书·卷之三十一贯集·杂证谟·湿证》：湿热证，必其证多烦渴，小水赤涩，大便秘结，脉见洪滑、实数者，方是热证，治宜清利。如热甚者，宜以清火为主，而佐以分利；热微者，宜以分利为主，而佐以清火，如四苓散、小分清饮，或大分清饮、茵陈饮之类，皆可择而用之。如果湿热之甚，或元气无损而兼秘结不通者，方可或行推荡。若无实结等证，则不宜妄行攻击。

《温热论·里结阳明》：再论三焦不从外解，必致里结。里结于何？在阳明胃与肠也。亦须用下法，不可以气血之分，谓其不可下也。惟伤寒热邪在里，劫烁津液，下之宜猛；此多湿热内搏，下之宜轻。伤寒大便溏，为邪已尽，不可再下；湿温病大便溏为邪未尽，必大便硬，乃为无湿，始可再攻也。再人之体，脘在腹上，其位居中，按之痛，或自痛，或痞胀，当用苦泄，以其入腹近也。必验之于舌：或黄或浊，可与小陷胸汤或泻心汤，随证治之。若白不燥，或黄白相兼，或灰白不渴，慎不可乱投苦泄。其中有外邪未解里先结者，或邪郁未伸，或素属中冷者，虽有脘中痞痛，宜从开泄，宣通气滞以达归于肺，如近世之杏、蔻、橘、桔等，轻苦微辛，具流动之品可耳。

《伤寒贯珠集·卷二·太阳篇（下）·太阳类病法第五》：伤寒八九日，风湿相搏，身体疼烦，不能自转侧，不呕不渴，脉浮虚而涩者，桂枝附子汤主之。若其人大便硬，小便自利者，去桂枝加白术汤主之。伤寒至八九日之久，而身痛不除，至不能转侧，知不独寒淫为患，乃风与湿相合而成疾也。不呕不渴，里无热也。脉浮虚而涩，风湿外持，而卫阳不振。故于桂枝汤去芍药之酸寒，加附子之辛温，以振阳气而敌阴邪。若大便坚，小便自利，知其人在表之阳虽弱，而在里之气自治。

《临证指南医案·卷四·便闭》：二便皆不通利，因湿热壅其腑气也。

《温热经纬·卷四·薛生白湿热病篇》：三十六湿热证，发痉撮空，神昏笑妄，舌苔干黄起刺，或转黑色，大便不通者，热邪闭结胃腑。

《时病论·卷之六·秋伤于湿大意·湿温》：如撮空理线，苔黄起刺，或转黑色，大便不通。此湿热化燥，闭结胃腑，宜用润下救津法，以生军易熟军，更加枳壳，庶几攻下有力耳。倘苔不起刺，不焦黄，此法不可乱投。湿温之病，变证最多，殊难馨述，宜临证时活法可也。

（五）燥结便秘

燥结便秘多以邪热伤津，或素体火盛，致使肠道失于濡养，而成便秘。

《诸病源候论·大便病诸候·大便难候》：渴利之家，大便也难，所以尔者，为津液枯竭，致令肠胃干燥。诊其左手寸口人迎以前脉，手少阴经也。脉沉为阴，阴实者，病苦闭，大便不利，腹满四肢重，身热苦胃胀。右手关上脉阴实者，脾实也，苦肠中伏伏如牢状，大便难。脉紧而滑直，大便亦难。趺阳脉微弦，法当腹满，不满者，必大便难而脚痛，此虚寒从上向下也。

《注解伤寒论·卷五·辨阳明病脉证并治法第八》：阳明病，自汗出，若发汗，小便自利者，此为津液内竭，虽硬不可攻之，当须自欲大便，宜蜜煎导而通之。若土瓜根及与大猪胆汁，皆可为导。津液内竭，肠胃干燥，大便因硬，此非结热，故不可攻，宜以药外治而导引之。

《儒门事亲·卷七·燥形·大便燥结九十》：粗工不知燥分四种，燥于外则皮肤皱揭；燥于中则精血枯涸；燥于上则咽鼻焦干；燥于下则便溺结闭。夫燥之为病，是阳明化也。水寒液少，故如此。然可下之，当择之药之。

《张氏医通·卷二·诸伤门·燥》：凡物近火则润，离火则燥，犹金之投入烈火而化为液也。故燥证多有反似痹弱之证者，热伤阴血也。燥有内外诸证，不能尽述，其在皮肤，则毛焦皱揭，在大肠，则脾约便难，在肺经，则干咳痰结，在肺脏，则悲愁欲哭。证虽各异，而脉之微细涩小则一。间有虚、大、数、疾、浮、芤等状，以意察之，重按无有不涩不细不微者，则知诸燥之证，皆肺金之一气，亦不出肺金之一脉也……盛启东云：浚治之法，其理不出乎滋荣润燥，流通血气而已。且人身之中，水一火五，阳实阴虚，皆缘嗜欲无节，以致肾水受伤，虚火为患，燥渴之病生焉。或前后秘结，或痰在咽喉干咯不出，此皆津液不足之故，而火动元伤，肾虚恶燥也。理宜补养水中金，使金水相生，出入升降，浚泽流通，何燥之有？

《伤寒贯珠集·卷四·阳明篇（下）·阳明明辨法第二·阳明可下不可下之辨十五条》：阳明病不大便，有热结与津竭两端。热结者，可以寒下，可以咸软。津竭者，必津回燥释而后便可行也。兹已汗复汗，重亡津液，胃燥便硬。是当求之津液，而不可复行攻逐矣。小便本多而今数少，则肺中所有之水精，不直输于膀胱，而还入于胃腑。于是燥者得润，硬者得软，结者得通，故曰不久必大便出。而不可攻之意，隐然言外矣。阳明病，自汗出，若发汗，小便自利者，此为津液内竭，虽硬，不可攻之。当须自欲大便，宜蜜煎导而通之，若土瓜根及大猪胆汁，皆可为导。前条汗多复汗，亡津液大便硬者，已示不可攻之意。谓须其津液还入胃中，而大便自行。此条复申不可攻之戒，而出蜜煎等润导之法，何虑之周而法之备也。总之，津液内竭之人，其不欲大便者，静以需之。其自欲大便者，则因而导之。仲景成法，后人可以守之而无变也。

《温病条辨·卷一·上焦篇·补秋燥胜气论》：阳明燥证，里实而坚，未从热化，下之以苦

便

秘

温；已从热化，下之以苦寒。燥证阳明里实而坚满，经统言以苦下之，以苦泄之。今人用下法，多以苦寒。不知此证当别已化未化，用温下寒下两法，随证施治，方为的确。未从热化之脉，必仍短涩，涩即兼紧也，面必青黄。苦温下法，如《金匮》大黄附子细辛汤，新方天台乌药散加巴豆霜之类。已从热化之脉，必数而坚，面必赤，舌必黄，再以他证参之。苦寒下法，如三承气之类，而小承气无芒硝，轻用大黄或酒炒，重用枳、朴，则微兼温矣。

《温病条辨·卷二·中焦篇·风温温热温疫温毒冬温》：阳明温病，下后脉静，身不热，舌上津回，十数日不大便，可与益胃、增液辈，断不可再与承气也。下后舌苔未尽退，口微渴，面微赤，脉微数，身微热，日浅者亦与增液辈，日深舌微干者，属下焦复脉法也。勿轻与承气，轻与者肺燥而咳，脾滑而泄，热反不除，渴反甚也，百日死。此数下亡阴之大戒也。下后不大便十数日，甚至二十日，乃肠胃津液受伤之故，不可强责其便，但与复阴，自能便也。此条脉静身凉，人犹易解，至脉虽不燥而未静，身虽不壮热而未凉，俗医必谓邪气不尽，必当再下，在又可法中亦必再下。不知大毒治病，十衰其六，但与存阴退热，断不误事（下后邪气复聚，大热大渴，面正赤，脉躁甚，不在此例）。

《温热经纬·卷三·叶香岩外感温热篇》：热初入营，即舌绛苔黄，其不甚厚者，邪结未深，故可清热，以辛开之药，从表透发，舌滑而津未伤，得以化汗而解。若津伤舌干，虽苔薄邪轻，亦必秘结难出，故当先养其津，津回舌润，再清余邪也。

《校注医醇賸义·卷二·秋燥·大肠燥》：大肠受燥热，则脏阴枯槁，肠胃不通，大便秘结。

《时病论·卷之六·临证治案》：程曦曰，鞠通论燥气，有胜复之分。今观书中之论治，更有表里之别焉。如秋分至立冬之候，有头痛恶寒作咳者，是燥气在表之证也，法当宣散其肺。有大便秘结而艰难者，是燥气在里之证也，法当滋润肠胃，其能识胜复，别表里者，则治燥之法，无余蕴矣。

（六）热秘

热秘多由胃肠积热，耗伤津液，大肠失于濡润所致。

《诸病源候论·解散病诸候·解散大便秘难候》：将适失宜，犯温过度，散势不宣，热气积在肠胃，故大便秘难也。

《诸病源候论·伤寒病诸候·伤寒余热候》：伤寒病，其人或未发汗吐下，或经服药以后，而脉洪大实数，腹内胀满，小便赤黄，大便难，或烦或渴，面色变赤，此为腑脏有结热故也。

《诸病源候论·妇人产后病诸候·产后大便不通候》：肠胃本夹于热，因产又水血俱下，津液竭燥，肠胃痞涩，热结肠胃，故大便不通也。

《张氏医通·卷二·诸伤门·火》：五性之火，为物所感而动，即《内经》所谓一水不能胜五火也。又凡动皆属火，故气郁火起于肺，大怒火起于肝，醉饱火起于脾，思虑火起于心，房劳火起于肾，此五脏所动之火也。然而六腑皆然，如牙痛龈宣，腮颊颐肿，此胃火之所伤也；目黄口苦，坐卧不宁，此胆火之所动也；舌苔喉痛，便秘不通，此大肠之火动也；癃闭淋沥，赤白带浊，此小肠之火动也；小腹作痛，小便不利，此膀胱之火动也；头眩体倦，手足心热，此三焦之火动也。凡人一身，只阴阳二气，阳气生发，阴气皆化为血，阳气不足，阴气皆化为火矣。

《症因脉治·卷四·大便秘结论》：温热便结之症，发热自汗，汗出热仍不减，不恶寒而渴，或壮热唇焦，口渴引饮，谵语神昏，大便不通，此温热便结之症也。

积热便结之症，内热烦躁，口苦舌干，小便赤涩，夜卧不宁，腹中胀闷，胸前苦浊，大便不行，此积热便结之症也。

《金匮翼·卷八·便闭统论·热闭》：热闭者，热搏津液，肠胃燥结，伤寒热邪传里，及肠胃素有积热者，多有此疾。其症面赤身热，腹中胀闭，时欲喜冷，或口舌生疮。

《温热经纬·卷二·仲景疫病篇》：杨云，亦水积泛溢之象。若发汗，则战栗，阴阳俱虚。杨云，邪在里，不在表，汗之则徒虚其表。恶水者，若下之，则里冷不嗜食，大便完谷出。杨云，恶水则湿盛热微，下之则伤其中气。若发汗，则口中伤，舌上白苔。杨云，津液外竭，则秽邪上蒸。烦躁，脉数实。杨云，热盛于内，不大便，六七日后必便血。若发汗，则小便自利也。杨云，太阳膀胱主津液，汗之则正虚，而不能约束。此节言浊邪之中下者，故阴分之证居多。浊邪中下者，非下受也，仍从募原分布，谓阴邪归阴也。邪并于阴，则阴实阳虚，故有勃勃气出，头痛目黄，衄不可制，贪水咽疮，下重便脓血诸证，此阴实也。其目闭脉厥，声嘤咽塞，战栗不嗜食，大便完谷，小便自利者，此阳虚也。实为真实，虚为假虚。故非偏阴偏阳可治。病人无表里证，发热七八日，虽脉浮数者，可下之；假令已下，脉数不解，合热则消谷善饥，至六七日不大便者，有瘀血也，宜抵当汤。若脉数不解，而下利不止，必协热而便脓血也。此疫邪之分传者，病无表里证，邪在募原，此指初起而言。脉数者，热盛于内也。浮者，热蒸于外也。发热七八日而不从汗解，其内热已深，故曰可下。此指见在而言。假令已下，是指下后言也。若下后脉数不解，热传于阳，则消谷善饥，为卫气前通也；热传于阴，必伤血成瘀，为营气前通也，宜抵当汤。即下如豚肝之类。若脉数不解，而下利便脓血者，已成脾气孤绝，五液注下，为不治之证也。勿作寻常协热利看。

（七）食积便秘

饮食失度，或肠胃本虚，复遇食积而成秘。

《诸病源候论·伤寒病诸候·伤寒宿食不消候》：此谓被下后，六七日不大便，烦热不解，腹满而痛，此为胃内有干粪，夹宿食故也。或先患寒癖，因有宿食，又感于伤寒，热气相搏，故宿食不消。

《外台秘要·卷第四·温病劳复方四首》：又凡得温毒病新瘥，脾胃尚虚，谷气未复，若食犬、猪、羊肉并肠血，及肥鱼、炙脂腻，必大下痢，下痢则不可复救。又食饼饵、炙鲙、枣栗诸生果难消物，则不能消化，停积在于肠胃，便胀满结实，大小便不通，因更发热，复成病也。非但杂食，梳头、洗浴诸劳事等，皆须慎之。

《外台秘要·卷第十二·食不消成癥积方四首》：又宿食不消，大便难。

《张氏医通·卷二·诸伤门·劳倦》：内伤寒热间作，气血两虚，一不宜头痛，二不宜便秘，三不宜绝谷泻利，三者皆难治。凡内伤误用竹叶石膏，须防失血，过二十日必有反复。误服黄柏、知母等药，须防泄泻呕吐，二三日便见。内伤身无大热，头不甚疼，胸膈饱闷，大便不通，庸医下之而闭，闭而复下，下而不愈，阳已将去。或遍身疼痛，不能转动，腹胀内有积血，虽神气清爽，饮食可进，亦不能治。

《伤寒贯珠集·卷三·阳明篇（上）·阳明正治法第一》：大下后六七日，不大便，烦不解，腹满痛者，此有燥屎也。所以然者，本有宿食故也。宜大承气汤。大下之后，胃气复实，烦满复增者，以其人本有宿食未去，邪气复得而据之也。不然，下后胃虚，岂得更与大下哉？盖阳明病实则邪易聚而不传，虚则邪不得聚而传，是以虽发潮热而大便溏者，邪气转属少阳，为胸胁满不去。虽经大下而有宿食者，邪气复集胃中，为不大便烦满，腹痛有燥屎。而彼与小柴胡，此宜大承气，一和一下，天然不易之法也。

（八）痰结便秘

痰饮湿热阻碍气机，气血升降失调而致便秘。

《医宗必读·卷之九·痰饮》：析而言之，痰有五，饮亦有五，而治法因之而变。在脾经者名曰湿痰，脉缓面黄，肢体沉重，嗜卧不收，腹胀食滞，其痰滑而易出（二陈汤、白术丸，夹虚者六君子汤，酒伤者白蔻、干葛，夹食者保和丸，夹暑者清暑丸，惊者妙应丸）。在肺经者名曰燥痰，又名气痰，脉涩面白，气上喘促，洒淅寒热，悲愁不乐，其痰涩而难出（利金汤、润肺饮）。在肝经者名曰风痰，脉弦面青，四肢满闷，便溺秘涩，时有躁怒，其痰青而多泡。

《金匮翼·卷二·痰饮统论·治痰七法》：王隐君曰，痰病古今未详，方书虽有五饮诸饮之异，而莫知其病之源。或头风作眩，目晕耳鸣；或口眼蠕动，眉棱耳轮痛痒；或四肢游风肿硬，似疼非疼；或齿颊痛，牙齿浮痛；或嗳气吞酸，心下嘈杂；或痛或秽，咽嗌不利，咯之不出，咽之不下，其痰如墨，或如破絮、桃胶、蚬肉之状；或心下如停冰铁，心气冷痛，梦寐奇怪，失志癫痫；或足腕酸痛，腰背骨节卒痛；或四肢筋骨疼痛，难以名状，并无常处；或手臂痛麻，状若风湿；或脊上一条如线之寒起者；或浑身习习如卧芒刺者；或眼黏湿痒，口糜舌烂喉痹等症；或绕项结核，状若瘰疬；或胸腹间有如二气交纽，噎息烦闷，有如烟火上冲，头面烘热；或中风瘫痪；或劳瘵荏苒之疾；或风毒脚气，或心下怔忡，如畏人捕；或喘咳呕吐；或呕冷涎、墨汁、绿水；甚为肺痈、肠毒、便脓、挛跛。内外为病百端，皆痰所致。其状不同，难以尽述。盖津液既凝为痰，不复周润三焦，故口燥咽干，大便秘结，面如枯骨，毛发焦槁，妇人则因此月水不通。若能逐去败痰，自然服饵有效……［愚按］痰之与饮，同类而异名者耳。痰者，食物所化，饮者，水饮所成，故痰质稠而饮质稀也。痰多从火化，饮多从寒化，故痰宜清而饮宜温也。痰多胶固一处，饮多流溢上下，故痰可润而饮可燥也。是以控涎、十枣，为逐饮之真方，礞石滚痰，乃下痰之的药。易而用之，罕有获效者矣。学者辨之。

《温病条辨·卷三·下焦篇·寒湿》：《金匮》谓阴吹正喧，猪膏发煎主之。盖以胃中津液不足，大肠津液枯槁，气不后行，逼走前阴，故重用润法，俾津液充足流行，浊气仍归旧路矣。若饮家之阴吹，则大不然。盖痰饮蟠踞中焦，必有不寐、不食、不饥、不便、恶水等证，脉不数而迟弦。其为非津液之枯槁，乃津液之积聚胃口可知。故用九窍不和，皆属胃病例，峻通胃液下行，使大肠得胃中津液滋润而病如失矣。此证系余治验，故附录于此，以开一条门径。

（九）瘀结便秘

瘀血停滞，影响肠道传导之功，而致便秘，常兼泻下黑便。

《正体类要·上卷·正体主治大法》：若胸腹胀痛，大便不通，喘咳吐血者，瘀血停滞也，用当归导滞散通之。《内经》云，肝藏血，脾统血。盖肝属木，生火侮土，肝火既炽，肝血必伤，脾气必虚。宜先清肝养血，则瘀血不致凝滞，肌肉不致遍溃；次壮脾健胃，则瘀血易溃，新肉易生；若行克伐，则虚者益虚，滞者益滞，祸不旋踵矣……一肚腹作痛，或大便不通，按之痛甚，此瘀血在内也。

《伤寒贯珠集·卷四·阳明篇（下）·阳明杂治法第三》：病人无表里证，发热七八日，虽脉浮数者，可下之。假令已下，脉数不解，合热则消谷善饥，至六七日不大便者，有瘀血也，宜抵当汤。若脉数不解，而下不止，必协热而便脓血也。无表里证，与前第二十二条同。发热七八日，而无太阳表证，知其热盛于内，而气蒸于外也。脉虽浮数，亦可下之。以除其热，令身热去，脉数解则愈。假令已下，脉浮去而数不解，知其热不在气，而在血也。热在血，则必病于血，而其变亦有二。合，犹并也，言热气并于胃，为消谷善饥。至六七日不大便者，其血必蓄于中；若不并于胃，而下利不止者，其血必走于下。蓄于中者，为有瘀血，宜抵当汤，结者散之，亦留者攻之也。走于下者，为协热而便脓血，则但宜入血清热而已。

《成方切用·卷八上·润燥门》：（丹溪）治胃脘有死血，干燥枯槁，食下作痛，翻胃便秘。（胃脘有死血者，嗜酒食辛，躁暴多怒，积久而成瘀热也。枯槁者，血聚则肝气燥，燥热故槁也。瘀血阻碍，故食下作痛，翻胃而吐出也。瘀血不去，则新血不生，故肠枯而便秘）

《温病条辨·卷三·下焦篇·风温温热温疫温毒冬温》：少腹坚满，小便自利，夜热昼凉，大便闭，脉沉实者，蓄血也，桃仁承气汤主之，甚则抵当汤。少腹坚满，法当小便不利，今反自利，则非膀胱气闭可知。夜热者，阴热也；昼凉者，邪气隐伏阴分也。大便闭者，血分结也。故以桃仁承气通血分之闭结也。

《验方新编·卷九·妇人科产后门·回生丹论》：产后小便涩，大便闭，乍寒乍热，如醉如痴，滚水调服此丹。以上各条，皆产后败血为害也，此丹最有奇功。

《血证论·卷二·吐血》：身痛，胸腹满，大便闭，为瘀结。

《血证论·卷六·便闭》：此外又有瘀血闭结之证，或失血之后，血积未去；或跌打损伤，内有瘀血，停积不行，大便闭结；或时通利，仍不多下，所下之粪又带黑色，腹中时时刺痛，口渴发热，脉带涩象。

（十）情志便秘

五志过极，伤及五脏，津液输布失调，遂成便秘。

《备急千金要方·卷十二·胆腑方·风虚杂补酒煎第五》：（天门冬大煎）忧恚积思喜怒悲欢，复随风湿结气，咳时呕吐食已变，大小便不利，时泄利重下，溺血上气吐下，乍寒乍热，卧不安席，小便赤黄，时时恶梦，梦与死人共饮食，入冢神室魂飞魄散。

《外台秘要·卷第八·五膈方八首》：病源五肺气者，谓忧膈、恚膈、气膈、寒膈、热膈也。忧膈之为病，胸中气结烦闷，津液不通，饮食不下，羸瘦不为气力。恚膈之为病，心下苦实满，噫辄酢心，食不消，心下积结，牢在胃中，大小便不利。

（十一）时行便秘

时行瘟疫常并发便秘一症。

《伤寒总病论·卷第五·天行温病论·败坏别行方》：天行病经七日以上，热势弥固，大便秘涩，心腹痞满，食饮不下，精神昏乱恍惚，狂言谵语，其脉沉细，众状之中，无一可救。

《儒门事亲·卷一·立诸时气解利禁忌式三》：又若伤寒、时气、瘟病，尝六七日之间不大便，心下坚硬，腹胁紧满，只可大、小承气汤下之。

《温疫论·上卷·大便》：热结旁流，协热下利，大便闭结，大肠胶闭，总之邪在里，其证不同者，在乎通塞之间耳。协热下利者，其人大便素不调，邪气忽乘于胃，便作烦渴，一如平时泄泻稀粪而色不败，其色但焦黄而已。此伏邪传里，不能稽留于胃，至午后潮热，便作泄泻，子后热退，泄泻亦减，次日不作潮热，利亦止，为病愈。潮热未除，利不止者，宜小承气汤，以彻其余邪，而利自止。利止二三日后，午后忽加烦渴，潮热下泄，仍如前证，此伏邪未尽，复传到胃也，治法同前。大便闭结者，疫邪传里，内热壅郁，宿粪不行，蒸而为结，渐至更硬，下之结粪一行，瘀热自除，诸证悉去。热结旁流者，以胃家实，内热壅闭，先大便闭结，续得下利纯臭水，全然无粪，日三四度，或十数度，宜大承气汤，得结粪而利立止。服汤不得结粪，仍下利并臭水及所进汤药，因大肠邪胜，失其传送之职，知邪犹在也，病必不减，宜更下之。大肠胶闭者，其人平素大便不实，设遇疫邪传里，但蒸作极臭，然如黏胶，至死不结，但愈蒸愈闭，以致胃气不能下行，疫毒无路而出，不下即死，但得黏胶一去，下证自除，霍然而愈。

（十二）邪毒便秘

药毒或他毒可致便秘。

《诸病源候论·蛊毒病诸候·解诸毒候》：又有两种毒药，并名当孤草。其一种着人时，脉浮大而洪，病发时啬啬恶寒，头微痛，干呕，背迫急，口噤，不觉嚼舌，大小便秘涩，眼眶、唇口、指甲颜色皆青是也。

《外台秘要·卷第二十八·蛊注方三首》：蛊注百病，癥瘕积聚，酸削骨肉，大小便不利，猝忤遇恶风，胪胀腹满，淋水转相注，殚门尽户，延及男女外孙，医所不能疗。

二、辨经络

有辨十二经者，有辨伤寒三阴三阳者。十二经中，以足经为主。伤寒三阴三阳，则以阳明为主，兼及少阳、少阴、厥阴。其中阳明一病又有在经、在腑之不同，且常可兼太阳未尽之邪。

（一）一般经脉

《素问·厥论》：三阴俱逆，不得前后，使人手足寒，三日死。太阳厥逆，僵仆呕血善衄，治主病者。少阳厥逆，机关不利，机关不利者，腰不可以行，项不可以顾，发肠痈不可治，惊者死。阳明厥逆，喘咳身热，善惊衄呕血。手太阴厥逆，虚满而咳，善呕沫，治主病者。手心主少阴厥逆，心痛引喉，身热，死不可治。手太阳厥逆，耳聋泣出，项不可以顾，腰不可以俯仰，治主病者。手阳明、少阳厥逆，发喉痹，嗌肿痓，治主病者。

《黄帝内经太素·卷第三·阴阳·阴阳杂说》：邪客大肠及手阳明脉，大肠中热，大便难，肺气喘争，时有飧泄也。

《黄帝内经太素·卷第二十五·伤寒·十二疟》：肾脉贯脊属肾络膀胱，故腰脊痛宛转，大便难也。

《黄帝内经太素·卷第二十六·寒热·厥头痛》：腹胀多寒，便溲不利，皆是足太阴脉所为，故取之也。

《黄帝内经太素·卷第二十六·寒热·厥心痛》：足厥阴脉环阴器抵少腹，故少腹满便溲难，取此脉腧穴所主病者。

《黄帝内经太素·卷第二十七·邪论·邪传》：其着于输之脉者，闭塞不通，津液不下，空窍干壅（输脉，足太阳脉也。以管诸输，络肾属膀胱，故邪着之，津液不通，大便干壅，不得下于大小便之窍也）。

《脾胃论·卷上·用药宜禁论》：足阳明胃经，行身之前，主腹满胀，大便难。

《丹溪心法·十二经见证·足少阴肾经见证》：面如漆，眇中清，面黑如炭，咳唾多血，渴，脐左、胁下、背、肩、髀间痛。胸中满，大小腹痛，大便难，饥不欲食，心悬如饥，腹大颈肿，喘嗽，脊、臀、股后痛。脊中痛，脊、股内后廉痛，腰冷如冰及肿。足痿厥，脐下气逆，小腹急痛，泄，下肿，足胻寒而逆，肠澼，阴下湿，四指正黑。手指清厥，足下热，嗜卧，坐而欲起，冻疮，下痢，善思，善恐，四肢不收，四肢不举。

《丹溪心法·十二经见证·足厥阴肝经见证》：头痛，脱色善洁，耳无闻，颊肿。肝逆颊肿，面青，目赤肿痛。两胁下痛引小腹，胸痛，背下则两胁肿痛，妇人小腹肿，腰痛不可俯仰，四肢满闷，挺长热。呕逆，血晕，肿睪，疝，暴痒。足逆寒，胻善瘛，节时肿，遗沥，淋溲，便难，癃，狐疝，洞泄，大人癫疝，眩冒，转筋，阴缩，两筋挛，善恐，胸中喘，骂詈，血在胁下喘。

《针灸大成·卷五·十二经治症主客原经》：脾经为病舌本强，呕吐胃翻疼腹脏，阴气上冲噫难瘳，体重不摇心事妄，疟生振栗兼体羸，秘结疸黄手执杖，股膝内肿厥而疼，太白丰隆取为尚。

（二）伤寒六经

《伤寒总病论·卷第一·阳明证》：庞曰，有三阳阳明者，其太阳阳明，本太阳病，若发汗，若下，若利小便，此亡津液，胃中干燥，因转属阳明也；少阳阳明者，本传到少阳，因发汗，利小便已，胃中燥，大便难也；正阳阳明者，病人本风盛气实，津液消铄，或始恶寒，汗出多，寒罢而反发热，或始得病便发热狂言也。

《注解伤寒论·卷七·辨霍乱病脉证并治法第十三》：伤寒，其脉微涩者，本是霍乱，今是伤寒，却四五日，至阴经上，转入阴必利，本呕下利者，不可治也。欲似大便而反失气，仍不利者，属阳明也，便必硬，十三日愈，所以然者，经尽故也。微为亡阳，涩为亡血。伤寒脉微涩，则本是霍乱，吐利亡阳、亡血，吐利止，伤寒之邪未已，还是伤寒，却四五日邪传阴经之时，里虚遇邪，必作自利，本呕者，邪甚于上，又利者，邪甚于下，先霍乱里气大虚，又伤寒之邪，再传为吐利，是重虚也，故为不治。若欲似大便，而反失气仍不利者，利为虚，不利为实，欲大便而反失气，里气热也，此属阳明，便必硬也。

《万氏女科·卷之二·胎前章·妊娠伤寒》：如大热、大渴、躁烦，大便不通者，此病在足阳明胃腑也。

《先醒斋医学广笔记·卷之一·寒·三阳治法总要》：正阳阳明病正阳阳明者，胃家实是也。其证不大便，自汗，潮热，口渴，咽干，鼻干，呕或干呕，目眴眴不得眠，畏人声，畏木声，畏火，不恶寒，反恶热，或先恶寒，不久旋发热，甚则谵语，狂乱，循衣摸床，脉洪大而长。宜急解其表，用竹叶石膏汤大剂与之。不呕，无汗，与葛根汤，亦须大剂。若表证已罢，脉缓，小便利，是病解矣。若表证罢后，邪结于里，大便闭，小便短赤，宜用调胃承气汤或小承气汤下之。下后，按其腹中不作痛而和，病即已解；如作痛，是燥粪未尽也，再用前药下之，以腹中和，二便通利为度。阳明病不能食，若其人本虚，勿轻议下……阳明病，邪结于里，汗出身重，短气，腹满而喘，潮热，手足溅然汗出者，此大便已硬也。六七日已来，宜下之，用小承气汤；不解，换大承气汤，勿大其剂。若大便不硬者，慎勿轻下。阳明病，发汗不解，腹满急者，亟下之。伤寒六七日，目中不了了，睛不和，无表证，大便难，宜承气汤下之。阳明病，下之早，外有热，手足温，不结胸，心中懊侬，不能食，但头汗出，栀子豉汤主之。阳明病，发潮热，大便溏，胸满不去者，与小柴胡汤去人参，加瓜蒌、黄连。阳明病自汗出，或发汗后，小便利，津液内竭，大便虽硬，不可攻。须俟其自大便，用蜜导或胆导法通之。大下后，六七日不大便，烦不解，腹满痛，本有宿食，宜再用承气汤下之。食谷欲呕，属阳明，非少阳也。胸中烦热者，竹茹汤主之。竹茹（三钱），麦冬（五钱），枇杷叶（拭去毛，三大片），芦根（三两）。内无热证者，小便利，口不渴，此为阳明虚也，吴茱萸汤主之。吴茱萸（二钱），人参（三钱），生姜（一钱五分），大枣（三枚），水煎，日三服。凡阳明病，多汗，津液外出，胃中燥，大便必硬，硬则谵语，以小承气汤下之。若一服谵语止者，勿再服。

《医宗必读·卷之五·伤寒·六经证治》：传至阳明，则目痛，鼻干，不眠，以葛根汤、升麻汤治之。此经有在经、在腑之别，如目痛、鼻干、微恶寒、身热、脉浮洪，病在经也。潮热自汗，谵语发渴，大便闭，揭去衣被，手扬足掷，发斑发黄，狂乱恶热，脉沉数，病在腑也。传至少阳，则寒热而呕，胸痛、胁痛、口苦、耳聋，此为半表半里之经，表证多者，小柴胡汤；里证急者，大柴胡汤。过此不已，则传阳明之腑。表证悉罢，名为入里，恶热谵语，口燥咽干，不大便，脉沉实，如痞、满、燥、实，四证皆具，三焦俱伤，宜大承气汤。但见痞、燥、实三证，邪在中焦，宜调胃承气汤，不用枳、朴，恐伤上焦之气也。但见痞、实二证，邪在上焦，宜小承气汤，不用芒硝，恐伤下焦之血也。

《景岳全书·卷之七须集·伤寒典（上）·三阳阳明证》：仲景曰，病有太阳阳明，有正阳阳明，有少阳阳明，何谓也？答曰，太阳阳明者，脾约是也。正阳阳明者，胃家实也。少阳阳明者，发汗、利小便，胃中躁烦实，大便难是也。问曰，何缘得阳明病？答曰，太阳病发汗，若下，若利小便，此亡津液，胃中干燥，因转属阳明，内实，大便难，此名阳明也。问曰，阳明病外证云何？答曰，身热汗自出，不恶寒反恶热也。［按］此三阳阳明之证，皆自经传腑，胃家之实证也。曰太阳阳明者，邪自太阳传入于胃，其名脾约，以其小便数，大便硬也。正阳阳明者，邪自阳明本经传入于腑，而邪实于胃也。少阳阳明者，邪自少阳传入于胃也。胃为腑者，犹府库之府，府之为言聚也。以胃本属土，为万物所归，邪入于胃，则无所复传，郁而为热，此由耗亡津液，胃中干燥，或三阳热邪不解，自经而腑，热结所成，故邪入阳明胃腑者，谓之实邪。土气为邪，旺于未申，所以日晡潮热者，属阳明也。《论》曰，潮热者实也，是为可下之证。又曰：潮热者，此外欲解也，可攻其里焉。又曰：其热不潮，不可与承气。此潮热属胃可知也。然潮热虽为可攻，若脉浮而紧，或小便难，大便溏，身热无汗，此热邪未全入腑，犹属表证，仍当和解。若邪热在表而妄攻之，则祸不旋踵矣。

《医方集解·表里之剂第五》：桂枝加大黄汤（仲景）治太阳误下，转属太阴，腹满大实痛者……王海藏曰，腹痛，桂枝加芍药；大实痛，桂枝加大黄。何为不用芍药加大黄，而于桂枝内加之？要从太阳中治，以太阳为本也。

《傅青主女科歌括·产后编上卷·产后诸症治法》：潮热有汗，大便不通，毋专论为阳明证；口燥咽干而渴，毋专论为少阴证；腹满液干，大便实，毋专论为太阳证；又汗出谵语便闭，毋专论为肠胃中燥粪宜下证。数证多由劳倦伤脾，运化稽迟，气血枯槁，肠腑燥涸，乃虚证类实，当补之证。治者勿执偏门轻产，而妄议三承气汤，以治类三阴之证也。

《医学心悟·卷二·阳明经证·脉长》：问曰，尺寸俱长，何以知邪在阳明经也？答曰，长者，泛溢也，言脉过于本位也。阳明为气血俱多之经，邪一传之，则血气淖溢，故尺寸俱长。又问曰，脉长者，邪在阳明，而用药有葛根、承气、白虎不等者，何也？答曰，阳明用葛根者，治阳明经病也；阳明用承气者，治阳明腑病，邪气结实也；不用葛根、承气而用白虎者，治阳明经病，初传于腑，邪未结实也。阳明经病，目痛鼻干，漱水不欲咽，而无便闭、谵语、燥渴之症，是为表病里和，则用葛根汤散之；假如邪已入腑，发热转为潮热，致有谵语、燥渴、便闭、腹胀等症，是为邪气结聚，则用承气汤下之；假如阳明经病，初传于腑，蒸热自汗，燥渴谵语，而无便闭、腹胀之症，是为散漫之热，邪未结实，则用白虎汤清中达表而和解之，此治阳明三法也。倘经腑不明，临证差忒，误人非浅。因知仲景用攻者，攻阳明之腑，不攻阳明之经；用表者，表阳明之经，非表阳明之腑；辛凉和解者，治腑病散漫之邪，大便未结，腹无所苦也。此阳明经腑之说，所宜急讲也。

《医学心悟·卷二·阳明腑病》：足阳明胃，有经、有腑。经者，径也，犹路径然；腑者，器也，所以盛水谷者也。邪在于经，不过目痛鼻干，唇焦漱水而已。邪既入腑，则潮热、谵语、狂乱、不得眠、烦渴、自汗、便闭诸症生焉，白虎汤、承气汤并主之。但阳明腑病，有由本经入本腑者；有由太阳、少阳入本腑者；有由三阴经入本腑者。来路不同，见证则一，治者详之。问曰，便闭何以属阳明腑证？答曰，阳明居中，土也，万物所归，无所复传，伤寒三阳、三阴之邪，皆得传入，以作胃实不大便之证，法当下之。然经有八禁，详例于前，不可不辨。

《医学心悟·卷二·厥阴经证·少腹满》：问曰，少腹满，何以是传经厥阴证？答曰，胸膈以上，乃清阳之分，为少阳之分野；胸膈以下，少腹以上，乃清浊交界之所，为太阴之分野；当脐者，少阴之分野；少腹者，厥阴之分野。伤寒传至厥阴，少腹胀满，乃浊阴凝聚，实为有物矣，宜急下之。又问曰，瘀血与溺涩，亦少腹满，何也？答曰：瘀血者，太阳膀胱经蓄血也；溺涩者，太阳膀胱经蓄水也。膀胱系于脐下，故少腹满也。但蓄血证，少腹满，小便自利，大便黑色；溺涩证，小腹满，小便不利，大便如常。若邪传厥阴，则大便闭结，小便短赤，是为燥粪证也。且厥阴必有烦满囊缩，厥逆消渴诸症，与太阳膀胱经证，迥然不同也。

《伤寒贯珠集·卷四·阳明篇（下）·阳明明辨法第二》：伤寒不大便六七日，头痛有热者，与承气汤。其小便清者，知不在里，仍在表也，当须发汗。若头痛者，必衄，宜桂枝汤。太阳风寒外束，令人头痛，阳明热气上冲，亦令人头痛。伤寒不大便六七日，头痛有热证者，知其热盛于里，而气蒸于上，非风寒在表之谓矣，故可与承气汤下之。然热盛于里者，其小便必短赤，若小便清者，知其热不在于里，而仍在于表，当以桂枝汤发其汗，而不可以承气汤攻其里也。若头痛不除者，热留于经，必发鼻衄。

《伤寒贯珠集·卷五·少阳篇·少阳正治法第一》：伤寒五六日，头汗出，微恶寒，手足冷，心下满，口不欲食，大便硬，脉细者，此为阳微结。必有表，复有里也。脉沉，亦在里也。汗出为阳微，假令纯阴结，不得复有外证，悉入在里，此为半在里，半在外也。脉虽沉紧，不得为少阴病，所以然者，阴不得有汗，今头汗出，故知非少阴也，可与小柴胡汤。设不了了者，得屎而解。头汗出，微恶寒，为表证。手足冷，心下满，口不欲食，大便硬，脉细，为里证。阳微结者，阳邪微结，未纯在里，亦不纯在表，故曰必有表，复有里也。伤寒阴邪中于阴者，脉沉，阳邪结于里者，脉亦沉，合之于证，无外证者，为纯在里，有外证者，为半在表也。无阳证者，沉为在阴，有阳证者，沉为在里也。夫头为阳之会，而阴不得有汗，今脉沉紧而头汗出，知其病不在少阴，亦并不纯在表，故可与小柴胡汤，合外内而并治之耳。设不了了者，必表解而里未和也，故曰得屎而解。

《伤寒贯珠集·卷七·少阴篇·少阴诸法》：少阴病，六七日，腹胀不大便者，急下之，宜大承气汤。腹胀不大便，土实之征也。土实则水干，故非急下不可。夫阳明居中，土也，万物所归。故无论三阳三阴，其邪皆得还入于胃，而成可下之证。然太阴传阳明，脏邪还腑，为欲愈也。厥阴传阳明者，木邪归土，不能复木也。惟少阴则肾邪入胃，而胃实复将消肾，故虽并用下法，而少阴之法，视太阴厥阴为加峻矣。

《兰台轨范·卷三·伤寒·〈伤寒论〉六经脉症》：足厥阴脉，始于足大指，上循阴器，抵小腹，循胁，上口唇，与督脉会于颠顶，行身之侧也。其证烦溃囊拳，消渴舌卷，谵语，大便不通而头疼，手足乍冷乍温者，此是阳经传来热邪，本病，宜急下。若发热恶寒，状如疟疾，此是热邪在经，标病，宜和解。若不呕，便清，当有大汗至而自愈。头疼者，以督脉会于颠顶故也。大抵热深厥亦深，则舌卷囊缩。肝主筋也。阴寒冷极，亦卷缩，须以口渴不渴，足冷不冷，脉沉实沉细别之。厥阴属热者甚多，后人皆指为极寒，概用温热，误人无算。

《温病条辨·卷二·中焦篇·风温温热温疫温毒冬温》：面目俱赤，语声重浊，呼吸俱粗，大便闭，小便涩，舌苔老黄，甚则黑有芒刺，但恶热，不恶寒，日晡益甚者，传至中焦，阳明温病也。脉浮洪躁甚者，白虎汤主之；脉沉数有力，甚则脉体反小而实者，大承气汤主之。暑温、湿温、温疟，不在此例。阳明之脉荣于面，《伤寒论》谓阳明病面缘缘正赤，火盛必克金，故目白睛亦赤也。语声重浊，金受火刑而音不清也。呼吸俱粗，谓鼻息来去俱粗，其粗也平等，方是实证；若来粗去不粗，去粗来不粗，或竟不粗，则非阳明实证，当细辨之，粗则喘之渐也。大便闭，阳明实也。小便涩，火腑不通，而阴气不化也。

《验方新编·卷二十·妇科产后门·产后类伤寒三阴症》：产后潮热有汗，大便不通，勿专论为阳明症；口燥咽干，勿专论为少阴症；腹满嗌干，大便秘结，勿专论为太阴症。又，汗多谵语，勿专论肠胃有燥粪诸症，多由劳倦伤脾，运血稍迟，气血枯竭，乃虚症类实，治宜养正通幽汤，勿执偏门妄论承气，致沾唇莫救。

三、辨脏腑

便秘之病位在肠胃，而恒与五脏相关。随病变的五脏不同，便秘呈现出不同的临床表现。便秘责在肝者，多见脘胁疼痛及血瘀的表现；便秘责在心者，多见失眠、烦躁、善忘等神志不安的表现；便秘责在脾者，多见肢体困倦、不欲饮食等表现；便秘责在肺者，兼见血虚津亏肠燥等燥象。便秘责在肾者，因肾为一身阴阳所系，先天之本，常见津亏气损，虚寒虚热之候。此外，在早期也集中出现过从三焦论治便秘的论述，认为病位当在三焦中的下焦。

《本草纲目·序例（上）·脏腑虚实标本用药式》：肾，藏志，属水，为天一之源。主听，主骨，主二阴。本病：诸寒厥逆，骨痿腰痛，腰冷如冰，足胻肿寒，少腹满急疝瘕，大便闭泄，吐利腥秽，水液澄彻清冷不禁，消渴引饮。三焦，下热则暴注下迫，水液浑浊，下部肿满，小便淋沥或不通，大便闭结、下痢。大肠，属金，主变化，为传送之官。本病：大便闭结，泄痢下血，

便
秘

里急后重，疳痔脱肛，肠鸣而痛。

《临证指南医案·卷四·便闭》：大便燥艰常秘，此老年血枯，内燥风生。由春升上僭，下失滋养。昔喻氏上燥治肺，下燥治肝。盖肝风木横，胃土必衰，阳明诸脉，不主束筋骨，流利机关也……当暮春万花开放，阳气全升于上。内风亦属阳化，其下焦脂液，悉受阳风引吸，燥病之来，实基乎此。

《温病条辨·卷三·下焦篇·湿温》：热伤气，湿亦伤气者何？热伤气者，肺主气而属金，火克金则肺所主之气伤矣。湿伤气者，肺主天气，脾主地气，俱属太阴湿土，湿气太过，反伤本脏化气，湿久浊凝，至于下焦，气不惟伤而且阻矣。气为湿阻，故二便不通，今人之通大便，悉用大黄，不知大黄性寒，主热结有形之燥粪；若湿阻无形之气，气既伤而且阻，非温补真阳不可。硫黄热而不燥，能疏利大肠，半夏能入阴，燥胜湿，辛下气，温开郁，三焦通而二便利矣。按上条之便闭，偏于湿重，故以行湿为主；此条之便闭，偏于气虚，故以补气为主。盖肾司二便，肾中真阳为湿所困，久而弥虚，失其本然之职，故助之以硫黄，肝主疏泄，风湿相为胜负，风胜则湿行，湿凝则风息，而失其疏泄之能，故通之以半夏。若湿尽热结，实有燥粪不下，则又不能不用大黄矣。学者详审其证可也。

《血证论·卷一·脏腑病机论》：小肠者，受盛之官，变化出焉。上接胃腑，下接大肠，与心为表里，遗热则小水不清。与脾相连属，土虚则水谷不化。其部分，上与胃接，故小肠燥屎，多借胃药治之。下与肝相近，故小肠气痛，多借肝药治之。大肠司燥金，喜润而恶燥，寒则滑脱，热则秘结，泄痢后重，痔漏下血。与肺相表里，故病多治肺以治之。与胃同是阳明之经，故又借多治胃之法以治之。

（一）肝

《脾胃论·卷上·补脾胃泻阴火升阳汤》：胃乃脾之刚，脾乃胃之柔，表里之谓也。饮食不节，则胃先病，脾无所禀而后病；劳倦则脾先病，不能为胃行气而后病。其所生病之先后虽异，所受邪则一也。胃为十二经之海，十二经皆禀血气，滋养于身，脾受胃之禀，行其气血也。脾胃既虚，十二经之邪，不一而出。假令不能食而肌肉削，乃本病也。其右关脉缓而弱，本脉也。而本部本证脉中兼见弦脉，或见四肢满闭，淋溲便难，转筋一二证，此肝之脾胃病也。当于本经药中，加风药以泻之。本部本证脉中兼见洪大，或见肌热，烦热，面赤而不能食，肌内消一二证，此心之脾胃病也。当于本经药中，加泻心火之药。本部本证脉中兼见浮涩，或见气短、气上，喘咳、痰盛，皮涩一二证，此肺之脾胃病也。当于本经药中，兼泻肺之体，及补气之药。本部本证脉中兼见沉细，或见善恐欠之证，此肾之脾胃病也。当于本经药中，加泻肾水之浮，及泻阴火伏炽之药。

《临证指南医案·卷四·便闭》：此必热瘀在肝胃络间，故脘胁痞胀，大便阻塞不通。

《柳选四家医案·评选环溪草堂医案三卷·下卷·妇人门》：经行后，少腹作痛，上及胸脘腰胁，内热口干，大便不通，小便热痛，此肝气夹瘀所致。

（二）心

《脉经·卷二·平人迎神门气口前后脉第二》：心实，左手寸口人迎以前脉阴实者，手厥阴经也。病苦闭，大便不利，腹满，四肢重，身热，苦胃胀，刺三里……心小肠俱实，左手寸口人迎以前脉阴阳俱实者，手少阴与太阳经俱实也。病苦头痛，身热，大便难，心腹烦满，不得卧，以胃气不转，水谷实也。

《诸病源候论·虚劳病诸候·虚劳候》：夫虚劳者，五劳、六极、七伤是也。五劳者，一曰志劳，二曰思劳，三曰心劳，四曰忧劳，五曰瘦劳。又，肺劳者，短气而面肿，鼻不闻香臭。肝劳者，面目干黑，口苦，精神不守，恐畏不能独卧，目视不明。心劳者，忽忽喜忘，大便苦难，或时鸭溏，口内生疮。

《备急千金要方·卷十三·心脏方·心脏脉论第一》：实则热，热则满于心，闷而善忘，恐悸，喉燥口痛，牙痛舌伤，小儿则便秘、口重、舌鹅口、声嘶。

《黄帝内经太素·卷第二十六·寒热·厥心痛》：心痛，腹胀啬啬然，大便不利。

《济阴纲目·卷之二·经闭门·论经闭不行有三治宜补血泻火》：或心包络脉洪数，躁作时见，大便秘涩，小便虽清不利，而经水闭绝不行。此乃血海干枯，宜调血脉，除包络中火邪，而经自行矣（此下焦胞脉热结也）。

《慎柔五书·卷四·痨瘵第四·痨瘵各痊论》：若寒热自汗，面白目干，口苦，神昏，善恐，不能独卧，传在肝也。若寒热面黑，鼻燥，善忘，大便秘泻，口舌生疮，传在心也。若寒热面青，唇黄，舌本硬强，言语不出，饮食无味，赢瘦吐涎，传在脾也。若寒热面赤，鼻白，干燥毛折，咯嗽喘急，吐涎脓血，传在肺也。若寒热面黄，耳焦，脚胫酸痛，小便白浊遗沥，腹痛，传在肾也。

《校注医醇賸义·卷二·火·毒火》：心火上盛，中焦燥实，烦躁口渴，目赤头眩，口疮唇裂，吐血衄血，大小便秘。

《血证论·卷二·吐血》：凡阳虚生外寒，及浊阴干上焦者，用以扶肺之阳，洵属良剂。然失血之人，多是阴虚，若执甘温除大热之说，妄投此等药料，鲜不致误。故年来从修园法者，能医杂证，而不能医虚痨，以其偏于补阳故也。第以理论之，原有气不摄血之义，故十百之中，亦有一二宜补阳者，因并列其方，使人参观，以尽其变。心为君火，主生血，血虚火旺，虚烦不眠，怔忡健忘，淋遗秘结，神气不安。

（三）脾

《脉经·卷二·平三关阴阳二十四气脉第一》：右手关上阴实者，脾实也。苦肠中伏伏如坚状，大便难。刺足太阴经，治阴。

《脉经·卷二·平人迎神门气口前后脉第二》：脾胃俱实，右手关上脉阴阳俱实者，足太阴与阳明经俱实也。病苦脾胀腹坚，抢胁下痛，胃气不转，大便难，时反泄利，腹中痛，上冲肺肝，动五脏，立喘鸣，多惊，身热，汗不出，喉痹，精少。

《诸病源候论·虚劳病诸候·虚劳骨蒸候》：病源夫蒸病有五……四曰肉蒸，其根在脾，体热如火，烦躁无汗，心腹鼓胀，食即欲呕，小便如血，大便秘涩，蒸盛之时，或体肿目赤，寝卧不安。

《备急千金要方·卷十五·脾脏方·脾脏脉论第一》：脾病其色黄，饮食不消，腹苦胀满，体重节痛，大便不利，其脉微缓而长，此为可治。宜服平胃丸、泻脾丸、茱萸丸、附子汤。春当刺隐白，冬刺阴陵泉，皆泻之。夏刺大都，季夏刺公孙，秋刺商丘，皆补之。又当灸章门五十壮，背第十一椎百壮。邪在脾胃肌肉痛。阳气有余，阴气不足，则热中善饥。阳气不足，阴气有余，则寒中肠鸣，腹痛。阴阳俱有余，若俱不足则有寒有热，皆调其三里。有所击仆，若醉饱入房，汗出当风则伤脾，脾伤则中气阴阳离别，阳不从阴，故以三分候死生。脾中风者，翕翕发热，形如醉人。腹中烦重，皮肉𦙱𦙱而短气也，脾中寒。脾水者，其人腹大，四肢苦重，津液不生，但苦少气小便难。脾胀者善哕，四肢急（一作实），体重不能衣（一作收），趺阳脉浮而涩，浮则胃气强，涩则小便数，浮涩相搏，大便则坚，其脾为约。脾约者，其人大便坚小便利而反不渴。脾气弱，病利下白肠垢，大便坚不能更衣，汗出不止，名曰脾气弱。

《张氏医通·卷一·中风门·中风》：薛立斋云，邪在气，气为是动。邪在血，血为所生病。经云，阳之气，以天地之疾风名之，此非外来风邪，乃本气自病也。故诸方多言皆由气虚体弱，营卫失调，腠理不密，邪气乘虚而入。然左半体者，肝肾所居之地。肝主筋，肾主骨，肝藏血，肾藏精，精血枯槁，不能滋养，故筋骨偏废而不用也。风病多因热甚，惟其血热，故风寒之气一袭之，则外寒束内热而为痛，故有治风先治血，血行风自灭之语。其真中风者，当辨其中脏、中腑而治之。眼瞀者中于肝经，舌不能言者中于心经，唇缓便秘者中于脾经，鼻塞者中于肺经，耳聋者中于肾经。此五者病深，多为难治。

《校注医醇賸义·卷二·秋燥·脾燥》：脾本喜燥，但燥热太过，则为焦土，而生机将息，令人体疲便硬，反不思食。此正如亢旱之时，赤地千里，禾稼不生也。

（四）肺

《医学正传·卷之六·秘结》：《活人书》有脾约证，谓胃强脾弱，约束津液，不得四布，但输膀胱，故小便数而大便难，制脾约丸以下脾之结燥，使肠润结化，津流入胃而愈。丹溪曰，然既曰脾约，必阴血枯槁，内火燔灼，热伤元气，故肺受火邪而津竭，必窍母气以自救。夫金耗则土受木伤，脾失转输，肺失传化，宜其大便闭而难，小便数而无藏蓄也。

《张氏医通·卷二·诸伤门·燥》：石顽曰，夫燥有脏腑之燥，有血脉之燥，燥在上必乘肺经，故上逆而咳，宜千金五味子汤。若外内合邪者，千金麦门冬汤。风热心烦，脾胃热壅，食不下者，千金地黄煎。积热烦渴，日晡转剧，喘咳面青，能食便秘者，生地黄煎主之。燥于下必乘大肠，故大便燥结。

《温病条辨·卷一·上焦篇·补秋燥胜气论》：（附治验）丙辰年，瑭治一山阴幕友车姓，年五十五岁，须发已白大半。脐左坚大如盘，隐隐微痛，不大便数十日。先延外科治之，外科以大承气下之三四次，终不通。延余诊视，按之坚冷如石，面色青黄，脉短涩而迟。先尚能食，屡下之后，糜粥不进，不大便已四十九日。余曰：此症也，金气之所结也。以肝本抑郁，又感秋金燥气，小邪中里，久而结成，愈久愈坚，非下不可，然寒下非其治也。

《验方新编·卷十·小儿科杂治·夏禹铸审小儿颜色苗窍法》：大肠闭结，肺有火也，肺无热而便秘血枯也，不可攻下。脱肛肺虚也。

《校注医醇賸义·卷二·火·大肠火》：肺经之火，移于大肠，大便硬秘，或肛门肿痛，槐子汤主之。

《血证论·卷六·便闭》：二便皆脾胃之出路，小便是清道，属气；大肠是浊道，属血。失血家，血虚便燥，尤其应得，四物汤加麻仁主之。血燥者加桃仁、川军，气燥者加杏仁、枳壳，风燥者加皂角、白芷、防风，火燥者宜加枳壳、厚朴、大黄、芒硝。大肠乃胃之关门，胃为燥土，若胃有燥屎而不下者，其责不在大肠，而在胃。其证口渴，手足潮热，或发谵语，三一承气汤下之，或四物汤加麻仁、枳壳、厚朴、大黄以滋降之。

又小便数而不禁，大便反闭者，名为脾约。谓脾津下泄，无以润肠故也。仲景用脾约丸治之；丹溪谓宜清肺燥，肺清则小水有制，而脾得灌溉，宜用清燥救肺汤治之。肾开窍于二阴，肾虚阴不足，无以润肠者，宜左归饮加黑芝麻、肉苁蓉治之。肺与大肠相表里，肺遗热于大肠则便结，肺津不润则便结，肺气不降则便结。肺津不润则便结。肺气不降则便结，肺遗热者，人参泻肺汤治之。肺津不润者，清燥救肺汤治之。肺气不降者，清燥救肺汤合四磨汤，再重加杏仁，或少加葶苈子治之。与便血条，合看自明。此外又有瘀血闭结之证，或失血之后，血积未去；或跌打损伤，内有瘀血，停积不行，大便闭结；或时通利，仍不多下，所下之粪又带黑色，腹中时时刺痛，口渴发热，脉带涩象。宜用桃仁承气汤治之，或失笑散加杏仁、桃仁、当归、白芍。

（五）肾

《诸病源候论·伤寒病诸候·伤寒五脏热候》：若其人先苦嗌干，内热连足胫，腹满大便难，小便赤黄，腰脊痛者，此肾热也。

《诸病源候论·大便病诸候·大便难候》：邪在肾，亦令大便难。所以尔者，肾脏受邪，虚而不能制小便，则小便利，津液枯燥，肠胃干涩，故大便难。

《素问玄机原病式·六气为病·火类》：经言，足少阴肾水虚，则腹满，身重，濡泻，疮疡流水，腰股痛发，腘腨股膝不便，烦冤，足痿，清厥，意不乐，大便难，善恐心惕，如人将捕，口苦，舌干，咽肿，上气，嗌干及痛，烦心，心痛，黄疸，肠澼下血，脊臀股内后廉痛，痿厥，嗜卧，足下热而痛。以此见肾虚为病，皆是热证。

《正体类要·上卷·正体主治大法》：一大便秘结，若大肠血虚火炽者，用四物汤送润肠丸，或以猪胆汁导之。若肾虚火燥者，用六味地黄丸。肠胃气虚，用补中益气汤。

《医贯·卷之一·玄元肤论·内经·十二官论》：人之初生受胎，始于任之兆，惟命门先具，

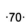

有命门。然后生心，心生血，有心然后生肺。肺生皮毛，有肺然后生肾，肾生骨髓。有肾则与命门合，二数备，是以肾有两歧也。可见命门为十二经之主，肾无此则无以作强，而伎巧不出矣。膀胱无此，则三焦之气不化，而水道不行矣。脾胃无此，则不能蒸腐水谷，而五味不出矣。肝胆无此，则将军无决断，而谋虑不出矣。大小肠无此，则变化不行，而二便闭矣。

《医贯·卷之五·先天要论下·泻利并大便不通论》：肾既主大小便而司开阖，故大小便不禁者责之肾，即此推之。然则大便不通者，独非肾乎？《金匮真言论》云，北方黑色，入通于肾，开窍于二阴，故肾气虚，则大小便难。

《类经·二十七卷·运气·天地淫胜病治》：胕肿骨痛阴痹。阴痹者按之不得，腰脊头项痛，时眩，大便难，阴气不用，饥不欲食，咳唾则有血，心如悬，病本于肾。（胕肿骨痛等证，皆肾经病也。按《经脉》篇以腰脊头项痛，为足太阳膀胱病，以饥不欲食、咳唾则有血、心如悬，为足少阴肾病。此以肾与膀胱为表里，水为土克，故诸病皆本于肾也）

《景岳全书·卷之一入集·传忠录（上）·十问篇》：大便通水谷之海，肠胃之门户也。小便通血气之海，冲任水道之门户也。二便皆主于肾，本为元气之关，必真见实邪，方可议通议下，否则最宜详慎，不可误攻，使非真实而妄逐之，导去元气，则邪之在表者反乘虚而深陷，病因内困者必由泄而愈亏。所以凡病不足，慎勿强通。最喜者小便得气而自化，大便弥固者弥良。营卫既调，自将通达，即大肠秘结旬余，何虑之有？若滑泄不守，乃非虚弱者所宜，当首先为之防也。

《景岳全书·卷之十二从集·杂证谟·风痹》：《五邪》篇曰，邪在肾，则病骨痛阴痹。阴痹者，按之而不得，腹胀腰痛，大便难，肩背颈项痛，时眩。取之涌泉、昆仑，视有血者尽取之。

《景岳全书·卷之三十四天集·杂证谟·秘结》：秘结之由，除阳明热结之外，则悉由乎肾。盖肾主二阴而司开阖，故大小便不禁者，其责在肾，然则不通者，独非肾乎？故肾热者，宜凉而滋之。肾寒者，宜温而滋之。肾虚者，宜补而滋之。肾干燥者，宜润而滋之。经曰：肾苦燥，急食辛以润之，开腠理，致津液通气也，正此之谓。

（六）胃

《备急千金要方·卷十六·胃腑方·胃腑脉论第一》：饮食不下膈塞不通，邪在胃脘。在上脘则抑而刺之，在下脘则散而去之。胃胀者，腹满胃脘痛，鼻闻焦臭，妨于食，大便难。胃疟令人且病也，善饥而不能食，食而支满腹大，刺足阳明太阴，横脉出血。胃中有癖食冷物者，痛不能食，食热则能食，脾前受病移于胃，脾咳不已，呕吐长虫。厥气客于胃，则梦饮食。

《温病条辨·卷二·中焦篇·湿温》：暑湿伤气，疟邪伤阴，故见证如是。此条与上条不饥不饱不便相同。上条以气逆味酸不食辨阳伤，此条以潮热得食则烦热愈加定阴伤也。阴伤既定，复胃阴者莫若甘寒，复酸味者，酸甘化阴也。两条胃病，皆有不便者何？九窍不和，皆属胃病也。

《血证论·卷六·便闭》：大肠乃胃之关门，胃为燥土。若胃有燥屎而不下者，其责不在大肠，而在胃。其证口渴，手足潮热，或发谵语。

（七）大肠

《诸病源候论·妇人妊娠诸候·妊娠大小便不通候》：人有腑脏气实，而生于热者，随停积之处成病。若热结大肠，大便不通；热结小肠，小便不通；若大小肠俱为热所结，故烦满，大小便不通也。凡大小便不通，则内热，肠胃气逆，令变干呕也。

《外台秘要·卷第三·天行病方七首》：许仁则云，此病方家呼为伤寒，有二种，有阴有阳，阴伤寒者反于阳是也。阳伤寒状，表里相应，心热则口干苦，肝热则眼赤晕，脾热则谷道稍涩，肾热则耳热赤，肺热则鼻干渴，胃热则呕逆，大肠热则大便秘涩，小肠热则小便赤少，皮肤热则脉洪数，身体热。反此者，乃阴伤寒。夫伤寒者，则为寒所伤也，寒生阴，阴主杀，凡人阴阳调则无病。气既为寒所伤，便致斯疾也。

《外台秘要·卷第三十八·石发大小便涩不通兼小便淋方一十六首》：论曰，夫言大小便涩者，皆繇大肠虚，受邪气所致也。且腑有高下，而肺腑系在天上，中接土腑，名之大肠，为传导之腑也。有风气热结，即大便干涩而不通顺。

《素问病机气宜保命集·卷中·吐论第十七》：又大便不通者，是肠胜胃也。

《张氏医通·卷四·诸呕逆门·噎膈》：《素问》云，三阳结谓之膈。三阳结者，大肠、小肠、膀胱结热也。小肠结热，则血脉燥。大肠结热，则后不圊。膀胱结热，则津液涸。三阳俱结，前后秘涩，下既不通，必反上逆，此所以噎食不下，从下而逆于上也。饮食不下，膈塞不通，邪在胃脘。不通者，浊气在上，肾肝吸入之阴气，不得下而反在上也，病在于胃，故饮食不下，膈塞闭绝，上下不通，则暴忧之病也。

《金匮翼·卷三·膈噎反胃统论》：夫膈噎，胃病也。始先未必燥结，久之乃有大便秘少，若羊矢之证。此因胃中津气上逆，不得下行而然，乃胃病及肠，非肠病及胃也。

（八）小肠

《黄帝内经太素·卷第二十六·寒热·寒热相移》：膀胱移热于小肠，隔肠不便，上为口靡。（隔，塞也。膀胱，水也。小肠，火也。是贼邪来乘，故小肠中塞，不得大便。热上冲，口中烂，名曰口靡）

《黄帝内经太素·卷第二十七·邪论·邪客》：热气留止小肠之中，则小肠中热，糟粕焦竭干坚，故大便闭不通矣。

（九）三焦

《诸病源候论·虚劳病诸候·虚劳三焦不调候》：三焦者，谓上、中、下也。若上焦有热，则胸膈痞满，口苦咽干；有寒则吞酢而吐沫。中焦有热，则身重目黄；有寒则善胀而食不消。下焦有热，则大便难；有寒则小腹痛而小便数。三焦之气，主焦熟水谷，分别清浊，若不调平，则生诸病。

《诸病源候论·冷热病诸候·客热候》：客热者，由人腑脏不调，生于虚热。客于上焦，则胸膈生痰实，口苦舌干；客于中焦，则烦心闷满，不能下食；客于下焦，则大便难，小便赤涩。

《诸病源候论·五脏六腑病诸候·三焦病候》：三焦气盛为有余，则胀，气满于皮肤内，轻轻然而不牢，或小便涩，或大便难，是为三焦之实也，则宜泻之；三焦之气不足，则寒气客之，病遗尿，或泄利，或胸满，或食不消，是三焦之气虚也，则宜补之。

《备急千金要方·卷二十·膀胱腑方·黄连煎》：论曰，下焦如渎（渎者如沟，水决泄也），其气起胃下脘，别回肠，注于膀胱而渗入焉。故水谷者，常并居于胃中成糟粕，而俱下于大肠，主足太阳，灌渗津液，合膀胱，主出不主入，别于清浊，主肝肾之病候也。若实则大小便不通利，气逆不续，呕吐不禁，故曰走哺。若虚则大小便不止，津液气绝。人饮酒入胃，谷未熟而小便独先下者何？盖酒者，熟谷之液也。其气悍以滑，故后谷入而先谷出也，所以热则泻于肝，寒则补于肾也。

《此事难知·卷下·大头痛论》：中焦渴，大小便不利（调胃承气汤）；下焦渴，小便赤涩，大便不利（大承气汤）。

《脾胃论·卷下·三黄丸》：治丈夫、妇人三焦积热。上焦有热，攻冲眼目赤肿，头项肿痛，口舌生疮；中焦有热，心膈烦躁，不美饮食；下焦有热，小便赤涩，大便秘结。五脏俱热，即生痈、疮、痍。及治五般痔疾，肛门肿痛，或下鲜血。

四、辨气血

便秘需辨气与血，气血不足或气滞血瘀均可致便秘。

《诸病源候论·小儿杂病诸候·寒热结实候》：外为风邪客于皮肤，内而痰饮渍于腑脏，使血气不和，阴阳交争，则发寒热。而脏气本实，复为寒热所乘，则积气在内，使人胸胁心腹烦热而满，大便苦难，小便亦涩，是为寒热结实。

《万氏女科·卷之三·产后章·产后大便闭涩不通》：人身之中，腐化糟粕，运行肠胃者，气也；滋养津液，溉沟渎者，血也，产后气虚而不运，故糟粕壅滞而不行，血虚而不润，故沟渎干涩而不流，大便不通，乃虚秘也。

《景岳全书·卷之三十四·天集·杂证谟·秘结》：以上阴结一证，虽气血之分自当如此。然血虚者，亦必气有不行；气虚者，岂曰血本无恙？大都虚而兼热者，当责其血分；虚而兼寒者，当责其气分，此要法也。

《本草备要·果部·杏仁》：东垣曰，杏仁下喘治气，桃仁疗狂治血，俱治大便秘。当分气血，昼便难属阳气，夜便难属阴血。妇人便秘，不可过泄。脉浮属气，用杏仁、陈皮；脉沉属血，用桃仁、陈皮。

《症因脉治·卷四·大便秘结论·气秘便结》：气秘便结之症，心腹胀满，胁肋刺痛，欲便而不得便，此气实壅滞之症也。若质弱形弱，言语力怯，神思倦怠，大便不出，此气虚不振之

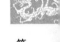

症也。

《症因脉治·卷四·大便秘结论·血枯便结》：血枯便结之症，形弱神衰，肌肉消瘦，内无实热，大便秘结，此阴血不足，精竭血燥之虚证也。若内热烦热，或夜间发热，睡中盗汗，此阴中伏火，煎熬血干之火症也。

《金匮翼·卷八·便闭统论·气闭》：气闭者，气内滞而物不行也。其脉沉，其人多噫，心腹痞闭，胁肋膜胀，此不可用药通之。虽或暂通，而其闭益甚矣。或迫之使通，因而下血者，惟当顺气，气顺则便自通矣。

《成方切用·卷九上·除痰门》：又有气痛便秘，用通剂而愈不通，故暂通复秘。因而下血者，亦当顺气，气顺则自通，当求温暖之剂。

《临证指南医案·卷四·便闭》：暑湿热，皆气分先病，肺先受伤，气少司降，致二便癃闭，此滋血之燥无效。

《临证指南医案·卷四·便闭》：大小便不爽，古人每以通络，兼入奇经……议两通下焦气血方。

《血证论·卷五·胎气》：大便不通者，血不足也。孕妇之血足则无病，血既不足，则供胎犹未能给，更何能分给诸脏，是以必现口渴、咳逆、发热、大便不通等证。

《柳选四家医案·评选静香楼医案两卷·下卷·大便门》：气郁不行，津枯不泽，饮食少，大便难。

便秘

五、辨阴阳

便秘自古有阴结、阳结之名，以寒结为阴，热结为阳。至张景岳，虑便秘病名过于繁杂，以阴阳统帅便秘诸证，而以虚寒为阴，实热为阳。辨阴阳法前后虽有细微不同，而便秘先别阴阳，则古今一贯。今日辨治便秘也当以阴阳为纲要。

《注解伤寒论·卷一·辨脉法第一》：问曰，脉有阳结阴结者，何以别之。答曰，其脉浮而数，能食，不大便者，此为实，名曰阳结也。期十七日当剧。其脉沉而迟，不能食，身体重，大便反硬，名曰阴结也。期十四日当剧。结者，气偏结固，阴阳之气不得而杂。阴中有阳，阳中有阴，阴阳相杂以为和，不相杂以为结。浮数，阳脉也；能食而不大便，里实也。为阳气结固，阴不得而杂之，是名阳结。沉迟，阴脉也；不能食，身体重，阴病也；阴病见阴脉，则当下利，今大便硬者，为阴气结固，阳不得而杂之，是名阴结。

《三因极一病证方论·卷之七·阴阳厥脉证治》：阴阳相乘，而生寒热厥者，脉证似同而大异。寒厥者，初得之，四肢冷，脉沉微而不数，多恶寒，引衣自覆，下利清谷，外证多惺惺；热厥者，初得之，必发热头疼，脉虽沉伏，按之必数，其人或畏热喜冷，扬手掉足，烦躁不眠，大小便秘赤，外证多昏冒，伤寒亦然。治之各有方。

《阴证略例·论阴证大便秘》：阴阳二结，寒热不同，为燥一也。盛暑烁金，严冬凝海是也。举阳证经云，其脉浮而数，能食不大便者，此为实，名阳结；其脉沉而迟，不能食，身体重，大便反硬者，名曰阴结。又云，无阳阴强，大便硬者，不可下，下之则清谷满腹，宜理中丸主之。叔和云，弦冷肠中结。洁古云，脉沉弦，不能食而不大便，则为阴冷结也。

《严氏济生方·癫冷积热门·癫冷积热论治》：一阴一阳之谓道，偏阴偏阳之谓疾。夫人一身，不外乎阴阳气血相与流通焉耳。如阴阳得其平，则疾不生，阴阳偏胜，则为癫冷积热之患也。所谓癫冷者，阴毒沉涸而不解也；积热者，阳毒蕴积而不散也。故阴偏胜则偏而为癫冷，阳偏胜则偏而为积热。古贤云，偏胜则有偏害，偏害则致偏绝，不可不察也。大抵真阳既弱，胃气不温，复啖生冷、冰雪，以益其寒，阴冱于内，阳不能胜。遂致呕吐涎沫，畏冷憎寒，手足厥逆，饮食不化，大腑洞泄，小便频数，此皆阴偏胜而为癫冷之证也。其或阴血既衰，三焦已燥，复饵酒、炙、丹石，以助其热，阳炽于内，阴不能制。遂致口苦咽干，涎稠目涩，膈热口疮，心烦喜冷，大便闭结，小便赤淋，此皆阳偏胜而为积热之证也。施治之法，冷者热之，热者冷之，癫者解之，积者散之，使阴阳各得其平，则二者无偏胜之患矣！

《景岳全书·卷之三十四天集·杂证谟·秘结》：秘结一证，在古方书有虚秘、风秘、气秘、热秘、寒秘、湿秘等说，而东垣又有热燥、风燥、阳结、阴结之说，此其立名太烦，又无确据，不得其要，而徒滋疑惑，不无为临证之害也。不知此证之当辨者惟二，则曰阴结、阳结而尽之矣。盖阳结者，邪有余，宜攻宜泻者也；阴结者，正不足，宜补宜滋者也。知斯二者，即知秘结之纲领矣。若或疑余之说，而欲必究其详。则凡云风秘者，盖风未必秘，但风胜则燥，而燥必由火，热则生风，即阳结也。岂谓因风而宜散乎？有云气秘者，盖气有虚实，气实者阳有余，阳结也。气虚者阳不足，阴结也，岂谓气结而尽宜破散乎？至若热秘、寒秘，亦不过阴阳之别名耳。再若湿秘之说，则湿岂能秘，但湿之不化，由气之不行耳，气之不行，即虚秘也，亦阴结也。总之，有火者便是阳结，无火者便是阴结。以此辨之，岂不了然？余故曰：凡斯二者，即秘结之纲领也。阳结证，必因邪火有余，以致津液干燥。此或以饮食之火起于脾，或以酒色之火炽于肾，或以时令之火蓄于脏。凡因暴病，或以年壮气实之人，方有此证。然必有火证火脉，内外相符者，方是阳结。治此者，又当察其微甚。阴结证，但察其既无火证，又无火脉，或其人喜热恶冷，则非阳证可知。然既无邪，何以便结不通？盖此证有二，则一以阳虚，一以阴虚也。凡下焦阳虚，则阳气不行，阳气不行，则不能传送而阴凝于下，此阳虚而阴结也。下焦阴虚，则精血枯燥，精血枯燥，则津液不到而肠脏干槁，此阴虚而阴结也。故治阳虚而阴结者，但益其火，则阴凝自化……治阴虚而阴结者，但壮其水，则泾渭自通。

《金匮翼·卷八·便闭统论·虚闭》：虚闭有二，一以阴虚，一以阳虚也。凡下焦阳虚，则阳气不行，阳气不行，则不能传送而阴凝于下。下焦阴虚，则精血枯燥，精血枯燥，则津液不到，而肠脏干槁。治阳虚者，但益其火，则阴凝自化。治阴虚者，但壮其水，则泾渭自通。

六、辨寒热

便秘之证有寒有热，虽以热证为主，不可忘其寒证。辨证尤其需要注意舌脉合参，辨清寒热真假。凡舌苔水滑，渴饮热水，尺脉无力者为真寒，舌苔黄燥起刺，渴饮冷水，脉沉有力者为真热。

《注解伤寒论·卷三·辨太阳病脉证并治法第六》：伤寒十三日不解，过经，谵语者，以有热也，当以汤下之。若小便利者，大便当硬，而反下利，脉调和者，知医以丸药下之，非其治也。若自下利者，脉当微厥，今反和者，此为内实也，调胃承气汤主之。伤寒十三日再传经尽，谓之过经。谵语者，阳明胃热也，当以诸承气汤下之。若小便利者，津液偏渗，大便当硬，反下利者，知医以丸药下之也。下利，脉微而厥者，虚寒也，今脉调和，则非虚寒，由肠虚胃热，协热而利也，与调胃承气汤以下胃热。

《金匮要略方论·卷上·腹满寒疝宿食病脉证治第十》：趺阳脉微弦，法当腹满，不满者必便难，两胠疼痛，此虚寒从下上也，当以温药服之。病者腹满，按之不痛为虚，痛者为实，可下之。舌黄未下者，下之黄自去。腹满时减，复如故，此为寒，当与温药。病者痿黄，躁而不渴，胸中寒实而利不止者，死。寸口脉弦者，即胁下拘急而痛，其人啬啬恶寒也。夫中寒家，喜欠，其人清涕出，发热色和者，善嚏。中寒其人下利，以里虚也，欲嚏不能，此人肚中寒。夫瘦人绕脐痛，必有风冷，谷气不行，而反下之，其气必冲；不冲者，心下则痞也。病腹满，发热十日，脉浮而数，饮食如故，厚朴七物汤主之。

便秘

《素问玄机原病式·六气为病·热类》：至如带下之理，犹诸痢也，但分经络与标之殊，病之本气则一。举世皆言白带下为寒者，误矣。所谓带下者，任脉之病也。经曰，任脉者，起于中极之下，以上毛际，循腹里，上关元，至咽喉，上颐，循面入目络舌。任脉自胞上过带脉，贯脐而上。然其病所发，正在过带脉之分，而淋沥以下，故曰带下也。赤白与下痢义同，而无寒者也。大法头目昏眩，口苦舌干，咽嗌不利，小便赤涩，大便秘滞，脉实而数者，皆热证也。凡带下者，亦多有之。果为病寒，岂能若此？经曰，亢则害，承乃制。谓亢过极，则反兼胜己之化，制其甚也。如以火炼金，热极则反为水。又如六月热极，则物反出液而湿润，林木流津。故肝热甚则出泣，心热甚则出汗。脾热甚则出涎，肺热甚则出涕，肾热甚则出唾。亦犹煎汤，热甚则沸溢，及热气熏蒸于物，而生津者也。故下部任脉湿热甚者，津液涌溢而为带下也。每见俗医治白带下者，但依近世方论，而用辛热之药。病之微者，虽或误中，能令郁结开通，气液宣行，流湿润燥，热散气和而愈。其或势甚而郁结不能开通者，旧病转加，热证新起，以至于死，终无所悟。曷若以辛苦寒药，按法治之，使微者、甚者，皆得郁结开通，湿去燥除，热散气和而愈。无不中其病，而免加其害。

《医贯·卷之四·先天要论（上）·阴虚发热论》：大抵病热作渴，饮冷便秘，此属实热，人皆知之。或恶寒发热，引衣蜷卧，四肢逆冷，大便清利，此属真寒，人亦易知。至于烦扰狂越，不欲近衣，欲坐卧泥水中，此属假热之证。其甚者，烦极发躁，渴饮不绝，舌如芒刺，两唇燥裂，面如涂朱，身如焚燎，足心如烙，吐痰如涌，喘急，大便秘结，小便淋沥，三部脉洪大而无伦。当是时也，却似承气证，承气入口即毙，却似白虎证，白虎下咽即亡。若用二丸，缓不济事。急以加减八味丸料一斤，内肉桂一两，以水顿煎五六碗，冰冷与饮，诸证自退。翌日必畏寒脉脱，是无火也，当补其阳，急以附子八味丸料，煎服自愈。此证与脉俱变其常，而不以常法治之者也。若有产后及大失血后，阴血暴伤，必大发热，亦名阴虚发热。此阴字正谓气血之阴，若以凉药正治立毙。正所谓象白虎汤证，误服白虎汤必死。当此之时，偏不用四物汤。有形之血，不能速化；几希之气，所宜急固。须用独参汤，或当归补血汤，使无形生出有形来。此阳生阴长之妙用，不可不知也。

或问曰：子之论则详矣。气虚、血虚，均是内伤，何以辨之？予曰：悉乎子之问也。盖阴虚者，面必赤，无根之火载于上也。若是阳证，火入于内，面必不赤。其口渴者，肾水干枯，引水自救也。但口虽渴而舌必滑，脉虽数而尺必无力。甚者尺虽洪数，而按之必不鼓，此为辨耳。虽然，若问其人曾服过凉药，脉亦有力而鼓指矣。戴复庵云：服凉药而脉反加数者，火郁也，宜升宜补，切忌寒凉，犯之必死。临证之功，更宜详辨，毫厘之差，枉人性命。慎哉，慎哉。

《医贯·卷之五·先天要论（下）·泻利并大便不通论》：肾既主大小便而司开阖，故大小便不禁者责之肾，即此推之，然则大便不通者，独非肾乎。《金匮真言论》云，北方黑色，入通于肾，开窍于二阴，故肾气虚，则大小便难。宜以地黄、苁蓉、车前子、茯苓之属，补其阴利水道，少佐辛药，开腠理致津液，而润其燥。洁古云：脏腑之秘，不可一概治疗，有热秘，有冷秘，有实秘，有虚秘，有风秘，有气秘，老人与产后，及发汗利小便过多，病后气血未复者，皆能成秘，禁用硝、黄、巴豆、牵牛等药。世人但知热秘，不知冷秘。冷秘者，冷气横于肠胃，凝阴固结，津液不通，胃气闭塞，其人肠内气攻，喜热恶冷。宜以八味地黄丸料，大剂煎之，冷饮即愈。或局方半硫丸，碾生姜，调乳香下之，或海藏已寒丸俱效。海藏云：已寒丸虽热，得芍药、茴香润剂，引而下之，阴得阳而化，故大小便自通，如遇春和之阳，水自消矣，然不若八味丸更妙也。

东垣云，肾主五液，津液盛则大便如常，若饥饱劳役，损伤胃气，及食辛热厚味而助火邪，伏于血中，耗散真阴，津液亏少，故大肠结燥。又有老年气虚，津液衰少而结者。肾恶燥，急食辛以润之是也。予尝体法东垣之论，不用东垣之方，如润肠丸、润燥汤、通幽散之类俱不用，惟用六味地黄丸料，煎服自愈。如热秘而又兼气虚者，以前汤内加参、芪各五钱立愈，此因气虚不能推送，阴虚不能濡润故耳。以上治法，予尝亲试而必验，且又不犯大黄、桃仁、枳壳等破气破血之禁，可以久服，永无秘结，故表而出之。

或问曰：何为不用四物汤？曰：四物汤特能补血耳，此是先天津液不足，故便难。经曰：大肠主津，小肠主液。又曰：肾主五液，津液皆肾水所化，与血何干？故不用四物汤。或又问曰：如干结之甚？硝黄亦可暂用否？曰：承气汤用硝黄，乃为伤寒从表入里，寒变为热，热入三阴，恐肾干枯，故用硝黄以逐去外邪，急救肾水。余独禁用者，乃是论老人、虚人及病后人，肾水原不足，以致干枯，若再用硝黄等药以下之，是虚其虚。今日虽取一时之快，来日必愈结，再下之，后日虽铁石亦不能通矣。倘有患此者，当劝慰之，勿令性急，以自取危殆。况老人后门固者，寿考之征，自是常事，若以六味八味常服，永保无虞。

《景岳全书·卷之一入集·传忠录（上）·寒热真假篇》：假热者，水极似火也。凡病伤寒，或患杂证，有其素禀虚寒，偶感邪气而然者，有过于劳倦而致者，有过于酒色而致者，有过于七情而致者，有原非火证，以误服寒凉而致者。凡真热本发热，而假热亦发热。其证则亦为面赤躁烦，亦为大便不通，小便赤涩，或为气促，咽喉肿痛，或为发热，脉见紧数等证。昧者见之，便认为热，妄投寒凉，下咽必毙。不知身虽有热，而里寒格阳，或虚阳不敛者，多有此证。但其内证，则口虽干渴，必不喜冷，即喜冷者，饮亦不多，或大便不实，或先硬后溏，或小水清频，或阴枯黄赤，或气短懒言，或色黯神倦，或起倒如狂，而禁之则止，自与登高骂詈者不同，此虚狂也；或斑如蚊迹而浅红细碎，自与紫赤热极者不同，此假斑也。凡假热之脉，必沉细迟弱，或虽浮大紧数而无力无神，此乃热在皮肤，寒在脏腑，所谓恶热非热，实阴证也……故凡见身热脉数，按之不鼓击者，此皆阴盛格阳，即非热也。仲景治少阴证面赤者，以四逆汤加葱白主之。东垣曰：面赤目赤，烦躁引饮，脉七八至，按之则散者，此无根之火也。以姜附汤加人参主之。《外台秘要》曰：阴盛发躁，名曰阴躁，欲坐井中，宜以热药治之。

假寒者，火极似水也。凡伤寒热甚，失于汗下，以致阳邪亢极，郁伏于内，则邪自阳经传入阴分，故为身热发厥，神气昏沉，或时畏寒，状若阴证。凡真寒本畏寒，而假寒亦畏寒，此热深厥亦深，热极反兼寒化也。大抵此证，必声壮气粗，形强有力，或唇焦舌黑，口渴饮冷，小便赤涩，大便秘结，或因多饮药水，以致下痢纯清水，而其中仍有燥粪，及矢气极臭者，察其六脉必皆沉滑有力，此阳证也。凡内实者，宜三承气汤择而用之。潮热者，以大柴胡汤解而下之。内不实者，以白虎汤之类清之。若杂证之假寒者，亦或为畏寒，或为战栗。此以热极于内而寒侵于外，则寒热之气两不相投，因而寒栗。此皆寒在皮肤，热在骨髓，所谓恶寒非寒，明是热证。但察其内证，则或为喜冷，或为便结，或小水之热涩，或口臭而躁烦，察其脉必滑实有力。凡见此证，即当以凉膈、芩连之属，助其阴而清其火，使内热既除，则外寒自伏。所谓水流湿者，亦此义也。故凡身寒厥冷，其脉滑数，按之鼓击于指下者。此阳极似阴，即非寒也。

《景岳全书·卷之三十四天集·杂证谟·秘结》：阳结证，必因邪火有余，以致津液干燥。此或以饮食之火起于脾，或以酒色之火炽于肾，或以时令之火蓄于脏，凡因暴病，或以年壮气实之人，方有此证。然必有火证火脉，内外相符者，方是阳结。治此者，又当察其微甚。邪结甚者，非攻不可，宜诸承气汤、神佑丸、百顺丸之类主之。邪结微者，宜清凉饮子、《元戎》四物汤，或黄龙汤、玉烛散之类主之。火盛不解者，宜凉膈散、大黄硝石汤、八正散、大分清饮、大金花丸之类主之。火盛水亏，阴虚而燥者，宜丹溪补阴丸、人参固本丸，或六味地黄加黄柏、知母、麻仁之类主之。

阴结证，但察其既无火证，又无火脉，或其人喜热恶冷，则非阳证可知。然既无邪，何以便结不通？盖此证有二，则一以阳虚，一以阴虚也。凡下焦阳虚，则阳气不行，阳气不行，则不能传送而阴凝于下，此阳虚而阴结也。下焦阴虚，则精血枯燥，精血枯燥，则津液不到而肠脏干槁，此阴虚而阴结也。故治阳虚而阴结者，但益其火，则阴凝自化。宜右归饮、大补元煎、大营煎之类主之。或以人参、当归数钱煎汤，送右归、八味等丸俱妙。治阴虚而阴结者，但壮

便

秘

其水，则泾渭自通。宜左归饮、左归丸、当归地黄饮、五福饮、六味地黄丸之类主之。二者欲其速行，宜于前法中各加肉苁蓉二三钱，以酒洗去咸，同煎服之，其效尤速。然此等证候，其来有渐，但初觉时，便当加意调理，自无不愈。若待气血俱败，则最难为力，而徒归罪于药之不效，亦何其不智也。以上阴结一证，虽气血之分自当如此。然血虚者，亦必气有不行；气虚者，岂曰血本无恙？大都虚而兼热者，当责其血分；虚而兼寒者，当责其气分，此要法也。第今之世人，但知有热秘，而不知有冷秘，所以《局方》有半硫丸，海藏有已寒丸之类，皆治此之良剂，所当察也。若欲兼温兼补，似不若八味地黄丸及理阴煎之属为更妙。一大便本无结燥，但连日或旬日欲解不解，或解止些须而不能通畅，及其既解，则仍无干硬。凡此数者，皆非火证，总由七情、劳倦、色欲，以致阳气内亏不能化行，亦阴结之属也。此当详察脾肾，辨而治之。

《内经知要·卷下·病能》：固者，二便不通也。阳虚则无气，而清浊不化，寒也。火盛则水衰，而精液干枯，热也。

《医门法律·卷一·申明〈内经〉法律》：逆从者，以寒治热，以热治寒，是逆其病而治之。以寒治寒，以热治热，是从其病而治之。从治即反治也。逆者正治，辨之无难。从者反治，辨之最难。盖寒有真寒假寒，热有真热假热，真寒真热，以正治之即愈。假寒假热，以正治之则死矣。假寒者，外虽寒而内则热，脉数而有力，或沉而鼓击，或身寒恶衣，或便热秘结，或烦满引饮，或肠垢臭秽，此则明是热极，反兼寒化，即阳盛格阴也。假热者，外虽热而内则寒，脉微而弱；或数而虚；或浮大无根；或弦芤断续，身虽炽热而神则静，语虽谵妄而声则微，或虚狂起倒，而禁之则止；或蚊迹假斑，而浅红细碎；或喜冷水而所用不多；或舌苔面赤而衣被不撤；或小水多利；或大便不结，此则明是寒极，反兼热化，即阴盛格阳也。假寒者，清其内热，内清则浮阴退舍矣。假热者，温其真阳，中温则虚火归元矣，是当从治者也。凡用奇偶七方而药不应，则当反佐以入之。如以热治寒而寒格热，反佐以寒则入矣。如以寒治热而热格寒，反佐以热则入矣。又如寒药热服，借热以行寒；热药寒服。借寒以行热，皆反佐变通之法，因势利导，故易为力，亦小小从治之意也。

《张氏医通·卷十一·婴儿门（上）·诸经发热潮热》：大小便秘涩，汗下不解，积热也。腹背先热，夜发旦止，食热也。涎嗽饮水，乳食不消，癖积也。又有烦热者，气粗喘促，心烦不安，颊赤口疮，兼发痫证。疮疹热者，耳鼻尖冷。心热者，巳午间发，至夜则凉。虚热者，困倦少力。大凡壮热饮水，大便秘结，属实热。

《四诊抉微·卷之三·附儿科望诊·病机》：唇焦赤色，口秽伤脾，大便闭塞，气粗热盛。

《四诊抉微·卷之三·附儿科望诊·审小儿六症》：凡见小儿发热，手足心热，面红唇干，舌干口渴，口上生疮，口中热臭，大便闭，小便赤黄，或痢下黄赤，肛门焦痛，喜饮冷水，喜就凉处，腹中热痛，脉来洪数（俱属热证）。

《金匮翼·卷四·胀满统论·热胀》：热聚于里，口干便闭。经云：诸腹胀大，皆属于热是也。

七、辨虚实

便秘以实证为主，亦有虚者。虚证见脉来无力，不欲饮食，小便清长，腹不胀满，亦可兼有血虚津亏之象。不可以为便秘皆为实证，而妄行攻下。

《普济本事方·卷第九·伤寒时疫下·辨少阴脉紧证》：里证亦有虚实。脉沉而有力者，里实也，故腹满大便不通。沉而无力者，里虚也，或泄利，或阴证之类。以上八句，辨表里虚实尽矣。

《此事难知·卷下·诸经头痛》：凡脏腑之秘，不可一例治，有虚秘有实秘，实秘者，能饮食，小便赤，麻仁丸、七宣丸之类主之。胃虚而秘者，不能饮食，小便清……实秘者物也，虚秘者气也。

《外科正宗·卷之三·下部痈毒门·脏毒论第二十九》：夫脏毒者，醇酒厚味、勤劳辛苦，蕴毒流注肛门结成肿块。其病有内外之别，虚实之殊。发于外者，多实多热，脉数有力，肛门突肿，大便秘结，肚腹不宽，小水不利，甚者肛门肉泛如箍，孔头紧闭，此为外发，属阳易治。宜四顺清凉饮、内消沃雪汤，通利大小二便；痛甚者，珍珠散、人中白散搽之；脓胀痛者针之。发于内者，属阴虚湿热渗入肛门，内脏结肿，刺痛如钟，小便淋沥，大便虚秘，咳嗽生痰，脉数虚细，寒热往来，遇夜尤甚，此为内发，属阴难治。宜四物汤加黄柏、知母、天花粉、甘草，兼以六味地黄丸调治，候内脏脓出则安。又有生平情性暴急，纵食膏粱，或兼补术，蕴毒结于脏腑，火热流注肛门，结而为肿；其患痛连小腹，肛门坠重，二便乖违，或泻或秘，肛门内蚀，串烂经络，污水流通大孔，无奈饮食不餐，作渴之甚，凡犯此未得见其有生。又有虚劳久嗽，痰火结肿肛门如栗者，破必成漏，沥尽气血必亡。此二症乃内伤之故，非药可疗，不可勉治也。

《类经·十六卷·疾病类·脏腑诸胀》：小便黄赤，大便秘结者多实。

《医宗必读·卷之五·伤寒·里证》：不恶寒，反恶热，掌心腋下汗出，腹中硬满，大便不通，腹痛、腹鸣、自利，小便如常，谵语潮热，咽干口渴，舌干烦满，囊缩而厥，唇青舌卷，脉沉细，或沉实。腹鸣、自利、不渴，唇青舌卷，无热恶寒，下利清谷，身痛，脉沉微，里虚也。腹中硬，大便闭，谵语潮热，腹痛，不恶寒，反恶热，谵语，掌心胁下有汗，咽燥腹满，里实也。表里俱见，属半表半里，表里俱无，不可汗下，小柴胡汤随证加减。

《景岳全书·卷之一入集·传忠录（上）·虚实篇》：虚者宜补，实者宜泻，此易知也。而不知实中复有虚，虚中复有实，故每以至虚之病，反见盛势，大实之病，反有羸状，此不可不辨也。如病起七情，或饥饱劳倦，或酒色所伤，或先天不足，及其既病，则每多身热便闭、戴阳胀满、虚狂假斑等证，似为有余之病，而其因实由不足，医不察因，从而泻之，必枉死矣。又如外感之邪未除，而留伏于经络，食饮之滞不消，而积聚于脏腑，或郁结逆气有不可散，或顽痰瘀血有所留藏，病久致羸，似乎不足，不知病本未除，还当治本。若误用补，必益其病矣。此所谓无实实，无虚虚，损不足而益有余，如此死者，医杀之耳。

便
秘

《景岳全书·卷之七须集·伤寒典（上）·饮水》：饮水一证，本以内热极而阳毒甚者最其相宜，若似乎止宜实邪，不宜于虚邪也，而不知虚证亦有不同。如阳虚无火者，其不宜水无待言也。其有阴虚火盛者，元气既弱，精血又枯，多见舌裂唇焦，大渴喜冷，三焦如焚，二便闭结等证，使非借天一之精，何以济燃眉之急？故先宜以冰水解其标，而继以甘温培其本，水药兼进，无不可也。其有内真寒，外假热，阴盛格阳等证，察其元气，则非用甘温必不足以挽回，察其喉舌，则些微辛热又不可以近口。有如是者，则但将甘温大补之剂，或单用人参煎成汤液，用水浸极冷而饮之。此以假冷之味，解上焦之假热，而真温之性，复下焦之真阳，是非用水而实亦用水之意。余用此活人多矣，诚妙之甚者也。惟是假热之证，则证虽热而脉则微，口虽渴而便则不闭者，此而欲水，必不可与。若误犯之，则其败泄元阳，为害不小，有不可不慎也。

《景岳全书·卷之二十一明集·杂证谟·反胃》：反胃证，多有大便闭结者，此其上出，固因下之不通也。然下之不通，又何非上气之不化乎？盖脾胃气虚，然后治节不行，而无以生血，血涸于下，所以结闭不行，此真阴枯槁证也。必使血气渐充，脏腑渐润，方是救本之治，若徒为目前计，而推之逐之，则虽见暂通，而真阴愈竭矣。故治此之法，但见其阴虚兼寒者，宜以补阳为主，而大加当归、肉苁蓉、韭汁、姜汁之属；阴虚兼热者，宜以补阴为主，而加乳汁、童便、酥油、蜂蜜、豕膏、诸血之属。然此等证治，取效最难，万毋欲速，非加以旬月功夫，安心调理，不能愈也。其有粪如羊矢，或年高病此者，尤为难治。

《景岳全书·卷之三十四天集·杂证谟·秘结》：老人便结，大都皆属血燥。盖人年四十而阴气自半，则阴虚之渐也。此外则愈老愈衰，精血日耗，故多有干结之证。治此之法无他，惟虚者补之，燥者润之而尽之矣。然亦当辨其虚实微甚，及有火无火，因其人而调理之可也。

予观此东垣之法，多从治标。虽未有虚实之辨，而用厚朴汤者，此但以有物无物言虚实。谓有物者，当下之。无物者，当行其气耳。而于真阴亏损，邪正之虚实，则所未及。此其法固不可废，亦不可泥也。丹溪曰：古方有脾约证，制脾约丸。谓胃强脾弱，约束津液不得四布，但输膀胱，故小便数而大便难者，曰脾约，与此丸以下脾之结燥，肠润结化，津液入胃而愈。然既曰脾约，必阴血枯槁，内火燔灼，热伤元气。故肺受火邪而津竭，必窃母气以自救；金耗则土受木伤，脾失转输，肺失传送，宜大便秘而难，小便数而无藏蓄也。理宜滋养阴血，使阴火不炽，金行清化，脾土清健，津液入胃，则肠润而通矣。今此丸用之热甚而气实，与西北方人禀之壮实者无有不安；若用之东南方人，与热虽盛而气血不实者，虽得暂通，将见脾愈弱而肠愈燥矣。须知在西北以开结为主，在东南以润燥为主。王节斋曰：若年高人脾虚血燥，易饥易饱，大便燥难，用白芍药、当归各一两，人参七钱，升麻、炙甘草各四钱，山楂、大麦芽、桃仁（去皮尖，另研）各五钱。此老人常服药也。薛立斋曰：前证属形气病气俱不足，脾胃虚弱，津血枯涸而大便难耳。法当滋补化源。又有脾约证，成无己曰：胃强脾弱，约束津液不得四布，但输膀胱，小便数而大便难者是也，宜用脾约丸。阴血枯槁，内火燔灼，肺金受邪，土受木克，脾肺失传，大便秘而小便数者，宜用润肠丸。此乃病气有余之治法也。经云：脾为至阴，己土而主阴。然老弱之人，当补中益气以生阴血。

《景岳全书·卷之四十六圣集·外科钤（上）·大便秘结》：立斋曰：疮疡大便秘结，若作渴饮冷，其脉洪数而有力者，属实火，宜用内疏黄连汤。若口干饮汤，其脉浮大而无力者，属气虚，宜八珍汤。若肠胃气虚而燥而不通者，宜用十全大补汤培养之。若疮证属阳，或因入房伤肾，而不通者，宜用前汤加姜附回阳，多有得生者。若饮食虽多，大便不通，而肚腹不胀者，此内火消烁，切不可通之。若肚腹痞胀，而直肠干涸不通者，宜用猪胆汁导。若误行疏利，复伤元气，则不能溃敛。经曰：肾开窍于二阴，藏精于肾。津液润，则大便如常。若溃疡有此，因气血亏损，肠胃干涸，当大补为善，设若不审虚实，而一于疏利者，鲜有不误。若老弱或产后而便难者，皆气血虚也，猪胆汁最效。甚者多用之。更以养气血药助之，万不可妄行攻伐。

《温疫论·下卷·应下诸证》：大便闭，转屎气极臭，更有下证，下之无辞，有血液枯竭者，无表里证，为虚燥。

《伤寒贯珠集·卷四·阳明篇（下）·阳明明辨法第二》：阳明病，潮热，大便微硬者，可与大承气汤。不硬者，不可与之。若不大便六七日，恐有燥屎，欲知之法，少与小承气汤，汤入腹中转失气者，此有燥屎，可攻之。若不转失气者，此但初头硬，后必溏，不可攻之，攻之必胀满不能食也。欲饮水者，与水则哕，其后发热者，必大便复硬而少也，以小承气汤和之，不转失气者，慎不可攻也。阳明病有潮热者，为胃实，热不潮者，为胃未实。而大承气汤，有燥屎者可与，初硬后溏者，则不可与。故欲与大承气，必先与小承气，恐胃无燥屎，邪气未聚，攻之则病未必去，而正已大伤也。服汤后转失气者，便坚药缓，屎未能出，而气先下趋也，故可更以大承气攻之。不转失气者，胃未及实，但初头硬后必溏，虽小承气已过其病，况可以大承气攻之哉？胃虚无气，胀满不食，所必至矣。又阳明病能饮水者为实，不能饮水者为虚。如虽欲饮，而与水则哕，所谓胃中虚冷，欲饮水者，与水则哕也。其后却发热者，知热气还入于胃，则大便硬，而病从虚冷所变，故虽硬而仍少也，亦不可与大承气汤，但与小承气微和胃气而已。盖大承气为下药之峻剂，仲景恐人不当下而误下，或虽当下而过下，故反复辩论如此。而又申之曰：不转失气者，慎不可攻也。呜呼，仁人之心，可谓至矣。

伤寒能食者，为胃热而不实，不能食者，为胃热而实。而胃实之证，小便数者，可攻，小便少者，则不可攻。得病二三日，脉不浮而弱，而又无太阳柴胡之证，知其病独在阳明之表也。烦躁心下硬，至四五日不解，则里证复具，故虽能食，亦必以小承气，微和胃气。至六日，热渐成实，当更与大承气一升，以尽其病也。若不大便六七日，于法当下，而小便少者，则水谷不分，知其初硬后溏，然虽不能食，亦不可便与攻法，须俟其小便利，屎硬，然后以大承气与之。

《金匮翼·卷八·便闭统论·实闭》：实闭者，胃实而闭。东垣所谓胃气实者闭物，胃气虚者闭气是也。其人能食，小便赤，其脉沉实。

《温病条辨·卷三·下焦篇·湿温》：热伤气，湿亦伤气者何？热伤气者，肺主气而属金，火克金则肺所主之气伤矣。湿伤气者，肺主天气，脾主地气，俱属太阴湿土，湿气太过，反伤本脏化气，湿久浊凝，至于下焦，气不惟伤而且阻矣。气为湿阻，故二便不通，今人之通大便，悉用大黄，不知大黄性寒，主热结有形之燥粪；若湿阻无形之气，气既伤而且阻，非温补真阳不可，硫黄热而不燥，能疏利大肠，半夏能入阴，燥胜湿，辛下气，温开郁，三焦通而二便利矣。［按］上条之便闭，偏于湿重，故以行湿为主；此条之便闭，偏于气虚，故以补气为主。

《医林改错·卷下·辨大便干燥非风火》：或曰，患半身不遂，兼大便干燥，古人名曰风燥，言其病有风有火，有是理乎？余曰，若是风火，用散风清火润燥攻下药，大便一行，风散火清，自当不燥。尝见治此症者，误用下药，下后干燥更甚。总不思平素出大恭时，并非大恭顺谷道自流，乃用气力催大恭下行。既得半身不遂之后，无气力使手足动，无气力使舌言，如何有气力到下部催大恭下行。以此推之，非风火也，乃无气力催大恭下行。大恭在大肠，日久不行，自干燥也。

第三节

鉴别诊断

便
秘

一、与肠结之间的鉴别

肠结发病多急，并伴有发热、寒战等症。

《太平圣惠方·卷第六·治大肠实热诸方》：夫大肠实，实则生热，热则肠结胀满，喜气喘咳，身面热，喉中噎，乍实乍虚，乍来乍去，大肠有宿滞，则发热寒栗如疟之状，秘涩不通，则是大肠实热之候也。

二、与痔之间的鉴别

痔之便秘，常伴鲜血。

《太平圣惠方·卷第六十·治五痔诸方》：夫五痔者，谓牡痔、牝痔、脉痔、肠痔、血痔也。其形证各条如后。又有酒痔，肛边生疮，亦有血出。又有气痔，大便难而血出，肛亦出外，良久不入。诸痔皆由伤于风湿，饮食不节，醉饱过度，房室劳伤，损于血气，致经脉流溢，渗漏肠间，冲发下部，以一方而治之者，名为诸痔。非为诸痔共成一痔，痔久不瘥，变为瘘也。

《太平圣惠方·卷第九十六·食治五痔诸方》：凡痔疾有五。若肛边生肉如鼠奶，出孔外，时时脓血出者，名牡痔。若肛边肿痛生疮者，名牝痔，亦名漏痔。若肛边有核肿痛，及寒热者，名肠痔。若因便而清血随出，名血痔。若大便难，肛边生疮，痒痛出血者，名脉痔。此五者皆中于风寒之气，或房室不节，或醉饱过度，劳于气血，而经脉流溢渗入肠间，冲于下部之所致也，宜以食治之。

三、与疝之间的鉴别

疝常伴腹痛，多由气血虚弱、饮食不调所致。

《太平圣惠方·卷第四十八·治七疝诸方》：夫七疝者，厥疝、癥疝、寒疝、气疝、盘疝、附疝、狼疝。若厥疝，心痛足冷，饮食吐逆不止，名曰厥疝。腹中气乍满，心下尽痛，气积如臂，名曰癥疝。因寒饮食，即胁下腹中尽痛，名曰寒疝。腹中乍满乍减而痛，名曰气疝。腹中痛在脐旁，名曰盘疝。腹中痛在脐下有积聚，名曰附疝。小腹与阴相引而痛，大便难，名狼疝。此皆由血气虚弱，饮食寒温不调之所生也。

四、与关格之间的鉴别

关格多为大小便不通，且与呕吐并见，是临床危急重症之一。

《太平圣惠方·卷第五十八·治关格大小便不通诸方》：夫关格者，是大小便不通也。大便不通谓之内关，小便不通谓之外格，二便不通，故为关格也。由阴阳不和，荣卫不通也。阴气大盛，阳气不得营之，故曰关。阳气大盛，阴气不得营之，故曰格。阴阳俱盛，不得相营，曰关格。则阴阳气结，腹内胀满，气不行于大小肠，故关格，而大小便不通也。又风邪在于三焦，三焦约痛，则小腹病，内闭，大小便不通，一日手足寒者，为三阴俱逆，三日死也。诊其脉，来浮牢且滑直者，不得大小便也。

《圣济总录·卷第九十五·大小便门·大小便关格不通》：论曰大小便不通者，阴阳关格，及三焦约之病也。阴阳和平，三焦升降，则水谷糟粕以时传导。今阴阳偏盛，气痞于中，则营卫因之以不行，故气结于腹内，胀满不通，而大小肠俱闭塞也。

《医贯·卷之五·先天要论（下）·噎膈论》：噎膈、翻胃、关格三者，名各不同，病原迥异，治宜区别，不可不辨也。噎膈者，饥欲得食，但噎塞迎逆于咽喉胸膈之间，在胃口之上，未曾入胃，即带痰涎而出。若一入胃下，无不消化，不复出矣。唯男子年高者有之，少无噎膈。翻胃者，饮食倍常，尽入于胃矣，但朝食暮吐，暮食朝吐，或一两时而吐，或积至一日一夜，腹中胀闷不可忍而复吐，原物酸臭不化。此已入胃而反出，故曰翻胃，男女老少皆有之。关格者，粒米不欲食，渴喜茶水饮之，少顷即吐出，复求饮复吐。饮之以药，热药入口即出，冷药过时而出，大小便秘，名曰关格。关者下不得出也，格者上不得入也。

五、与积聚之间的鉴别

积聚多以腹内结块或腹部胀痛为主要症状，结块形状不定，多与肠形不一致。

《圣济总录·卷第七十一·积聚门·积聚统论》：论曰，积者五脏所生，气之所积名曰积，其始发有根本，其痛不离其部，由阴气所生也。聚者六腑所成，气之所聚名曰聚，其始发无根本，其痛无常处，由阳气所生也。然又有癥瘕癖结者，积聚之异名也。证状不一，原其病本大略相类，但从其所得，或诊其证状以立名尔，且症者为隐见腹内，按之形证可验也。瘕者为瘕聚推之流移不定也，癖者僻侧在于胁肋。结者沉伏结强于内，然有得之于食，有得之于水，有得之于忧思，有得之于风寒。凡使血气沉滞留结而为病者，治须渐磨溃削，使血气流通，则病可愈矣。

六、与疟之间的鉴别

疟病多见呕吐、发热恶寒等症。

《圣济总录·卷第三十六·足少阴肾疟》：论曰，《内经》谓足少阴肾疟，在经则令人呕吐甚，多寒热，热多寒少，欲闭户牖而处，其病难已，在脏则令人洒洒然。腰脊痛宛转，大便难，目眴眴然，手足寒，刺足太阳少阴。盖肾脉入肺中，肺脉环胃口，故使人呕，阴虚则阳气偏，故热多。若夫洒淅腰脊痛，大便难，目眴手足寒，特以脏气内虚，机关不利，故为此证也。

评述

本章探讨了便秘的四诊合参、辨证要点，以及与关格、痔、疝等病的区别，通过系统梳理、详尽分析，为中医便秘辨证提供了全面的指导。

四诊合参中详细列举了望、闻、问、切等方法进行辨证的方法。通过望色可以判断便秘的寒热虚实，为辨证分析提供帮助，如"色黄者便难""胁下硬满而喘，发热汗出，不大便而呕，舌上白苔者，小柴胡汤"等。脉诊亦是重要的诊断方法，便秘主脉多为浮、沉、迟、数等，其脉象也可以反映便秘的体内发病机制，如数脉主热，主热实便秘。

论及辨证要点，本章从外感内伤、六经辨证、经脉辨证、脏腑辨证、阴阳、气血、寒热、虚实等角度进行了深入探讨。便秘可因四时之气犯体而发，也可因内伤而发。外感六淫以风秘、冷秘、热秘较为常见，且六淫之气往往相兼而为病。内伤多由食积，宿食不消，大便难。亦有痰积、瘀结等，临床可结合四诊进行辨别。

六经辨证，多出现在《伤寒论》中。便秘症状主要出现在三阳病中，三阴病亦可导致便秘，各有其特点。如阳明便秘多属于实热，胃中燥烦实；太阳便秘伴随太阳病见证，或为太阳传变。同时，脏腑辨证也很重要。便秘之病位在肠胃，而恒与五脏相关，故对于便秘的辨证，应结合病变的脏腑。

辨阴阳虚实是临床中很重要的辨证要点，阴阳有盛衰，病性有虚实。张景岳按仲景之法把便秘分为阴结、阳结两类，认为有火为阳结，无火是阴结。辨便秘兼证，其阳盛即是热证，阴盛即是寒证，亦有阴阳真假，证有大别，尤不可混。便秘以肠胃积热，耗伤津液，肠道干涩，粪质干燥为常见；亦有因阴寒内凝胃肠而致传导不行之便秘，其因寒、因热不同，便秘特征亦不同。便秘的病性可概括为虚、实两个方面，热秘、气秘、冷秘属实，气血阴阳亏虚所致者属虚，虚实之间常常相互兼夹或相互转化。如肠胃积热与气机郁滞可以并见，阴寒积滞与阳气虚衰可以相兼；气秘日久，久而化火，可转化成热秘；阳虚秘者，如温燥太过，津液耗伤，可转化为阴虚秘；或久病阳损及阴，则可见阴阳俱虚之证。

本章还探讨了便秘与肠结、关格、积聚的鉴别区分。肠结与便秘均可见大便秘结，然肠结多为急症，多因大肠通降受阻所致，以腹痛拒按，大便完全不通，无矢气、肠鸣音，甚者呕吐粪便为主要表现；便秘多为慢性病，因大肠传导失司所致，以大便干结，偶有腹胀，纳少，恶心欲呕，有矢气及肠鸣音为主要表现。关格为大小便不通，乃阴阳偏盛，气机痞塞，荣卫不通，气结腹中所致。积聚与便秘均有腹部包块，积聚包块在腹部各处可见，形状不定，与肠形不一致，且与排便无关；便秘所致包块多在左下腹，可扪及条索状物，与肠形一致，压之变形，排便后消失或减小。

综上所述，本章全面阐述了关于便秘的各个辨证要点，并将便秘与他病做鉴别区分，以期从古文献角度为临床提供帮助。

第四章

治则治法

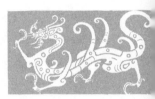

便秘治法，首辨虚实，再辨气血阴阳、外感内伤。六淫风燥多为实证，常致津液枯涸，便干难解，虚则多因脏气不调、损耗气血津液，无力鼓动肠道排便，或因肠道失润而难以排便。因其病变的过程较为复杂，临床常见虚实兼夹的情况，故辨证时应全面分析，或攻或补，或润或下，随证治之，不可犯虚虚实实之戒，以免贻误病情，甚则变生他证。

《伤寒论·辨阳明病脉证并治》：阳明病，潮热、大便微硬者，可与大承气汤；不硬者，不可与之。若不大便六七日，恐有燥屎，欲知之法，少与小承气汤，汤入腹中，转失气者，此有燥屎也，乃可攻之；若不转失气者，此但初头硬，后必溏，不可攻之，攻之必胀满不能食也……跌阳脉浮而涩，浮则胃气强，涩则小便数；浮涩相搏，大便则硬，其脾为约，麻子仁丸主之。

《三因极一病证方论·卷之十二·秘结证治》：夫胃、大小肠、膀胱者，仓廪之本，营之居也，名曰器，能化糟粕转味入出者也。人或伤于风寒暑湿，热盛，发汗利小便，走枯津液，致肠胃燥涩，秘塞不通，皆外所因；或脏气不平，阴阳关格，亦使人大便不通，名曰脏结，皆内所因；或饮食燥热而成热中，胃气强涩，大便坚秘，小便频数，谓之脾约，属不内外因。既涉三因，亦当随其所因而治之，燥则润之，涩则滑之，秘则通之，约则缓之，各有成法。

《医学启源·卷之中·六气方治·燥》：有胃实而秘者，能饮食，小便赤，当以麻仁丸、七宣丸之类主之。胃虚而秘者，不能饮食，小便清利，厚朴汤宜之。

《仁斋直指方论·卷之十五·秘涩·大便秘涩方论》：然而大肠与肺为表里，大肠者，诸气之道路关焉。热则清利，冷则温利，积聚者挨其积，风壅者疏其风，是固然尔，孰知流行肺气，又所以为四者之枢纽乎。不然，叔和何以曰肺与大肠为传送？

《兰室秘藏·卷下·大便结燥门·大便结燥论》：治法云，肾恶燥，急食辛以润之。结者散之。如少阴不得大便，以辛润之；太阴不得大便，以苦泄之。阳结者散之，阴结者温之。仲景云，小便利而大便硬，不可攻下，以脾约丸润之。食伤太阴，腹满而食不化，腹响然，不能大便者，以苦药泄之；如血燥而不能大便者，以桃仁、酒制大黄通之；风结燥而大便不行者，以麻子仁加大黄利之。如气涩而大便不通者，以郁李仁、枳实、皂角仁润之。

《明医杂著·卷之一·枳术丸论》：脾约证。成无己云，胃强脾弱，约束津液不得四布，但输膀胱，小便数而大便难者是也，宜用脾约丸。阴血枯槁，内火燔灼，肺金受邪，土受木克，脾肺失传，大便秘而小便数者，宜用润肠丸。病气有余之治法也。经云脾为至阴，己土而主阴。然老弱之人，当补中益气以生阴血。

《医学正传·卷之六·秘结》：阳结者散之，阴结者温之。大法，治燥者润之，以大黄、当归、桃仁、麻子仁、郁李仁之类。风燥者，加以防风、羌活、秦艽、皂荚之类，为丸以炼蜜，取其润燥以助传道之势，故结散而疏通矣。仍多服补血生津之剂，助其真阴，固其根本，庶无再结之患。

《正体类要·上卷·正体主治大法》：一大便秘结，若大肠血虚火炽者，用四物汤送润肠丸，或以猪胆汁导之。若肾虚火燥者，用六味地黄丸。肠胃气虚，用补中益气汤。

《医方集宜·卷之五·秘结门·形证》：大抵秘结之病，风则散之，气则顺之，热则清之，寒则温之，燥则润之，涩则滑之，秘则通之，要在随证而处治焉。

《医方考·卷一·伤寒门第二·大承气汤》：如少阴属肾水，病则口燥舌干而渴，乃热邪内炎，肾水将绝，宜急下之，以救将绝之水。又如腹胀不大便，土胜水也，宜急下之；阳明属土，汗出热盛，急下以存津液；腹满痛者，为土实，急当下之；热病，目不明，热不已者死。此肾水将竭，不能照物，则已危矣，须急下之，此皆大承气证也。

《医贯·卷之五·先天要论（下）·泻利并大便不通论》：东垣云，肾主五液，津液盛则大便如常。若饥饱劳役，损伤胃气，及食辛热厚味而助火邪，伏于血中，耗散真阴，津液亏少，故大肠结燥。又有老年气虚，津液衰少而结者。肾恶燥，急食辛以润之是也。予尝体法东垣之论，不用东垣之方。如润肠丸、润燥汤、通幽散之类，俱不用。惟用六味地黄丸料，煎服自愈。如热秘而又兼气虚者，以前汤内加参、芪各五钱立愈。此因气虚不能推送，阴虚不能濡润故耳。以上治法，予尝亲试而必验，且又不犯大黄、桃仁、枳壳等破气、破血之禁，可以久服，永无秘结。

《景岳全书·卷之三十四天集·杂证谟·秘结》：盖阳结者，邪有余，宜攻宜泻者也；阴结者，正不足，宜补宜滋者也……盖肾主二阴而司开阖，故大小便不禁者，其责在肾，然则不通者，独非肾乎。故肾热者，宜凉而滋之。肾寒者，宜温而滋之。肾虚者，宜补而滋之。肾干燥者，宜润而滋之。经曰，肾苦燥，急食辛以润之，开腠理，致津液通气也，正此之谓。

《症因脉治·卷四·大便秘结论》：秦子曰，大便秘结之症，外感门有表未解，太阳阳明之脾约；有半表半里，少阳阳明之大便难；又有正阳阳明之胃实，大便硬；又有表邪传里，系在太阴，七八日不大便；又有少阴病，六七日不大便；厥阴下利谵语有燥屎者，以分应下、急下、大下、可下。

气秘便结之治，肝气壅盛者，枳桔泻白散。脾胃郁结者，平胃二陈汤。肝胆气结者，清肝饮。大肠气结者，枳桔汤。元气不足者，四君子汤。肺虚不能下达，生脉散合参橘煎。

《医宗必读·卷之九·大便不通》：胃实而秘者，善饮食，小便赤，麻仁丸、七宣丸之类。

胃虚而秘者，不能饮食，小便清利，厚朴汤。热秘者，面赤身热，六脉数实，肠胃胀闷，时欲得冷，或口舌生疮，四顺清凉饮、润肠丸、木香槟榔丸，实者承气汤。冷秘者，面白或黑，六脉沉迟，小便清白，喜热恶冷，藿香正气散加官桂、枳壳，吞半硫丸。气秘者，气不升降，谷气不行，其人多噫，苏子降气汤加枳壳、吞养正丹；未效，佐以木香槟榔丸。风秘者，风搏肺脏，传于大肠，小续命汤去附子，倍芍药，加竹沥，吞润肠丸；或活血润肠丸。更有老年津液干枯，妇人产后亡血，及发汗利小便，病后血气未复，皆能秘结。法当补养气血，使津液生则自通，误用硝黄利药，多致不救，而巴豆、牵牛，其害更速。八珍汤加苏子、广橘红、杏仁、苁蓉，倍用当归。若病证虽属阴寒，而脉实微躁，宜温暖药中略加苦寒，以去热躁，躁止勿加。如阴躁欲坐井中者，两尺按之必虚，或沉细而迟，但煎理中汤，待极冷方服；或服药不应，不敢用峻猛之药者，宜蜜煎导之。用盐五分，皂角末五分，入蜜煎中，其功更捷。冷秘者，酱生姜导之；或于蜜煎中加草乌头末。有热者，猪胆汁导之。久虚者，如常饮食法煮猪血脏汤，加酥食之，血仍润血，脏仍润脏，此妙法也。

《医门法律·卷四·伤燥门·秋燥论》：肾恶燥，急食辛以润之。故肾主五液，津则大便如常。若饥饱劳逸，损伤胃气，及食辛热味厚之物，而助火邪，伏于血中，耗散真阴，津液亏少，故大便结燥。仲景云，小便利，大便硬，不可攻下，以脾约丸润之。戒轻下而重伤津液也。然脏结复有阳结阴结之不同，阳结者以辛凉润之，阴结者以辛温润之，其辨又在微芒之间矣。

《医方集解·润燥之剂第十三·通幽汤》：少阴不得大便，以辛润之；太阴不得大便，以苦泄之；阳结者，散之；阴结者，温之；伤食者，以苦泄之；血燥者，以桃仁、酒制大黄通之；风燥者，以麻仁加大黄利之；气涩者，郁李仁、枳实、皂角仁润之。

《医学心悟·卷一·医门八法·论下法》：杂症中，大便不通，其用药之法可相参者。如老人、久病人、新产妇人，每多大便闭结之症，丹溪用四物汤，东垣用通幽汤，予尝合而酌之，而加以苁蓉、枸杞、柏子仁、芝麻、松子仁、人乳、梨汁、蜂蜜之类，随手取效。又尝于四物加升麻，及前滋润药，治老人血枯，数至圊而不能便者，往往有验，此皆委曲疏通之法。

《医学心悟·卷三·大便不通》：如阳明胃实，燥渴、谵语，不大便者，实闭也，小承气汤下之。若老弱人精血不足，新产妇人气血干枯，以致肠胃不润，此虚闭也，四物汤加松子仁、柏子仁、肉苁蓉、枸杞、人乳之类以润之，或以蜜煎导而通之；若气血两虚，则用八珍汤。热闭者，口燥、唇焦，舌苔黄，小便赤，喜冷、恶热，此名阳结，宜用清药及攻下之法，三黄枳术丸主之。冷闭者，唇淡、口和，舌苔白，小便清，喜热、恶寒，此名阴结，宜用温药而兼润燥之法，理中汤加归、芍主之。凡虚人不大便，未可勉强通之。大便虽闭，腹无所苦，但与润剂，积久自行，不比伤寒邪热，消烁津液，有不容刻缓之势也。予尝治老人虚闭，数至圊而不能便者，用四物汤及滋润药加升麻，屡试屡验，此亦救急之良法也。

第二节
治疗大法

一、表里、虚实、寒热论治

便秘一病，或他病中兼见便秘的症状，当仔细斟酌，辨明表里、虚实、寒热。里实热者，治宜寒下；里实寒者，治宜温滑；表里俱热，治宜解表攻里；津血亏虚者，治宜滋养润肠。

（一）里实热者，治宜寒下

辨证为里者、实热者，可用利下之法，使热从大便而去，诸证自解，为釜底抽薪之法。

《小儿药证直诀·卷上·脉证治法·虚实腹胀》：腹中有食积结粪，小便黄，时微喘，脉伏而实，时饮水，能食者，可下之。

《医学启源·卷之中·六气方治·燥》：有胃实而秘者，能饮食，小便赤，当以麻仁丸、七宣丸之类主之。胃虚而秘者，不能饮食，小便清利，厚朴汤宜之。

《格致余论·脾约丸论》：用之热甚而气实者，无有不安。愚恐西北二方，地气高厚，人禀壮实者可用。若用于东南之人，与热虽盛而血气不实者，虽得暂通，将见脾愈弱而肠愈燥矣。

《金匮钩玄·卷第二·心痛》：脉坚实不大便者，下之。

《医学正传·卷之八·痘疹》：其或气实烦躁，热炽大便秘结，则与犀角地黄汤或人参败毒散，又或紫草饮多服亦能利之……或大便结与溲涩者，尤宜下之利之，庶无患也。

《立斋外科发挥·卷一·溃疡作痛》：脉实，便秘而痛者，邪在内也，宜下之。

《立斋外科发挥·卷三·时毒》：里实而不利者，下之。

《医方考·卷五·口齿舌疾门第六十四·柴胡地骨皮汤》：实者加大黄、朴硝，谓大便秘涩，邪气自实，二阴皆秘，地道不通，故用大黄苦寒以泻实，朴硝咸寒以软坚，乃灶底抽薪之法也。

《外科正宗·卷之一·痈疽门·痈疽治法总论第二》：肿疡时内热口干，脉实烦躁，便秘喜冷者，此为邪毒在里，急与寒凉攻利，宜内疏黄连汤、四顺清凉饮、内消沃雪汤俱可选用。

《外科正宗·卷之一·痈疽门·杂忌须知第十四》：肿硬痛深，口干便秘，身热脉实者，邪在里也，宜下之。

《医宗必读·卷之五·伤寒·可下》：阳明多汗，谵语，有燥粪，可下。

《成方切用·卷六上·祛风门·三化汤》：唯在胃腑一证，内实便秘者，间有可下。

（二）里实寒者，治宜温滑

寒者当温，燥者当润，两者相合，为丹溪治寒燥便秘之法门。

《丹溪心法·卷二·燥结十一》：温滑则燥结自通。

《金匮翼·卷八·便闭统论·实闭》：寒实者，宜温下……逐气丸、温脾汤治实而寒者也。

（三）表里俱热，治当解表攻里

邪热弥漫，卫气同病，吐衄发疮，发热便秘，辨证属表里俱热者，当发表攻里，内外同治。

《立斋外科发挥·卷六·咽喉》：肿痛、发热、便闭者，表里俱实病也，宜解表攻里……防风通圣散。

《疡科心得集·卷下·辨天泡疮翻花疮论》：如焮肿疼痛，脉数便结者，此表里俱实也。宜防风通圣散双解之。

（四）津血亏虚，治宜滋养润肠

血虚津亏，大肠失润，常导致便干难解，此时宜用补法，滋阴润燥，恢复肠津，大便自通。

《明医杂著·卷之一·枳术丸论》：形气、病气俱不足，脾胃虚弱，津血枯涸，而大便难耳，法当滋补化源。

《明医杂著·卷之六·附方》：若因气血虚弱，津液干涸而大便秘结者，当以调补元气。

《赤水玄珠·第八卷·痢门·虚坐努圊》：东垣曰，虚坐而不得大便者，皆因血虚也。今虚坐努圊而不得大便，知其血虚也，故用当归为君，生血药佐之。

《症因脉治·卷四·大便秘结论·血枯便结》：血枯便结之治，久病伤阴，脉细而数者，四物汤加麻仁、何首乌。高年阴耗，血燥津竭者，生脉散、天地煎。血中伏火，滋血润肠汤、脾约丸。

《傅青主女科歌括·产后编上卷·产后诸症治法》：又如大便秘结，犹当重产亡血禁下，宜养正助血通滞，则稳当矣。

《张氏医通·卷七·大小府门·大便不通》：病后血气未复，虚劳骨蒸，皆能作秘，惟当益气补水养血。

《温病条辨·卷二·中焦篇·风温温热温疫温毒冬温》：（增液汤）寓泻于补，以补药之体，作泻药之用，既可攻实，又可防虚……温病之不大便，不出热结、液干二者之外。其偏于阳邪炽甚，热结之实证，则从承气法矣；其偏于阴亏液涸之半虚半实证，则不可混施承气，故以此法代之。独取元参为君者，元参味苦咸微寒。壮水制火，通二便，启肾水上潮于天，其能治液干，固不待言，本经称其主治腹中寒热积聚，其并能解热结可知。麦冬主治心腹结气，伤中伤饱，胃络脉绝，羸瘦短气，亦系能补能润能通之品，故以为之佐。生地亦主寒热积聚，逐血痹，用细者。取其补而不腻，兼能走络也。三者合用，作增水行舟之计，故汤名增液，但非重用不为功。

《时病论·卷之六·临证治案》：血亏液燥加感燥气。云岫钱某之妹，素来清瘦，营血本亏，大解每每维艰，津液亦亏固已。迩来畏寒作咳，胸次不舒，脉象左部小涩，而右部弦劲。此属阳明本燥，加感燥之胜气，肺经受病，气机不宣，则大便益不通耳。遂用苏梗、杏仁、陈皮、桔梗、蒌皮、薤白、淡豉、葱叶治之。服二剂，畏寒已屏，咳逆亦疏，惟大解五日未行。思丹溪治肠痹之证，每每开提肺气，使上焦舒畅，则下窍自通泰矣。今照旧章加之兜铃、紫菀、柏子、麻仁，除去苏、陈、葱、豉。令服四煎，得燥屎数枚，肛门痛裂，又加麦冬、归、地、生黑芝麻，服下始获痊愈。

程曦曰，鞠通论燥气，有胜复之分。今观书中之论治，更有表里之别焉。如秋分至立冬之候，有头痛恶寒作咳者，是燥气在表之证也，法当宣散其肺。有大便秘结而艰难者，是燥气在里之证也，法当滋润肠胃，其能识胜复，别表里者，则治燥之法，无余蕴矣。

二、脏腑论治

脾主升清，肺、胃、大肠主肃降，肝主疏泄，而肾主润泽，上诸脏腑气机功能正常有序，对大便的形成、运化、传导具有重要意义。调理脏腑，意使脏腑诸气升降有司，大便润燥得宜，则传导畅利，便秘自通。

（一）清燥润肠

肠胃积热，伤津化燥，致大便秘塞不通，宜清燥润肠。

《兰室秘藏·卷下·大便结燥门·润肠丸》：脾胃中伏火，大便秘涩，或干燥闭塞不通，全不思食，乃风结、血秘，皆令闭塞也，以润燥、和血、疏风，自然通利矣。

（二）健脾清肺

因脾土不实，肺金亏虚，致脾失健运，肺失清化，治宜健脾清肺。

《格致余论·脾约丸论》：理宜滋养阴血，使孤阳之火不炽，而金行清化，木邪有制，脾土清健而运行，精液乃能入胃，则肠润而通矣。

《明医杂著·卷之四·风症》：大便结燥者，血虚不能濡润也。经云，肾主大便。又云，肾主五液。若肾气调和，津液滋润，则大便自然通调矣。凡此皆宜实脾土、补肺金，诸病自愈。

（三）通腑利气

六腑以通为用，以降为顺，大肠腑气不通致便秘结燥，治宜通腑利气。

便
秘

《外科正宗·卷之一·痈疽门·痈疽治法总论第二》：便秘燥者，必须通利相宜；使脏腑得宣通，俾气血自流利。

《外科正宗·卷之一·痈疽门·杂忌须知第十四》：又脉实便秘，以内疏黄连汤及猪胆套法，大便通利二次，使内外毒气皆得通泄。

《疡科心得集·卷上·辨喉蛾喉痈论》：若不大便者，可服凉膈散通腑泄便。

（四）健脾利水

脾虚湿盛，运化无权，致便秘等症，治宜健脾利水。

《成方切用·卷七上·消暑门·消暑丸》：便秘烦渴，或吐或利者，以湿胜不得施化也。此方不治其暑，专治其湿。用半夏茯苓行水之药，少佐甘草，以和其中。半夏用醋煮者，醋能开胃散水，敛热解毒也。使暑气湿气，俱从小便下降，则脾胃和而烦渴自止矣。

（五）润脾滋肾

燥热太过，损伤脾肾之阴，致大便燥结，治宜润脾滋肾。

《校注医醇賸义·卷二·秋燥·脾燥》：脾本喜燥，但燥热太过，则为焦土，而生机将息，令人体疲便硬，反不思食，此正如亢旱之时，赤地千里，禾稼不生也，泽下汤主之。泽下汤自制：人参一钱，当归二钱，白芍一钱，生地六钱，白苏子三钱，大麻仁三钱，石斛三钱，山药三钱，料豆三钱，红枣十枚。参、枣、归、芍，脾家血分药，与涵木养营汤同。以肝藏血，脾统血也。生地与山药、料豆同用，有补脾及肾之意，所以命名泽下。石斛有咸味者，亦能滋肾，因脾燥必吸肾阴。气血虚之便硬，反不思食，无攻泻之可进，麻仁、苏子油多润肠，不妨气血，最为稳着。大肠与胃同是阳明之经，又与肺互为表里之脏腑，肠燥津枯所致便秘，宜肺胃同治。（祖怡注）

（六）肺胃同治

《疡科心得集·卷中·辨肺痿肺痈论》：或肠枯便闭，强利以求其快，漏卮难继，只此上供之津液，坐耗歧途。于是肺火日炽，肺热日深，肺中小管日窒，咳声以渐不扬，胸中脂膜日干，咳痰艰于上出，行动数武即喘鸣，冲击连声，痰始一应。寸口脉数而虚，其人咳，口中反有浊唾涎沫者，为肺痿之病。《金匮》治法，非不彰明，然混在肺痈一门，况难解其精意。大要缓而图之，生胃津、润肺燥、下逆气、开积痰、止浊唾、补真气，以通肺之小管；散火热，以复气之清肃。

《校注医醇賸义·卷二·秋燥·大肠燥》：大肠受燥热，则脏阴枯槁，肠胃不通，大便秘结，清燥润肠汤主之。清燥润肠汤自制：生地三钱，熟地三钱，当归二钱，麻仁三钱，蒌仁四钱，郁李仁二钱，石斛三钱，枳壳一钱蜜水炒，青皮一钱五分蜜水炒，金橘饼一枚。此方以二地、三仁为主药，生津润燥，开结之力颇速。再加当归养血，石斛养胃，青皮、枳壳皆蜜水炒，协金橘饼流通肺胃之气。肺与大肠相表里，补其脏必兼疏其腑，泻其腑必兼顾其脏。此脏腑相连，不可分割之定理也。（祖怡注）或问脾胃大小肠，何以不立燥凉方？答曰，胃为水谷之海，脾为湿土之脏，秋感燥凉，不畏其燥。且《金匮》云，大肠有寒者多鹜溏，小肠有寒者其人下重便血。其毋庸立燥凉方宜矣。本门方用红枣十枚者，有肝燥热、燥凉，脾燥热、肾燥凉，共四方。（祖怡又注）

《血证论·卷一·脏腑病机论》：大肠司燥金，喜润而恶燥，寒则滑脱，热则秘结、泄痢后重、痔漏下血。与肺相表里，故病多治肺以治之。与胃同是阳明之经，故又借多治胃之法以治之。

（七）温中平胃

胃主受纳，胃寒而出纳之职失司，则致大便坚难，治宜温中平胃。

《校注医醇賸义·卷四·胀》：胃为水谷之腑，职司出纳。阴寒之气上逆，水谷不能运行，故腹满而胃痛。水谷之气腐于胃中，故鼻闻焦臭，而妨食便难也。当平胃祛寒，温中平胃散主之。

（八）清脾泻胃

胃火亢盛，肠燥津枯所致便秘，治宜清脾泻胃。

《血证论·卷二·齿衄》：胃中实火，口渴龈肿，发热便闭，脉洪数者，通脾泻胃汤加蒲黄、藕节治之。

（九）交通心肾

心火偏亢，失于下降，肾阴不足，不能涵养，津枯便结，治宜交通心肾。

《血证论·卷七·方解上·天王补心丹》：以生、熟地补水，使水上交于心，以元参、丹参、二冬，使火下交于，又佐参、苓以和心气，当归以生心血，枣仁以安心神，远志以宣其滞，五味以收其散，更假桔梗之浮为向导。心得所养，而何有健忘、怔忡、津液干枯、舌疮、秘结之苦哉？

三、阴阳论治

阳气主于运化推动，阴气主于滋养濡润，阴阳平衡，大便才能正常形成、运化传导，故治疗便秘必须重视治理阴阳，纠正一方过于亢盛的状态。

滋阴降火

燥火伤津，阴液干涸，大便秘涩，治宜滋阴降火。

《丹溪心法·卷二·燥结十一》：燥结血少，不能润泽，理宜养阴。凡人五味之秀者养脏腑，诸阳之浊者归大肠，大肠所以司出而不纳也。今停蓄蕴结，独不得疏导何哉？抑有由矣！邪入

便
秘

里，则胃有燥粪，三焦伏热，则津液中干，此大肠夹热然也。虚人脏冷而血脉枯，老人脏寒而气道涩，此大肠之夹冷然也。亦有肠胃受风，涸燥秘涩，此证以风气蓄而得之。若夫气不下降而谷道难，噫逆泛满，必有其证矣。

《立斋外科发挥·卷二·溃疡发热》：如能食而热，口舌干燥，大便难者，以辛苦大寒之剂下之，以泻火补水。

《立斋外科发挥·卷八·疮疡》：焮痛、大便秘涩者，滋阴泻火。

《症因脉治·卷一·中风总论·内伤舌音不清》：若燥火伤血，而大便干结，方书用当归大黄丸，清血中之火，而润大便秘结。

《金匮翼·卷八·便闭统论·虚闭》：虚闭有二，一以阴虚，一以阳虚也。凡下焦阳虚，则阳气不行，阳气不行，则不能传送而阴凝于下。下焦阴虚，则精血枯燥，精血枯燥，则津液不到，而肠脏干槁。治阳虚者，但益其火，则阴凝自化。治阴虚者，但壮其水，则泾渭自通。

《得配本草·卷一·石部·玄明粉》：若邪热伤于阴分，大肠枯燥，秘结不行者，硝、粉甚不相宜。但重滋其阴，以宣其血气，加麻仁、蒌仁、杏仁、郁李仁之类以利之。

《时病论·卷之六·秋伤于湿大意·湿温》：如撮空理线，苔黄起刺，或转黑色，大便不通，此湿热化燥，闭结胃腑，宜用润下救津法，以生军易熟军，更加枳壳，庶几攻下有力耳。

四、祛邪论治

燥、痰、湿、热是便秘的常见病理因素和实邪，常合而为患，胶固肠中，壅塞气机，阻滞通便，治宜祛除。

（一）消痰降火

痰火阻滞，气机壅塞，大便难行，治宜消痰降火。

《症因脉治·卷二·哮病论·哮病》：若大便硬者，加玄明粉，合指迷丸，兼化大肠之痰，则去痰火之根矣。

（二）疏风润燥

风燥伤肺，传于大肠，气闭不行而致大便燥结，治宜疏风润燥。

《医门法律·卷三·中风门·中风门方》：风燥便秘，因致气闭不行……以疏风润燥顺气，殊不可少。

（三）利湿泻热

湿邪郁久，化而为热，湿热下注肠道，致大便不畅，黏腻不爽，治宜利湿泻热。

《成方切用·卷七下·燥湿门·猪苓汤》：（仲景）治阳明病，脉浮发热，渴欲饮水，小便不通。（成氏曰，脉浮发热，热在表也。渴欲饮水，热在里也。小便不利，热结下焦，津液不通也。

准绳曰，此浮字，误也，是脉字下脱一不字也。《活人》云，脉浮者五苓散，脉沉者猪苓汤。按太阳篇五苓散，阳明篇猪苓汤。桂、术辛甘为阳，主外。阿胶滑石甘寒为阴，主内。若脉浮则当用五苓，不当用猪苓矣。少阴篇，下利六七日，咳而呕渴，心烦不得眠者，猪苓汤主之。虽不言脉沉，然少阴之脉必沉也。以此推之，成氏随文误释，明矣）少阴病，下利六七日，咳而呕渴，心烦不得眠。（下利不渴者，里寒也。渴者，阳邪入里。心烦不眠，知夹热也。咳而渴呕，有停饮也。渴而下利，知小便必不利，是热邪已入膀胱也。宜利小便，则热降而便实）通治湿热黄疸，口渴溺赤。（五苓泻湿胜，故用桂术。猪苓泻热胜，故用滑石）猪苓、茯苓、泽泻、滑石、阿胶一两。热上壅，则下不通。下不通，热益上壅。又湿郁为热，热蒸更为湿。故心烦而呕渴，便秘而发黄也。淡能渗湿，寒能胜热，茯苓甘淡，渗脾肺之湿。猪苓甘淡，泽泻咸寒，泻肾与膀胱之湿。滑石甘淡而寒，体重降火，通行上下之湿。阿胶甘平润滑，以疗烦渴不眠。要使水道通利，则热邪皆从小便下降，而三焦俱清矣。吴鹤皋曰：以诸药过燥，故又加阿胶以存津液。（王好古曰，滑石为至燥之剂。徐之才曰，燥可去湿，桑白皮、赤小豆之类是也，盖皆以行水之药为燥也）

（四）顺气化痰

《续名医类案·卷二十·大便不通》：三焦之气壅滞，有升无降，津液皆化为痰饮，不能下滋肠腑，非血燥比也。润剂留滞，硝、黄徒入血分，不能通气，俱为痰阻，故无效也。乃用牵牛末、皂角膏丸与服，即便通利。盖牵牛能走气分，通三焦，气顺则痰逐饮消，上下通快矣。

五、体质论治

方药者，死生之道，不可不察。治秘方药多数快利疾滑，患其弊有余而治不足。古代医家处方用药莫不慎辨虚实，对待虚人、老人、产妇、小儿常以补润之法，唯恐失之过下，克伐元气，其处方经验尤当详参。

（一）虚人、老人便秘

年老体弱或久病体虚者，易津液亏少，脏腑燥结，治宜润燥滑肠。

《儒门事亲·卷四·大便涩滞二十一》：夫老人久病，大便涩滞不通者，可服神功丸、麻仁丸、四生丸则愈矣。时复服葵菜、菠菜、猪羊血，自然通利也。《内经》云，以滑养窍是也。

《妇人大全良方·卷之八·妇人大便不通方论第六》：初虞世云，余历观古人用通药，率用降气等药。盖肺气不下降，则大肠不能传送，以杏仁、枳壳、诃子等药是也。又老人、虚人、风人津液少，大便秘。经云，涩者滑之。故用胡麻、杏仁、麻子仁、阿胶之类是也。

《寿亲养老书·续添》：老人脏腑结燥，大便秘涩，可频服猪羊血，或葵菜、血脏羹，皆能疏利。

《严氏济生方·大便门·秘结论治》：但年高之人，以致秘结者，非少壮比，多服大黄恐伤真气。后方所载，有威灵仙丸最佳。内用威灵仙，取其主诸风，宣通五脏，去腹内冷气滞气；内用黄芪，取其补气，使气充得以运掉，蜜炙取以滑润之义；枳实取其下气宽肠，药用三品，专而不杂，老人诸秘结大相宜也。

（二）产妇便秘

孕产妇因饮食偏嗜、大肠实热，或久卧体虚，气滞不行，或产后失血之阴，血虚火燥等，易致便秘。母子性命相系，用药需明审详辨，不可乱用泻下。

1. 妊娠便秘

《万氏女科·卷之二·胎前章·妊娠伤寒》：妊娠伤寒，专以清热和胎为主，各随六经所见表里之证治之。务宜谨慎，不可与常病伤寒同治，以致损胎，误其母子性命也……如大热、大渴、躁烦，大便不通者，此病在足阳明胃腑也。本方（四味紫苏和胎饮）去人参，加枳实（炒）、大黄（煨）、芒硝各一钱半，姜引。水煎，温服，以利为度。

2. 产后便秘

产后失血之阴，肠道失于濡润，大便秘涩不通，治宜滋阴通便。

《普济本事方·卷第十·妇人诸疾》：妇人产后有三种疾，郁冒则多汗，多汗则大便秘，故难于用药。唯麻子苏子粥，最佳且稳。

《妇人大全良方·卷之二十三·产后大便秘涩方论第二》：产卧水血俱下，肠胃虚竭，津液不足，是以大便秘涩不通也。若过五六日腹中胀闷者，此有燥屎在脏腑，以其干涩，未能出耳。宜服麻仁丸，以津润之……去血过多，脏燥大便秘涩，涩则固，当滑之。

《万氏女科·卷之三·产后章·产后大便闭涩不通》：不可误用下剂，反加闭涩，宜润燥汤主之。

《傅青主女科歌括·产后编下卷·膨胀》：气血两虚，血块消后，当大补气血，以补中虚……消导坐于补中，则脾胃强，而所伤食气消散；助血兼行，大便自通，恶露自行。

《竹林女科证治·卷三·保产（下）》：产后恶露不尽，留滞作痛者亦常有之。然此与虚痛者不同，必其由渐而甚，或大小便不行，或小腹硬实作胀痛极不可近手，或自下上冲心腹，或痛极牙关紧急，有此实证，当速去其血，近上者宜失笑散。近下者宜通瘀煎。如或未效，宜决津煎……产后血块作痛，多由产母难产过劳而成。或调护失宜，或寒邪凝滞，以致血停作痛……彼夫血枯便闭，以承气汤下而愈……产后大便闭结由失血亡阴，津液不足而势，宜行也，宜济川煎……血虚火燥，宜加味四物汤……气血俱虚，宜八珍汤。若数日不通，饮食如常，腹中如故，宜八珍汤加桃仁、杏仁以治之。产后大便下血，由血虚肠热也，宜四物汤加黄连一钱。

《验方新编·卷二十·妇科产后门·产后类伤寒三阴症》：汗多谵语，勿专论肠胃有燥粪诸症，多由劳倦伤脾，运血稍迟，气血枯竭，乃虚证类实，治宜养正通幽汤……汗出谵语便实，乃气血两亏，神衰心主失守，急宜养荣安神，加茯苓、枣仁、柏子、参、芪、白术各一钱，水煎服。如大便至十日以上燥结不通，肛门必有燥粪，用蜜煎入皂角末或猪胆汁及枯盐导之。

（三）小儿便秘

小儿乃纯阳之体，阳盛阴微，其便秘多为实热之证，治宜清热泻下。

《太平圣惠方·卷第八十四·治小儿发疹痘疮诸方》：婴儿之性，自然阳盛而阴微也，脏腑阴阳气逆，大小便多秘不通也。才觉是此疾，即可便与疏利，即轻患也，若疹痘已出，即不可疏转。若疹痘出定，却宜利大小肠。［按］扁鹊及仓公论云，疗于婴孩，服以汤散，性有可饵之者不可饵之者，宜先和节阴阳，调治荣卫，方利脏腑，即热气渐解也。

《婴童百问·卷之八·大便不通第七十三问》：小儿大肠热，乃是肺家有热在里，流入大肠，以致秘结不通，乃实热也。当以四顺清凉饮加柴胡，热甚者加山栀、黄芩流利之。其表里俱热者，面黄颊赤，唇燥口干，小便赤涩，大便焦黄。无汗者，先解表，以柴胡散汗之，解后大便秘，或肚疼者，以清凉饮、大柴胡汤、承气汤皆可下之。积热者，神芎丸尤妙。

六、他病兼便秘之论治

便
秘

他病而兼见便秘，为临床常见，与单纯的便秘证治殊为不同，主要可分为伤寒便秘、温病便秘、杂病便秘。前两者有特殊证治规律，不可不知，而杂病便秘，亦需考量虚实、明辨寒热而随证治之。

（一）伤寒便秘

伤寒便结，当分六经以论治。

《症因脉治·卷四·大便秘结论·伤寒便结》：伤寒便结之治。太阳阳明，仲景脾约丸，今推广羌活汤加大黄，以遵双解表里之法。正阳阳明者，大承气汤。少阳阳明者，大柴胡汤。言阳明者，即言不大便也；言太阳者，即言有表邪也。若热邪传三阴，大便秘结，三承气汤，随症加减用之。若三阴外传阳明，胃实便秘者，大承气汤主之。

《赤水玄珠·第二卷·燥门·论结燥病本不同》：如少阴不得大便，以辛润之。太阴不得大便，以苦泻之。

《医宗必读·卷之五·伤寒·合病》：太阳、阳明合病，脉浮长，大便硬，小便利，脾约丸。

《医方集解·攻里之剂第四·调胃承气汤》：自阳明经传入胃腑，不恶寒，腹满便硬者，宜大承气下之；若汗多发热微恶寒者，为外未解，其热不潮，未可与承气汤；若腹大满不通者，可与小承气微和胃气；勿令大泄下。

《伤寒贯珠集·卷四·阳明篇（下）·阳明明辨法第二》：阳明病不大便，有热结与津竭两端。热结者，可以寒下，可以咸软。津竭者，必津回燥释，而后便可行也。

《时方妙用·卷四·阳明》：何谓阳明腑症，曰潮热谵语，手足腋下溅然汗出，腹满大便硬是也。有太阳阳明，少阳阳明，正阳阳明之辨。本太阳证，治之失法，亡其津液，致太阳之热，乘胃燥而转属阳明。其症小便数，大便硬，伤寒论谓之脾约，宜麻仁汤（以上太阳阳明）。本少阳病，治之失法，亡其津液，致少阳之邪，乘胃燥而转属阳明，为大便结燥，《伤寒论》谓为大便难，以蜜煎胆汁导之（以上少阳阳明）。病人阳气素盛，或有宿食，外邪传入，遂归于胃腑，《伤寒论》谓为胃家实，宜以三承气汤下之（以上正阳阳明）。

（二）温病便秘

温病大便秘结者，当辨其三焦，表里之别。

《先醒斋医学广笔记·卷之一·寒·春温夏热病大法》：二证若大便秘，宜按之（腹）。其邪已结于内，便硬，宜察邪结中焦，小承气汤、调胃承气下之。邪结下焦，少腹坚痛，始用大承气汤下之。

《先醒斋医学广笔记·卷之一·寒·三阳治法总要》：若表证罢后，邪结于里，大便闭，小便短赤，宜用调胃承气汤或小承气汤下之。下后，按其腹中不作痛而和，病即已解；如作痛，是燥粪未尽也，再用前药下之，以腹中和，二便通利为度。

《症因脉治·卷四·大便秘结论·温热便结》：温热便结之治。太阳阳明，羌活汤加大黄、枳壳。正阳阳明，干葛汤加大黄、枳壳。少阳阳明，小柴胡汤加大黄、枳壳。言阳明者，即言不大便也。夫伤寒表解传里，则热邪敛入肠胃，结实粪硬，可用承气下法。今温热病，则邪热散漫诸经，虽热之久者，亦不肯敛入于里，即大便闭结。亦只宜以三阳表药中加通利之药，双解表里之邪，不比伤寒直下者也。

《广瘟疫论·卷之三·里证·大便闭》：夫本来阳盛，复受时疫，则湿热皆变为燥热，虽兼表证未得汗，可下。以时疫与伤寒不同，伤寒邪从表入，有表证未得汗，必不可攻里；时疫邪从内发，虽有表证，每每发表而不得汗，必待里气通而后表始得汗。所以时疫大便一闭，即有表证，亦当下之，不可逡巡也。若初起未经表散，则当用三消饮下之为当。有表证尚可下，则烦渴、谵妄，舌苔黄黑、燥烈、卷短，胸、腹硬痛诸证备见，更当分别轻重下之无疑。又有大便闭而屡下不通者，则必有夹邪，当审之。有夹水者，水在肠中，则不下而自利；水在胃脘以上，则脉多弦、多缓，往往上呕而不下利，且舌白而心下按之作响，虽用承气不能下行，故下之不通，当先用半夏、茯苓、苍术消其水，而后下之。

（三）杂病兼见便秘

便秘之症，极为常见，可作为他病之伴随症状出现。治疗时当考量虚实，明辨寒热。

1. 内发疮痈兼便秘

《明医杂著·卷之五·序次丹溪小儿痘疮治法》：故虽云大便不通者，少与大黄尤宜，仔细斟酌之，若小便赤少者，分利小便则热气有所渗而出。凡热不可骤遏，但轻解之；若无热，则疮又不能发也。

2. 外伤兼便秘

《外科正宗·卷之四·杂疮毒门·汤泼火烧第六十一》：毒气入里，烦躁口干，二便秘涩者，四顺清凉饮下之。四顺清凉饮：四顺清凉饮赤芍，防风羌活共连翘，当归甘草山栀等，大黄加上热俱消。治汤泼火烧，热极逼毒入里，或外被凉水所汲，火毒内攻，致生烦躁，内热口干，大便秘实者服。连翘、赤芍、羌活、防风、当归、山栀、甘草（各一钱），大黄（炒，二钱）。上水二钟，灯心二十根，煎八分，食远服。

3. 呕吐兼便秘

《医学正传·卷之三·呕吐》：下焦吐者，皆从于寒，地道也，其脉沉而迟，其证朝食暮吐，暮食朝吐，小便清利，大便秘而不通。治法当以毒药通其秘塞，温其寒气，大便渐通，复以中焦药和之，不令大便秘结而自愈也。

4. 头痛兼便秘

《医学正传·卷之四·头痛》：少阳偏头痛者，多大便秘，或可下之。

5. 痞满兼便秘

《医学正传·卷之三·痞满》：又有虚实之异，如实痞，大便秘者，厚朴、枳实主之。

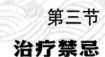

便秘一门，禁忌尤多，盖便下为新陈代谢之仰赖，去瘀生新之必由，秘结不通则诸证蜂起，其证不同其他。

一、实证便秘禁忌

实证便秘，忌温补宣燥之品，多能消耗阴津气血，加重大肠结燥，实证便秘尤当禁忌。

《脾胃论·卷上·用药宜禁论》：大便秘涩，以当归、桃仁、麻子仁、郁李仁、皂角仁，和血润肠，如燥药则所当禁者……小儿斑后，大便实者，亦当下之，而姜、橘之类，则所当禁也。

《外科精义·卷下》：（五香汤）大抵专治毒气入腹，烦闷气不通者；其余热渴，昏昧，口燥咽干，大便硬，小便涩者，未可与服。

《立斋外科发挥·卷三·鬊疽》：大抵疮疡之证，肿焮痛甚，寒热往来，或大便秘结，小便淋，心神愦闷，恍惚不宁，皆邪热之实也，岂可补哉。

《本草崇原·卷上本经上品·白术》：若过于炎燥，则止而不行，为便难脾约之证。

《医门法律·卷一·申明仲景律书》：大便秘涩，禁用燥药。

《医学心悟·卷一·医门八法·论温法》：然又有不当温而温者何也？如伤寒邪热传里，口燥、咽干，便闭、谵语，以及斑、黄、狂乱、衄、吐、便血诸症，其不可温，固无论矣。

二、气血津亏禁忌

气血津亏，不可快药利下虚人取一时之快，损伤正气，久则大便愈结，药石难医。

《妇人大全良方·卷之八·妇人大便不通方论第六》：论老人、虚人、风人大便秘不可用快药。初虞世云，余历观古人用通药，率用降气等药。盖肺气不下降，则大肠不能传送，以杏仁、枳壳、诃子等药是也。又老人、虚人、风人津液少，大便秘。经云，涩者滑之。故用胡麻、杏仁、麻子仁、阿胶之类是也。今人学不师古，妄意斟酌，每至大便秘燥，即以快药荡涤之，既走津液、气血，大便随手愈更秘涩，兼生它病。

《兰室秘藏·卷下·大便结燥门·大便结燥论》：大抵治病必究其源，不可一概用巴豆、牵牛之类下之，损其津液，燥结愈，甚复下、复结，极则以至导引于下而不通，遂成不救，噫，可不慎哉！

《明医杂著·卷之二·痰饮》：（滚痰丸）须量人虚实而用之……夺旗斩关、回生起死之剂，必痰滞胸膈，秘结不利，形气病气俱实者，乃可用之。或脾气不能摄涎而上泛，或肾气不能摄水而上溢，苟误认为实痰而用之，祸在反掌，江南人尤慎之。

《医学正传·卷之六·秘结》：切弗以巴豆、牵牛等峻剂攻下，虽暂得通快，必致再结愈甚，反酿成病根胶固，卒难调治。

《本草纲目·果部第二十九卷·果之一·杏》：故虚人便闭，不可过泄。

《伤寒论条辨·卷之四·辨阳明病脉证并治第四》：（脉）滑以候食，故为大便硬之诊。疾，里热甚也，然滑疾有不宁之意，不可不知。微者阳气不充，涩者阴血不足，故曰里虚也。难治者，气不充则无以为运行，血不足则无以为润送，故曰阳微不可下，无血不可下，此之谓也。

便
秘

《医贯·卷之五·先天要论（下）·泻利并大便不通论》：老人、虚人及病后人，肾水原不足，以致干枯，若再用硝、黄等药以下之，是虚其虚。今日虽取一时之快，来日必愈结，再下之，后日虽铁石亦不能通矣。倘有患此者，当劝慰之，勿令性急，以自取危殆。

《傅青主女科歌括·产后编下卷·膨胀》：治者若但知伤食宜消，气郁宜散，恶露当攻，便结可下，则胃气反损，满闷益增，气不升降，湿热积久，遂成膨胀。

《女科经纶·卷六·产后证下》：产后水血俱下，则大肠燥涩，便闭不通，《金匮》《圣济》均主津液内亡，立斋主血虚火燥，自是元气内乏受病，故戒不可以苦寒峻利，再伤气血，渐致不救也。

《医学心悟·卷一·医门八法·论下法》：又杂症中，有高年血燥不行者，有新产血枯不行者，有病后亡津液者，有亡血者，有日久不更衣，腹无所苦，别无他症者，若误下之，变症蜂起矣。

三、投药禁忌

不可妄投寒凉图一时畅利，妄投寒凉，损伤脾胃阳气，则贻害无穷。

《幼幼新书·卷第三十·大便不通第六》：盖庸医见小儿大便不通，多服凉药与疏转药，积于中凉转药一并发，则其人困矣。

《阴证略例·论阴证大便秘》：无阳阴强，大便硬者，不可下，下之则清谷满腹。

四、忌不辨表里

忌不辨表里，过早用下伤寒六经中的阳明病证常兼杂便秘燥实的情况，而《伤寒贯珠集》有云："阳明虽有可下之例，然必表证全无，而热结在肠中者，方可攻之。"说明表未解而过早用下，将使邪气深入，发为他病而贻害多端。

《普济本事方·卷第九·伤寒时疫（下）·桂枝麻黄各半汤》：大抵风寒入里不消，必有燥屎，或大便坚秘。须是脉不浮，不恶风，表证罢，乃可下。大便不通，虽四五日不能为害。若不顾表而便下，遂为协热利也。

《立斋外科发挥·卷三·时毒》：硝黄之剂，非大便秘实不可用，若不审其因，不辨其虚实表里，概用攻之，必致有误。

《医方考·卷一·伤寒门第二·调胃承气汤》：然犹有戒焉，表证未去而早下之，则有结胸、痞气之患，此大、小陷胸汤之所以作也。夫人恶可以不慎乎？

《医方考·卷一·伤寒门第二·大承气汤》：若病未危急而早下之，或虽危急而下药过之，则又有寒中之患。

《温热经纬·卷四·陈平伯外感温病篇》：温热病之大便不闭为易治者，以脏热移腑，邪有下行之路，所谓腑气通则脏气安也。设大便闭者，热烁胃津，日久亦何尝无燥矢宜下之证哉？惟伤寒之大便不宜早解，故必邪入于腑，始可下其燥矢。

五、忌不辨寒热虚实

忌非冷秘而温润，忌非实热而寒导冷热不察，所治非法，往往变生他病。

《张氏医通·卷七·大小府门·大便不通》：古方治老人燥结，多用苁蓉，不知胃气虚者，下口即作呕吐。肥人胃中多有痰湿，尤非所宜。惟命门火衰，开阖失职者，方为合剂。然须丸服，若作汤，亦必作吐，以其味咸气浊也。其猪胆导，非伤寒邪热，不可轻试。病人胃气虚者，用之往往有呃逆之虞，不可不慎。

六、忌不当汗而发汗

忌不当汗而发汗，不当汗而强发其汗，易使津液受损，便秘加重。

《医学正传·卷之六·秘结》：或有血虚、脉大如葱管、发热而大便结燥者，慎不可发汗，汗之则重亡津液，闭结而死，此医杀之耳。

《医方考·卷一·伤寒门第二·桂枝汤》：是方也，惟表邪可以用之；若阳邪去表入里，里作燥渴，二便秘结，此宜承气之时也，而误用之则反矣。论曰，桂枝下咽，阳盛则毙。盖谓阳邪去表入里故也。

《伤寒论条辨·卷之七·辨脉法下篇第十四》：诸脉得动数微弱者，不可发汗，发汗则大便难，腹中干，胃燥而烦。

《慎柔五书·卷三·虚损第三·虚损误药之辨》：伤寒脉洪大有力，内伤豁大，似洪而无力，亦大便结燥，仍用清凉、汗下、解散之法，大伤脾胃，则肺已亏矣。

评述

便秘的治法治则，主要从以下三个方面进行阐述：治疗原则、治疗方法、治疗禁忌。

便秘的治疗原则，当遵循首辨虚实，再辨气血阴阳、外感内伤。历代医籍中对其治疗原则，多有论述，如《三因极一病证方论·卷之十二·秘结证治》将其病因分为外因、内因、不内外因，并提出治疗原则："既涉三因，亦当随其所因而治之，燥则润之，涩则滑之，秘则通之，约则缓之，各有成法。"《医方集宜·卷之五·秘结门·形证》提出："大抵秘结之病，风则散之，气则顺之，热则清之，寒则温之，燥则润之，涩则滑之，秘则通之，要在随症而处治焉。"

便秘的治疗方法，本章总结了从表里、虚实、寒热、阴阳、脏腑等方面进行治疗，记载了对老人、妇女、小儿等特殊人群的治疗，以及对伤寒便秘、温病便秘、杂病便秘等他病兼便秘的治疗。

便秘一门，禁忌尤多，盖便下为新陈代谢之仰赖，去瘀生新之必由，秘结不通则诸证蜂起。便秘的治疗禁忌主要从以下六个方面进行阐述：实证便秘禁忌、虚证便秘禁忌、投药禁忌、忌不辨表里、忌不辨寒热、忌不当汗而发汗。治疗中当明察详辨，慎之又慎。

便
秘

第五章

方药纵横

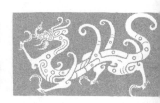

药物

一、植物药

（一）人参

《景岳全书·卷之四十八大集·本草正（上）·山草部》：人参（反藜芦）味甘微苦，微温，气味颇厚，阳中微阴。气虚、血虚俱能补。阳气虚竭者，此能回之于无何有之乡；阴血崩溃者，此能障之于已决裂之后。惟其气壮而不辛，所以能固气；惟其味甘而纯正，所以能补血；故凡虚而发热，虚而自汗，虚而眩运，虚而困倦，虚而惊惧，虚而短气，虚而遗泄，虚而泻利，虚而头疼，虚而腹痛，虚而饮食不运，虚而痰涎壅滞，虚而嗽血吐血，虚而淋沥便闭，虚而呕逆躁烦，虚而下血失气等证，是皆必不可缺者。第欲以气血相较，则人参气味颇轻而属阳者多，所以得气分者六，得血分者四，总之不失为气分之药。而血分之所不可缺者，为未有气不至而血能自至者也。

（二）三白草

《新修本草·卷第十一·三白草》：味甘、辛，寒，有小毒。主水肿脚气，利大小便，消痰，破癖，除积聚，消疔肿。生池泽畔。叶如水荭，亦似蕺，又似菝葜，叶上有三黑点，非白也，古人秘之，隐黑为白尔。高尺许，根如芹根，黄白色而粗大。（新附）

（三）大黄

《本草纲目·草部第十七卷·草之六·大黄》：根，[主治]下瘀血血闭，寒热，破癥瘕积聚，留饮宿食，荡涤肠胃，推陈致新，通利水谷，调中化食，安和五脏。（《本经》）平胃下气，除痰实，肠间结热，心腹胀满，女子寒血闭胀，小腹痛，诸老血留结。（《别录》）通女子经候，利水肿，利大小肠。贴热肿毒，小儿寒热时疾，烦热蚀脓。（甄权）通宣一切气，调血脉，利关节，泄壅滞水气，温瘴热疟。（大明）泻诸实热不通，除下焦湿热，消宿食，泻心下痞满。（元素）下痢赤白，里急腹痛，小便淋沥，实热燥结，潮热谵语，黄疸诸火疮。（时珍）

成无己曰，热淫所胜，以苦泄之。大黄之苦，以荡涤瘀热，下燥结而泄胃强……颂曰，《本草》称大黄推陈致新，其效最神，故古方下积滞多用之，张仲景治伤寒用处尤多。

《证类本草·卷第十·大黄》：《药性论》云，蜀大黄，使，去寒热，忌冷水，味苦、甘。消食，炼五脏，通女子经候，利水肿，能破痰实，冷热，结聚宿食，利大小肠，贴热毒肿，主小儿寒热时疾，烦热蚀浓，破留血。《日华子》云，通宣一切气，调血脉，利关节，泄壅滞水气，四肢冷热不调，温瘴热疾，利大小便。并敷一切疮疖痈毒。廓州马蹄峡中者次。

（四）大麻仁

《证类本草·卷第二十四·麻仁》：陈士良云，大麻仁，主肺脏，润五脏，利大小便，疏风气。不宜多食，损血脉，滑精气，痿阳气，妇人多食发带疾。

《得配本草·卷五·谷部·大麻仁》：一名火麻。畏茯苓、牡蛎、白薇。甘，平，滑利。入足太阴，兼手阳明经血分。理女子经脉，治汗多胃燥，除里结后重，去皮肤顽痹，能催生下乳。合苏子研汁煮粥，治虚风便秘。同紫菀、杏仁煎服，治大便不利。（肺气润，便自利）

《本草备要·谷菜部·大麻仁》：润燥滑肠，甘平滑利。脾、胃、大肠之药，缓脾润燥。治阳明病、胃热汗多而便难。

《景岳全书·卷之四十九大集·本草正（下）·谷部》：麻仁，即黄麻也，亦名大麻。味甘平，性滑利。能润心肺，滋五脏，利大肠风热结燥，行水气，通小便湿热，秘涩五淋，去积血，下气，除风湿顽痹，关节血燥拘挛，止消渴，通乳汁，产难催生，经脉阻滞。凡病多燥涩者宜之。若下元不固，及便溏阳痿，精滑多带者，皆所忌用。

（五）木细辛

《证类本草·卷第十四·木细辛》：味苦，温，有毒。主腹内结积癥瘕，大便不利，推陈去恶，破冷气，未可轻服。令人利下至困，生终南山，冬月不凋，苗如大戟，根似细辛。

（六）木莲

《本草纲目·草部第十八卷·草之七·木莲》：肠风下血，大便更涩。木馒头（烧）、枳壳（炒）等分，为末。每服二钱，槐花酒下。（杨倓《家藏方》）

（七）木蜜

《证类本草·卷第十二·木蜜》：味甘，平，无毒。止渴除烦，润五脏，利大小便，去膈上热。功用如蜜。树生。南方枝、叶俱可啖。

便
秘

（八）升麻

《本草备要·草部·升麻》：轻，宣，升阳，解毒。甘辛微苦……治时气毒疠，头痛（阳明头痛，痛连齿颊）寒热，肺痿吐脓，下痢后重（后重者，气滞也。气滞于中，必上行而后能下降。有病大小便秘者，用通利药而罔效，重加升麻而反通。丹溪曰：气升则水自降。经曰：地气上为云，天气下为雨。天地不交，则万物不通也），久泄（经曰：清气在下，则生飧泄）脱肛，崩中带下（能缓带脉之缩急），足寒阴痿，目赤口疮，痘疮（升葛汤，初发热时可用，痘出后气弱或泄泻者可少用，否则见点之后，必不可用，为其解散也），斑疹（成朵如锦纹者为斑，隐隐见红点者为疹）。

（九）乌桕木

《证类本草·卷第十四·乌臼木根皮》：乌臼根皮，凉。治头风，通大小便。

《本草纲目·木部第三十五卷·木之二·乌桕木》：大便不通。乌桕木根方长一寸，劈破，水煎半盏，服之立通。不用多吃。其功神圣，兼能取水。（《斗门方》）

（十）乌梅

《得配本草·卷六·果部·乌梅》：汤浸去核，捣丸如枣大，纳入谷道，导大便不通。

《本草撮要·卷三果部·乌梅》：若大便不通，气奔欲死，以乌梅数颗，汤浸去核，丸枣大，纳入下部，少时即通。

（十一）巴豆

《本草纲目·木部第三十五卷·木之二·巴豆》：［主治］伤寒温疟寒热，破癥瘕结聚坚积留饮痰癖，大腹水胀，荡练五脏六腑，开通闭塞，利水谷道，去恶肉，除鬼毒蛊疰邪物，杀虫鱼（《本经》）……通宣一切病，泄壅滞，除风补劳，健脾开胃，消痰破血，排脓消肿毒，杀腹脏虫，治恶疮息肉，及疥癞疔肿。（《日华》）导气消积，去脏腑停寒，治生冷硬物所伤。（元素）治泻痢惊痫，心腹痛疝气，风㖞，耳聋，喉痹牙痛，通利关窍。（时珍）

《景岳全书·卷之四十九大集·本草正·竹木部》：巴豆，味辛，性热，有大毒，可升可降。善开关窍，破癥坚积聚，逐痰饮，杀诸恶毒虫毒蛊毒，通秘结，消宿食，攻脏腑停寒，生冷壅滞，心腹疼痛，泻痢惊痫……无处不到，故称为斩关夺门之将。若误用之，则有推墙倒壁之虞；若善用之，则有戡乱调中之妙，用者所当慎察。

（十二）甘遂

《本草备要·草部·甘遂》：大通，泻经隧水湿。苦寒有毒。能泻肾经及隧道水湿，直达水气所结之处，以攻决为用，为下水之圣药（仲景大陷胸汤用之）。主十二种水……痕疝积聚，留饮宿食，痰迷癫痫。

《证类本草·卷第十·甘遂》：《小品》，疗妊娠小腹满，大小便不利，气急，已服猪苓散不瘥者。

（十三）生地黄

《得配本草·卷三·草部·生地》：得酒、麦门冬、姜汁、缩砂良。畏芜荑、莱菔子。恶贝母。忌葱、蒜、萝卜、诸血。甘凉，微苦。入手足少阴、厥阴，及手太阳经血分。其生血以清阴火，举世皆知。能生气以行阳分，人多不晓。（血足气得所归，所谓借精生气）一切惊悸经枯，掌中热，劳劣瘈厥，吐衄、崩漏、便秘等症，均此治之。消谷食（大便下，则中气动而食自化），实脾胃（湿热去，脾胃自实），亦奏其功。得玄参，定精意。得竹茹，息惊气。麦冬为佐，复脉内之阴。当归为佐，和少阳之血。配地龙，治鼻衄交流。佐天门冬，引肺气入生精之处。使羚羊角，起阴气固封蛰之本。使通草，导小肠郁热。调鸡子白，治胎动。调蜜酒，治热传心肺。君茯苓，除湿热伤脾。和车前汁，治血淋。（生地通血脉之源）鲜用则寒，干用则凉。上升，酒炒。痰膈，姜汁炒。入肾，青盐水炒。阴火咳嗽，童便拌炒。犯铜、铁器，令人肾消。胃气虚寒，阳气衰少，胸腹痞闷，三者禁用。世人动云生地妨胃，其能开胃，人实不晓。惟胃中阳气不足者，服之则胃气不运，而饮食减。若胃阴虚而胃土干燥，致胃气不运者，生地滋其阴以清其火，而胃气从此运行，饮食自然渐进。不知者妄加议论，真不啻胶柱鼓瑟也。至时行热症，生地尤为切要，邪火郁于胃，胃阴干涸，势难救药。若胃中阴血未干，断无不可救药之理，惟生地实所以滋胃阴也。阴汁上充，则汗涌于肌表而经邪解，阴血下润，则秽泄于二便而腑邪出，所谓金令一行，酷热顿消也。故火邪溢于阳明经，冲生地汁于白虎汤中，战汗而顿解。邪热入于阳明腑，冲生地汁于陷胸汤中，便通而自退。更有火生痰、痰生火，交结于中，和生地汁于竹油、姜汁中，则谵语直视等症即除。如无生地，可用干地黄，滚水浸透，绞汁冲服，防其泥滞，加枳壳或川贝疏之，且气道通，邪气外达，而病自霍然。近人多以生地为补剂，又疑妨胃，畏不敢用，即用之亦一二钱而止，五六钱而止。入诸药同煎，半成熟地，使邪滞于内而莫出，泥于膈而胃闭，遂视此为害人之品，禁不入方，致令胃阴枯涸，多有不可救药者，亦由用之不善也。

（十四）生姜

《本草纲目·菜部第二十六卷·菜之一·生姜》：大便不通，生姜，削如小指，长二寸，涂盐纳下部，立通。（《外台》）

（十五）白术

《医宗必读·卷之三·本草微要上·草部》：白术，味苦、甘，温，无毒，入脾、胃二经。防风为使。忌桃、李、青鱼，产于潜者佳。米泔水浸半日，土蒸切片，蜜水拌匀，炒令褐色。健脾进食，消谷补中，化胃经痰水，理心下急满，利腰脐血结，祛周身湿痹，君枳实以消痞，佐黄芩以安胎。白术甘温，得土之冲气，补脾胃之神圣也。脾胃健于转输，新谷善进，宿谷善消，土旺自能胜湿，痰水易化，急满易解。腰脐间血，周身之痹，皆湿停为害，湿去则安矣。消痞者，强脾胃之力；安胎者，化湿热之功。

（十六）白芷

《本草纲目·草部第十四卷·草之三·白芷》：大便风秘：香白芷。炒，为末。每服二钱，米饮入蜜少许，连进二服。（《十便良方》）

（十七）白茅

《本草纲目·草部第十三卷·草之二·白茅》：大便闭塞，服药不通者，沧盐三钱，屋檐烂草节七个。为末。每用一钱，竹筒吹入肛内一寸即通，名提金散。（《圣济录》）

（十八）瓜蒂

《本草纲目·果部第三十三卷·果之五·瓜蒂》：大便不通，瓜蒂七枚，研末，绵裹，塞入下部即通。（《必效方》）

（十九）半夏

《本草纲目·草部第十七卷·草之六·半夏》：时珍曰，脾无留湿不生痰，故脾为生痰之源，肺为贮痰之器。半夏能主痰饮及腹胀者，为其体滑而味辛性温也。涎滑能润，辛温能散亦能润，故行湿而通大便，利窍而泄小便。

（二十）汉防己

《得配本草·卷四·草部·汉防己》：殷蘖为之使。畏草薢、女菀、卤咸。恶细辛。杀雄黄、消石毒。苦、辛，寒。足太阳本药……配桃仁，治大便秘。

（二十一）马齿苋

《证类本草·卷第二十九·马齿苋》：主目盲，白翳，利大小便，去寒热，杀诸虫，止渴，破癥结，痈疮。

（二十二）丝瓜

《得配本草·卷五·菜部·丝瓜》：子通经络，解热毒。捣汁，入谷道，导大便不通，捷如响应。佐芦根、桃仁，治痈肿肺痈。

（二十三）芝麻

《得配本草·卷五·谷部·芝麻》：即胡麻，一名巨胜。甘，平……花甘，寒。润大肠。身上生肉丁，擦之即愈。配苦参，治疮疥。油甘，微寒。入手阳明经。解天行热毒，凉血润燥，生肌止痛。得皮硝少许，治小儿便秘。

（二十四）百合

《神农本草经·卷二·中经·百合》：味甘，平。主邪气腹胀，心痛，利大小便，补中益气。生川谷。

《新修本草·卷第八·百合》：味甘，平，无毒。主邪气腹胀，心痛，利大小便，补中益气。除浮肿，胪胀，痞满，寒热，通身疼痛，及乳难喉痹肿，止涕泪。

（二十五）地蜈蚣草

《本草纲目·草部第十六卷·草之五·地蜈蚣草》：解诸毒，及大便不通，捣汁。疗痈肿，捣涂，并末服，能消毒排脓。蜈蚣伤者，入盐少许捣涂，或末敷之。（时珍）

（二十六）当归

《本草纲目·草部第十四卷·草之三·当归》：止呕逆，虚劳寒热，下痢腹痛齿痛，女人沥血腰痛，崩中，补诸不足。（甄权）治一切风，一切血，补一切劳，破恶血，养新血，及癥癖，肠胃冷。（大明）治头痛，心腹诸痛，润肠胃筋骨皮肤，治痈疽，排脓止痛，和血补血。（时珍）主痿癖嗜卧，足下热而痛。冲脉为病，气逆里急。带脉为病，腹痛，腰溶溶如坐水中。（好古）

（二十七）肉苁蓉

《本草纲目·草部第十二卷·草之一·肉苁蓉》：汗多便秘，老人虚人皆可用。肉苁蓉（酒浸，焙）二两，研沉香末一两。为末，麻子仁汁打糊，丸梧子大。每服七十丸，白汤下。（《济生方》）

《得配本草·卷二·草部·肉苁蓉》：忌铜、铁。味咸，性温。入命门，兼入足少阴经血分。壮阳强阴。除茎中虚痛，腰膝寒疼，阴冷不孕。同鳝鱼为末，黄精汁为丸服之，力增十倍。得山萸肉、北五味，治善食中消。得沉香，治汗多虚秘。合菟丝子，治尿血泄精。佐精羊肉，治精败面黑。（肾中无火精亦败）酒浸，刷去浮甲，劈破中心，去肉筋膜如竹丝草样者。有此能隔人心前气不散，令人上气也。漂极淡，蒸半日用，以酥炙用亦可。润大便不须炙。大便滑，精不固，火盛便秘，阳道易举，心虚气胀，皆禁用。

便秘

（二十八）延胡索

《本草纲目·草部第十三卷·草之二·延胡索》：时珍曰……荆穆王妃胡氏，因食荞麦面着怒，遂病胃脘当心痛，不可忍。医用吐下行气化滞诸药，皆入口即吐，不能奏功，大便三日不通。因思《雷公炮炙论》云，心痛欲死，速觅延胡。乃以玄胡索末三钱，温酒调下，即纳入，少顷大便行而痛遂止。

（二十九）那耆悉

《证类本草·卷第十二·那耆悉》：味苦，寒，无毒。主结热，热黄，大小便涩赤……一名龙花也。

（三十）防己

《神农本草经·卷二·中经·防己》：味辛，平。主风寒温疟，热气诸痫，除邪，利大小便。

《本草备要·草部·防己》：通，行水，泻下焦血分湿热。大苦大寒（《本经》平，《别录》温）。太阳（膀胱）经药。能行十二经，通腠理，利九窍，泻下焦血分湿热，为疗风水之要药。治肺气喘嗽（水湿），热气诸痫（降气下痰），湿症脚气（足伤寒湿为脚气。寒湿郁而为热，湿则肿，热则痛。防己为主药，湿加苡仁、苍术、木瓜、木通，热加芩、柏，风加羌活、萆薢，痰加竹沥、南星，痛加香附、木香，活血加四物，大便秘加桃仁、红花，小便秘加牛膝、泽泻，痛连臂加桂枝、威灵仙，痛连胁加胆草）。

（三十一）红花

《本草备要·草部·红花》：治经闭便难，血运口噤，胎死腹中（非活血行血不能下），痘疮血热（本草不言治痘），喉痹不通。

（三十二）苋实

《神农本草经·卷一·上经·苋实》：味甘，寒。主青盲，明目，除邪，利大小便，去寒热。久服，益气力、不饥、轻身。一名马苋。

（三十三）杏仁

《本草纲目·果部第二十九卷·果之一·杏》：杲曰，杏仁散结润燥，除肺中风热咳嗽。杏仁下喘，治气也；桃仁疗狂，治血也。俱治大便秘，当分气、血。

《本草备要·果部·杏仁》：泻肺，解肌，润燥，下气，辛苦甘温而利。泻肺解肌（能发汗），除风散寒，降气行痰，润燥消积（索面、豆粉，近之则烂），通大肠气秘。

《得配本草·卷六·果部·杏仁》：甘、苦，温。入手太阴经气分。泻肺降气，行痰散结，润燥解肌，消食积，通大便，解锡毒，杀狗毒，逐奔豚，杀虫蛔。得陈皮，治便秘。

（三十四）苏子

《证类本草·卷第二十八·苏》：子主调中，益五脏，下气，止霍乱，呕吐，反胃，补虚劳，肥健人，利大小便，破癥结，消五膈，止嗽，润心肺，消痰气。

（三十五）皂角

《得配本草·卷七·木部·皂角》：子，疏五脏风热，通大便秘结。

《景岳全书·卷之四十九大集·本草正（下）·竹木部》：皂角，气味辛咸，性温，有小毒。善逐风痰，利九窍，通关节，治头风，杀诸虫精物，消谷导痰，除咳嗽心腹气结，疼痛胀满，开中风口噤，治咽喉痹塞肿痛，行肺滞，通大肠秘结，堕胎，破坚癥，消肿毒，及风癣疥癫。烧烟熏脱肛肿痛。可为丸散，不入汤药。

《本草纲目·木部第三十五卷·木之二·皂荚》：仁，和血润肠（李杲）。[发明]机曰，皂角核烧存性，治大便燥结。其性得湿则滑，滑则燥结自通也。

（三十六）诃黎勒

《本草纲目·木部第三十五卷·木之二·诃黎勒》：风痰霍乱，食不消，大便涩，诃黎三枚，取皮为末。和酒顿服，三五次妙。（《外台秘要》）

（三十七）苦耽

《证类本草·卷第二十七·苦耽》：苗、子，味苦，寒，小毒。主传尸伏连，鬼气疰忤邪气，腹内热结，目黄不下食，大小便涩，骨热咳嗽，多睡劳乏，呕逆痰壅，痃癖痞满。

（三十八）郁李

《证类本草·卷第十四·郁李仁》：韦宙《独行方》疗脚气浮肿，心腹满，大小便不通，气急喘息者。

《本草纲目·木部第三十六卷·木之三·郁李》：专治大肠气滞，燥涩不通。（李杲）

（三十九）知母

《本草备要·草部·知母》：治伤寒烦热，蓐劳（产劳）骨蒸（退有汗之骨蒸），燥渴虚烦，久疟下痢（治嗽者，清肺火也。治渴者，清胃热也。退骨蒸者，泻肾火也），利二便，消浮肿（小便利则肿消。东垣曰：热在上焦气分，结秘而渴，乃肺中伏热，不能生水，膀胱绝其化源。宜用渗湿之药，泻火清金，滋水之化源。热在下焦血分，便闭而不渴，乃真水不足，膀胱干涸，无阴则阳无以化……凡病皆有隔二隔三之治，不独便闭也）。然苦寒伤胃而滑肠，多服令人泻（李士材曰：苦寒肃杀，非长养万物者也。世以其滋阴，施之虚损之人，则如水益深矣，特表出以为戒）。

（四十）彼子

《神农本草经·卷三·下经·彼子》：夫大病之主，有中风伤寒，寒热温疟，中恶霍乱，大腹水肿，肠澼下利，大小便不通。

（四十一）细辛

《本草纲目·草部第十三卷·草之二·细辛》：治口舌生疮，大便燥结，起目中倒睫（时珍）。

（四十二）茯苓

《本草备要·木部·茯苓》：皮，专能行水，治水肿肤胀（以皮行皮之义，五皮散用之。凡肿而烦渴，便秘溺赤，属阳水，宜五皮散、疏凿饮；不烦渴，大便溏，小便数，属阴水，宜实脾饮、流气饮。腰以上肿，宜汗；腰以下肿，宜利小便）。

（四十三）茺蔚

《本草纲目·草部第十五卷·草之四·茺蔚》：活血破血，调经解毒。治胎漏产难，胎衣不下，血晕、血风、血痛，崩中漏下，尿血、泻血，疳痢、痔疾，打扑内损瘀血，大便、小便不通。（时珍）

（四十四）枳壳

《得配本草·卷六·果部·枳实》：苦、酸，微寒。入手太阴、阳明经气分。破气胜湿，化痰消食。泄肺气，除胸痞，止呕逆，消肿胀，宽肠胃，治泻痢，疗痔肿，散风疹。得桂枝、姜、枣，治胁骨疼痛。得木香，治呃噫。得黄连、木香，治赤白痢。得槟榔、黄连，治痞满。得甘草，治小儿二便秘涩。佐川连、槐蕊，灭诸痔肿痛。佐石膏、蒌仁，祛时疫热邪。入黄芪煎汤，浸产后肠出。商州陈久者良。去穰核，以麸炒焦，去麸用。柑柚皮性寒，不宜入药。脾虚服之，气滞作胀。气血弱者禁用。先儒常云：去风莫如活血，血行风亦从之而去。然气闭于内，风邪无由外出，盖血随气行，气滞血不能流，血滞风亦不散。又曰：内风无不从积气以化，气散而风自不生。活血之剂，宜加枳壳佐之。医方云：枳壳散肌肤之麻痒，殊有神效，所谓气行风自灭也。

（四十五）牵牛子

《得配本草·卷四·草部·牵牛子》：得干姜、青木香良。辛，热，有毒。入手太阴经气分，兼能下达命门。治气分之水胀，利大肠之风秘。走经络，消结痰，破血下胎。得皂角，治痰壅肠结。得川楝子，治湿热便秘。（精隧阻塞，则二便秘，加穿山甲、茴香更有力）淘去浮者，酒拌蒸熟，晒干碾去皮麸，取头末用。亦有半生、半熟用者。辛热雄烈，泄人元气。病在血分，脾胃虚弱而痞满者，禁用。

《证类本草·卷第十一·牵牛子》：《药性论》云，牵牛子，使，味甘，有小毒。能治痃癖气块，利大小便，除水气虚肿，落胎。

（四十六）胡麻油

《本草纲目·谷部第二十二卷·谷之一·胡麻油》：利大肠，产妇胞衣不落。

（四十七）秦艽

《证类本草·卷第八·秦艽》：味苦、辛，平、微温，无毒。主寒热邪气，寒湿风痹，肢节痛，下水，利小便，疗风无问久新，通身挛急。生飞乌山谷。二月、八月采根，曝干。（菖蒲为之使）陶隐居云，飞乌或是地名，今出甘松、龙洞、蚕陵，长大黄白色为佳。根皆作罗文相交，中多衔土，用之熟破除去。方家多作秦胶字，与独活疗风常用，道家不须尔。唐本注云，今出泾州、鄜州、岐州者良。本作札，或作纠，作胶。正作艽也。臣禹锡等谨按药性论云，秦艽，解米脂，人食谷不充悦，畏牛乳。点服之，利大小便。

（四十八）恶实

《本草纲目·草部第十五卷·草之四·恶实》：小儿痘疮，时出不快，壮热狂躁，咽膈壅塞，大便秘涩，小儿咽喉肿，胸膈不利。若大便利者，勿服。牛蒡子（炒）一钱二分，荆芥穗二分，甘草节四分。水一盏，同煎至七分，温服，已出亦可服。名必胜散。（《和剂局方》）历节肿痛，风热攻手指，赤肿麻木，甚则攻肩背两膝，遇暑热则大便秘：牛蒡子三两，新豆豉（炒）、羌活各一两，为末。每服二钱，白汤下。（《本事方》）

（四十九）桃仁

《名医别录·下品·卷第三·桃核》：味甘，无毒。主咳逆上气，消心下坚，除卒暴击血，破瘕癥，通月水，止痛。七月采取仁，阴干。桃华，味苦，平，无毒。主除水气，破石淋，利大小便，下三虫，悦泽人面。

《本草纲目·果部第二十九卷·果之一·桃》：核仁，治血结、血秘、血燥，通润大便，破畜血（元素），杀三虫。

《得配本草·卷六·果部·桃》：桃仁，香附为之使。甘、苦，平。入手足厥阴经血分。去滞生新，缓肝润燥。治血结畜血，瘀血癥瘕，血滞风痹，血痢经闭，热入血室，产后血病，心腹诸痛。辟痎疟，杀三虫，润大便，止疟疾。配元胡、川楝子，治肝厥胃痛。入小柴胡汤，治热入血室。行血，连皮尖生用。润燥活血，浸去皮尖炒用，或麸皮同炒研用。双仁者有毒，不可用。

一切血虚致经闭、便秘等症，俱禁用。

（五十）桃花

《千金翼方·卷第四·本草下·果部·桃花》：杀诸恶鬼，令人好颜色。味苦，平，无毒。主除水气，破石淋，利大小便，下三虫，悦泽人面，三月三日采，阴干。

（五十一）凌霄花

《本草备要·草部·凌霄花》：一名紫葳，泻血热，甘酸而寒，入厥阴（心包、肝）血分，能去血中伏火，破血去瘀。生产乳余疾，崩带癥瘕，肠结（不大便），血闭，淋闭，风痒，血热生风之证。

（五十二）通草

《证类本草·卷第八·通草》：陈藏器云，本功外，子味甘，利大小便，宣通去烦热，食之令人心宽，止渴下气。

（五十三）黄连

《本草撮要·卷一草部·黄连》：味苦大寒，入手少阴经，性燥，功专胜热。得枳实泻痞满，得乌梅、川椒安蛔；得木香治滞下；得吴茱名左金丸，治肝胆郁火，左胁作痛；得猪脏名脏连丸，治便血血痢；得羊肝名羊肝丸，治目疾；得大蒜治下血；得肉桂能交心肾于片刻。腹大四肢瘦细如柴，无力，大小便闭，名火鼓，得之烧火，为火所逼而成，以黄连、大黄、黄芩加木通、车前子神效。治心火生用，虚火醋炒，肝胆火猪胆汁炒，上焦火酒炒，中焦火姜汁炒，下焦火盐水或童便炒，食火黄土炒，湿热在气分吴茱汤炒，在血分干漆水炒，点赤眼乳浸。去胎毒，合甘草末蜜涂乳头，令小儿吮之。黄芩、龙骨为使。恶菊花、元参、僵蚕、白鲜皮，畏款冬、牛膝，忌猪肉，杀乌头、巴豆毒。热郁欲吐。服黄连数分神效。

（五十四）黄柏

《本草备要·木部·黄柏》：疗下焦虚，骨蒸劳热（阴虚生内热），诸痿瘫痪（热胜则伤血，血不荣筋，则软短而为拘。湿胜则伤筋，筋不束骨，则弛长而为痿。合苍术名二妙散，清热利湿，为治痿要药。或兼气虚、血虚、脾虚、肾虚、湿痰、死血者，当随证加治），目赤耳鸣（肾火），消渴便闭，黄疸水肿。

（五十五）菠薐

《本草纲目·菜部第二十七卷·菜之二·菠薐》：［按］张从正《儒门事亲》云，凡人久病，大便涩滞不通，及痔漏之人，宜常食菠薐、葵菜之类，滑以养窍，自然通利。

（五十六）菰根

《证类本草·卷第十一·菰根》：陈藏器云，菰菜，味甘，无毒。去烦热，止渴，除目黄，利大小便，止热痢，杂鲫鱼为羹，开胃口，解酒毒。

（五十七）梅

《本草纲目·果部第二十九卷·果之一·梅》：大便不通，气奔欲死者，乌梅十颗，汤浸去核，丸枣大。纳入下部，少时即通。（《食疗本草》）

（五十八）甜瓜

《本草纲目·果部第三十三卷·果之五·甜瓜》：瓜子仁，清肺润肠，和中止渴。（时珍）

（五十九）梨

《证类本草·卷第二十三·下品·梨》：今按别本注云，梨有数种，其消梨，味甘，寒，无毒。主客热，中风不语，又疗伤寒热发，解石热气，惊邪，嗽，消渴，利大小便。

（六十）绿豆

《景岳全书·卷之四十九大集·本草正（下）·谷部》：绿豆，味甘，性凉。能清火清痰下气，解烦热，止消渴，安精神，补五脏阴气，去胃火吐逆，及吐血衄血，尿血便血，湿热泻痢肿胀，利小水，疗丹毒风疹，皮肤燥涩，大便秘结，消痈肿痘毒，汤火伤痛，解酒毒鸩毒，诸药食牛马金石毒，尤解砒霜大毒。

（六十一）葵

《本草纲目·草部第十六卷·草之五·葵》：张从正曰，凡久病大便涩滞者，宜食葵菜，自然通利，乃滑以养窍也。

（六十二）蜀葵花

《外科全生集·卷三·诸药法制及药性》：蜀葵花一两捣烂，麝香五分，水一大碗煎服，可愈二便闭，无花时根亦可。

（六十三）葱茎白

《得配本草·卷五·菜部·葱茎白》：配淡豆豉、生姜、盐，熨脐，治大小便秘。

便
秘

（六十四）葛粉

《证类本草·卷第八·葛粉》：味甘，大寒，无毒。主压丹石，去烦热，利大小便，止渴。

（六十五）紫参

《神农本草经·卷二·中经·紫参》：味苦、辛，寒。主心腹积聚，寒热邪气，通九窍，利大小便。一名牡蒙，生山谷。

（六十六）紫草

《景岳全书·卷之四十五烈集·痘疹诠·痘疮（下）·痘药正品》：紫草，味苦性寒，能凉血活血，制热邪，解痘毒，滑利大便。程氏曰：大抵凡下紫草，必下糯米五十粒以制其冷性，庶不损胃气而致泄泻，惟大热便秘者不必糯米也。

《景岳全书·卷之四十八大集·本草正（上）·山草部》：紫草，味苦性寒，此手厥阴、足厥阴血分之药。性寒而利，能凉血滑血，通利二便，故痘疹家宜用之。

《本草备要·草部·紫草》：治心腹邪气（即热也），水肿五疸，癣恶疮（血热所致）及痘疮血热毒盛、二便闭涩者（血热则毒闭，得紫草凉之，则血行而毒出。大便利者忌之）。

《得配本草·卷二·草部·紫草》：苦，寒。入手足厥阴经血分。主血中郁热，去心腹邪气。利二便，解黄疸，消肿胀，托痘疹，化紫斑，利九窍，通脉络，达皮毛。配木香，治痘毒血热。配瓜蒌仁，治痈疽便秘。配蓝叶、黄连、木香，治火黄身热（身有赤黑点者不可治）。去根须，取嫩茸，以甘草水浸炒用。血热者生用。脾虚者酒净焙，或同糯米炒用。脾气虚、便滑者，禁用。

《本草撮要·卷一草部·紫草》：味苦，入手足厥阴经，功专凉血活血，利大小肠。得白术、木香治痘疮血热毒盛便秘。

（六十七）锁阳

《本草纲目·草部第十二卷·草之一·锁阳》：［主治］大补阴气，益精血，利大便。虚人大便燥结者，啖之可代苁蓉，煮粥弥佳。不燥结者勿用。（震亨）

（六十八）寒具

《本草纲目·谷部第二十五卷·谷之四·寒具》：［主治］利大小便，润肠，温中益气。（时珍）

（六十九）酱

《新修本草·卷第十九·米下·酱》：［谨案］又有榆人酱，亦辛美，利大小便。芜荑酱大美，杀三虫，虽有少臭气，亦辛好。

《本草纲目·谷部第二十五卷·谷之四·酱》:［主治］酱汁灌入下部，治大便不通。

（七十）蒺藜

《本草纲目·草部第十六卷·草之五·蒺藜》：大便风秘，蒺藜子（炒）一两，猪牙皂荚（去皮，酥炙）五钱。为末。每服一钱，盐茶汤下。（《普济方》）

（七十一）榆皮

《神农本草经·卷一·上经·榆皮》：味甘，平。主大小便不通，利水道，除邪气。久服，轻身、不饥。其实尤良。一名零榆。生山谷。

《本草经集注·草木上品·榆皮》：味甘，平，无毒。主治大小便不通，利水道，除邪气、肠胃邪热气，消肿，性滑利。

（七十二）槟榔

《本草纲目·果部第三十一卷·果之三·槟榔》:［主治］消谷逐水，除痰癖，杀三虫、伏尸，疗寸白（《别录》）。治腹胀，生捣末服，利水谷道；敷疮，生肌肉止痛；烧灰，敷口吻白疮（苏恭）。宣利五脏六腑壅滞，破胸中气，下水肿，治心痛积聚（甄权）。除一切风，下一切气，通关节，利九窍，补五劳七伤，健脾调中，除烦，破癥结（大明）。主贲豚膀胱诸气，五膈气，风冷气，脚气，宿食不消（李珣）。治冲脉为病，气逆里急（好古）。治泻痢后重，心腹诸痛，大小便气秘，痰气喘急，疗诸疟，御瘴疠（时珍）。

《得配本草·卷六·果部·槟榔》：苦、辛，温。入手足阳明经气分。泄胃中至高之气，坠诸药至于下极，达膜原而散疫邪。治泻痢，破滞气，攻坚积，止诸痛，消痰癖，杀三虫，除水胀，疗瘴疟。得童便，治脚气上冲（或入姜汁）。得橘皮，治金疮呕恶。配良姜，治心脾作痛。配麦冬，治大便秘及血淋。配枳实、黄连，治伤寒痞满。

（七十三）瞿麦

《得配本草·卷三·草部·瞿麦》：苦，寒。入足太阳，兼手少阴经。破血热之郁结，决上焦之痈肿。利小便，去目翳。得蒲黄，治产后淋。配蒌仁、鸡子，治便秘。

《本草撮要·卷一草部·瞿麦》：味苦，入手少阴太阳经。功专利水破血。得瓜蒌、茯苓、山芋、鸡子，治便闭。

（七十四）蠡实

《本草经集注·草木中品·蠡实》：味甘，平、温，无毒。主治皮肤寒热，胃中热气，风寒湿痹，坚筋骨。令人嗜食。止心烦满，利大小便，长肌肉肥大。久服轻身。

二、动物药

（一）人中白

《得配本草·卷十·人部·人中白》：咸，微凉。入足厥阴、太阳经。降火（使肝胆膀胱火从小便出），清痰……配麻仁、阿胶，治血便秘。

（二）人乳

《本草备要·人部·人乳》：甘，咸。润五脏，补血液，止消渴，泽皮肤，治风火证（昂按：老人便秘，人乳最良）。本血所化，目得血而能视，用点赤涩多泪（热者，黄连浸点）。

（三）牛、白羊酥

《本草纲目·兽部第五十卷·兽之一·酥》：[主治]补五脏，利大小肠，治口疮。（《别录》）

（四）牛乳

《本草纲目·兽部第五十卷·兽之一·牛》：[主治]治反胃热哕，补益劳损，润大肠，治气痢，除疸黄，老人煮粥甚宜（时珍）。

（五）田中螺汁

《证类本草·卷第二十二·下品·田中螺汁》：陈藏器《本草》云，田中螺，煮食之，利大小便，去腹中结热，目下黄，脚气冲上，小腹急硬，小便赤涩，脚手浮肿。生浸取汁饮之，止消渴，碎其肉，敷热疮。烂壳烧为灰末服，主反胃。

（六）羊胆汁

《本草纲目·兽部第五十卷·兽之一·羊》：大便秘塞，羊胆汁灌入即通。（《千金》）

（七）羊屎

《本草纲目·兽部第五十卷·兽之一·羊》：煮汤灌下部，治大人小儿腹中诸疾，疳湿，大小便不通。

（八）乱发

《名医别录·上品·卷第一·乱发》：微温。主治咳嗽，五淋，大小便不通，小儿惊痫，止血鼻衄，烧之吹内立已。

《本草纲目·人部第五十二卷·人之一》：大小便闭，乱发灰三指撮，投半升水服。（姚氏）

《普济方·卷三十九·大肠腑门·大小便不通（附论）》：用乱发一两，洗净烧灰为末，细研。每服三钱，温水调，食前服，日三，以通利为度。

《集验方·卷第五·治大便难及大小便并不通方》：乱发末三指撮，投半升水中，一服。（《证类本草》卷十五）

（九）牦牛酥

《备急千金要方·卷二十六食治方·鸟兽第五》：牦牛酥，味甘，平，无毒，去诸风湿痹，除热，利大便，去宿食。

《本草纲目·兽部第五十卷·兽之一·酥》：去诸风湿痹，除热，利大便，去宿食（思邈）。合诸膏，摩风肿、踠跌血瘀（藏器）。[发明]时珍曰，酥本乳液，润燥调营，与血同功。[按]《生生编》云：酥能除腹内尘垢，又追毒气发出毛孔间也。

（十）乳腐

《证类本草·卷第十六·乳腐》：微寒。润五脏，利大小便，益十二经脉。微动气。细切如豆，面拌，醋浆水煮二十余沸，治赤白痢，小儿患，服之弥佳。（新补，见孟诜及萧炳）

（十一）明月砂

《本草纲目·兽部第五十一卷·兽之二·兔》：大小便秘，明月砂一匙安脐中，冷水滴之令透，自通也。（《圣惠》）

（十二）桑螵蛸

《本草备要·鳞介鱼虫部·桑螵蛸》：甘，咸。入肝、肾、命门，益精气而固肾。治虚损阴痿，梦遗白浊，血崩腰痛，伤中疝瘕（肝肾不足），通五淋，缩小便（能通故能缩。肾与膀胱相表里，肾得所养，气化则能出，故能通；肾气既固，则水道安常，故又能止也。寇宗奭治便数，有桑螵蛸散。桑螵蛸、茯神、远志、菖蒲、人参、当归、龙骨、鳖甲醋炙，各一两，为末。卧时，人参汤下二钱，能补心安神，亦治健忘）。炙，饲小儿，止夜尿。螳螂卵也。桑树产者为好（房长寸许，有子如蛆，芒种后齐出，故仲夏螳螂生也。如用他树者，以桑皮佐之，桑皮善行水，能引达肾经）。炙黄，或醋煮汤泡，煨用。畏旋覆花（螳螂能出箭镞，螳螂一个，巴豆半个，研敷伤处。微痒且忍，极痒乃撼拔之。以黄连贯众汤洗，石灰敷之。《杨氏方》：用蜣螂，镞出后，敷生肌散。螳螂、蜣螂，皆治惊风，今人罕用。蜣螂兼治腹痛、便秘、下痢、脱肛、疮疽、虫痔）。

（十三）猪胆汁

《本草撮要·卷三果部·乌梅》：（猪）胆汁，寒滑泻肝胆之火，明目疗疳。醋和灌谷道，治

便秘

大便不通。

《本草备要·禽兽部·猪肉》：胆汁，苦入心、寒胜热、滑润燥。泻肝胆之疬，沐发光泽。醋和，灌谷道，治大便不通（仲景治阳明证内无热者，便虽秘，勿攻。故用胆汁外导之法，不欲以苦寒伤胃腑也。成无己曰：仲景治厥逆无脉，用白通汤加猪胆汁。盖阳气大虚，阴气内胜，纯与阳药，恐阴气格拒不得入。故加猪胆汁，苦入心而通脉，寒补肝而和阴，不致格拒也。［昂按］此即热因寒用之义）。

《神农本草经疏·卷十八·兽部下品·附：胆》：仲景胆导法，以猪胆汁和醋少许，灌谷道中，通大便神效。入猪牙皂角细末二分，搅匀更速。盖酸苦益阴润燥而泻便也。

《本草汇言·卷之十八·兽部 畜类·猪胆汁》：主伤寒里热燥渴，润大便火结之药也。白尚之曰，按经曰，热淫于内，寒以胜之，苦以泄之。故仲景方以苇筒纳谷道二寸，以猪胆汁和醋少许灌之，治伤寒里热枯燥，大便不通，盖取苦酸寒滑而润燥通结也。

（十四）猪脂膏

《本草纲目·兽部第五十卷·兽之一·豕》：痘疮便秘四五日，用肥猪膘一块，水煮熟，切如豆大，与食。自然脏腑滋润，痂疕易落，无损于儿。（陈文中方）

（十五）雄鼠屎

《本草纲目·兽部第五十一卷·兽之三·鼠》：大小便秘：雄鼠屎末，敷脐中，立效。（《普济》）

《本草纲目·主治第三卷·百病主治药·大便燥结》：雄鼠屎（二便不通，水调敷脐）。

（十六）蜂蜜

《本草纲目·虫部第三十九卷·虫之一·蜂蜜》：和营卫，润脏腑，通三焦，调脾胃（时珍）。［发明］张仲景治阳明结燥，大便不通，蜜煎导法，诚千古神方也。

《得配本草·卷八·虫部·蜂蜜》：甘，平。入手足太阴经。润燥生津。除心烦，通便秘，能缓燥急之火，并解诸般之毒。得姜汁，治初痢。和生地汁，治心腹刺痛。拌薤白，涂汤火伤。入牙皂，通便结（将蜜煎膏，入牙皂末少许，作锭塞粪门，便自下）。

《本草备要·鳞介鱼虫部·蜂蜜》：补中，润燥，滑肠。草木精英，合露气以酿成。生性凉，能清热；熟性温，能补中。甘而和，故解毒。柔而滑，故润燥。甘缓可以去急，故止心腹、肌肉、疮疡诸痛；甘缓可以和中，故能调营卫，通三焦，除众病，和百药（故丸药多用之），而与甘草同功。煎炼成胶，通大便秘（乘热纳谷道中，名蜜煎导）。然能滑肠，泄泻与中满者忌用之。

《医方论·卷一·攻里之剂·蜜煎导法》：蜂蜜用铜器微火熬，频搅勿令焦，候凝如饴，捻作梃子，头锐如指。掺皂角末少许，乘热纳谷道中，用手抱住，欲大便去之。阴液亏损，魄门燥结，故以此润之。

《验方新编·卷十九·大便·大便不通》：大便闭结，烦躁不安，饮食难进。用生蜂蜜一大杯，加玄明粉或二钱或三钱，看病热轻重，斟酌加之，开水冲化，服下即通。

（十七）蝼蛄

《本草经集注·虫兽三品·下品·蝼蛄》：味咸，寒，无毒……生东城平泽，夜出者良，夏至取，曝干。以自出者，其自腰以前甚涩，主止大小便。从腰以后甚利，主下大小便。若出拔刺，多用其脑。

《本草撮要·卷九虫鱼鳞介部·蝼蛄》：味咸，寒，有毒。入足太阳经。功专治水肿痈毒，得蛴螬治大小便闭。

《本草纲目·主治第三卷·百病主治药·大便燥结》：蝼蛄（二便不通欲死，同蛴螬末服）。

《本草蒙筌·卷之十一·虫鱼部·蝼蛄》：从腰以后利通，为下二便要药。

三、矿物药

（一）玄明粉

《证类本草·卷第三·玄明粉》：仙经，以朴硝制伏为玄明粉。朴硝是太阴之精华，水之子也。阴中有阳之药。太阴号曰玄明粉，内搜众疾，功莫大焉。治一切热毒风，搜冷，痃癖气胀满，五劳七伤，骨蒸传尸，头痛烦热，搜除恶疾，五脏秘涩，大小肠不通，三焦热淋，痊痒疾，咳嗽呕逆，口苦干涩，咽喉闭塞，心、肝、脾、肺脏胃积热，惊悸，健忘，荣卫不调，中酒中脍，饮食过度，腰膝冷痛，手脚酸，久冷久热，四肢壅塞，背膊拘急，眼昏目眩，久视无力，肠风痔病，血癖不调。

《圣济总录·卷第九十七·大便不通》：玄明粉（半两）。上一味，每服二钱匕，将冷茶磨木香，入药顿服，即通。

《景岳全书·卷之四十九大集·本草正（下）·金石部》：玄明粉，味辛，微甘，性冷，沉也，阴也。降心火，祛胃热，消痰涎，平伤寒实热狂躁，去胸膈脏腑宿滞癥瘕，通大便秘结，阴火疼痛，亦消痈疽肿毒。

《得配本草·卷一·石部·玄明粉》：朴硝、芒硝、玄明粉，皆通大肠之实结，而虚秘者用之，祸如反掌。然虚实之分，难于审认……而迁延待毙耶。若邪热伤于阴分，大肠枯燥，秘结不行者，硝、粉甚不相宜。但重滋其阴，以宣其血气，加麻仁、蒌仁、杏仁、郁李仁之类以利之。如因邪火之炽，用硝、黄推荡之，末有不重伤其阴而死者也。故虚火反成实结，实邪久成虚秘，务须审之再三，知之确当，应用与否，庶可无误。

《神农本草经疏·卷三·玉石部上品·玄明粉》：经曰，热淫于内，治以咸寒，佐之以苦。并主五脏宿滞癥结者，即燥粪、结痰、瘀血、宿食之谓，辛能散结，咸能软坚，兼能润下，苦能下泄，故主之也。

《本草汇言·卷之十三·石部卤石类·玄明粉》：开结润燥，通利大肠之药也（《日华》）。方氏（龙潭）曰，此药治一切火热为病。凡心热烦躁，谵语狂言，肠热结燥，宿垢积滞，痰热壅塞，关隔不清，目热昏涩，肿赤痒痛，胃热牙疼，齿根浮胀，及喉痹乳蛾，胀闭不通等证。此咸寒之物润燥软坚，通闭滑滞，一切热毒，悉能治之。凡三焦肠胃实火积滞者，服之速效。若脾胃虚寒，及阴虚、血虚，虚火妄动者，切禁用之。

（二）芒硝

《银海精微·卷下·药性论》：芒硝治积聚热疾，利大便不通。

《得配本草·卷一·石部·芒硝》：一名盆硝，一名英硝。辛、苦、咸，大寒。荡涤三焦肠胃之实热，消除胸膈壅淤之痰痞。得鼠黏子，治大便痈毒。得水调，涂火焰丹毒。得童便温服，下死胎。配猪胆汁，涂豌豆毒疮。和沉香末，破下焦阳结。

《本草经集注·玉石三品·上品·芒硝》：味辛、苦，大寒。主治五脏积聚，久热胃闭，除邪气，破留血，腹中痰实结搏，通经脉，利大小便及月水，破五淋，推陈致新。生于朴硝。（石韦为之使，畏麦句姜）

（三）朴硝

《本草纲目·石部第十一卷·金石之五·朴硝》：[主治]百病，除寒热邪气，逐六腑积聚，结固留癖。

《神农本草经疏·卷三·玉石部上品·朴硝》：朴硝乃初次煎成者，其味气烈于芒硝，主治皆同。总为除邪热，逐六腑积聚，结固留癖，胃中食饮停滞因邪热结，停痰痞满，破留血闭绝之要药。

（四）食盐

《医宗必读·卷之四·本草徵要下·金石部》：食盐味咸，寒，无毒，入肾经。擦齿而止痛，洗目而去风。二便闭结，纳导随通；心腹烦疼，服吐即愈。治疝与辟邪有益，痰停与霍乱无妨。

《证类本草·卷第四·食盐》：暖水脏及霍乱，心痛，金疮，明目，止风泪，邪气，一切虫伤疮肿，消食，滋五味，长肉，补皮肤，通大小便。

（五）绿矾

《本草纲目·石部第十一卷·金石之五·绿矾》：大便不通，皂矾一钱，巴霜二个，同研，入鸡子内搅匀，封头，湿纸裹，煨熟食之，酒下，即通。（《集玄方》）

（六）硝石

《本草经集注·玉石三品·上品·硝石》：味苦、辛，寒、大寒，无毒。主治五脏积热，胃胀闭，涤去蓄结饮食，推陈致新，除邪气，治五脏十二经脉中百二十疾，暴伤寒，腹中大热，止烦满消渴，利小便及瘘蚀疮。炼之如膏，久服轻身。天地至神之物，能化成十二种石。

便
秘

第二节

方剂

一、论常用治便秘方

（一）三补丸

《医方考·卷二·火门第八·三补丸》：黄芩、黄连、黄柏（俱酒润，等分）。三焦有火，嗌喉干燥，小便赤涩，大便秘结，此方主之。少火之火，无物不生；壮火之火，无物不耗，《内经》曰壮火食气是也。故少火宜升，壮火宜降。今以三物降其三焦之壮火，则气得其生，血得其养，而三焦皆受益矣，故曰三补。黄芩苦而枯，故清热于上；黄连苦而实，故泻火于中；黄柏苦而润，故泻火于下。虽然火有虚实，是方但可以治实火，若虚者用之，则火反盛，谓降多亡阴也。丹溪曰，虚火可补，人参、黄芪之类。则虚实之辨，若天渊矣，明者幸求之证焉。

《成方切用·卷八下·泻火门·黄连解毒汤》：用粥丸，名三补丸，治三焦有火，嗌燥喉干，二便闭结，及湿痰夜热。（经曰：壮火食气，少火生气。故少火宜升，壮火宜降。今以黄芩泻上，黄连泻中，黄柏泻下，则壮火降而少火升。气得生而血得养，三焦皆受益矣）

（二）大补丸

《医方考·卷二·秘结门第十三·大补丸》：黄柏一味，炒褐色，为末作丸。大便燥结，睡中口渴者，此方主之。肾主五液，肾水一亏，则五液皆涸，故上见口渴，下见燥结也。黄柏味苦而厚，质润而濡，为阴中之阴，故能滋少阴、补肾水。此经所谓燥者濡之，又谓之滋其化源也。他如六味地黄丸、虎潜丸，皆益肾之药，均可选用。

（三）大承气汤

《医方考·卷一·伤寒门第二·大承气汤》：伤寒，阳邪入里，痞、满、燥、实、坚全俱者，急以此方主之。调胃承气汤不用枳、朴者，以其不作痞、满，用之恐伤上焦虚无氤氲之元气也。小承气汤不用芒硝者，以其实而未坚，用之恐伤下焦血分之真阴，谓不伐其根也，此则上、中、下三焦皆病，痞、满、燥、实、坚皆全，故主此方以治之。厚朴苦温以去痞，枳实苦寒以泄满，芒硝咸寒以润燥软坚，大黄苦寒以泄实去热。虽然，仲景言急下之证，亦有数条。如少阴属肾水，病则口燥舌干而渴，乃热邪内炎，肾水将绝，宜急下之，以救将绝之水。又如腹胀不大便，土胜水也，宜急下之；阳明属土，汗出热盛，急下以存津液；腹满痛者，为土实，急当下之；热病，目不明，热不已者死。此肾水将竭，不能照物，则已危矣，须急下之，此皆大承气证也。若病未危急而早下之，或虽危急而下药过之，则又有寒中之患。寒中者，急温之，宜与理中汤。

《奇效良方·卷之九·伤寒门（附论）·伤寒通治方·大承气汤》：治阳明里热，大便五六日不通，日晡潮热谵语，烦躁发渴。

《成方切用·卷四上·攻下门·大承气汤》：（仲景）治伤寒阳明腑证，阳邪入里。胃实不大便，发热谵语，自汗出，不恶寒，痞满燥实坚全见，杂病三焦大热，脉沉实者。

《伤寒论类方·卷二·承气汤类·六·大承气汤（一）》：阳明病，谵语有潮热，反不能食者，客热不能消谷。胃中必有燥屎五六枚也，若能食者，但硬耳。能食非真欲食，不过粥饮犹可入口耳。不能食，则谷气全不可近，肠胃实极故也。宜大承气汤下之，硬即可下。

（四）大柴胡汤

《医方考·卷一·伤寒门第二·大柴胡汤》：伤寒，阳邪入里，表证未除，里证又急者，此方主之。表证未除者，寒热往来、胁痛、口苦尚在也；里证又急者，大便难而燥实也。表证未除，故用柴胡、黄芩以解表；里证燥实，故用大黄、枳实以攻里。芍药能和少阳，半夏能治呕逆，大枣、生姜，又所以调中而和荣卫也。

《成方切用·卷五下·表里门·大柴胡汤》：（仲景）治伤寒发热，汗出不解，阳邪入里，热结在里（里非三阴之里，乃胃腑也，此为少阳阳明。三阴亦有转入阳明者，如太阴有桂枝加大黄汤，少阴有三大承气，厥阴一小承气，皆兼阳明证也）。心下痞硬，呕而下利（张兼善曰：里虚者，虽便难而勿攻。里热者，虽吐利而可下。心烦喜呕，里热已甚，结于胃中，故下之则愈。又曰：伤寒下之早，因作痞者，里虚协热而利也。因表里不解，故用桂枝人参汤，解表和里。若伤寒发热，汗出不解，心下痞硬，呕吐而下利者，此为实，故以大柴胡下之）。或往来寒热，烦渴谵妄腹满便秘，表证未除，里证又急，脉洪（邪在阳明）。或沉实弦数者（沉实为邪在里，弦数为邪在少阳）……表证未除，故用柴胡以解表。里证又急，故用大黄枳实以攻里。芍药安脾敛阴（能泻肝火，使木不克土），黄芩退热解渴，半夏和胃止呕，姜辛散而枣甘缓，以调营卫而行津液。此表里交治，下剂之缓者也。（陶节庵曰：伤寒邪热传里，须看热气浅深用药。三焦俱伤，则痞满燥实坚全见，宜大承气汤。邪在中焦，则有燥实坚三证，宜调胃承气汤。加甘草和中，去枳朴者，恐伤上焦氤氲之气也。邪在上焦，则痞而实，宜小承气汤。去芒硝者，恐伤下焦真阴也。若表证未除，里证又急，不得不下者，则用大柴胡汤，通表里而缓治之。大

便
秘

承气最紧，小承气次之，调胃承气又次之，大柴胡又次之。盖恐硝性燥急，故不轻用。周扬俊曰：仲景于太阳入膀胱腑证，则有五苓散，少阳兼阳明腑证，则有大柴胡汤，皆表里两解之法也）

（五）小承气汤

《医方集解·攻里之剂第四》：小承气汤（仲景一名三物厚朴汤），治伤寒阳明证，谵语便硬，潮热而喘，及杂病上焦痞满不通。大黄四两，厚朴二两（姜炒），枳实三枚（麸炒）。此少阳、阳明药也。邪在上焦则满，在中焦则胀，胃实则潮热（犹潮水之潮，其来有时，阳明燥金旺于申酉，故日晡潮热。伤寒潮热为胃实，无虚证），阳邪乘心则狂故谵语，胃热干肺则喘。故以枳、朴去上焦之痞满，以大黄去胃中之实热，此痞满燥实坚未全者，故除芒硝，欲其无伤下焦真阴也。（大承气通治三焦，小承气不犯下焦，调胃承气不犯上焦。按：阳明证有正阳阳明，有太阳阳明，有少阳阳明，自阳明经传入胃腑，不恶寒，腹满便硬者，宜大承气下之；若汗多发热微恶寒者，为外未解，其热不潮，未可与承气汤；若腹大满不通者，可与小承气微和胃气；勿令大泄下。谓阳明有在经者，未全入腑，尤宜审慎。阳明、少阳病多由太阳传入。成无己曰：自太阳、少阳传入者，众所共知，自三阴传入者，鲜或能识，三阴有急下之证多矣，岂非仲景之微旨欤。经曰：伤寒脉浮缓，手足温者，系在太阴，当发黄，若小便利者，不能发黄，至七八日，大便硬者，阳明病也。程郊倩曰：此证谓之太阴阳明，阳明为病，本胃实，不特三阳受邪，能转属阳明，三阴亦能转属阳明，推之少阴三大承气，厥阴一小承气，何非转属阳明之病哉）《金匮》用本方治支饮胸满，更名厚朴大黄汤。本方加羌活，名三化汤（《机要》）：治中风邪气作实，二便不通。（三化者，使三焦通利，复其传化之常也。加羌活者，证本于风也。然中风多虚，气上逆，无用承气之理，非坚实之体，不可轻投）

（六）天王补心丹

《医方考·卷三·虚损劳瘵门第十八·天王补心丹》：过劳其心，忽忽喜忘，大便难，或时溏利，口内生疮者，此方主之。心者，神明之脏，过于忧愁思虑，久久则成心劳。心劳则神明伤矣，故忽忽喜忘。心主血，血濡则大便润，血燥故大便难。或时溏利者，心火不足以生脾土也。口内生疮者，心虚而火内灼也。人参养心气，当归养心血，天、麦门冬所以益心津，生地、丹、玄所以解心热，柏仁、远志所以养心神，五味、枣仁所以收心液，茯苓能补虚，桔梗能利膈。诸药专于补心，劳心之人宜常服也。此方之传，未考所自。偈云：昔者志公和尚，日夕讲经，邓天子悯其劳也，锡以此方，因得名焉，载在经藏，今未辨其真伪，异日广求佛典而搜之。

（七）木香顺气汤

《医方集解·理气之剂第七》：木香顺气汤（东垣）。治阴阳壅滞，气不宣通，胸膈痞闷，腹胁胀满，大便不利（胸膈痞闷者，脾胃受伤，中气不运，不能升降，浊气在上，则生䐜胀也；腹胁胀满者，肝火盛也；大便秘者，清阳不升，故浊阴不降也）……此足太阴、阳明药也。木香、厚朴、青皮、陈皮辛能行气，兼能平肝；草蔻、益智香能舒脾；苍术、半夏燥能胜湿；干姜、吴茱温能散寒；升柴之轻，以升其阳；苓泻之淡，以泄其阴。盖脾为中枢，使中枢运转，则清升浊降，上下宣通，而阴阳得位矣。然皆气药，恐其过燥，故重用当归以濡其血，共成益脾消胀之功也。

《彤园医书（妇人科）·卷四·胎前本病门·便闭附法》：木香顺气汤，治阴阳壅滞，气不宣通，胸腹痞胀，大便秘结。

（八）平胃散

《成方切用·卷四下·消导门·平胃散》：苍术辛烈，燥湿而强脾。厚朴苦温，除湿而散满（苦降能泻实满，辛温能散湿满）。陈皮辛温，利气而行痰。甘草中州主药，能补能和为使。泄中有补，务令湿土底于和平也。（景岳曰：平胃者，欲平治其不平也。此为胃强邪实者设，故其性味从辛从燥从苦，而能消能散，惟有滞有湿有积者宜之。今见方家，每以此为常服健脾之剂，动辄用之，而不察其可否，其误甚矣）

（九）东垣升阳除湿汤

《成方切用·卷七下·燥湿门·升阳除湿防风汤》：东垣升阳除湿汤（东垣），治大便秘塞，或里急后重，数至圊而不能便，或有白脓，或血。慎勿利之，利之则必至重病，反郁结而不通矣。以此汤升举其阳，则阴自降矣（通大便有用升麻者，即此意也）。苍术（泔浸）四钱，防风二钱，茯苓、白术、芍药各一钱。如胃寒，泄泻肠鸣，加益智、半夏各五分，姜枣煎。苍术辛温燥烈，升清阳而开诸郁，故以为君。白术甘温，茯苓甘淡，佐之以健脾利湿。防风辛温，胜湿而升阳。白芍酸寒，敛阴而和脾也。（刘宗厚曰：饮食入胃，输精心肺，气必上行，然后下降。若脾胃有伤，不能上升，反下流肝肾，而成泄利者，法当填补中气，升之举之。不可疏下，此东垣发前人所未发也）

（十）四顺清凉饮

《医方考·卷六·痘门第六十九·四顺清凉饮》：大黄、当归、芍药、甘草。实热内壅，腹胀秘结，痘不能出者，此方主之。痘以热而出，固不能以无热。若实热内壅，腹胀便秘，则三焦之气不化，而痘不能以出矣。故用大黄通其滞，当归活其血，芍药养其阴，甘草调其胃。通利之后表里气血皆承顺矣，故曰四顺。

《成方切用·卷十一上·婴孩门·四顺清凉饮》：故用大黄通其滞，当归活其血，芍药养其阴，甘草调其胃。通利之后，表里气血皆承顺矣，故曰四顺（如形质虚弱，而大便秘结，不堪攻下者，用蜜导）。

《张氏医通·卷十三·专方·燥门》：四顺清凉饮（一名四顺饮），治血热便秘脉实者。当

便秘

归、赤芍、甘草、大黄（酒蒸），各一钱五分。水煎，入生白蜜一匕，热服。按清凉饮治上焦之燥热，故用薄荷之辛散。四顺饮主下焦之燥结，故用大黄之苦寒，功用天渊。

（十一）玄明粉散

《医方考·卷二·秘结门第十三·玄明粉散》：玄明粉三钱，当归尾五钱，煎汤调服。血热便秘者，此方主之。玄明粉咸寒，取其软坚；当归尾辛利，取其破血。此攻下之剂也，宜量人之虚实而用之。

（十二）半夏泻心汤去干姜甘草加枳实杏仁方

《温病条辨·卷二·中焦篇·暑温伏暑》：阳明暑温，脉滑数，不食不饥不便，浊痰凝聚，心下痞者，半夏泻心汤去人参、干姜、大枣、甘草加枳实、杏仁主之。不饥不便，而有浊痰，心下痞满，湿热互结而阻中焦气分。故以半夏、枳实开气分之湿结；黄连、黄芩开气分之热结；杏仁开肺与大肠之气痹；暑中热甚，故去干姜；非伤寒误下之虚痞，故去人参、甘草、大枣，且畏其助湿作满也。半夏泻心汤去干姜、甘草，加枳实、杏仁方，苦辛寒法。半夏一两，黄连二钱，黄芩三钱，枳实二钱，杏仁三钱。水八杯，煮取三杯，分三次服。虚者复纳人参二钱，大枣三枚。

（十三）导气丸

《医方考·卷四·鼓胀门第三十七·导气丸》：诸腹胀大，痞塞不通，大便虚秘，此方主之。青皮、莪术、三棱、菖蒲，气积药也，炒以水蛭、虻虫、干漆、桃仁，则逐败血矣！干姜、附子、胡椒、茱萸，温中药也，炒以硇砂、食盐、茴香、牵牛，则软坚而疏利矣。槟榔炒以斑蝥，下气者得破气者而益悍。赤芍药炒以川椒，泻肝者得疏肝者而益利。制度之工如此，以之而治气实有余之证，斯其选矣。

（十四）苁蓉汤

《校注医醇賸义·卷二·秋燥·肾燥》：苁蓉咸温，填精补血，植物而有似乎动物。肾脏燥凉，髓枯血少，便闭，非鲜首乌、当归、麻仁、苏子、蜂蜜所能必通者，惟苁蓉之润，足以通之。枸杞、菟丝、杜仲、料豆，亦肾家要药；当归、牛膝，活血舒筋；甘草、茯苓、姜、枣，以顾脾胃；生姜兼能去凉，茯苓兼能通溺，归、菟、姜、枣，并以解苁蓉之腥浊，顾全心胃，制方缜密极矣。归、苓、膝三味，上两方皆同用。（祖怡注）

《四圣心源·卷六·杂病解中·便坚根原》：治阳衰土湿，粪如羊矢者。凡内伤杂病，粪若羊矢，结涩难下，甚或半月一行，虽系肝与大肠之燥而根缘土湿。以脾不消磨，谷精堙郁而化痰涎，肝肠失滋，郁陷而生风燥故也。法宜肉苁蓉滋肝润肠，以滑大便。一切硝、黄、归、地、阿胶、龟板、天冬之类，寒胃滑肠，切不可用。

（十五）松柏通幽法

《时病论·卷之六·拟用诸法》：松柏通幽法，治燥结盘踞于里，腹胀便闭……此仿古人五仁丸之法也。松、柏、葵、麻，皆滑利之品，润肠之功非小，较硝、黄之推荡尤稳耳。丹溪治肠痹，每每开提上窍，或以桔梗、葵、薤开其上复润其下。更加大腹宽其肠，白蜜润其燥，幽门得宽得润，何虑其不通哉。

《时病论·卷之六·秋伤于湿大意·秋燥》：如诸证一无，惟腹作胀，大便不行，此燥结盘踞于里，宜用松柏通幽法治之。

（十六）泽下汤

《校注医醇賸义·卷二·秋燥·脾燥》：脾本喜燥，但燥热太过，则为焦土，而生机将息，令人体疲便硬，反不思食。此正如亢旱之时，赤地千里，禾稼不生也，泽下汤主之（泽下汤自制）……参、枣、归、芍，脾家血分药，与涵木养营汤同。以肝藏血，脾统血也。生地与山药、料豆同用，有补脾及肾之意，所以命名泽下。石斛有咸味者，亦能滋肾，因脾燥必吸肾阴。气血虚之便硬，反不思食，无攻泻之可进，麻仁、苏子油多润肠，不妨气血，最为稳着。（祖怡注）

（十七）茵陈栀子大黄汤

《医方考·卷四·五疸门第三十四·茵陈栀子大黄汤》：茵陈苦寒，能利黄疸。栀子泻火，屈曲而下，能疗小便之赤涩。大黄能攻大便之秘结，此众人之所共知。大小既利，则湿热两泄，而黄自除矣！

《本经逢原·卷三·灌木部·栀子》：身黄腹满小便不利，用茵陈栀子大黄汤，取其利大小便，而蠲湿热也。

（十八）韭汁牛乳饮

《医方考·卷三·翻胃门第二十五·韭汁牛乳饮》：韭汁、牛乳等分，时呷之。胃脘有死血，干燥枯槁，食下作痛，翻胃便秘者，此方主之。翻胃者，胃不能安谷，食下即出之名也。嗜酒燥暴之人，多有此疾。胃脘有死血者，醇酒溃胃，久积瘀热之所致也。干燥枯槁者，燥急心热之所致也。有枯燥，故令食下作痛。有积热，故令翻胃便秘。韭汁味辛，能消瘀行血。牛乳甘温，能养血润燥。

《成方切用·卷八上·润燥门》：韭汁牛乳饮（丹溪），治胃脘有死血，干燥枯槁，食下作痛，翻胃便秘。（胃脘有死血者，嗜酒食辛，躁暴多怒，积久而成瘀热也。枯槁者，血聚则肝气燥，燥热故槁也。瘀血阻碍，故食下作痛，翻胃而吐出也。瘀血不去，则新血不生，故肠枯而便秘。膈噎翻胃，多因气血两虚，胃槁胃冷而成。饮可下而食不下，槁在吸门，即喉间之会厌也。食下胃脘痛，须臾吐出，槁在贲门，胃之上口也，此上焦名噎。食下良久吐出，槁在幽门，胃之

便
秘

下口也，此中焦名膈。朝食暮吐，槁在阑门，小肠下口也，此下焦名翻胃。又有寒痰，瘀血，食积，壅塞胃口者，或补，或消，或润，宜随病施治）韭菜汁、牛乳等分。时时呷之。有痰阻者，加姜汁。一方去牛乳，加陈酒，治血膈尤捷。韭汁辛温，益胃消瘀。牛乳甘平，润燥养血。瘀去则胃无阻，血润则大肠通，而食得下矣。（治噎膈诸药，韭汁散瘀。竹沥姜汁消痰，童便降火。人乳牛乳，润燥补血。芦根汁止呕，茅根汁凉血。甘蔗汁和胃，荸荠消食，骡尿杀虫。或加烧酒米醋白蜜，和诸汁顿服亦佳。朱丹溪曰：反胃噎膈，大便燥结，宜牛羊乳时时咽之，兼服四物汤为上策。不可服人乳，人乳有五味之毒，七情之火也。按噎膈不通，服香燥药，取快一时。破气而燥血，是速其死也。不如少服药，饮牛乳，加韭汁，或姜汁，或陈酒为佳）

《成方便读·卷三·润燥之剂·韭汁牛乳饮（丹溪）》：韭菜汁、牛乳，等分和合，时时呷之。治胃脘有死血干燥，胃阴枯槁，以致食下作痛，而成膈证。夫噎、膈、反胃、关格四证，其始也，固属不同，其终也，皆为津血枯槁。故槁在吸门，饮可下而食不可下，此为噎。吸门即喉间之会厌也。如槁在贲门，饮食虽可下咽，入胃即痛，此为膈。贲门乃胃之上口也。如槁在肠中，则食下良久复出，或朝食暮吐，暮食朝吐，此为反胃。若病极而至于关格，则上不得入，下不得出，上下俱槁矣。然膈之一证，病情亦各有不同，大抵因七情而起者为多。经云，大怒则形气绝而血菀于上，此为薄厥。即血膈之证也。始则因于气郁，郁盛则成火，火盛则津枯，津枯则血结矣。血结胃中，则饮汤必呃，口有血腥。治此者，不可再散其气，气愈散则津愈耗，病愈盛耳。故以牛乳润燥养血，韭汁益胃消瘀，瘀去则胃无阻，血润则大肠通，而食得下矣。

（十九）秦艽白术丸

《成方切用·卷一下·理血门·秦艽白术丸》：秦艽、归尾、桃仁，润燥和血（秦艽为风药中润剂）；皂角仁以除风燥；地榆以破血止血；枳实苦寒，以泄风实；泽泻咸泄，使气归于前阴，以清湿邪也；白术之苦甘，以泻火而益元气，故曰甘寒泻火，乃假枳实之寒也；大便秘涩，以大黄推荡之，其津液益不足，用当归和血，加油润之剂，自然软利矣。

《类证治裁·卷之七·脱肛论治》：大肠有火，则肛门作痛，七圣丸、秦艽白术丸。甚或便燥，肠头努出，下血，当归郁李仁汤。丹溪曰，凡醉饱入房，忍泄前阴之气，归于大肠，木乘火势，而侮燥金，故火就燥也，大便必秘。其疾甚者，必以苦寒泻火，以辛温和血，润燥疏风止痛，是其治也。宜秦艽白术丸、宽肠丸、当归郁李仁汤。

（二十）小柴胡汤

《医方集解·和解之剂第六·小柴胡汤》：昂按，半夏止呕和胃健脾，亦通治烦呕不欲食，寒热间作，脾亦有之，不独少阳也，小柴胡之用半夏，以邪在半表半里，则阴阳争，用半夏和胃而通阴阳也。《灵枢经》用治不眠，亦同此意。而仲景治喉痹咽痛及大小便秘，皆用半夏，取其辛能润燥，又能散也。丹溪谓半夏能使大便润而小便长，今又专以半夏为除痰之药，稍涉燥证，辄不敢用。而半夏之功用不复见知于世矣。徐忠可曰：小柴胡能引清气而行阳道，能引胃气上行而行春令，能散诸经血凝气聚，故凡邪在表里混杂者，俱借之以提出少阳，俾循经而散，以柴甘生姜为定药，余则加减随证耳。

《伤寒大白·卷四·大便秘结》：阳明病，胁下硬满，不大便而呕，舌上白苔者，可与小柴胡汤。上焦得通，津液得下，胃气因和，濈然汗出而解矣。

阳明病，胁下硬满，不大便而呕，舌上白苔，少阳半表半里，和解发汗之证，故宜小柴胡汤。此申明和解，可以通津液发汗也。

（二十一）逍遥散

《医方集解·和解之剂第六》：逍遥散（《局方》），治血虚肝燥，骨蒸劳热，咳嗽潮热，往来寒热，口干便涩，月经不调（骨蒸潮热，肝血虚也；肝火乘肺故咳嗽；邪在少阳故往来寒热；火盛烁金，不能生水，故口渴便秘；肝藏血，肝病故经水不调）……此足太阳、厥阴药也。肝虚则血病，当归、芍药养血而敛阴；木盛则土衰，甘草、白术和中而补土（补土生金，亦以平木）；柴胡升阳散热，合芍药以平肝，而使木得条达（木喜条达，故以泻为补，取疏通之义）；茯苓清热利湿，助甘术以益土，而令心气安宁（茯苓能通心肾）；生姜暖胃祛痰，调中解郁；薄荷搜肝泻肺，理血消风，疏逆和中；诸证自已，所以有逍遥之名（有干咳嗽者，丹溪曰：极为难治。此系火郁之证，乃痰郁其火邪在中，用逍遥散以开之，下用补阴之剂可愈。昂按：此即后条《医贯》所言之旨也）。

（二十二）倒换散

《医方考·卷四·小便不通门第三十八·倒换散》：内热而小便不通者，郁其少火，而气不化也。《内经》曰：膀胱者，州都之官，津液藏焉，气化则能出矣。然化气之道，莫妙于升降。天地以升而降化万物，奈何而昧于人乎？故用荆芥之轻清者以升其阳。用大黄之重浊者以降其阴。清阳既出上窍，则浊阴自归下窍，而小便随泄矣。方名倒换者，小便不通，倍用荆芥。大便不通，倍用大黄。颠倒而用，故曰倒换。

（二十三）凉膈散

《医方集解·泻火之剂第十四》：治心火上盛，中焦燥实，烦躁口渴，目赤头眩，口疮唇裂，吐血衄血，大小便秘，诸风瘛疭，胃热发斑发狂；及小儿惊急，痘疮黑陷（上证皆上中二焦之火为之患也）……热淫于内，治以咸寒，佐以苦甘，故以连翘、黄芩、竹叶、薄荷升散于上，而以大黄、芒硝之猛利推荡其中，使上升下行，而膈自清矣。用甘草、生蜜者，病在膈，甘以缓之也（李东垣曰：易老法减大黄、芒硝，加桔梗、竹叶，治胸膈与六经之热；以手足少阳俱下胸膈，同相火游行一身之表，乃至高之分，故用舟楫之剂，浮而上之，以去胸膈六经之热也，重症用前方，轻者用此方）。

《成方便读·卷三·清火之剂·凉膈散（局方）》：治火邪上盛，中焦燥实，烦躁口渴，目赤头眩，口疮唇裂，吐血衄血，大小便闭，以及斑黄狂乱等证。夫火邪至于上中二焦，与胃中宿食渣滓之物，结而不散，则为以上种种诸证。若火之散漫者，或在里，或在表，皆可清之、散之而愈。如夹有形之物，结而不散者，非去其结则病终不痊。故以大黄、芒硝之荡涤下行者，去其结而逐其热。然恐结邪虽去，尚有浮游之火，散漫上、中，故以黄芩、薄荷、竹叶清彻上、中之火，连翘解散经络中之余火，栀子自上而下，引火邪屈曲下行，如是则有形、无形、上下、表里诸邪，悉从解散。用甘草、生蜜者，病在膈，甘以缓之也。

（二十四）益元散

《医方考·卷二·火门第八·益元散》：六腑有实火，上有烦渴，下有便秘、赤涩者，此方主之。滑石性寒，故能清六腑之热；甘草性平，故能缓诸火之势。

《医法圆通·卷二·大便不利》：因肺移燥者，由燥邪乘肺，肺与大肠为表里，表分受邪，渐及里分，其势自然。其人定多烦渴、皮肤不泽、大便胀甚、欲下不下。法宜清燥为主，如甘桔二冬汤、益元散之类。

（二十五）润肠丸

《成方切用·卷八上·润燥门》：治肠胃有伏火，大便秘涩。全不思食，风结血结（风结即风秘，由风搏肺脏，传于大肠。或素有风病者，亦多秘。气秘，由气不升降。血秘，由亡血血虚，津液不足。热秘，由大肠热结。冷秘，由冷气横于肠胃，凝阴固结，津液不通，非燥粪也。仲景曰：脉浮而数，能食。不大便者，此为实，名曰阳结。脉沉而迟，不能食。身体重，大便反硬，名曰阴结。李东垣曰：实秘热秘，即阳结也，宜散之。虚秘冷秘，即阴结也，宜温之）……归尾、桃仁润燥活血，羌活搜风散邪，大黄破结通幽，麻仁滑肠利窍。血和风疏，肠胃得润，则自然通利矣（朱丹溪曰：古方通大便，皆用降气品剂。盖肺气不降，则难传送，用枳壳、沉香、诃子、杏仁等是也。又老人、虚人、风人，津液少而秘者，宜滑之，用胡麻、麻仁、阿胶等是也。如妄以峻药逐之，则精液走，气血耗，虽暂通而即秘矣，必变生他证）。加防风、皂角仁，蜜丸，名活血润燥丸，治同（皂角得湿则滑，湿滑则燥结自除）。去羌活，加升麻、红花、生熟二地，名润燥汤（俱东垣方），治同。大黄煨熟，当归酒浸，枳实炒，等分蜜丸，亦名润肠丸。治痔病，肛门燥涩。

（二十六）润燥汤

《医方考·卷二·秘结门第十三·润燥汤》：大肠得血则润，亡血则燥，故用熟地、当归以养血。初燥动血，久燥血瘀，故用桃仁、红花以去瘀。麻仁所以润肠，大黄所以通燥。血热则凉以生地黄，气热则凉以生甘草，微入升麻，消风热也。

（二十七）调胃承气汤

《医方考·卷一·伤寒门第二·调胃承气汤》：阳明证俱者，不恶寒，反恶热、作渴是也。传至阳明，则热经数日矣。热久则五液干涸，故大便秘；液亡则无水以制火，故谵语。谵语者，呢喃而语，妄见妄言也。邪入于里，故脉实。大黄苦寒，可以荡实，芒硝咸寒，可以润燥；甘草甘平，可以和中。此药行，则胃中调而里气承顺，故曰调胃承气。然犹有戒焉，表证未去而早下之，则有结胸、痞气之患，此大、小陷胸汤之所以作也。夫人恶可以不慎乎？

《医学心悟·卷二·阳明腑病·调胃承气汤》：枳实消痞，厚朴去满，芒硝润燥，大黄泻实。必痞、满、燥、实四症兼全者，方可用也。若痞满而未燥实者，宜用小承气汤，不用芒硝，恐伤下焦阴血也。燥实而未痞满者，即用本方，不用枳、朴，恐伤上焦阳气也。论承气汤有八禁：一者，表不解。恶寒未除，小便清长，知不在里，仍在表也，法当汗解。二者，心下硬满。心下满，则邪气尚浅，若误攻之，利遂不止，恐正气下脱也。三者，合面赤色。面赤色为邪在表，浮火聚于上，而未结于下，故未可攻也。又面赤为戴阳，尤宜细辨。四者，平素食少，或病中反能食。平素食少，则胃气虚，故不可攻。然病中有燥屎，即不能食，若反能食，则无燥屎，不过便硬耳，亦未可攻也。五者，呕多。呕吐属少阳，邪在上焦，故未可攻也。六者，脉迟。迟为寒，攻之则呃。七者，津液内竭。病人自汗出，小便自利，此为津液内竭，不可攻之，宜蜜煎导而通之。八者，小便少。病人平日，小便日三四行，今日再行，知其不久即入大肠，宜姑待之，不可妄攻也。

《黄帝素问宣明论方·卷六·伤寒门》：调胃承气汤，治诸发汗和解，不恶寒，但发热蒸蒸然者。或日深，心下温温欲吐，胸中痛，大便溏，腹满，郁郁微烦，先此时吐下者。或日深，里热谵语，法当下之，以银粉、巴豆燥热大毒丸药下之，致真阴损虚，邪热转甚，因而协热下利不止。及表里热，下之太早，乘虚而入，不成结胸，但为热利不止，心下满硬或痛，烦渴咽干，脉滑数而实，诸腹满实痛者。烦渴谵妄，小便赤，大便硬，脉滑实紧。

《神农本草经疏·卷一·续序例上·论塞因塞用、通因通用、寒因热用、热因寒用、用热远热、用寒远寒》：通因通用者，譬夫伤寒挟热下利，或中有燥粪，必用调胃承气汤，下之乃安，滞下不休，得六一散清热除积而愈。皆其义也。

《伤寒绪论·卷下·不大便》：伤寒不大便六七日，头痛有热多汗，小便黄赤者，此里热蒸阳明，调胃承气汤。小便清者，知邪热不在里，不可下。

（二十八）通幽汤

《医方考·卷二·秘结门第十三·通幽汤》：胃之下口，名曰幽门。此方服之，可以通其留滞，故曰通幽。大便燥结，升降不通，故令腹痛。燥者濡之，生地、熟地，皆濡物也；逸者行之，大黄、归梢，皆行物也；留者攻之，桃仁、红花，皆攻物也；抑者散之，升麻之用，散抑郁也。

便
秘

《成方切用·卷八上·润燥门·通幽汤》:(东垣)治幽门不通,上冲吸门,噎塞不开,气不得下,大便艰难,名曰下脘不通,治在幽门(下脘即幽门,胃之下口也。人身上下有七门,皆下冲上也。幽门上冲吸门,吸门即会厌,气喉上掩饮食者也。冲其吸入之气,不得下归肝肾,为阴火所拒,故膈噎不通。浊阴不得下降,而大便干燥不行。胃之湿与阴火,俱在其中,则腹胀作矣。治在幽门,使幽门通利,泄其阴火,润其燥血,生其新血,则幽门通,吸门亦不受邪,膈噎得开,胀满俱去矣。是浊阴得下归地也)。当归身、升麻、桃仁(研)、红花、甘草(炙)、原生地、原熟地,或加槟榔、当归、二地滋阴以养血,桃仁、红花润燥而行血,槟榔下坠而破气滞。加升麻者,天地之道,能升而后能降。清阳不升,则浊阴不降。经所谓,地气上为云,天气下为雨也。(李东垣曰:肾开窍于二阴。经曰,大便难者,取足少阴。夫肾主五液,津液足则大便如常。若饥饱劳役,损伤胃气。及食辛热味厚之物,而助火邪。火伏血中,耗散真阴,津液亏少,故大便燥结。少阴不得大便,以辛润之。太阴不得大便,以苦泄之。伤食者,以苦泄之。血燥者,以桃仁、酒制大黄通之。风燥者,以麻仁加大黄利之。气塞者,郁李仁、杏仁、皂角仁润之。不可概用牵牛、巴豆之类下之,损其津液。暂得通快,燥结愈甚,遂成不救)加大黄、麻仁,名当归润肠汤,治同。

(二十九)猪胆导法

《医方考·卷一·伤寒门第二·猪胆导法》:自汗,则胃亡津液,当小便不利,今小便反利,则热犹未实,屎虽硬,不可攻也,故以此法导之。猪胆能泽大肠,入醋能敛肠液,故便难者得之则易。经曰燥者濡之,此法之谓也。

《成方切用·卷四上·攻下门·猪胆导法》:便秘者,属燥属热。自汗者,为亡津液。当小便不利,今反利,是热犹未实,故不可攻。猪胆汁,寒胜热,滑润燥,苦能降。醋酸善入,故能引入大肠而通之也。(海藏法,用蜜煎盐相合,或草乌末相合亦可。盖盐能软坚润燥,草乌能化寒消结,可随证阴阳所宜而用之。《准绳》曰:凡多汗伤津,及屡经汗下不解,或尺中脉迟弱,元气素虚人,便欲下而不润利者。并宜导法,但须分津液枯者用蜜导。邪热甚者用胆导,湿热痰饮固结,姜汁麻油浸瓜蒌根导。惟下傍流水者,导之无益,非大承气峻攻不效。以实结在内,而不在下也,至于阴结便闭者,宜于蜜道中,加姜汁生附子末,或削陈酱姜导之,此补长沙之未备也)

(三十)麻仁丸

《妇人大全良方·卷之二十三·产后大便秘涩方论第二》:论曰,产后大便秘涩者何?答曰,产卧水血俱下,肠胃虚竭,津液不足,是以大便秘涩不通也。若过五六日腹中胀闷者,此有燥屎在脏腑,以其干涩,未能出耳。宜服麻仁丸,以津润之。若误以为有热而投以寒药,则阳消阴长,变证百出,性命危矣。

第五章 方药纵横

（三十一）清燥汤

《成方切用·卷七上·消暑门》：清燥汤（东垣），治肺金受湿热之邪，痿躄喘促，胸满少食，色白毛败，头眩体重，身痛肢倦，口渴便秘。经曰，肺者，相传之官，治节出焉。火盛克金，则肺热叶焦，气无所主，而失其治节。故肢体或纵或缩，而成痿躄也。火上逆肺，故喘促。肺主皮毛，故色白毛败。湿热填于膈中，故胸满。壅于阳明，则食少。上升于头，则眩。注于身，则体重。流于关节，则身痛。肺受火伤，天气不能下降，膀胱绝其化源，故口渴便赤……肺属辛金而主气，大肠属庚金而主津。燥金受湿热之邪，则寒水（膀胱）生化之源绝，源绝则肾水亏（金不能生水），而痿躄诸证作矣。金者，水之母也。气者，水之源也。黄芪益元气而实皮毛，故以为君。二术、人参、茯苓、甘草、橘皮、神曲，健脾燥湿，理气化痰，所以运动其土。土者，金之母也。麦冬、五味，保肺以生津。当归、生地，滋阴而养血。黄柏、黄连，燥湿而清热（黄柏合苍术，为二妙散，治痿正药。加牛膝，名三妙散）。升麻、柴胡，所以升清。猪苓、泽泻，所以降浊。使湿热从小便出，则燥金肃清（肺为高清之脏）。水出高原，而诸证平矣。朱丹溪曰：今世风病，大率与诸痿证，混同论治。古圣论风痿，条目不同，治法亦异。

（三十二）清燥润肠汤

《校注医醇滕义·卷二·秋燥·大肠燥》：大肠受燥热，则脏阴枯槁，肠胃不通，大便秘结，清燥润肠汤主之（清燥润肠汤自制）……此方以二地、三仁为主药，生津润燥，开结之力颇速。再加当归养血，石斛养胃，青皮、枳壳皆蜜水炒，协金橘饼流通肺胃之气。肺与大肠相表里，补其脏必兼疏其腑，泻其腑必兼顾其脏，此脏腑相连，不可分割之定理也。（祖怡注）

（三十三）脾约丸

《医方考·卷二·秘结门第十三·润肠丸》：胃强脾弱，不能四布津液濡润大肠，后便燥结者，此方主之。润可以去燥，麻仁、杏仁、芍药是也；苦可以胜燥，枳实、厚朴、大黄是也。

《格致余论·脾约丸论》：成无己曰，约者结约之约，胃强脾弱，约束津液，不得四布，但输膀胱，故小便数而大便硬，故曰脾约。与此丸以下脾之结燥，肠润结化，津流入胃，大便利，小便少而愈矣。愚切有疑焉。何者？既曰约，脾弱不能运也；脾弱则土亏矣，必脾气之散，脾血之耗。原其所由，久病大下大汗之后，阴血枯槁，内火燔灼，热伤元气，又伤于脾，而成此证。伤元气者，肺金受火，气无所摄；伤脾者，肺为脾之子，肺耗则液竭，必窃母气以自救，金耗则木寡于畏，土欲不伤，不可得也。脾失转输之令，肺失传送之官，宜大便秘而难下，小便数而无藏蓄也。理宜滋养阴血，使孤阳之火不炽，而金行清化，木邪有制，脾土清健而运行，精液乃能入胃，则肠润而通矣。今以大黄为君，枳实、厚朴为臣，虽有芍药之养血，麻仁、杏仁之温润，为之佐使，用之热甚而气实者，无有不安。愚恐西北二方，地气高厚，人禀壮实者可用。若用于东南之人，与热虽盛而血气不实者，虽得暂通，将见脾愈弱而肠愈燥矣。后之欲用此方者，

便秘

·142·

须知在西北以开结为主，在东南以润燥为主，慎勿胶柱而调瑟。

《要药分剂·卷九·滑剂·大麻仁》：仲景脾约丸治津少大便秘，盖以润足太阴之燥，乃通肠也。

（三十四）温中平胃散

《校注医醇賸义·卷四·胀》：胃胀者，腹满，胃脘痛，鼻闻焦臭，妨于食，大便难。胃为水谷之腑，职司出纳。阴寒之气上逆，水谷不能运行，故腹满而胃痛。水谷之气腐于胃中，故鼻闻焦臭，而妨食便难也。当平胃祛寒温中平胃散主之（温中平胃散自制）……本方以平胃散去甘草加炮姜、香、砂，而以神曲、枳壳、谷芽助消化，青皮、香橼和肝胃。平胃散所以燥脾湿，此方所以温胃寒，胃寒乃胃病中最习见之一种。（祖怡注）

（三十五）滋燥养营汤

《成方切用·卷八上·润燥门》：治炎烁肺金，血虚外燥，皮肤皱揭，筋急爪枯，或大便风秘（肺主皮毛，肝主筋爪，肝血不足，风热胜而筋燥，故外见皮毛枯槁，肌肤燥痒，内有筋急便秘之证）……前证为血虚而水涸，当归润燥养血为君，二地滋肾水而补肝，芍药泻肝火而益血为臣，黄芩清烁肺之火而退阳，艽、防散肝胆之风而不燥（风药多燥，艽、防味辛能润），又秦艽能养血荣筋，防风乃血药之使（吐血血崩，皆用为使），甘草甘平泻火，入润剂则补阴血为佐使也。

《普济方·卷一百四十三·伤寒门·伤寒大便不通（附论）》：伤寒大便不通者，胃腑实也。盖因太阳病，若发汗，若下，若利小便，亡其津液，胃中干燥，因转属阳明，不更衣，内实大便难，此阳明证也，当下之。然有阳明证不可下者，当问其小便日几行，若本小便日三四行，今日再行，故知大便不久出，为小便数少，津液当还胃中，故知不久必大便也。如此则伤寒呕多，虽有阳明证，其不可下明矣。大凡胃中有燥粪，法当以汤水和之，汤入腹中，转失气者，此所谓结燥，下之无害。若不转失气者，此但初硬后必溏，不可下。下之，则胀满不能食也。经云，溲数，则大便难也。脾约丸。

《推拿抉微·第四集·治疗法·大便不通》：涂蔚生曰，润肠丸即仲景脾约丸之意。脾约丸为治脾火太旺，将肠胃津液煎枯，而大便干结者。润肠丸虽本此意以为加减，而苏叶之杂于其间，则不如脾约丸之纯。

《脉症治方·卷之二·燥门·大便闭结》：脾约者，谓胃强脾弱，约束津液，不得四布，但输膀胱，故小便数而大便难，名曰脾约。与脾约丸以下脾之结燥，使肠润结化。

《医学纲目·卷之二十三·脾胃部·大便不通》：脾约丸论。成无己曰，约者，结约之约，又束约之约。胃强脾弱，约束津液不得四布，但输膀胱，故小便数而大便硬，故曰脾约。与此丸以下脾之结燥，润肠结，化津液入胃，则大便利，小便少而愈矣。愚窃有疑者，既曰脾约，脾弱不能运也，脾弱则土亏矣，必脾气之散，脾血之耗。原其所由，久病大下大汗之后，阴血枯槁，内火燔灼，热伤元气，又伤于脾而成此症。伤元气者，肺金受火克，气无所摄；伤脾者，肺为脾之子，肺耗则津竭，必窃母气以自救，金耗则木寡于畏，土欲不伤不可得也。脾失转输之令，肺失传送之官，宜大便秘而难下，小便数而无藏蓄也。理宜滋养阴血，使孤阳之火不炽而金行清化，木邪有制，脾土清健而运行津液，津液入胃，则肠润而通矣。今以大黄为君，枳实、厚朴为臣，虽有芍药之养血，麻仁、杏仁之温润为之佐使，用之热甚而气实者，无有不安。愚恐西北二方，地气高厚，人禀壮实者可用。若用之东南之人，内热自甚，而血气不实者，虽得暂通，将见脾愈弱而燥矣。后之用此方者，须知在西北以开结为主，在东南以润燥为主，慎勿胶柱而鼓瑟可也。

（三十六）疏凿饮子

《成方切用·卷七下·燥湿门》：疏凿饮子，治遍身水肿，喘呼口渴，大小便秘（上证为湿热甚而气实也，此为阳水。阳水见阳证，脉必沉数。阴水见阴证，脉必沉迟）……外而一身尽肿，内而口渴便秘，是上下表里俱病也。羌活、秦艽，解表疏风，使湿以风胜，邪由汗出，而升之于上。腹皮、苓皮、姜皮，辛散淡渗，所以行水于皮肤（以皮行皮）。商陆、槟榔、椒目、赤豆，去胀攻坚，所以行水于腹里。木通泻心肺之水，达于小肠。泽泻泻脾肾之水，通于膀胱（二药泻水，实泻火也）。上下内外，分消其势，亦犹神禹疏江凿河之意也。

《删补名医方论·卷五·删补名医方论（五）》：疏凿饮子治表里俱实，不偏寒热而水湿过盛，遍身水肿喘胀便秘者。故以商陆为君，专行诸水。佐羌活、秦艽、腹皮、苓皮、姜皮，行在表之水，从皮肤而散；佐槟榔、赤豆、椒目、泽泻、木通，行在里之水，从二便而出。上下、内外，分消其势，亦犹神禹疏凿江河之意也。

（三十七）槐子汤

《校注医醇賸义·卷二·火·大肠火》：肺经之火，移于大肠，大便硬秘，或肛门肿痛，槐子汤主之（槐子汤自制）……槐米为大肠火重，大便见血之主药。再加火麻仁、白芝麻、蒌仁、杏仁、苏子，凡仁皆润，即通用之五仁丸。加金橘饼以顾胃，枳壳以宽肠，玉竹、甘草以顾脾胃，天、麦冬以保金水，与小肠火之琥珀导赤散，有异曲同工之妙。（祖怡注）

（三十八）蜜枣导法

《医方考·卷二·秘结门第十三·导法》：白蜜二合，煎之作挺，长如指许，内便道中，病人以手急抱，欲大便时去之。自汗，大便秘者，此法治之。胃家实则自汗，自汗亡其胃液，则便秘。若以下药与之，则益亡其液矣，故用导法。导法者，迎而夺之之兵也。

《医方考·卷六·痘门第六十九·蜜枣导法》：形质虚弱，而大便秘结，不堪下者，用蜜熬滴水成珠，捻作枣子状，用鸡翎为心，少粘皂角末，纳入谷道中，病人以手急抱即出之，便随通矣。此以正气怯弱，不堪攻下故尔。

《成方切用·卷四上·攻下门·蜜煎导法》：（仲景）治阳明证，自汗，小便利，大便秘者

（胃实自汗，小便复利，此为津液内竭，非热结也。若与下药，则液愈耗矣。虽大便硬，不可攻之。宜俟其欲大便，然后用外导之法）。蜜七合，铜器中微火煎，频搅勿令焦，候凝如饴，捻作锭子。令头锐大如指，长寸许，掺皂角末少许，乘热纳谷道中，用手抱住，大便出时，乃去之（加盐少许亦可，咸能润燥软坚）。蜜能润肠，热能行气，皂能通窍。津液内竭，概不可攻，须俟其欲便，乃导而通之，不欲以苦寒伤胃也（徐忠可曰：此为大便将行，而不能润利者设也。结胸痞满脏结，胃有燥屎，皆有见证。今但自汗，且小便利，是津耗热郁，而干燥也）。

（三十九）增液汤方

《温病条辨·卷二·中焦篇·风温温热温疫温毒冬温》：温病之不大便，不出热结液干二者之外。其偏于阳邪炽甚，热结之实证，则从承气法矣；其偏于阴亏液涸之半虚半实证，则不可混施承气，故以此法代之。独取元参为君者，元参味苦咸微寒。壮水制火，通二便，启肾水上潮于天，其能治液干，固不待言。《本经》称其主治腹中寒热积聚，其并能解热结可知。麦冬主治心腹结气，伤中伤饱，胃络脉绝，羸瘦短气，亦系能补能润能通之品，故以为之佐。生地亦主寒热积聚，逐血痹，用细者。取其补而不腻，兼能走络也。三者合用，作增水行舟之计，故汤名增液，但非重用不为功。

《成方便读·卷三·润燥之剂·增液汤（鞠通）》：吴鞠通曰，虚人热结液干，承气急下，嫌其峻猛，则以此方代之。元参壮水制火，启肾水上潮于天；生地增液，兼能走络；麦冬回护其虚，务存津液，为阴虚阳亢之良法。妙在润肠通便，肠为津液之腑，便通则液自生矣。

二、治便秘通用方

（一）濡脏汤

《备急千金要方·卷十五脾脏方·秘涩第六》

主大便不通六七日，腹中有燥屎，寒热烦迫，短气汗出胀满方。

生葛根　猪膏（各二升）　大黄（一两）

上三味㕮咀。

以水七升煮取五升，去滓，纳膏，煎取三升，澄清。强人顿服，羸人再服。亦治大小便不通。

（二）久房散

《千金翼方·卷第十九·杂病中·淋病第二》

治大小便不通。

当归（三斤）　大戟（一斤）　牛膝（三斤）

上三味，切。以水五升，煮取二升，以大豆五升煎令汁尽，豆干，初服三枚，以通为度。

（三）桑白皮散

《太平圣惠方·卷第十三·治伤寒大便不通诸方》

治伤寒五六日，大便不通，气喘。

桑根白皮（锉，一两） 大腹皮（锉，半两） 枳壳（麸炒微黄，去瓤，二两） 川大黄（锉碎，微炒，三两） 川芒硝（一两） 甘草（炙微赤，锉，半两）

上件药，捣筛为散。每服五钱，以水一大盏。入生姜半分，煎至五分，去滓。不计时候温服，以得利为度。

（四）黄芩散

《太平圣惠方·卷第十三·治伤寒大便不通诸方》

治伤寒八九日，大便不通，心神闷乱。

黄芩（一两） 川大黄（锉碎，微炒，二两） 枳壳（麸炒微黄，去瓤，半两） 大腹皮（锉，一两） 郁李仁（汤浸去皮尖，一两） 羚羊角屑（一两）

上件药，捣筛为散。每服五钱，以水一大盏，煎至五分，去滓，不计时候，温服，以得利为度。

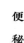

便
秘

（五）槟榔散

1.《太平圣惠方·卷第十三·治伤寒大便不通诸方》

治伤寒大便不通，小便赤涩。

槟榔（一两） 榆白皮（锉，一两） 桂心（半两） 滑石（一两） 甘草（炙微赤，锉，半两） 川大黄（锉碎，微炒，二两）

上件药，捣筛为散。每服五钱，以水一大盏，入生姜半分，煎至五分，去滓，不计时候，温服，以得利为度。

2.《太平圣惠方·卷第二十九·治虚劳大便难诸方》

治虚劳脏腑气滞，大便难，头目昏，心酸壅闷。

槟榔（三分） 川大黄（一两，锉碎，微炒） 木香（一分） 枳壳（三分，麸炒微黄，去瓤） 甘草（一分，炙微赤，锉） 郁李仁（一分，汤浸去皮尖）

上件药，捣筛为散，每服三钱。以水一中盏，煎至六分，去滓，每于食前温服。

3.《太平圣惠方·卷第三十八·治乳石发动大小肠壅滞不通诸方》

治乳石发动，心躁烦热，痰结，不下饮食，大小肠壅滞，腰背疼重。

槟榔（一两） 川芒硝（一两） 甘草（半两，炙微赤，锉） 枳壳（一两，麸炒微黄，去瓤） 川大黄（一两，锉碎，微炒）

上件药，细罗为散，每服，煎竹茹汤，调下二钱。如人行十里，再服，以利为度。

4.《太平圣惠方·卷第四十五·治脚气大小便秘涩诸方》

治脚气，大小便秘涩，腹壅闷，脚膝烦疼，口干咽燥，不欲饮食。

槟榔（三分） 木通（一两，锉） 赤芍药（半两） 甘草（半两，炙微赤，锉） 紫苏茎叶（一两） 川升麻（二分） 黄芩（二分） 瞿麦（三分） 赤茯苓（三分） 川大黄（一两，锉碎，微炒）

上件药，捣粗罗为散，每服四钱，以水一中盏，入生姜半分，煎至六分，去滓，不计时候，温服。

5.《太平圣惠方·卷第七十四·治妊娠大小便不通诸方》

治妊娠大小便不通，心腹妨闷，不欲饮食。

槟榔（一两） 赤茯苓（一两） 桔梗（半两，去芦头） 大腹皮（一两，锉） 木通（一两，锉） 甘草（半两，炙微赤，锉） 桑寄生（半两） 郁李仁（一两，汤浸去皮尖，微炒）

上件药，捣筛为散，每服四钱，以水一中盏，煎至六分，去滓，不计时候温服。

（六）柴胡散

1.《太平圣惠方·卷第九·治伤寒七日候诸方》

治伤寒七日不，心烦，肠中有结燥，谵语。

柴胡（二两，去芦头） 半夏（一两，汤洗七遍去滑） 赤芍药（一两） 甘草（半两，炙微赤，锉） 知母（一两） 黄芩（一两） 川大黄（二两，锉碎，微炒） 陈橘皮（一两，汤浸去白瓤，焙） 人参（一两，去芦头）

上件药，捣粗罗为散，每服四钱，以水一中盏，入生姜半分，煎至五分，去滓，不计时候，温温频服，稍利为度。

2.《太平圣惠方·卷第九·治伤寒八日候诸方》

治伤寒八日不解，默默烦闷，腹中干燥，大肠结涩，狂言。

柴胡（一两，去苗） 赤芍药（半两） 知母（半两） 人参（一两，去芦头） 川大黄（一两，锉碎，微炒） 甘草（半两，炙微赤，锉） 半夏（半两，汤浸七遍去滑） 葳蕤（半两） 黄芩（半两）

上件药，捣筛为散。每服五钱。以水一大盏，入生姜半分，煎至五分。去滓。不计时候温服。以微利为度。

3.《太平圣惠方·卷第十六·治时气大便不通诸方》

治时气恶寒，头痛，壮热，大便不通。

柴胡（去苗） 茵陈 木通 土瓜根 白鲜皮 栀子仁（各一两） 川芒硝（二两） 川大黄（锉碎，微炒，二两）

上件药，捣细罗为散。不计时候，以温水调服三钱。少时当利一两行，利后煮葱豉稀粥食之，如热未歇，再服。

4.《太平圣惠方·卷第十六·治时气大便不通诸方》

治时气恶寒，头痛，壮热，大便不通。

柴胡（去苗）　茵陈　木通　土瓜根　白鲜皮　栀子仁（各一两）　川芒硝（二两）　川大黄（二两，锉碎，微炒）

上件药，捣细罗为散。不计时候，以温水调服三钱，少时当利一两行。利后煮葱豉稀粥食之。如热未歇，再服。

（七）羚羊角散

1.《太平圣惠方·卷第十五·治时气发斑诸方》

治时气壅毒不退，发斑遍身，烦热。大小便不利。

羚羊角屑　栀子仁　麦门冬（去心）　川升麻　川大黄（锉碎，微炒）　玄参　黄芪（锉）甘草（炙微赤，锉）　赤芍药（以上各一两）

上件药，捣筛为散，每服五钱。以水一大盏，煎至五分，去滓，不计时候，温服。

2.《太平圣惠方·卷第十六·治时气大便不通诸方》

治时气热毒在脏，大肠不通。

羚羊角屑（一两）　麦门冬（去心，二两）　大腹皮（锉，一两）　川大黄（锉碎，微炒，一两）　川升麻（一两）　柴胡（去苗，一两）　甘草（炙微赤，锉，半两）

上件药，捣筛为散。每服三钱，水一中盏，煎至六分，去滓，入玄明粉一钱，搅令匀，不计时候温服。

3.《太平圣惠方·卷第十八·治热病大便不通诸方》

治热病，肠胃壅热，大便不通。

羚羊角屑（一两）　麦门冬（一两半，去心）　栀子仁（一两）　土瓜根（一两）　川大黄（一两半，锉碎，微炒）　甘草（半两，炙微赤，锉）

上件药，捣筛为散。每服四钱，以水一中盏，煎至六分，去滓。不计时候，温服。

（八）牵牛子丸

1.《太平圣惠方·卷第十八·治热病大便不通诸方》

治热病后，风气壅滞，胸膈聚痰，大便不通。

牵牛子（八两，四两生，四两微炒，捣罗取末四两）　木通（一两，锉）青橘皮（半两，汤浸去白瓤）　桑根白皮（三分，锉）

上件药，捣罗为末，入牵牛子末，都研令匀，炼蜜和捣三二百杵，丸如梧桐子大。每服，不计时候，以温水下三十丸，以得通为度。

2.《太平圣惠方·卷第五十八·治大便卒不通诸方》

治大便卒不通，心神烦闷，坐卧不安。

牵牛子（微炒，二两）　川朴硝（一两）　大麻仁（一两）　川大黄（锉碎，微炒，一两）甘遂（煨令黄，半两）　木香（一两）

上件药，捣罗为末，炼蜜和捣三二百杵，丸如梧桐子大。每服空心，以生姜汤下二十丸。如人行十里当通，如未通，即再服。强羸人加减服之。

3.《圣济总录·卷第八十四·脚气大小便不通》

治脚气，大小便秘涩不通。

黑牵牛（淘洗令净，炊令气透便取出，摊令微冷，便杵取末，三两）　青橘皮（焙，和白用）　陈橘皮（焙，和白用）　木通（锉）　桑根白皮（锉，炒）　芍药（焙，各一两）　瓜蒌根（二两）

上七味，捣罗为末，炼蜜搜和。杵约三五千下，丸如梧桐子大。每服十五丸，加至二十丸，茶酒任下。

4.《圣济总录·卷第九十五·大小便门·大小便关格不通》

治下焦结热，肠胃燥涩，大小便不利。

黑牵牛（淘洗令净，炊令气透便取出，摊令微冷，便杵取末，三两）　青橘皮（焙，和白用）　陈橘皮（焙，和白用）　桑根白皮（锉，炒）　芍药（焙，各一两）　瓜蒌根（一两）　木通（锉，一两）

上七味，捣罗为末，炼蜜拌和。杵至三五千下，丸如梧桐子大。每服十五丸，加至二十丸，茶酒任下。

（九）白术散

《太平圣惠方·卷第五十八·治大小便难诸方》

治大小便难，腹胁胀痛，气急。

白术（一两）　牵牛子（微炒，一两）　木通（锉，一两）　川大黄（锉碎，微炒，一两）陈橘皮（汤浸去白瓤，焙，半两）　槟榔（一两）　川朴硝（一两）

上件药，捣粗罗为散。每服四钱，以水一中盏，煎至六分，去滓，空腹温服。如人行十里再服，以利为度。

（十）神效方

《太平圣惠方·卷第五十八·治大小便难诸方》

治大小便难。

木香（半两）　青黛（半两）　麻油（二合）

上件药，以水一大盏，同煎令水尽，唯有油，去滓，分为二服。如人行十里服尽。

（十一）吴茱萸丸

《太平圣惠方·卷第五十八·治关格大小便不通诸方》

治大小便，气壅不利，胀满，关格不通。

吴茱萸（汤浸七遍，焙干，微炒，一分） 桂心（半两） 干姜（炮裂，锉，一分） 川大黄（锉碎，微炒，一两） 当归（锉，微炒，半两） 赤芍药（半两） 甘草（炙微赤，锉，半两） 芎（半两） 人参（去芦头，三分） 细辛（三分） 真珠（细研，三分） 桃白皮（锉，一两）

上件药，捣罗为末，炼蜜和捣三二百杵，丸如梧桐子大。每服以生姜橘皮汤下三十丸，日三服，以通利为度。

（十二）芫花丸

1.*《太平圣惠方·卷第七十二·治妇人大便不通诸方》*

治妇人大便秘涩。

芫花（醋拌炒令干，半两） 青橘皮（汤浸去白瓤，焙，半两） 川大黄（锉，微炒，三分）

上件药，捣罗为末，炼蜜和丸，如梧桐子大。食前，以生姜汤下十丸。

2.*《太平圣惠方·卷第七十九·治产后大小便秘涩诸方》*

治产后大小便秘涩，坐卧不安。

芫花（半两，醋拌令干） 滑石（一两） 川大黄（一两，锉微炒）

上件药，捣罗为末，炼蜜和丸，如梧桐子大，每服。以葱汤下二十丸，如人行五七里再服。

3.*《圣济总录·卷第九十五·大小便门·大小便关格不通》*

治大小便不利。

芫花（炒） 滑石（碎，各半两） 大黄（锉，炒，三分）

上三味，捣罗为末，炼蜜和丸，如梧桐子大，每服二十丸，葱汤下。

（十三）桑白皮汤

1.*《圣济总录·卷第二十六·伤寒大便不通》*

治伤寒五六日，大便不通，气喘。

桑根白皮（锉，一两） 大腹皮（锉，半两） 枳实（去瓤，麸炒） 大黄（锉，炒，各二两）

上四味，粗捣筛。每服三钱匕，水一盏，入生姜一枣大拍碎，煎至六分，去滓下朴硝末半钱匕，空心温服，未通再服，以通为度。

2.*《圣济总录·卷第八十四·脚气大小便不通》*

治男子妇人风毒脚气，及遍身拘急刺痛，大小便赤涩，不思饮食，呕逆或寒热。

桑白皮汤方

便
秘

桑根白皮（锉）　紫苏茎叶　木通（锉）　青橘皮（去白，各一两）　荆芥穗　羌活（去芦头）　香子根（锉）　干木瓜　独活（各半两）　枳壳（麸炒去瓤，二两）　大腹（大者二十枚，并子用）

上一十一味，粗捣筛。每服三钱匕，水一盏，生姜一枣大切，葱白二寸并根，煎至七分，去滓空心日午夜卧，各一服。

（十四）芍药散

《幼幼新书·卷第三十·大小便不通利第八》

治大小便下药不通者方。

芍药　大黄　甘草（炙）　当归　朴硝（各一分）

上为末。每服一大钱，水一盏，瓦器中煎至半盏，去滓，服即通。

《惠眼观证》芍药散，治大小便下药不通者方。

芍药　大黄　甘草（炙）　当归　朴硝（各一分）

上为末。每服一大钱，水一盏，瓦器中煎至半盏，去滓，服即通。

（十五）蜜附汤

《三因极一病证方论·卷之九·三因心痛总治》

治心腹疼痛，或吐或泄，状如霍乱，及疗冒涉湿寒，贼风入腹，拘急切痛。

附子（生去皮脐，切作四片，以白蜜煎令附子变色，以汤洗去蜜，切，半两）　桂心　芍药（各三分）　甘草（炙，四钱）

上为锉散。每服四大钱，水一盏，姜五片，枣二枚，煎七分，去滓，食前服。大便秘结，入白蜜半匙，同煎。

（十六）牵牛子散

《妇人大全良方·卷之八·妇人大便不通方论第六》

治妇人大便不通。

木香（半两）　郁李仁（去皮，微炒）　青皮（去白）　木通　枳壳（去白，麸炒）　桂心（各一两）　黑牵牛（半生半炒，三两）

上为细末。每服二钱，如煎茶一沸，搅起放温，空心服。

（十七）二仁丸

1.《妇人大全良方·卷之八·妇人风入肠间或秘或利方论第七》

治风秘。

杏仁（去皮尖，麸炒黄）　麻仁（别研）　枳壳（去穰，麸炒赤）　诃子（慢火炒，捶去核）

上二物各一两为细末，同二仁杵，炼蜜和杵，丸如梧桐子大。温水下二三十丸。未知稍增。

2.《世医得效方·卷第六·大方脉杂医科·秘涩·大便不通风秘》

二仁丸。专治虚人、老人风秘，不可服大黄药者。

杏仁（去皮尖，麸炒黄）　麻仁（各另研）　枳壳（去穰，麸炒赤）　诃子（慢火炒，捶去核）

上等分，末，炼蜜丸如梧子大。每服三十丸，温水下。

（十八）神保丸

1.《脾胃论·卷下·神保丸》

治心膈痛，腹痛，血痛，肾气痛，胁下痛，大便不通，气噎，宿食不消。

木香　胡椒（各二钱五分）　巴豆（去皮油心膜，研，十枚）　干蝎（七枚）

上件四味为末，汤浸蒸饼为丸麻子大，朱砂三钱为衣。每服五丸。如心膈痛，柿蒂、灯心汤下；如腹痛，柿蒂、煨姜煎汤下；如血痛，炒姜醋汤下；如肾气痛、胁下痛，茴香酒下；如大便不通，蜜调槟榔末一钱下；如气噎，木香汤下；如宿食不消，茶酒浆饮任下。

2.《御药院方·卷三·治一切气门上·神保丸》

治心膈痛、腹痛、血痛、肾气胁下痛，大便不通，气噎，宿食，不消并皆治之。

木香　胡椒（二钱半）　巴豆（十个，去皮心膜，研）　干蝎（七枚）

上件四味为末，汤浸饼，丸如麻子大，朱砂为衣，用二钱。每服三丸。

（十九）润肠汤

1.《兰室秘藏·卷下·大便结燥门·大便结燥论·润肠汤》

治大肠结燥不通。

生地黄　生甘草（各一钱）　大黄（煨）　熟地黄　当归梢　升麻　桃仁　麻仁（各一钱）红花（三分）

上㕮咀。水二盏，煎至一盏，去渣，食远温服。

2.《杨氏家藏方·卷第四·秘涩方一十道·润肠汤》

治大便秘涩，连日不通。

麻子仁（一钱半，细研，用水浸，滤去皮，取浓汁）　脂麻（半盏，微炒、研，用水浸，取浓汁）　桃仁（汤浸，去皮尖，麸炒黄熟，取一两，研如泥）　荆芥穗（捣末，一两）

上件煎数沸，入盐少许，如煎茶不得煎过，恣意饮之，以利为度，食前。

（二十）独枣汤

《仁斋直指方论·卷之十五·秘涩·大便秘涩证治》

治大便积日不通。

便
秘

大好枣（一枚，擘开入轻粉，半钱）

上以枣相合，麻线扎缚，慢火煮熟，嚼细，以枣汁送下。

（二十一）润肠丸

1.《仁斋直指方论·卷之十五·秘涩·大便秘涩证治》

大便秘涩通用。

杏仁（去皮尖，略炒）　枳壳（浸去穰，炒）　麻仁　陈皮（各半两）　阿胶（炒）　防风
（各二钱半）

上末，炼蜜丸桐子大。每服五十丸，老者苏子煎汤下，壮者荆芥泡汤下。

2.《仁斋直指方论（附补遗）·卷之十五·秘涩·附诸方》

润肠丸（东垣方）

治脾胃中伏火，大便秘涩，或干燥秘塞不通，全不思食，乃风结秘，血结秘，皆令闭塞也。
以润燥、和血、疏风，自然通。

麻子仁　桃仁（去皮尖。各一两）　羌活　当归尾　煨大黄（各半两）

上件，除麻仁、桃仁另研如泥外，捣罗为末，以上火炼蜜丸如桐子大。每服三五十丸，空
心，白汤送下。

（二十二）当归润燥汤

1.《仁斋直指方论·卷之十五·秘涩·附诸方》

治秘涩。

升麻（二钱）　当归　熟地黄（各一钱）　生地黄（二钱）　甘草　大黄　桃仁　泥子　麻仁
（各一钱）　红花（少许）

上件，除桃仁、麻仁另研如泥外，锉如麻豆大。作一服，水二大盏，入桃仁、麻仁，煎至
一盏，去滓，空心，宿食消尽，热服之。

2.《卫生宝鉴·卷十七·大便门》

当归润燥汤

升麻　生地黄（各二钱）　麻子仁（研如泥）　当归　熟地黄　生甘草　桃仁泥（研）　大黄
（煨。各一钱）　红花（五分）

上㕮咀，入研药，都作一服。水二盏，煎一盏，去渣，空心宿食消尽，稍热服之。

（二十三）厚朴汤

《卫生宝鉴·卷十七·大便门》

白术（五两）　厚朴（姜制）　陈皮（去白）　甘草（炙，各三两）　枳实（麸炒）　半夏曲
（各二两）

上为粗末。每服三钱，水一盏半，姜三片，枣二个。煎至八分，去渣。大温服，食前。

（二十四）大润肠丸

《世医得效方·卷第六·大方脉杂医科·秘涩》

大便秘涩通用。

杏仁（去皮尖，微炒） 枳壳（浸，去瓤，炒） 麻仁 陈皮（各半两） 阿胶（炒） 防风（各二钱半）

上为末，炼蜜丸梧桐子大，每服五十丸。老者，苏子煎汤下；壮者，荆芥泡汤下。

（二十五）推车散

《世医得效方·卷第六·大方脉杂医科·秘涩》

治大小便秘，经月欲死者。

推车客（七个） 土狗（如男子病，推车客用头，土狗用身。如女子病，土狗用头，推车客用身，七个）

上新瓦上焙干，为末，用虎目树皮向南者，浓煎汁调，只一服，经验如神。

（二十六）润肠膏

《医学正传·卷之三·噎膈》

治膈噎，大便燥结，饮食良久复出，及朝食暮吐、暮食朝吐者，其功甚捷。

新取威灵仙（捣汁，四五月开花者，四两） 生姜（捣汁，四两） 真麻油（二两） 白砂蜜（煎沸，掠出上沫，四两）

上四味，同入银石器内搅匀，慢火煎，候如饧，时时以箸挑食之。一料未愈，再服一料决效。

（二十七）桂枝大黄汤

《景岳全书·卷之六十三长集·痘疹诠古方·痘疹》

治腹痛，大便不通良方。

桂枝 白芍（各二钱半） 甘草（五分） 大黄（一钱半）

上锉细，加生姜一片，水一钟半，煎八分。食前温服。

（二十八）益血润肠丸

《医宗必读·卷之九·大便不通·医案》

治大便不通。

熟地黄（六两） 杏仁（去皮尖，炒） 麻仁（各三两，以上三味俱杵膏） 枳壳（麸炒）

便秘

橘红（各二两五钱）　阿胶（炒）　肉苁蓉（各一两半）　苏子　荆芥（各一两）　当归（三两）

为末，以前三味膏，同杵千余下，仍加炼蜜丸桐子大。每服六十丸，空心白汤下。

（二十九）四物麻仁丸

《症因脉治·卷四·大便秘结论·血枯便结》

治血枯便结。

当归　白芍药　生地黄　川芎　麻仁　生何首乌

三、治实秘方

（一）练中丸（《肘后》名承气丸）

《备急千金要方·卷十五·脾脏方·秘涩第六》

主宿食不消，大便难方。

大黄（八两）　葶苈　杏仁（熬）　芒硝（各四两）

上四味为末，蜜丸如梧子大。食后服七丸，日三，后稍加之。

（二）大戟丸

《太平圣惠方·卷第五十八·治大便不通诸方》

治肠胃积滞，大便不通，气壅上奔。

大戟（锉碎，微炒，一两）　川大黄（锉碎，微炒，二两）　木香（半两）　羌活（一两）陈橘皮（汤浸去白瓤，焙，一两）　桑根白皮（锉，一两）　牵牛子（微炒，别捣罗取末，二两）

上件药，捣罗为末，入牵牛子末，同研令匀，炼蜜和丸，如梧桐子大。每于空心以生姜汤下二十丸。

（三）大腹皮散

1.《太平圣惠方·卷第六·治大肠实热诸方》

治大肠实热，肠胀不通，热气上冲，口内生疮。宜服大腹皮散方。

大腹皮（二两，锉）　柴胡（二两，去苗）　诃黎勒皮（一两）　枳壳（一两，麸炒微黄，去瓤）　川大黄（二两，锉碎，微炒）　羚羊角屑（三分）　川朴硝（二两）　甘草（半两，炙微赤，锉）

上件药，捣筛为散，每服三钱，以水一中盏，煎至六分，去滓，食前温服。

2.《太平圣惠方·卷第十三·治伤寒大便不通诸方》

治伤寒六七日，大肠壅结不通，腹胁胀满，不下饮食。

大腹皮（锉碎，半两）　枳壳（麸炒令微黄，去瓤，一分）　赤茯苓（三分）　赤芍药（三

分）　桑根白皮（锉，三分）　百合（一两）　牵牛子（微炒，一两）　甘草（炙微赤，锉，一分）
郁李仁（汤浸去皮尖，微炒，一两）

上件药，捣筛为散。每服五钱。以水一大盏，入生姜半分，煎至五分，去滓，不计时候温服，以得利为度。

3.《太平圣惠方·卷第三十八·治乳石发动大小肠壅滞不通诸方》

治乳石发动，心胸痰结，头目昏闷，大小肠壅滞不通，四肢烦疼，饮食不下，宜服大腹皮散方。

大腹皮（一两）　前胡（一两，去芦头）　半夏（半两，汤浸七遍去滑）　旋覆花（半两）
枳壳（一两，麸炒微黄，去瓤）　赤茯苓（一两）　川大黄（二两，锉碎，微炒）　川升麻（三分）
川芒硝（一两）　陈橘皮（半两，汤浸去白瓤，焙）　甘草（半两，炙微赤，锉）

上件药，捣筛为散，每服四钱。以水一中盏，入生姜半分，煎至六分，去滓，温服，日三四服。

（四）玄豆丸

《太平圣惠方·卷第七十二·治妇人大便不通诸方》

治妇人夹宿食，大便不通。

玄豆（炙令焦去皮子，一分）　巴豆（去皮心，纸裹压去油，五枚）　香墨（二钱）

上件药，捣罗为末，入巴豆研令匀，以醋煮面糊和丸，如梧桐子大。每服一丸，嚼干柿裹，以温水下。

（五）导秘丸

《圣济总录·卷第一十七·风秘》

治风热，大肠秘涩不通，心烦腹满，体热引饮。

槟榔（锉）　木香　芎䓖　羌活（去芦头）　桂（去粗皮，各二两）　大黄（湿纸裹，煨）
郁李仁（汤浸去皮尖，焙，各四两）

上七味，捣罗为细末，炼蜜和丸，如梧桐子大。每服二十丸，浆水下，茶汤亦得。

（六）杏仁汤

《圣济总录·卷第五十·大肠门·大肠实》

治大肠实热，大便不通，上气喘咳，心神烦闷。

杏仁（汤浸去皮尖、双仁，炒）　甘草（炙，锉，各一两）　赤芍药　麦门冬（去心，焙）
黄芩（去黑心）　细辛（去苗、叶）　五味子（各三分）　大黄（锉，炒，一两半）　石膏（碎，
二两）

上八味，粗捣筛。每服三钱匕，水一盏半，苦竹叶十片，煎至八分，去滓温服，日三。

便
秘

（七）厚朴汤

1.《圣济总录·卷第二十六·伤寒大便不通》

治伤寒五六日大便不通，壮热，头疼，谵语，肠中有结燥。

厚朴（去粗皮，姜汁炙，一两） 柴胡（去苗） 大黄（锉，炒，各一两半） 朴硝（二两）枳实（去瓤，麸炒，三分）

上五味，粗捣筛。每服五钱匕，水一盏，入生姜一枣大，拍碎，煎至七分，去滓，空心温服，良久再服，以通为度，未通再服。

2.《圣济总录·卷第九十七·大便秘涩》

治胃实腹胀，水谷不消，溺黄体热，鼻塞衄血，口㖞唇紧，关格不通，大便苦难，承气泻胃，厚朴汤方。

厚朴（去粗皮，生姜汁炙，三分） 大黄（锉，炒，二两） 枳壳（去瓤，麸炒） 甘草（炙，各半两）

上四味，粗捣筛，每服五钱匕，水一盏半，煎至一盏，去滓，空心温服，取利为度。

（八）射干汤

《圣济总录·卷第四十四·脾脏门·脾实》

治脾实，咽干口燥，舌本肿强，腹胁满胀，大便涩难。

射干（八两） 大青（三两） 石膏（碎，十两）

上三味，粗捣筛。每服五钱匕，入蜜一匙头，水一盏半，同煎至一盏，去滓，不拘时候温服。

（九）涤中丸

《圣济总录·卷第九十七·大便秘涩》

治宿食不消，大便难。

大黄（锉，炒，八两） 葶苈（隔纸炒，二两） 杏仁（去皮尖、双仁，炒，研） 芒硝（研，各四两）

上四味，捣研为末，炼蜜和杵，丸如梧桐子大。每服五丸至七丸，食后温水下，日三，未通加至十丸。

（十）大黄左经汤

《三因极一病证方论·卷之三·阳明经脚气治法》

治风寒暑湿流注足阳明经，使腰脚痹痛，行步艰难，涎潮昏塞，大小便秘涩，腹痛呕吐，或复下利，恶闻食气，喘满肩息，或自汗谵妄。

大黄（蒸） 细辛（去苗） 茯苓 防己 羌活 黄芩 前胡 枳壳（麸炒，去瓤） 厚朴（去皮，锉，姜制，炒） 甘草（炙） 杏仁（麸炒，去皮尖，别研，各等分）

上锉散。每服四大钱，水盏半，姜三片，枣一个，煎七分，去滓，空腹热服。腹痛，加芍药；秘结，加阿胶；喘，加桑白皮、紫苏；小便秘，加泽泻；四肢疮痒浸淫，加升麻。所加并等分。

（十一）神功丸

1.《三因极一病证方论·卷之十二·秘结证治》

治气壅风盛，大便秘涩，后重疼痛，烦闷，此药当量虚实加减。

大黄（麸煨，蒸亦可，四两） 人参（二两） 诃子皮（四两） 麻仁（别研，二两）

上为细末，炼蜜丸梧子大。每服二十丸，温汤、温酒、米饮皆可下，食后临卧服。

2.《圣济总录·卷第五十·大肠门·大肠实》

治气壅大肠风热，大便不通，神功丸方。

大黄（三两） 人参（半两） 麻子仁（研，五两） 诃黎勒皮（炮，二两）

上四味，捣研为细末，炼蜜丸如梧桐子大。每服二十丸，温水下，日三，以通为度。

（十二）大陷胸汤

1.《三因极一病证方论·卷之四·结胸证治》

治伤寒表未解，而医反下之，膈内拒痛，手不可近，短气烦躁，心中懊憹，心下硬，大便不通，舌燥而渴，热实，脉沉而紧。又治身无大热，有水结在胸胁间者。

大黄（半两） 芒硝（四钱） 甘遂（半钱）

上各为末。水二盏，先煮大黄至一大盏，入硝煮熔，下甘遂末，煮一沸，分二服，得利止。

2.《黄帝素问宣明论方·卷六·伤寒门》

大陷胸汤。治汗下之后，不大便五六日，舌干而渴，日晡潮热，从心至小腹胀满而痛不可近，脉当沉紧滑数。或但胸结，则无大段热，头微汗出，脉沉涩者，水结也。

大黄（三钱） 芒硝（三钱） 甘遂末（三字）

上锉如麻豆大，分作二服，每服水一盏，煎大黄至六分，内硝，再煎一二沸，绞汁，调甘遂一字匕半，温服。未快利，再服。势恶不能利，以意加服。

（十三）通幽汤

《脾胃论·卷下·脾胃损在调饮食适寒温》

治幽门不通，上冲，吸门不开，噎塞，气不得上下，治在幽门闭，大便难，此脾胃初受热中，多有此证，名之曰下脘不通。

桃仁泥 红花（各一分） 生地黄 熟地黄（各五分） 当归身 炙甘草 升麻（各一钱）

便秘

上咬咀。都作一服，水二大盏，煎至一盏，去渣，稍热服之，食前。

（十四）升阳汤

《兰室秘藏·卷下·大便结燥门·大便结燥论》

治膈咽不通，逆气，里急，大便不行。

青皮　槐子（各二分）　生地黄　熟地黄　黄柏（各三分）　当归身　甘草梢（一钱）　桃仁（另研，十个）

上咬咀，如麻豆大。都作一服，入桃仁泥，水二大盏，煎至一盏，去渣稍热，食前服。

（十五）秦艽当归汤

《兰室秘藏·卷下·痔漏门·痔漏论》

治痔漏，大便结燥，疼痛。

大黄（煨，四钱）　秦艽　枳实（各一钱）　泽泻　当归梢　皂角仁　白术（各五分）　红花（少许）　桃仁（二十个）

上都作一服，水三盏，煎至一盏，去渣，食前热服，忌如前。

（十六）麻黄白术汤

《兰室秘藏·卷下·大便结燥门·大便结燥论》

治大便不通，五日一遍，小便黄赤，浑身肿，面上及腹尤甚，其色黄，麻木，身重如山，沉困无力，四肢痿软，不能举动，喘促唾清水，吐哕痰，唾白沫如胶，时躁热发，欲去衣，须臾热过，振寒项额，有时如冰，额寒尤甚，头旋眼黑，目中溜火，冷泪鼻不闻香臭，少腹急痛，当脐中有动气，按之坚硬而痛。

青皮（去腐）　酒黄连（各一分）　酒黄柏　橘红　甘草（炙半）　升麻（各二分）　黄芪　人参　桂枝　白术　厚朴　柴胡　苍术　猪苓（各三分）　吴茱萸　白茯苓　泽泻（各四分）　白豆蔻　炒曲（各五分）　麻黄（不去节，五钱）　杏仁（四个）

上咬咀。分作二服，水二大盏半，先煎麻黄令沸去沫，再入诸药同煎至一盏，去渣，稍热食远服。

（十七）槟榔散

《严氏济生方·大便门·秘结论治》

治肠胃有湿，大便秘涩。

槟榔（不拘多少）

上为细末。每服二钱，用蜜汤点服，不拘时候。

（十八）脾积丸

《仁斋直指方论·卷之十五·秘涩·大便秘涩证治》

治饮食停滞，腹胀痛闷，呕恶吞酸，大便秘结。

莪术（三两）　京三棱（二两）　良姜（以上用米醋一升，于磁瓶内煮干，乘热切碎，焙，半两）　青皮（去白，一两）　南木香（半两）　不蛀皂角（烧存性，三大挺）　百草霜（深村锅底者佳，三匙）

上为细末，用川巴豆半两，只去壳，研如泥，渐入药末，研和得所，面糊丸麻子大。每服五丸，加至十丸，橘皮煎汤下。

（十九）导滞通幽汤

《仁斋直指方论·卷之十五·秘涩·附诸方》

治大便难，幽门不通，上冲吸门不开，噎塞，不便燥闭，气不得下，治在幽门，以辛润之。

当归　升麻　桃仁泥（各一钱）　生地黄　熟地黄（各五分）　红花　炙甘草（各一分）

上件作一服，水二盏，煎至一盏，去滓，调槟榔细末半钱，稍热服。

便
秘

（二十）当归导滞散

1.《卫生宝鉴·卷十三·打扑损伤从高坠下》

治打扑损伤，落马坠车瘀血，大便不通，红肿暗青，疼痛昏闷，蓄血内壅欲死。

川大黄（一两）　当归（三两）　麝香（另研，少许）

上为末，入麝香研匀。每服三钱，热酒一盏调下。食前，内瘀血去，或骨节伤折，疼痛不可忍，以定痛接骨紫金丹治之。

2.《正体类要·下卷·方药》

治跌扑，瘀血在内，胸腹胀满，或大便不通，或喘咳吐血。

大黄　当归（各等分）

用为末，每服三钱，温酒下，气虚须加桂。

（二十一）大柴胡汤

《卫生宝鉴·补遗·外感伤寒等证·里证》

伤寒四五日，或十余日，邪结在里，大便秘涩腹满，或胀痛，或绕脐刺痛，或谵语，或心下痞硬，脉长，脉沉实，或下利心下坚硬，或已经下，其脉浮沉尚有力，用仲景大柴胡汤治之。

柴胡（八两）　黄芩　赤芍药（各三两）　大黄（二两）　半夏（二两半）　枳实（麸炒，半两）

上六味，每服五钱，水一盏半，生姜五片，枣子一枚。煎至八分，去渣，热服。不拘时候。

（二十二）茵陈汤

《世医得效方·卷第二·大方脉杂医科·伤湿》

治湿气瘀热发黄，小便秘涩，渴引水浆。

茵陈（一两半）　大黄（半两）　小红栀子（十枚）

上锉散。每服三钱，水煎服。

（二十三）枳壳丸

1.《世医得效方·卷第六·大方脉杂医科·秘涩》

治肠胃气壅风盛，大便秘实。

皂角（去皮、弦、子，炙）　枳壳（炒）　大黄　羌活　木香　橘红　桑白皮　香白芷（各等分）

上为末，炼蜜丸如梧桐子大。每服七十丸，空心米饮下。

2.《黄帝素问宣明论方·卷二·诸证门·三焦约证》

治三焦约，调顺三焦气脉，消痞滞，利胸膈，治风，通大小便。

陈皮（一两）　槟榔（半两）　牵牛（四两，一半生一半熟，捣，取头末一两半，余不用）木香（一分）　枳壳（二两）

上为末，炼蜜为丸，如桐子大，每服十五丸，生姜汤下，食后，日三服。

3.《圣济总录·卷第一百五十七·妊娠大便不通》

治妊娠大便结塞不通，脐腹硬胀，不能安卧，气上喘逆。

枳壳（去瓤，麸炒，一两半）　大黄（微炒，二两半）

上二味，捣罗为末。炼蜜和丸，如梧桐子大，每服二十丸，空心米饮下，未通再服，以通为度。

4.《医学正传·卷之六·秘结》

治三焦约，大小便不通，谷气不得下行。

枳壳（二两）　陈皮（一两）　槟榔（五钱）　木香（二钱五分）　黑丑（一半生用，一半炒熟，杵头末一两半，余不用，四两）

上为细末，炼蜜为丸如梧桐子大。每服五十丸，姜汤下。

（二十四）升阳泻热汤

《医学正传·卷之六·秘结》

治膈噎不通，逆气里急，大便不行。

青皮　槐子（各二分）　生地黄　熟地黄　黄柏（各三分）　当归身　甘草梢（各四分）　苍术（五分）　升麻（七分）　黄芪（一钱）　桃仁（去皮尖，另研，十个）

上细切，作一服，入桃仁泥，水二盏，煎至一盏，食前热服。

（二十五）秦艽白术丸

《医学正传·卷之五·痔漏》

治痔疾并漏，有脓血，大便燥硬，疼痛不可忍。

秦艽（去芦）　桃仁（去皮尖，研）　皂角仁（烧存性，各一两）　当归梢（酒浸）　泽泻　枳实（麸炒黄色）　白术（各五钱）　地榆（三钱）

上为细末，和桃仁泥再研匀，面糊为丸如鸡头实大，令药光滑，焙干。每服五七十丸，白汤空心下，待少时，以美膳压之。忌生冷、硬物、冷水、冷菜之类，并酒、湿面及辛辣、大料、热物，犯之则药无验也。

（二十六）秦艽苍术汤

《医学正传·卷之五·痔漏》

治痔核已破，谓之痔漏，大便秘涩，必作大痛，此湿、热、风、燥四气合而为病。故大肠头成块者，湿也；作大痛者，风也；大便燥结者，兼受火邪也。其西方肺金主气，其体收下，亦助病为邪，须当用破气药兼之，其效如神。

秦艽（去芦）　桃仁（去皮尖，另研）　皂角仁（烧存性，各一钱）　苍术（米泔浸）　防风（各七分）　黄柏（酒洗，五分）　当归梢（酒洗）　泽泻（各三分）　槟榔（另研，二分）　大黄（少许，虽大便过涩，亦不可多用也）

上件除槟榔、桃仁、皂角仁三味另研外，余药细切，作一服，水三盏，煎至一盏二分，去渣，入槟榔等三味末子，再上火煎至一盏，空心热服，待少时以美膳压之，不犯胃气也。服药日，忌生冷硬物及酒、湿面、大料、椒、姜等物，若犯之其药无效。如有白脓，加白葵花头五朵，去萼心，青皮五分，入正药中同煎，木香三分为细末，同槟榔等三味依前煎服饵。古人治此疾，多以岁月待除之，惟此药一服即愈。

（二十七）内疏黄连汤

《立斋外科发挥·卷一·肿疡》

治疮疡肿硬，发热作呕，大便秘涩，烦躁饮冷，呕哕心烦，脉沉实。此邪在脏也，急服以内除之，使邪不得犯经络。

黄连　山栀　当归（酒拌）　芍药　木香　槟榔　黄芩　薄荷　桔梗　甘草（各一钱）　连翘　大黄（炒，各二钱）

作一剂，水二钟，煎八分，食前服。

（二十八）加味承气汤

《正体类要·下卷·方药》

治瘀血内停，胸腹胀痛，或大便不通等症。

大黄　朴硝（各二钱）　枳实（一钱）　厚朴（一钱）　甘草（五分）　当归　红花（各一钱）

用酒水各一钟，煎一钟服，仍量虚实加减，病急不用甘草。

（二十九）复元活血汤

《正体类要·下卷·方药》

治跌扑等症，瘀血停凝，胁腹作痛，甚者大便不通。

柴胡　当归　红花（各二钱）　穿山甲（炮，五分）　大黄（酒炒，一钱）　桃仁（二十枚）甘草（五分）　瓜蒌根（一钱）

用酒水各半，煎服。

（三十）桃仁承气汤

《医方集宜·卷之二·伤寒门·治方》

治瘀血内结，谵语，烦躁，便硬。

桃仁　桂枝　芒硝　甘草　大黄

不用引，煎服。

（三十一）大承气汤

《医方考·卷一·伤寒门第二》

伤寒，阳邪入里，痞、满、燥、实、坚全俱者，急以此方主之。

大黄（酒浸，四两）　厚朴（姜汤炒，半升）　枳实（麸炒，五枚）　芒硝（三合）

（三十二）茵陈栀子大黄汤

《医方考·卷四·五疸门第三十四》

治发黄，小便赤涩，大便秘结。

茵陈（一两）　栀子（三枚）　大黄（三钱五分）

（三十三）黄连除湿汤

《外科正宗·卷之三·下部痈毒门·脏毒论第二十九》

治脏毒初起，湿热流注肛门，结肿疼痛，小水不利，大便秘结，身热口干，脉数有力，或里急后重。

黄连　黄芩　川芎　当归　防风　苍术　厚朴　枳壳　连翘（各一钱）　甘草（五分）　大黄　朴硝（各二钱）

水二钟，煎八分，空心服。

（三十四）五利大黄汤

《外科正宗·卷之二·上部疽毒门·时毒论第二十二》

治时毒焮肿赤痛，烦渴便秘，脉实有力者服之。

大黄（煨）　黄芩　升麻（各二钱）　芒硝　栀子（二钱三分）

水二钟，煎八分，空心服，未利者，渣再煎服。

（三十五）桃仁散

《济阴纲目·卷之十四·产后门·大小便不通》

治膀胱气滞血涩，大小便闭。

桃仁　葵子　滑石　槟榔（各等分）

（三十六）百顺丸

《景岳全书·卷之五十一德集·新方八阵·攻阵》

治一切阳邪积滞，凡气积血积，虫积食积，伤寒实热秘结等证，但各为汤引，随宜送下，无往不利。

川大黄（锦纹者，一斤）　牙皂角（炒微黄，一两六钱）

上为末，用汤浸蒸饼捣丸绿豆大。每用五分，或一钱，或二三钱，酌宜用引送下，或用蜜为丸亦可。

（三十七）元戎四物汤

《景岳全书·卷之五十五宇集·古方八阵·攻阵》

治脏结秘涩。

当归　熟地黄　川芎　白芍药　大黄（煨）　桃仁（各等分）

上用水煎，或丸服亦可。

（三十八）六味栀子仁汤

《景岳全书·卷之六十四春集·外科钤古方·外科》

治时毒肿痛，大便秘结，脉沉数。

山栀（炒）　枳壳　大黄（煨）　升麻　牛蒡子（炒）　郁金（等分）

上水煎服。或为细末，每服三钱，蜜水调下。

（三十九）调荣活络饮

《景岳全书·卷之五十四书集·古方八阵·和阵》

治失力闪腰，或跌扑瘀血，及大便不通，腰痛。

当归 牛膝 杏仁（研如泥） 大黄（各二钱） 生地 芍药 红花 羌活（各一钱） 桂枝（三分） 川芎（一钱半）

水一钟半，煎八分，食前温服。

（四十）穿结药

《医宗必读·卷之九·大便不通·医案》

治大实大满，心胸高起，便秘。

蟾酥 轻粉 麝香（各一钱） 巴豆（另研，五分）

研极细末，用孩儿茶、乳汁和丸，如黍米大。每服三丸，姜汤送下。

（四十一）调胃承气汤

《医宗必读·卷之五·伤寒·伤寒诸剂》

太阳、阳明不恶寒，反恶热，大便秘，谵语，呕逆，宜服。

大黄（酒洗，六钱） 芒硝（四钱） 甘草（一钱）

水钟半，煎八分，去渣，入硝一沸服。

（四十二）东垣导滞通幽汤

《医门法律·卷四·伤燥门·秋燥门方》

治大便难，幽门不通，上冲，吸门不开，噎塞不便，燥秘气不得下，治在幽门，以辛润之。

当归 升麻 桃仁（另研，各一钱） 生地黄 熟地黄（各五分） 红花 甘草（炙，各三分）

上作一服，水煎，调槟榔末五分服。加大黄，名当归润燥汤。

（四十三）当归导气散

《张氏医通·卷十四·跌扑门》

治跌扑瘀血内壅，喘急便秘。

大黄（酒浸，一两） 当归（三钱） 麝香（三分）

为散。每服三钱，热酒调，日三夜一服。

（四十四）沉香导气汤

《张氏医通·卷十四·脚气门》

治脚气入腹冲心，疼痛肿满，大小便秘。

羌活　白芍　槟榔（各一钱）　甘草（炙，五分）　抚芎　香附　枳壳（炒，各八分）　紫苏　苏子　木瓜（各六分）　生姜（三片）

水煎，去滓。临卧以药汁磨沉香、木香各半钱调。

（四十五）茵陈蒿汤

《张氏医通·卷十三·专方·湿门》

治湿热发黄，便秘脉实。

茵陈蒿（五钱）　栀子（碎，五枚）　大黄（三钱）

上三味。水煎热服，微利黄水去为度。未去，越三日再服。

（四十六）禹功散

《张氏医通·卷十三·专方·水肿门》

治阳水便秘脉实，初起元气未伤者。

黑牵牛（头末，四两）　茴香（炒）　木香（各一两）

为散。每服二钱。加生姜自然汁，调如稀饮服。

（四十七）调营活络饮

《张氏医通·卷十四·跌扑门》

治失力闪挫，或跌扑瘀结，大便不通，腰胁小腹急痛。

大黄（酒浸，三钱）　牛膝（生）　当归尾　桃仁（炒研，各二钱）　赤芍药　芎䓖　生地黄（酒浸）　羌活（各二钱）　红花　肉桂（各五分）

水煎，食前温服。临服入地龙末一钱，如病久，不能取效，加生附子尖（炮）。

（四十八）东垣导滞丸

《金匮翼·卷二·饮食·伤食》

治伤湿热之物，不得旋化而作痞满、闷乱不安、便闭者。

黄芩　茯苓　白术　黄连（各三钱）　泽泻（二钱）　枳实　神曲（各半两）　大黄（煨，一两）

上为末，汤浸蒸饼为丸。食远沸汤下五十丸。

（四十九）通幽汤

《成方切用·卷八上·润燥门》

治幽门不通，上冲吸门，噎塞不开，气不得下，大便艰难，名曰下脘不通，治在幽门。

当归身　升麻　桃仁（研）　红花　甘草（炙）

（五十）温中平胃散

《校注医醇賸义·卷四·胀》

平胃祛寒温中，治胃胀者，腹满，胃脘痛，鼻闻焦臭，妨于食，大便难。

炮姜（五分）　砂仁（一钱）　木香（五钱）　谷芽（炒，三钱）　神曲（炒，三钱）　广皮（一钱）　茅术（一钱）　厚朴（一钱）　枳壳（一钱）　青皮（一钱）　陈香　橼皮（各八分）

（五十一）疏凿饮子

《校注医醇賸义·卷四·胀·鼓胀》

治遍身水肿，喘呼口渴，大小便秘。

羌活　秦艽　槟榔　大腹皮　茯苓皮　椒目　木通　泽泻　商陆　赤小豆（各等分）　鲜姜皮（一钱）

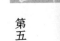

（五十二）五香导气丸

《验方新编·卷十八·心胃部》

治一切食积气滞，五脏不和，九窍不痛，大便闭结，胸中饱胀，心胃气痛等症并治，皆极神效。

沉重（一两）　檀香（一两）　制香附（一两）　广木香（一两）　紫丁香（六钱）　砂仁（一两）　枳实（八钱）　槟榔（一两）　厚朴（姜汁，一两五钱）　石菖蒲（五钱）　郁李仁（去壳，六钱）

共研细末，用神曲糊为丸，如梧子大。每服三钱，淡姜汤下。

（五十三）松柏通幽法

《时病论·卷之六·拟用诸法》

治燥结盘踞于里，腹胀便闭。

松子仁（四钱）　柏子仁（三钱）　冬葵子（三钱）　火麻仁（三钱）　苦桔梗（一钱）　瓜蒌壳（三钱）　薤白头（八分）　大腹皮（酒洗，一钱）

加白蜂蜜，一调羹，冲服。

四、治虚秘方

（一）郁李仁丸

《太平圣惠方·卷第二十九·治虚劳大便难诸方》

治虚劳胸膈气滞，心腹胀满，大便结涩。

郁李仁（汤浸去皮尖，微炒，三两） 诃黎勒皮（一两） 木香（一两） 桂心（一两） 枳实（微炒黄，一两） 前胡（去芦头，二两） 川大黄（锉碎，微炒，二两） 芎䓖（一两） 槟榔（一两）

上件药，捣罗为末，炼蜜和捣三二百杵，丸如梧桐子大。每服食前，煎生姜汤下三十丸。

（二）五柔丸

《圣济总录·卷第九十二·虚劳大便难》

治虚劳不足，饮食不生肌肤，三焦不调，大便秘涩，并疗癖饮百病。

大黄（锉，炒） 前胡（去芦头，各二两） 赤茯苓（去黑皮） 细辛（去苗、叶） 肉苁蓉（酒浸，切焙） 半夏（汤洗去滑，焙） 当归（切焙） 芍药（各一两） 葶苈（纸上炒，一分）

上九味，捣罗为末，炼蜜丸如梧桐子大。每服十丸至二十丸，温酒下，食前服。

便

秘

（三）匀气丸

《圣济总录·卷第九十七·大便秘涩》

治津液燥少，肠胃夹风，大便秘涩，气道不匀。

麻仁（别研，二两） 人参 诃黎勒皮 枳壳（去瓤，麸炒） 桂（去粗皮，各一两） 木香（一两半） 郁李仁（汤去皮，别研） 白槟榔 大黄（炙，微赤，各三两）

上九味，捣罗七味为末，入麻仁等再研匀，炼蜜为丸，如梧桐子大。每服三十丸加至五十丸，温熟水下，不计时候。

（四）润肠丸

1.《脾胃论·卷下》

治饮食劳倦，大便秘涩，或干燥，闭塞不通，全不思食，及风结、血秘，皆能闭塞也。润燥和血疏风，自然通利也。

大黄（去皮） 当归梢 羌活（各五钱） 桃仁（汤浸，去皮尖，一两） 麻子仁（去皮取仁，一两二钱五分）

上除桃仁、麻仁另研如泥外，捣罗为细末，炼蜜为丸，如梧桐子大。每服五十丸，空心用白汤送下。

2.《世医得效方·卷第六·大方脉杂医科·秘涩》

治发汗，利小便，亡津液，大腑秘，老人、虚人皆可服。

沉香（另研，一两） 肉苁蓉（酒浸，焙，二两）

上为末，用麻子仁汁打糊为丸，如梧子大。每服七十丸，空心，米饮送下。

3.《世医得效方·卷第六·大方脉杂医科·虚秘》

治大便秘涩，连日不通。

麻子仁（一盏半，细研，用水浸，滤去皮，取浓汁） 芝麻（半盏，微炒，研，用水浸取浓汁） 桃仁（汤洗，去皮，麸炒黄，研如泥） 荆芥穗（捣末，各一两）

上用前药，入盐少许同煎，可以当茶饮之，以利为度。

（五）生津甘露汤（一名清凉饮子）

《兰室秘藏·卷上·消渴门·消渴论》

治消中，能食而瘦，口舌干，自汗大便结燥，小便频数。

升麻（四分） 防风 生甘草 汉防己 生地黄（各五分） 当归身（六分） 柴胡 羌活 炙甘草 酒黄芩 酒知母 黄芩（各一钱） 石膏 酒龙胆 草黄柏（各一钱五分） 红花（少许） 桃仁（五个） 杏仁（十个）

上哎咀。都作一服，水二盏，酒一匙，煎至一盏，稍热，服食远。

（六）玄参汤

《严氏济生方·诸虚门·五劳六极论治》

骨实极，耳鸣，面色焦枯，隐曲，膀胱不通，牙齿脑髓苦痛，手足酸痛，大小便闭。

玄参 生地黄（洗） 枳壳（去瓤，麸炒） 车前子 黄芪（去芦） 当归（去芦，酒浸） 麦门冬（去心） 白芍药（各一两） 甘草（炙，半两）

上哎咀。每服四钱，水一盏半，姜五片，煎至八分，去滓，温服，不拘时候。

（七）威灵仙丸

《严氏济生方·大便门·秘结论治》

治老人肠胃虚，津液不能内润，气涩不能运掉，大便秘结，不问风冷气秘，皆可服之。

威灵仙（洗，去芦） 黄芪（去芦，蜜水炙，各一两） 枳实（麸炒，半两）

上为细末，炼蜜为丸，如梧桐子大。每服七十丸，空心食前，用米饮送下。

（八）四物汤

《仁斋直指方论·卷之十五·秘涩·附诸方》

治脏结秘涩。

当归　熟地黄　川芎　白芍药　大黄（煨）　桃仁（去皮尖，各一钱）

上㕮咀。作一服，水二盏，煎八分，去滓服，或为丸亦得。

（九）枳壳散

《仁斋直指方论·卷之九·虚劳·虚劳证治》

治虚劳大便秘涩。

枳壳（制，五两）　甘草（炙，一两半）　杏仁（去皮，炒）　阿胶（炒酥）　生地黄（各一两）

上细锉。每服三钱，姜五片，蜜三匙，乌梅一个同煎，空腹服。

（十）胶蜜汤

《仁斋直指方论·卷之十五·秘涩·大便秘涩证治》

治老人、虚人大便秘涩。

连根葱白（三片）

上新水煎，去葱，入透明阿胶炒二钱，蜜二匙，溶开，食前温服。

便
秘

（十一）五仁丸

《世医得效方·卷第六·大方脉杂医科·秘涩》

治精液枯竭，大肠秘涩，传导艰难。

桃仁　杏仁（炒，去皮，各一两）　柏子仁（半两）　松子仁（一钱二分半）　郁李仁（炒，一钱）　陈皮（另为末，四两）

上将五仁别研为膏，入陈皮末研匀，炼蜜为丸，如梧子大。每服五十丸，空心米饮下。

（十二）黄芪汤

《世医得效方·卷第六·大方脉杂医科·秘涩》

治年高老人大便秘涩。

绵黄芪　陈皮（去白，各半两）

上为末。每服三钱，用大麻仁一合烂研，以水投取浆水一盏，滤去滓，于银、石器内煎，候有乳起，即入白蜜一大匙，再煎令沸，调药末，空心，食前服。秘甚者，不过两服愈。常服即无秘涩之患。此药不冷不燥，其效如神。

（十三）葱白散

《世医得效方·卷第六·大方脉杂医科·秘涩》

治老人大便不通。

葱白（二茎） 阿胶（一片）

上以水煎葱，候熟不用，却入阿胶溶开，温服。

（十四）生津润燥汤

《医方集宜·卷之五·消渴门·治方》

治消中，血少，大便秘涩，口干肉削。

黄柏　当归　知母　肉苁蓉　升麻　桃仁　麻仁　防风　熟地黄　甘草梢

水二钟，煎八分，食前服。

（十五）导气丸

《医方考·卷四·鼓胀门第三十七》

诸腹胀大，痞塞不通，大便虚秘，此方主之。

青皮（水蛭炒）　莪术（虻虫炒）　三棱（干漆炒）　槟榔（斑蝥炒）　吴茱萸（牵牛炒）　干姜（硇砂炒）　胡椒（茴香炒）　附子（盐炒）　赤芍药（川椒炒）　石菖蒲（桃仁炒）

上件同炒药熟，去水蛭等不用，研末，酒糊为丸如梧桐子大。每服五丸至七丸，空心紫苏汤下。

（十六）韭汁牛乳饮

《医方考·卷三·翻胃门第二十五》

胃脘有死血，干燥枯槁，食下作痛，翻胃便秘者，此方主之。

韭汁　牛乳（等分）

（十七）正脘散

《济阴纲目·卷之七·浮肿门·治浮肿》

治中焦虚痞，两胁气痛，面目手足浮肿，大便秘涩，兼治脚气。

白术　川芎　木香　槟榔　甘草（各七钱半）　大腹皮　紫苏　木瓜　陈皮　沉香　独活（各一两）

上㕮咀。每服三钱，水煎，食后服。

（十八）苁蓉润肠丸

《景岳全书·卷之五十四书集·古方八阵·和阵》

治发汗利小便，致亡津液，大腑秘结，老人虚人宜服。

肉苁蓉（酒浸，焙，二两）　沉香（一两，另研）

上为末，取麻子仁捣烂，和水取汁打糊，丸桐子大。每服七八十丸，空心米饮或酒送下。

（十九）济川煎

《景岳全书·卷之五十一德集·新方八阵·补阵》

凡病涉虚损，而大便闭结不通，则硝、黄攻击等剂必不可用；若势有不得不通者，宜此主之。此用通于补之剂也，最妙最妙。

当归（三钱）　牛膝（二钱）　肉苁蓉（酒洗去咸，三钱）　泽泻（一钱半）　升麻（一钱）　枳壳（虚甚者不必用，一钱）

水一钟半，煎七八分，食前服。如气虚者，但加人参无碍；如有火，加黄芩；如肾虚，加熟地。

（二十）逍遥散

《医方集解·和解之剂第六》

治血虚肝燥，骨蒸劳热，咳嗽潮热，往来寒热，口干便涩，月经不调。

柴胡　当归（酒拌）　白芍（酒炒）　白术（土炒）　茯苓（一钱）　甘草（炙，五分）

加煨姜、薄荷煎。

（二十一）滋血润肠汤

《症因脉治·卷四·大便秘结论·血枯便结》

治血枯便结。

当归　白芍药　生地　大黄　红花　麻仁

（二十二）补阳还五汤

《医林改错·卷下·瘫痿论》

治半身不遂，口眼歪斜，语言謇涩，口角流涎，大便干燥，小便频数，遗尿不禁。

黄芪（四两，生）　归尾（二钱）　赤芍（一钱半）　地龙（一钱，去土）　川芎（一钱）　桃仁（一钱）　红花（一钱）

水煎服。

（二十三）苁蓉汤

《校注医醇賸义·卷二·秋燥·肾燥》

治肾燥便结。

肉苁蓉（漂淡，三钱）　枸杞（三钱）　菟丝子（四钱）　当归（二钱）　杜仲（三钱）　料豆（三钱）　茯苓（二钱）　牛膝（二钱）　甘草（四分）　红枣（十枚）　姜（二片）

便
秘

（二十四）五香导气丸

《验方新编·卷十八·心胃部》

治一切食积气滞，五脏不和，九窍不痛，大便闭结，胸中饱胀，心胃气痛等症并治，皆极神效。

沉香（一两）　檀香（一两）　制香附（一两）　广木香（一两）　紫丁香（六钱）　砂仁（一两）　枳实（八钱）　槟榔（一两）　厚朴（姜汁，一两五钱）　石菖蒲（五钱）　郁李仁（去壳，六钱）

共研细末，用神曲糊为丸，如梧子大。每服三钱，淡姜汤下。

（二十五）滋燥养营汤

《时病论·卷之六·备用成方》

治火烁肺金，血虚外燥，皮肤皱揭，筋急爪枯，或大便秘结。

当归　黄芩　生地　熟地　白芍　甘草　秦艽　防风

水煎，温服。

五、治热秘方

（一）麻子仁丸

《伤寒论·辨阳明病脉证并治》

趺阳脉浮而涩，浮则胃气强，涩则小便数，浮涩相搏，大便则硬，其脾为约，麻子仁丸主之。

麻子仁（二升）　芍药（半斤）　枳实（炙，半斤）　大黄（去皮，一斤）　厚朴（炙，去皮，一尺）　杏仁（去皮尖，熬，别作脂，一升）

上六味，蜜和丸，如梧桐子大。饮服十丸，日三服，渐加，以知为度。

（二）大黄泄热汤

《备急千金要方·卷十三心脏方·心劳第三》

治心劳热，口为生疮，大便苦难，闭涩不通，心满痛，小肠热方。

大黄　泽泻　黄芩　芒硝　栀子仁（各三两）　桂心　通草　石膏（各二两）　甘草（一两）　大枣（二十枚）

上十味㕮咀。用水九升，先以水一升别浸大黄一宿，余八升煮诸药取二升五合，去滓，下大黄煮两沸去滓，下芒硝令烊，分三服。

（三）三黄汤

《备急千金要方·卷十五脾脏方·秘涩第六》

治下焦热结不得大便方。

大黄（三两） 黄芩（三两） 甘草（一两） 栀子（二十枚）

上四味㕮咀，以水五升，煮取一升八合，分三服。若大便闭，加芒硝二两。

（四）大黄丸

《太平圣惠方·卷第十三·治伤寒大便不通诸方》

治伤寒大便秘涩，是内有积热所为。

川大黄（锉碎，微炒，三两） 枳壳（麸炒微黄，去瓤） 陈橘皮（汤浸，去白瓤） 麻仁 槟榔 木通（锉，上各二两）

上件药，捣罗为末，炼蜜和丸如梧桐子大。每服，不计时候，以温水下三十丸。

（五）大黄饮子

《太平圣惠方·卷第五十八·治大便难诸方》

治身有大热，热毒流于四肢，骨节急痛不可忍，腹中烦满，大便涩难。

川大黄（锉碎，微炒，一两） 杏仁（汤浸去皮尖、双仁，麸炒微黄，一两） 栀子仁（一两） 川升麻（一两） 枳实（麸炒微黄，一两） 黄芩（一两） 生地黄（二两） 人参（去芦头，半两） 甘草（炙微赤，锉，半两）

上件药，细锉和匀。每服半两，以水一大盏，入生姜半分，豉半合，煎至五分。去滓，空腹温服。

（六）三黄丸

《太平圣惠方·卷第十八·治热病大便不通诸方》

治热病壅热，大便不通。

黄连（去须，一两） 川大黄（锉碎，微炒，一两） 黄芩（一两）

上件药，捣罗为末，炼蜜和丸，如梧桐子大。每服，不计时候，以温水下三十丸。

（七）大黄散

1.《太平圣惠方·卷第十三·治伤寒大便不通诸方》

治伤寒未解，烦热口干，腹中有结燥不通。

川大黄（锉碎，微炒，二两） 枳实（麸炒微黄，二两） 川芒硝（二两） 甘草（炙微赤，锉，一两） 厚朴（去粗皮，涂生姜汁，炙令香熟，二两）

便秘

上件药，捣粗罗为散。每服四钱，以水一中盏，煎至六分。去滓，不计时候温服，以得利为度。

2.《太平圣惠方·卷第十六·治时气大便不通诸方》

治时气十日以上，腹微满而喘，脐下疞痛，大便不通。

川大黄（锉碎，微炒，二两） 羚羊角屑（一两） 枳实（麸炒微黄，一两） 川芒硝（二两） 桑根白皮（一两）

上件药，捣筛为散。每服五钱，以水一大盏，煎至五分，去滓。不计时候，温服，以利为度。

3.《太平圣惠方·卷第十八·治热病大便不通诸方》

治热病，大便涩滞，妄语心烦。

川大黄（锉碎，微炒，一两） 枳实（麸炒令黄色，半两） 羚羊角屑（一两） 川朴硝（一两） 黄芩（一两） 甘草（炙微赤，锉，半两）

上件药，捣粗罗为散。每服五钱，用水一大盏，煎至六分，去滓，不计时候，温服。

（八）大麻仁丸

《太平圣惠方·卷第十六·治时气大便不通诸方》

治时气胃中壅热，大便不通。

大麻仁（研入，二两） 川大黄（二两） 郁李仁（汤浸，去皮尖，研，一两） 犀角屑 川朴硝 枳壳（麸炒微黄，去瓤） 木通（以上各一两）

上件药，捣细罗为末，入大麻仁等令匀，炼蜜和丸，如梧桐子大。每服不计时候，以温水下二十丸。

（九）川大黄散

《太平圣惠方·卷第十三·治伤寒大便不通诸方》

治伤寒大便不通，心腹满闷，烦热喘促。

川大黄（锉碎，微炒） 川芒硝 赤芍药 桑根白皮（锉） 大麻仁 枳壳（麸炒微黄，去瓤） 防葵 陈橘皮（汤浸，去白瓤，焙，以上各一两）

上件药，捣筛为散。每服五钱，以水一大盏，煎至五分，去滓。不计时候温服，如人行十里当利。如未利，再服。

（十）石膏散

《太平圣惠方·卷第十三·治伤寒大便不通诸方》

治伤寒五六日，壮热头痛，大便不通，小便血色。

石膏（一两） 赤芍药（三分） 川大黄（锉，微炒，二两） 升麻（三分） 甘草（炙微赤，锉，一分） 柴胡（去苗，一两） 木通（锉，一两） 黄芩（三分） 川朴硝（二两）

上件药，捣筛为散。每服五钱，以水一大盏，煎至五分。去滓，不计时候温服，以得利为度。

（十一）牵牛子丸

《太平圣惠方·卷第十八·治热病大便不通诸方》

治热病后，风气壅滞，胸膈聚痰，大便不通。

牵牛子（捣罗取末，八两，四两生、四两微炒）　木通（锉，一两）　青橘皮（汤浸，去白瓤，半两）　桑根白皮（锉，三分）

上件药，捣罗为末，入牵牛子末，都研令匀，炼蜜和捣三二百杵，丸如梧桐子大。每服，不计时候，以温水下三十丸，以得通为度。

（十二）柴胡散

《太平圣惠方·卷第四十七·治下焦壅热诸方》

治下焦壅热，大小便俱不通。

柴胡（去苗，一两）　黄芩（一两）　陈橘皮（汤浸去白瓤，焙，一两）　泽泻（二两）　栀子仁（一两）　石膏（二两）　羚羊角屑（一两）　生干地黄（二两）　芒硝（二两）

上件药，捣筛为散。每服五钱，以水一大盏，煎至五分，去滓，稍温频服，以利为度。

（十三）羚羊角散

《太平圣惠方·卷第十八·治热病大便不通诸方》

治热病，肠胃壅热，大便不通。

羚羊角屑（一两）　麦门冬（去心，一两半）　栀子仁（一两）　土瓜根（一两）　川大黄（锉碎，微炒，一两半）　甘草（炙微赤，锉，半两）

上件药，捣筛为散。每服四钱，以水一中盏，煎至六分。去滓，不计时候，温服。

（十四）犀角散

《太平圣惠方·卷第十八·治热病大便不通诸方》

治热病，恶寒壮热，大便不通。

犀角屑（一两）　大麻仁（一两）　麦门冬（去心，一两半）　黄芩（一两）　土瓜根（一两）　白鲜皮（一两）　栀子仁（一两）　川大黄（锉碎，微炒，二两）　甘草（炙微赤，锉，半两）

上件药，捣筛为散。每服四钱，以水一中盏，煎至六分。去滓，不计时候，温服。

（十五）生姜泄肠汤

《圣济总录·卷第五十·大肠门·大肠实》

治大肠实热，大便不通，腹胁胀满，腰背重痛，上气喘满。

便
秘

生姜（切，焙）　陈橘皮（去白，焙）　青竹茹　白术　黄芩（去黑心）　栀子仁（各一两半）　桂（去粗皮，半两）　生地黄（五两）　赤茯苓（去黑皮，二两）

上九味，锉如麻豆大。每服五钱匕，水一盏半，枣一枚劈破，煎至一盏，去滓入芒硝末一钱匕，再煎一沸，温服。

（十六）麦门冬汤

《圣济总录·卷第九十七·大便不通》

治虚热痰实，三焦痞结，烦闷壮热，大便不通。

麦门冬（去心，焙，三分）　赤茯苓（去黑皮）　甘草（炙，锉）　黄芩（去黑心）　大黄（锉，炒，各半两）　赤芍药（一两）

上六味，粗捣筛。每服五钱匕，水一盏半，入竹叶十片，生姜一枣大拍破，煎至八分，去滓食前温服，日三。

（十七）泄热汤

《圣济总录·卷第九十二·虚劳大便难》

治虚劳口内生疮，大小便苦难，心满痛。

大黄（锉，炒）　泽泻（锉）　黄芩（去黑心）　栀子仁　芒硝（别研）　桂（去粗皮，各一两半）　石膏（碎，二两）　甘草（炙，半两）

上八味粗捣筛，和匀。每服三钱匕，枣二枚劈破，水一盏，煎至七分，去滓，空心，日午夜卧温服。

（十八）川黄散方

《幼幼新书·卷第十八·疮疹大小便不通第十一》

治麸疮及斑疮，大便不通。

川大黄（锉碎，微炒）　川芎（各一两）　甘草（炙）　黄芩（微炒）　枳壳（麸炒，去瓤，各半两）

上件捣罗为末。每服一钱，水一小盏，入紫草少许，煎五分，去滓温服。

（十九）洗心散

《幼幼新书·卷第十五·伤寒大小便不通第八》

治遍身壮热，头目碎痛，背膊拘急，大热冲上，口苦唇焦，夜卧舌干，咽喉肿痛，涕唾稠黏、痰壅，吃食不进，心神躁热，眼涩睛疼；伤寒鼻塞，四肢沉重，语声不出，百节痛，大小便不利；麸豆疮，时行温疫，狂语多渴及小儿天瘹风，夜惊，并宜服也。

大黄（以米泔水浸一炊间，漉出令干，慢炒取熟）　当归（炒）　芍药（生用）　甘草（炙）

荆芥（各四两） 白术（炒，一两）

上捣罗为细末。每服抄二钱，以水一盏，入生姜一片，薄荷二叶，同煎至八分，放温，和滓服了，略卧仍去枕少时。如五脏壅实，煎四五钱匕；若要溏转，则热服。

（二十）平胃散

《三因极一病证方论·卷之八·脾胃经虚实寒热证治》

治胃实热，口唇干，呕哕烦闷，大小便秘涩；及热病后，余热不除，蓄于胃中，四肢发热，口渴胸满，无汗。

厚朴（去皮，姜制炒） 射干（米泔浸） 升麻 茯苓（各一两半） 芍药（二两） 枳壳（麸炒，去瓤） 大黄（蒸） 甘草（炙，各一两）

上为锉散。每服四钱，水一盏，煎七分，去滓，空心热服。

（二十一）抵圣丸

《三因极一病证方论·卷之十四·阴证治》

治膀胱有热，多因天气热而发阴，肿满赤痛，大便秘，欲饮水，按之脐腹痛。

续随子 薏苡仁 郁李仁 茵芋 白牵牛（略炒，各一钱）

上为末，滴水丸，如梧子大，五丸。用（《博济方》）香姜散咽，黄昏服，五更利下恶物效。

（二十二）凉膈散

《三因极一病证方论·卷之八·瘤冷积热证治》

治大人小儿脏腑积热，烦躁多渴，面热头昏，唇焦咽燥，舌肿喉闭，目赤鼻衄，颔颊结硬，口舌生疮，痰实不利，涕唾稠黏，睡卧谵妄；及肠胃燥涩，便溺秘结，一切风壅。

大黄（蒸） 朴硝 甘草（各三两） 山栀子仁 黄芩 薄荷（各一两） 连翘（四两）

上为末。每服二钱，水一盏，竹叶七片，蜜少许，同煎七分，去滓，食后服。

（二十三）泄热汤

《三因极一病证方论·卷之八·五劳证治》

治心劳实热，口舌生疮，大便闭涩不通，心满痛，小肠热。

泽泻 栀子仁 黄芩（各三两） 桂心 通草（各二两） 石膏（八两） 大黄（蒸） 甘草（炙，各一两）

上为锉散。每服四钱，水盏半，煎七分，去滓，食后。热盛者，煎熟，加芒硝一钱煎，不以时服。

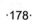

（二十四）黄连散

《儒门事亲·卷十五·水肿黄疸第十五》

治黄疸，大小便秘涩壅热。

黄连（三两）　川大黄（锉碎，醋拌，炒过用之，一两）　黄芩　甘草（炙，各一两）

上为细末。每服二钱，食后温水调下，一日三服。

（二十五）通神散

《妇人大全良方·卷之八·妇人大便不通方论第六》

治妇人大便不通，其证心腹胀痛，手不得近，心胸烦闷，六脉沉滑而实。

大黄　芒硝　槟榔　桃花　郁李仁（汤浸去皮，微炒，各一两）　木香（半两）

上为细末，空心，粥饮调下二钱。

（二十六）麻仁丸

1.《妇人大全良方·卷之二十三·产后大便秘涩方论第二》

治产后大便秘涩。

麻仁　枳壳　人参（各四分）　大黄（煨，二分）

上为末，炼蜜丸，如梧桐子大。空心，温酒下二十丸。未通渐加丸数，不可太过。

2.《严氏济生方·大便门·秘结论治·麻仁丸》

治肠胃不调，热结秘涩。

大麻仁（别研如膏）　川大黄（锉碎，微炒）　厚朴（去皮，锉，姜制炒）　赤芍药（各二两）　杏仁（去皮尖，别研）　枳实（去瓤，麸炒，各一两）

上为细末，炼蜜为丸，如梧桐子大。每服七十丸，空心，米饮送下，以利为度。强赢临时加减。

3.《仁斋直指方论·卷之五·诸气·诸气证治》

顺三焦，润五脏，治大便秘塞不通，年高人尤宜服之。

白槟榔（半煨半生）　羌活（去芦）　木香（各一两）　肉桂（去粗皮）　菟丝子（酒浸一宿，另研为末）　山茱萸　车前子　枳壳（去瓤，麸炒）　防风（去芦头及叉枝）　山芋（各一两半）　麻仁（别捣，研）　大黄（半蒸、半生）　郁李仁（去皮，别捣碎，各四两）

上为细末，入另研药匀，炼蜜和丸，如梧桐子大。每服十五丸至二十丸，温水吞下，临卧服。

4.《丹溪心法·卷二·燥结十一》

治大便秘，风秘，脾约。

郁李仁　麻子仁（各研，各六两）　大黄（以一半炒，二两半）　山药　防风　枳壳（炒，

七钱半）　槟榔（五钱）　羌活　木香（各五钱半）

上为末，蜜丸梧子大。服七十丸，白汤下。

5.《医宗必读·卷之九·大便不通·医案》

治肠胃热燥，大便秘结。

厚朴（去皮，姜汁浸炒）　芍药　枳实（麸炒，各半斤）　大黄（蒸焙，一斤）　麻仁（别研，五两）　杏仁（去皮，炒，五两半）

上为末，炼蜜和丸桐子大。每服二十丸，临卧温水下，大便通利即止。

（二十七）枳实汤

《严氏济生方·胀满门·胀满论治》

治腹胀发热，大便秘实，脉多洪数，此名热胀。

枳实（去瓤，麸炒，半两）　厚朴（姜制，炒，一两）　大黄（酒蒸）　甘草（炙，各三钱）桂心（不见火，二钱半）

上㕮咀。每服四钱，水一盏半，生姜五片，枣二枚，煎至七分，去滓，温服，不拘时候。呕者，加半夏一两。

便秘

（二十八）槟榔丸

《严氏济生方·五脏门·肺大肠虚实论治》

治大肠实热，气壅不通，心腹胀满，大便秘实。

槟榔　大黄（蒸）　麻子仁（炒去壳，别研）　枳实（麸炒）　羌活（去芦）　牵牛（炒）　杏仁（去皮、尖，炒）　白芷　黄芩（各一两）　人参（半两）

上为细末，炼蜜为丸，如梧桐子大。每服四十丸，空心，用熟水送下，以大腑流利为度。

（二十九）大黄饮子

《仁斋直指方论·卷之十五·秘涩·大便秘涩证治》

治身热烦躁，大便不通。

川大黄（湿纸略煨）　杏仁（去皮尖，略煨）　栀子仁　川升麻　枳壳（浸去瓤，碎，炒，各半两）　生地黄（一两）　人参　黄芩　甘草（炙，各二钱半）

上锉散。每服三钱，生姜五片，豉二十一粒，小乌梅一枚，煎服。

（三十）山茵陈散

《仁斋直指方论·卷之十六·五疸·五疸证治》

治黄疸，大小便秘涩。

栀子（一两）　茵陈（一两）　枳实（制，七枚）　赤茯苓　葶苈　甘草（炙，各一分）

上锉。每服三钱，姜三片，煎服。

（三十一）清凉饮

《仁斋直指方论·卷之二十三·诸痔·诸痔证治》

治诸痔热证，大便秘结。

当归　赤芍药　甘草（炙）　大黄（米上蒸，晒，等分）

上为粗末。每服二钱，新水煎服。

（三十二）三白散

《活幼心书·卷下·信效方·汤散门》

解初中肿疾，四肢肤囊浮胀，大小便不利，皆因膀胱蕴热，风湿相乘。

白牵牛（半生半炒，杵碎）　桑白皮（锉炒）　白术　木通（去皮节）　陈皮（去白）　甘草（各半两）

上件㕮咀。每服二钱，水一盏，煎七分，无时温服。

（三十三）犀角丸

《卫生宝鉴·卷十七·大便门》

治三焦邪热，一切风气，又治风盛痰实，头目昏重，肢体拘急，肠胃燥涩，大小便难。

犀角（镑末）　黄连（一两）　人参（二两）　大黄（八两）　黑牵牛（十二两）

上为末，炼蜜丸如桐子大。每服十五丸至二十丸，临卧，温水下，量虚实加减。

（三十四）小柴胡汤

《活幼心书·卷下·〈信效方〉·汤散门》

治伤寒温病，身热恶风，胸满肋痛，烦渴呕哕，小便不利，大便秘硬，能解表里邪毒，痰嗽气喘。

柴胡（去芦，二两）　半夏（如前制）　黄芩　人参（去芦）　甘草（各七钱半）

上件㕮咀。每服二钱，水一盏，姜二片，枣一枚，煎七分，无时温服。或去枣，加薄荷同煎。

（三十五）三乙承气汤

《世医得效方·卷第四·大方脉杂医科·呕吐》

治呕吐，水浆不入，或食已即吐，大便秘，或利而不松快，时觉腹满者，或下利赤白，而呕吐食不下者，或大肠、小肠、膀胱结而不通，上为呕吐、隔食。

大黄　厚朴（姜炒）　枳壳　芒硝（各半两）　甘草（一两）

上锉散。每服四钱，水一盏半，姜三片。煎六分，却入硝，细细啜服。

第五章　方药纵横

·181·

（三十六）葶苈苦参散

《医学正传·卷之六·黄疸》

治湿热内甚，小便赤涩，大便时秘。

苦参 黄连 瓜蒂 黄柏 大黄（各一两） 葶苈子（二两）

上为细末。每服一钱匕，清米饮调下，以吐利为度，随时看虚实消息加减。

（三十七）防风通圣散

《医方集宜·卷之一·中风·治方》

治一切风热大便秘结，小便赤涩，头面生疮，咽痛目赤。

防风 川芎 当归 芍药 大黄 薄荷 麻黄 连翘 朴硝 石膏 黄芩 桔梗 滑石
甘草 荆芥 栀子 白术

有痰加半夏水二钟，姜三片。煎八分，不拘时服。

（三十八）益元散

便
秘

《医方考·卷二·火门第八》

治六腑有实火，上有烦渴，下有便秘、赤涩者。

滑石（六两） 甘草（一两）

共为末，用蜜水调下三钱。

（三十九）玄明粉散

《医方考·卷二·秘结门第十三》

血热便秘者，此方主之。

玄明粉（三钱） 当归尾（五钱）

煎汤调服。

（四十）四顺清凉饮

1.《医方考·卷六·痘门第六十九·痘证三四日前诸方考》

实热内壅，腹胀秘结，痘不能出者，此方主之。

大黄 当归 芍药 甘草

2.《外科正宗·卷之四·杂疮毒门·汤泼火烧第六十一》

治汤泼火烧，热极逼毒入里，或外被凉水所汲，火毒内攻，致生烦躁，内热口干，大便秘
实者服。

连翘 赤芍 羌活 防风 当归 山栀 甘草（各一钱） 大黄（炒，二钱）

上水二钟，灯心二十根，煎八分，食远服。

（四十一）大补丸

《医方考·卷二·秘结门第十三》

治大便燥结，睡中口渴者。

黄柏

炒褐色，为末作丸。

（四十二）三补丸

《医方考·卷二·火门第八》

三焦有火，嗌喉干燥，小便赤涩，大便秘结，此方主之。

黄芩　黄连　黄柏（俱酒润，等分）

（四十三）凉荣泻火汤

《外科正宗·卷之四·杂疮毒门·阴疮论第三十九》

治妇人怀抱忧郁不清，致生内热，小水涩滞，大便秘结，及阴中火郁作痛，亦如涩淋，宜此泻之。

川芎　当归　白芍　生地　黄芩　黄连　山栀　木通　柴胡　茵陈　胆草　知母　麦门冬（各一钱）　甘草（五分）　大黄（酒炒，二钱）

水二钟，煎八分，空心服，便利去大黄。

（四十四）滋阴九宝饮

《外科正宗·卷之三·下部痈毒门·悬痈论第三十四》

治悬痈厚味膏粱，蕴热结肿，小水涩滞，大便秘结，内热口干，烦渴饮冷，及六脉沉实有力者服。

川芎　当归　白芍　生地　黄连　天花粉　知母　黄柏　大黄（蜜水拌炒，各二钱）

水二钟，煎八分，空心服。

（四十五）消毒散

《景岳全书·卷之六十三长集·痘疹诠古方·痘疹》

治痘疮六七日间，身壮热，不大便，其脉紧盛者，用此药微利之。

荆芥穗　炙甘草（各一两）　牛蒡子（杵，炒，四两）

上为粗散。每服三钱，水一盏，煎七分，不拘时徐徐服。

（四十六）八正散

《景岳全书·卷之五十七字集·古方八阵·寒阵》

治心经蕴热，脏腑秘结，小便赤涩，淋闭不通，及血淋等证。

车前子　木通　滑石（飞）　山栀　大黄（煨）　瞿麦　萹蓄

加灯心、竹叶，水煎服。

（四十七）升麻和气饮

《景岳全书·卷之六十四春集·外科钤古方·外科》

治风癣疥疮热结，大便不通。

当归　陈皮（各一钱半）　枳壳（麸炒）　芍药（酒炒）　半夏（制）　桔梗（炒）　白芷　苍术（米泔浸，炒）　干葛　白茯苓　甘草（炙，各一钱）　干姜（炒）　大黄（各五分）　升麻（三分）

上水煎服。

（四十八）玉泉散

《景岳全书·卷之五十一德集·新方八阵·寒阵》

治阳明内热，烦渴头痛，二便闭结，温疫斑黄，及热痰喘嗽等证，此益元散之变方也，其功倍之。

石膏（生用，六两）　粉甘草（一两）

上为极细末。每服一、二、三钱，新汲水或热汤，或人参汤调下。此方加朱砂三钱亦妙。

（四十九）芍药清肝散

《景岳全书·卷之五十七字集·古方八阵·寒阵》

治眵多眊矂，紧涩羞明，赤脉贯睛，脏腑秘结。

白术　川芎　防风　羌活　桔梗　滑石　石膏　芒硝（各三分）　黄芩　薄荷　荆芥　前胡　炙甘草　芍药（各二分半）　柴胡　山栀　知母（各二分）　大黄（四分）

水煎，食远热服。

（五十）鸡子清饮

《景岳全书·卷之五十七字集·古方八阵·寒阵》

治热病五六日，壮热之甚，大便秘结，狂言欲走者。

鸡子（取清，二枚）　芒硝（细研）　寒水石（细研，各二三钱）

上以用新汲水一盏调药末，次下鸡子清搅匀，分二服。

便
秘

（五十一）前胡枳壳汤

《景岳全书·卷之六十三长集·痘疹诠古方·痘疹》

治痰实壮热，胸中烦闷，大便坚实，卧则喘急。

前胡（一两） 枳壳 赤茯苓 甘草（炙） 大黄（各半两）

上㕮咀。每服三五钱，水一大盏，煎至六分。不拘时温服，此方宜量大小加减，如身温脉微并泻者不可服。

（五十二）黄连天花粉丸

《景岳全书·卷之六十宙集·古方八阵·因阵》

治两眼赤痛，眵多眊燥，紧涩羞明，赤脉贯睛，脏腑秘结。

黄连（酒炒） 天花粉 家菊花 川芎 薄荷叶 连翘（各一两） 黄芩 栀子（各四两）黄柏（酒炒，六两）

上为细末，滴水丸梧子大；或用蜜丸。每服五七十丸，或百丸，食后、临睡茶汤下。

（五十三）清凉饮

《景岳全书·卷之六十四春集·外科钤古方·外科》

治痈疡热毒炽盛，大便秘结，此即前连翘消毒散。

连翘（一两） 大黄 山栀子 薄叶 黄芩（各五钱） 甘草（一两半） 朴硝（二钱半）

上每服一两，水煎服。

（五十四）小承气汤

《医宗必读·卷之五·伤寒·伤寒诸剂》

治六七日不大便，腹胀满，潮热，狂言而喘，专泻上焦之痞热。

大黄（四钱） 厚朴（炒，二钱） 枳实（炒，一钱）

水二钟，煎一钟，热服。

（五十五）天门冬散

《医门法律·卷四·热湿暑三气门·三气门方》

治肺壅脑热，鼻干，大便秘涩。

天门冬（去心） 桑白皮 升麻 大黄 枳壳（麸炒） 甘草（各八分） 荆芥（一钱）

水二盏，煎八分，食后温服。

（五十六）东垣润肠丸

《医门法律·卷四·伤燥门·秋燥门方》

治脾胃中伏火，大便秘涩，或干燥闭塞不通，全不思食，乃风结秘，皆令闭塞也。以润燥和血疏风，自然通矣。

麻子仁（另研） 桃仁（另研） 羌活 当归尾 大黄（煨，各半两） 皂角仁 秦艽（各五钱）

上除另研外，为细末，五上火，炼蜜丸如桐子大。每三五十丸，食前白汤下。又有润燥丸一方，本方加郁李仁、防风。

（五十七）黄芩泻肺汤

《张氏医通·卷十五·婴儿门下》

治肺热喘嗽，里实便秘。

黄芩（酒炒） 大黄 连翘 山栀（熬黑） 杏仁（去皮、尖） 枳壳 桔梗 薄荷 生甘草

（五十八）《千金》麦门冬汤

《张氏医通·卷十三·专方·燥门》

治大病后，火热乘肺，咳唾有血，胸膈胀满，上气羸瘦，五心须热，渴而便秘。

麦门冬（去心，二钱） 桔梗 桑根皮（蜜炙） 半夏 生地黄 紫菀茸 竹茹（各一钱） 麻黄（七分） 甘草（炙，五分） 五味子（碎，十粒） 生姜（一片）

上十一味，水煎空心服。

（五十九）当归丸

《张氏医通·卷十五·婴儿门下》

治热入血分，大便秘结，三五日不通。

当归（五钱） 黄连（二钱） 大黄（酒蒸，三钱） 紫草（三钱） 甘草（一钱）

先取当归、紫草熬成膏；以三味为细末，膏和为丸弹子大。每用一丸，水煎三五沸，和滓服之。不下再服，以利为度。

（六十）泻青丸

《张氏医通·卷十四·下血门》

治肝经实热，大便不通，肠风便血，阴汗燥臭。

当归 川芎 栀子（炒黑） 大黄 羌活 防风 草龙胆（等分）

滴水为丸。空心茶清下，七八十丸至百丸。

便秘

（六十一）三黄枳术丸

《医学心悟·卷三·腹痛》

治消热食，除积滞，腹痛拒按，便闭溺赤，名曰阳结。

黄芩（一两）　黄连（五钱）　大黄（七钱五分）　神曲　白术　枳实　陈皮（各五钱）

荷叶一枚，煎水迭为丸，量虚实用。

（六十二）人参泻肺汤

《校注医醇賸义·卷一·暑热湿·淋浊》

治肺经积热，上喘咳嗽，胸膈胀满，痰多，大便涩。

人参　黄芩　栀子　枳壳　薄荷　甘草　连翘　杏仁　大黄　桑皮　桔梗（各等分）

每服七钱，水二盏，煎八分服。

（六十三）天门冬散

《校注医醇賸义·卷一·暑热湿·淋浊》

治肺壅脑热鼻干，大便秘涩。

天冬（八分）　桑皮（八分）　升麻（八分）　大黄（八分）　枳壳（八分）　甘草（八分）

荆芥（一钱）

水二盏，煎八分，食后服。

（六十四）泽下汤

《校注医醇賸义·卷二·秋燥·脾燥》

脾本喜燥，但燥热太过，则为焦土，而生机将息，令人体疲便硬，反不思食。此正如亢旱之时，赤地千里，禾稼不生也，泽下汤主之。

人参（一钱）　当归（二钱）　白芍（一钱）　生地（六钱）　白苏子（三钱）　大麻仁（三钱）　石斛（三钱）　山药（三钱）　料豆（三钱）　红枣（十枚）

（六十五）润肠丸

《校注医醇賸义·卷二·秋燥·大肠燥》

治脾胃中伏火，大便秘涩，或干结不通，全不思食。

麻仁（五钱）　桃仁（五钱）　羌活（五钱）　归尾（五钱）　大黄（五钱）　皂角仁（五钱）

秦艽（五钱）

研细末，蜜为丸如梧子大。每服三五十丸。

（六十六）清燥润肠汤

《校注医醇賸义·卷二·秋燥·大肠燥》

治大肠受燥热，则脏阴枯槁，肠胃不通，大便秘结。

生地（三钱） 熟地（三钱） 当归（二钱） 麻仁（三钱） 蒌仁（四钱） 郁李仁（二钱） 石斛（三钱） 枳壳（蜜水炒，一钱） 青皮（蜜水炒，一钱五分） 金橘饼（一枚）

（六十七）桂苓甘露饮

《时病论·卷之四·备用成方》

治中暑受湿，引饮过多，头痛烦渴，湿热便秘。

石膏 寒水石 滑石 甘草 白术 茯苓 猪苓 泽泻 肉桂

六、治冷秘方

（一）走马汤

《金匮要略方论·卷上·腹满寒疝宿食病脉证治第十》

治中恶心痛腹胀，大便不通。

巴豆（去皮、心，熬，二枚） 杏仁（二枚）

上二味，以绵缠，捶令碎，热汤二合，捻取白汁饮之，当下，老小量之。通治飞尸鬼击病。

（二）巴豆丸

《备急千金要方·卷十五脾脏方·秘涩第六》

主寒癖宿食，久饮饱不消，大便不通方。

巴豆仁（一升） 清酒（五升）

煮三日三夕碎，大熟，合酒微火煎令可丸如胡豆，欲取吐下者，服二丸。

（三）半硫丸

《仁斋直指方论·卷之十五·秘涩·大便秘涩证治》

治冷秘，风秘，老人秘结。

透明硫黄（研十分细） 圆白半夏（汤荡七次，焙干，等分）

上末，生姜汁煮白面糊，筑丸桐子大。每服二十丸，姜汤下。或用葱白一条，生姜三片，煎熟，入阿胶二片，溶开，食前空心送下。

便
秘

（四）已寒丸

《景岳全书·卷之五十八宙集·古方八阵·热阵》

此丸不僭上而阳生于下，治阴证服四逆辈，胸中发躁而渴者，或数日大便秘，小便赤涩，服此丸，上不燥，大小便自利。

肉桂　附子（炮）　乌头（炮）　良姜　干姜　芍药　茴香（各等分）

上为末，米糊丸桐子大。空心温水下五七十丸，或八九十丸，食前亦可。酒醋糊丸亦可。海藏云：已寒上五味虽热，以芍药、茴香润剂引而下之，阴得阳而化，故大小便自通，如得春和之阳，冰自消矣。

（五）木香丸

《医学心悟·卷三·腹痛》

治寒积冷食，腹痛拒按，或大便闭结，谓之冷闭，名曰阴结，本方攻之。

木香　丁香（各一钱五分）　干姜（三钱）　麦芽（炒，五钱）　陈皮（三钱）　巴豆（去壳，炒黑，三十粒）　神曲

煮糊为丸。每服十丸，或二十丸，开水下，痛甚者倍之。所食之物，应随利出，如利不止，以冷粥饮之，即止。

（六）槐子汤

《校注医醇賸义·卷二·火·大肠火》

治肺经之火，移于大肠，大便硬秘，或肛门肿痛。

槐米（三钱）　蒌仁（三钱）　麦冬（一钱五分）　枳壳（蜜水炒，一钱）　天冬（一钱五分）　苏子（三钱）　玉竹（三钱）　麻仁（三钱）　杏仁（三钱）　甘草（四分）　金橘饼（一枚）　白芝麻（三钱）

七、治气秘方

（一）大五柔丸

《备急千金要方·卷十五脾脏方·秘涩第六》

主脏气不调，大便难通，和营卫，利九窍，消谷益气方。

大黄　苁蓉　芍药　葶苈　枳实　甘草　黄芩　牛膝（各二两）　桃仁（一百枚）　杏仁（四十枚）

上十味为末，蜜和丸如梧子。一服三丸，日三，加至二十丸，酒下。

（二）木香丸

《太平圣惠方·卷第五十八·治大便卒不通诸方》

治大便卒不通，心腹气满闷。

木香（一两） 槟榔（一两） 川大黄（锉碎，微炒，一两） 桂心（半两） 巴豆霜（一分）川乌头（炮裂，去皮脐，半两）

上件药，捣罗为末，研入巴豆霜令匀，炼蜜和丸如梧桐子大。每服空心，以橘皮汤下三丸，未效，加至五丸。

（三）调气丸

《太平圣惠方·卷第十六·治时气大便不通诸方》

治时气十余日不大便。

川芒硝（二两） 枳实（麸炒微黄，一两） 川大黄（锉碎，微炒，二两） 杏仁（汤浸去皮、尖、双仁，麸炒黄，研如膏，二两）

上件药，捣罗为末，炼蜜和丸，如梧桐子大。不计时候，以温水下三十丸。如未利，再服。

（四）宽快汤

《仁斋直指方论·卷之十五·秘涩·大便秘涩证治》

治气不下降，大腑涩滞。

香附（杵净，二两） 天台乌药（去心） 枳壳（制，各一两半） 缩砂仁（七钱半） 苏子（炒，半两） 青木香（三钱） 甘草（炙，七钱半）

上末，每服二钱，陈皮煎汤调下，或吞青木香丸少许。

（五）木香逐气丸

《仁斋直指方论·卷之十五·秘涩·大便秘涩证治》

治食积气滞，通利大便，兼治脚气、小肠气、诸气攻刺腹痛。

橘红　青皮（去白） 槟榔（鸡心者，各半两） 南木香（二钱半） 川巴豆肉（研如泥，渐入药夹研，一钱半）

上件并末，用生姜自然汁调神曲末，为糊丸麻子大。每服十丸，姜汤下。如气攻腹痛，枳壳、木瓜煎汤下。

（六）二香丸

《仁斋直指方论·卷之十五·秘涩·大便秘涩证治》

治积滞气秘，心腹刺痛，中满壅嗽。

便秘

南木香　丁香　青皮（浸，去白，晒）　橘红　草果仁　肉豆蔻（生）　白豆蔻仁　五灵脂（香润者，另研，各半两）　莪术（炮，乘热碎研）　缩砂仁（各七钱半）

上细末，用川巴豆肉半两，研如泥，渐入药末，研和，白面稀糊丸麻子大，候干。每服三丸，加至五七丸止，姜汤下。雍嗽，紫苏、生姜煎汤下。

（七）木香槟榔丸

1.《仁斋直指方论·卷之六·伤食方论》

治一切气滞，心腹痞满，胁肋胀闷，大小便结滞不利者并亦服之。

木香　槟榔　青皮（去白）　陈皮（去白）　枳壳（麸炒）　广茂（煨，切）　黄连（各一两）黄柏（去粗皮，一两）　香附　大黄（炒）　黑牵牛（生，取头末，各三两）

上为末，滴水丸如豌豆大。每服三五十丸，食后生姜汤送下，加至以利为度。

2.《医宗必读·卷之九·大便不通·医案》

疏导三焦，快气化痰，消食宽中。

木香　槟榔　枳壳（麸炒）　杏仁（去皮、尖，炒）　青皮（去瓤，各一两）　半夏曲　皂角（酥炙）　郁李仁（各二两）

上为末，别以皂角四两，用浆水一碗，搓揉熬膏，更入熟蜜少许，和丸桐子大，每服五十丸，食后姜汤下。

（八）润肠橘杏丸

《卫生宝鉴·卷十七·大便门》

降气润肠，服之大肠自无涩滞，久服不损胃气。

杏仁（去皮尖，麸炒）　橘皮（等分）

上为末，炼蜜丸桐子大。每服五十丸，空心温水下。

（九）顺气丸

《世医得效方·卷第六·大方脉杂医科·秘涩》

治三十六种风，七十二般气，上热下冷，腰脚疼痛，四肢无力，恶疮下疰，疏风顺气，专治大肠秘涩，真良方也。

大黄（半生用，半湿纸裹煨，五两）　山药（刮去皮，二两）　山茱萸肉　麻子仁（微炒，退壳，另研，二两）　郁李仁（炮，去皮，研）　菟丝子（酒浸，炒）　川牛膝（酒浸一宿，各二两）　防风　枳壳（炒）　川独活（各一两）　槟榔（二两）　车前子（二两半）

上为末，炼蜜为丸，如梧桐子大。每服二三十丸，用茶、酒、米饮任下，百无所忌。平旦、临卧各一服。久服，自然精神强健，百病不生。

（十）四磨汤

《世医得效方·卷第六·大方脉杂医科·秘涩·气秘》

治气滞腹急，大便秘涩。

大槟榔　沉香　木香　乌药

上四味，于擂盆内各磨半盏，和匀温服，有热者，加大黄、枳壳，名六磨汤。

（十一）苏麻粥

《世医得效方·卷第六·大方脉杂医科·秘涩》

此药顺气，滑大便。

紫苏子　麻子仁

上二味不拘多少，研烂水滤取汁，煮粥食之。

便
秘

（十二）推气丸

《世医得效方·卷第六·大方脉杂医科·胀满》

治三焦痞塞，气不升降，胸膈胀满，大便秘涩，小便赤少，并宜服之。

大黄　陈皮　槟榔　枳壳（小者，去瓤）　黄芩　黑牵牛（生用，各等分）

上为末，蜜丸如梧桐子大。每服五七十丸，临卧以温熟水下，更量虚实加减。

（十三）感应丸

《世医得效方·卷第六·大方脉杂医科·秘涩》

治饮食所伤，三焦气滞，大便秘涩。

百草霜（用村庄家锅底上者，细研称，二两）　新拣丁香（一两半）　杏仁（去双仁，陈肥者，去尖，汤浸一宿，去皮，别研极烂如膏，一百四十个）　南木香（去芦头，二两半）　肉豆蔻（去粗皮，用滑皮仁，二十个）　川干姜（炮制，一两）　巴豆（去皮心膜，研细出尽油如粉，七十个）

上除巴豆粉、百草霜、杏仁三味外，余四味捣为末，与三味同拌研令细，用好蜡匮和。

（十四）橘杏丸

《世医得效方·卷第六·大方脉杂医科·秘涩》

治气秘，老人、虚弱人皆可服。

橘红（取末）　杏仁（汤浸去皮尖，另研）

上各等分，炼蜜丸如梧子大。每服七十丸，空心，米饮下。

（十五）六磨汤

《医方集宜·卷之五·秘结门·治方》

治气滞腹胀，大便秘涩。

沉香　木香　槟榔　乌药　枳壳　大黄

白水煎八分，食前服。

（十六）三和散

《医方集宜·卷之五·秘结门·治方》

治七情气结，心腹痞闷，大便秘结。

羌活　紫苏　木瓜　沉香　木香　白术　槟榔　川芎　甘草　陈皮　大腹皮

白水煎，不拘时服。

（十七）流气散

《医方集宜·卷之四·中气门·治方》

治五脏不和，三焦气壅，肿满喘嗽，面浮便秘。

紫苏　青皮　当归　芍药　乌药　茯苓　桔梗　半夏　川芎　黄芪　枳壳　防风　陈皮
甘草　木香　槟榔　枳实　大腹皮

水二钟，姜三片，红枣一枚，煎八分，食远服。

（十八）橘杏汤

《医宗必读·卷之九·大便不通·医案》

治脉浮气秘，或脉沉为血秘，以桃仁代杏仁。

杏仁（汤泡去皮尖，炒黄，五钱）　橘红（去白净，二钱半）

水一钟，生姜三片，煎七分服。

（十九）木香顺气汤

《医方集解·理气之剂第七》

治阴阳壅滞，气不宣通，胸膈痞闷，腹胁胀满，大便不利。

木香　草蔻仁（炒）　益智　苍术（三分）　厚朴（四分）　青皮　陈皮　半夏　吴茱萸（汤
泡）　干姜　茯苓　泽泻（二分）　升麻　柴胡（一分）　当归（五分）

八、治风秘方

（一）威灵仙丸

《太平圣惠方·卷第二十三·治大肠风热秘涩不通诸方》

治大肠风热，结涩不通。

威灵仙（二两） 川大黄（锉碎，微炒，二两） 独活（一两） 芎䓖（一两） 槟榔（一两）牵牛子（三两）

上件药，捣罗为末，炼蜜和为丸，如梧桐子大。每服食前，以温水下十五丸。

（二）秦艽散

《太平圣惠方·卷第二十三·治大肠风热秘涩不通诸方》

治大肠风热，秘涩躁闷。

秦艽（去苗，三分） 防风（去芦头，一两） 枳壳（麸炒微黄，去瓤，一两） 大麻仁（一两）槟榔（一两） 川朴硝（一两半） 羚羊角屑（一两） 木香（三分） 甘草（炙微赤，锉，半两）

上件药，捣粗罗为散。每服三钱，以水一中盏，入生姜半分，煎至六分，去滓，食前温服。

（三）槟榔散

《太平圣惠方·卷第二十三·治大肠风热秘涩不通诸方》

治大肠风热，秘涩不通，四肢烦闷。

槟榔（一两） 木香（三分） 羌活（三分） 川朴硝（二两） 牵牛子（微炒，三两） 陈橘皮（汤浸，去白瓤，焙，一两） 川大黄（锉碎，微炒，一两）

上件药，捣细罗为散。每服空腹，以生姜汤调下三钱，以利为度。

（四）大圣丸

《圣济总录·卷第一十七·风秘》

治三焦风热，气不调顺，大肠结燥，不得宣通。

木香 白槟榔（锉） 枳壳（去瓤麸炒） 大黄（锉） 羌活（去芦头） 芎䓖 桂（去粗皮）郁李仁（去皮研，各一两）

上八味，捣研为末，炼蜜丸如梧桐子大。每服三十丸，温熟水下，早晚食前服，以利为度。

（五）羌活丸

《圣济总录·卷第一十七·风秘》

治风气大肠秘涩。

便

秘

羌活（去芦头）　槟榔（锉）　木香　桂（去粗皮）　陈橘皮（汤浸去白焙，各一两）　大黄（煨熟，二两）　牵牛子（半斤，捣取粉四两）

上七味，捣罗为末，更研令匀，炼蜜和丸梧桐子大。每服十五丸至二十丸，生姜紫苏汤下。渐加至三十，此药不搜搅人脏腑，年高大肠风秘，服之自然通利。兼不转泻。

（六）青橘丸

《圣济总录·卷第一十七·风秘》

治风气壅滞，大便秘涩。

青橘皮（去白，焙）　槟榔（锉）　郁李仁（麸炒去皮，各一两）　木香　羌活（去芦头）半夏（汤洗七遍，各半两）　牵牛子（半斤，捣取粉四两）　陈橘皮（汤浸去白，焙，四两）

上八味，捣罗为末，炼蜜和丸梧桐子大。每服二十丸，临卧生姜汤下。

（七）香枳散

《圣济总录·卷第一十七·风秘》

治大肠秘涩，祛风顺气。

枳壳（去瓤，麸炒）　防风（去叉，各一两，锉）　甘草（炙，锉，半两）

上三味，捣罗为散。每服二钱匕，沸汤点服，空心食前各一。

（八）桂丸

《圣济总录·卷第一十七·风秘》

治风秘肠胃不宣利，令人壅闷。

木香（一分）　桂（去粗皮）　大黄（湿纸裹，煨，锉）　郁李仁　羌活（去芦头）　槟榔（锉，各半两）　黑牵牛子（炒，一两）

上七味，捣罗为细末，炼蜜和丸如梧桐子大。每服二十丸至三十丸，茶酒下。

（九）前胡丸

《圣济总录·卷第一十七·风秘》

治风气，润利肠胃。

前胡（去芦头，二两）　大黄（锉炒）　黄芩（去黑心）　木通（锉）　麻子仁　芍药（各一两一分）

上六味，捣罗为末，炼蜜和丸如豌豆大。每服十五丸，温水下食前服。

（十）清利丸

《圣济总录·卷第一十七·风秘》

治荣卫凝涩，风热秘结，气壅引饮。

皂荚（不蚛者，刮去黑皮，涂酥炙焦，四两） 槟榔（锉，一两半） 青橘皮（汤浸去白，焙） 干姜（炮） 半夏（汤洗七遍，焙干） 羌活（去芦头，各一两） 黑牵牛（半斤，生熟各一半，捣取细末四两）

上七味，捣罗为细末，用酒煮面糊和丸，如梧桐子大。每服二十丸，生姜汤下。

（十一）搜风丸

《圣济总录·卷第一十七·风秘》

治大肠风秘不通。

木香 恶实（各一分） 青橘皮（汤浸去白，焙） 牵牛子（炒） 旋覆花（炒，各一两） 槟榔（煨，锉，各一两） 皂荚（五挺，用浆水五升浸两宿，挼汁去滓入蜜四两，银石器内慢火熬成膏）

上七味，将六味捣罗为末，以皂荚膏和丸，如梧桐子大。每服十五丸，温酒下不拘时。

（十二）大黄汤

《圣济总录·卷第九十七·大便不通》

治卒大便不通，或大肠热结风秘。

大黄（锉，炒） 黄芩（去黑心） 栀子仁 甘草（炙，锉，各一两）

上四味，粗捣筛。每服四钱匕，水一盏半，煎至八分，去滓下硝石半钱匕，更煎两沸，空心温服。

（十三）牛黄丸

《圣济总录·卷第九十七·大便秘涩》

治大肠风热秘涩。

牛黄（细研，一分） 大黄（锉，炒，二两） 巴豆（去皮，心膜麸炒，研，新瓦上取霜，半两）

上三味，捣研为末，酒煮面糊丸如绿豆大。每服五丸，临卧米饮下，量虚实加减。

（十四）地龙丸

《圣济总录·卷第九十七·大便秘涩》

治风气壅滞，大肠秘涩。

地龙（去土）　牵牛子（半生半炒）　苦参（各一两）　乌头（生，去皮、尖，四两）

上四味，捣罗为末，醋煮稀面糊丸，如梧桐子大。每服十五丸，至二十丸，空心夜卧、米饮下。

（十五）戟香散

《圣济总录·卷第九十七·大便秘涩》

治大肠风秘，结涩不通。

大戟（炒）　木香　干姜（炮）　陈橘皮（汤浸，去白焙，各一两）　牵牛子（五两，取细末二两）　大黄（锉，微炒）　羌活（去芦头）　芎䓖（各半两）　陈曲（微炒）　诃黎勒皮（各一分）桂（去粗皮，三分）

上一十一味，捣罗为散。每服二钱匕，生姜茶清调下，临卧服。

（十六）黑神丸

《圣济总录·卷第九十七·大便不通》

治大肠秘涩不通、风结。

巴豆（麸炒，去皮、心、膜，出油，一两）　硫黄（研，一分）　干姜（炮，半两）　皂荚（三挺，不蛀者，烧令烟绝，与硫黄同研）

上四味，捣干姜为细末，与三味同研令匀，用蒸饼去皮，汤浸搦干，纸裹煨透，和药捣匀，丸如梧桐子大。每服三丸，空心生姜汤下，加至四丸。

（十七）蜜腻散

《圣济总录·卷第一十七·风秘》

治风热气盛，大小肠秘涩。

大黄（微锉，捣末）　牵牛子（生杵为末）　甘遂（炒微黄，捣为末）

上三味，秤大黄、牵牛末各三钱，甘遂末一钱，入腻粉半钱，同研匀。每服二钱匕，浓煎蜜汤调下，食前服。

（十八）大麻仁丸

《妇人大全良方·卷之八·妇人大便不通方论第六》

治妇人肠胃风结，大便常秘。

大麻仁（去壳，称，别研如膏）　大黄（炒，各二两）　槟榔　木香　枳壳（各一两）

上为细末，与麻仁研停，炼蜜丸如梧桐子大。空心，温水下二十丸。

（十九）治风秘方

《妇人大全良方·卷之八·妇人风入肠间或秘或利方论第七》

治风人、脚气人大便或秘或利，虚人尤宜。

皂荚子（破作两片，慢火炒燥甚，却入酥一枣大，又炒至燥，又入酥，至焦黑为细末，三百枚）

上炼蜜丸如梧桐子大。每服三十丸，煎蒺藜酸枣仁汤下，空腹服。两时久未利，再进一服。渐加至百丸不妨，以通为度。

（二十）活血润燥丸

《兰室秘藏·卷下·大便结燥门·大便结燥论》

治大便，风秘，血秘，常常燥结。

当归梢（一钱） 防风（三钱） 大黄（湿纸裹，煨） 羌活（各一两） 皂角仁（烧存性，去皮，其性得湿则滑，湿滑则燥结自除，一两五钱） 桃仁（研如泥，二两） 麻仁（研如泥，二两五钱）

上除麻仁、桃仁，另研如泥外，为极细末，炼蜜为丸如梧桐子大。每服五十丸，白汤下三两，服后须以苏麻子粥，每日早晚食之。大便日久不能结燥也，以瓷器盛之，纸封无令见风。

（二十一）皂角丸

《严氏济生方·大便门·秘结论治·皂角丸》

治大肠有风，大便秘结，尊年之人尤宜服之。

皂角（炙，去子） 枳壳（去瓤，麸炒）

上等分为细末，炼蜜为丸，如梧桐子大。每服七十丸，空心食前，用米饮送下。

（二十二）大黄汤

《仁斋直指方论·卷之四·脚气·脚气证治》

治脚气风热，烦闷发渴，大便不通。

木香 大黄（各半两） 黑豆（一两） 升麻（三分）

上锉。每服三钱，乌梅二个，新水煎服。

（二十三）疏风散

《仁斋直指方论·卷之十五·秘涩·大便秘涩证治》

治风毒秘结。

枳壳（制，半两） 防风 羌活 独活 槟榔 白芷 威灵仙 蒺藜（炒赤，去刺） 麻仁

便秘

杏仁　甘草（炙，各一分）

上粗末。每二钱半，姜五片，蜜一匙，慢火煎服。

（二十四）搜风润肠丸

《卫生宝鉴·卷八·治风杂方》

治三焦不和，胸膈痞闷，气不升降，饮食迟化，肠胃燥涩，大便秘难。

沉香　槟榔　木香　青皮　陈皮　京三棱　槐角（炒）　大黄（酒煨）　萝卜子（炒）　枳壳（去瓤，炒）　枳实（麸炒，各五两）　郁李仁（去皮，一两）

上十二味为末，蜜丸如桐子大。每服五六十丸，热白汤送下，食前，常服润肠胃，导化风气。

（二十五）七宣丸

《卫生宝鉴·卷十七·大便门》

疗风气结聚，宿食不消，兼砂石皮毛在腹中，及积年腰脚疼痛，冷如冰石，脚气冲心，烦愦，头旋暗倒，肩背重，心腹胀满，胸膈痞塞，及风毒连头面肿，大便或秘，小便时涩，脾胃虚痞，不食，脚转筋，挛急掣痛，心神恍惚，眠寐不安。

桃仁（去皮尖，炒，六两）　柴胡（去苗）　诃子皮　枳实（麸炒）　木香（各五两）　甘草（炙，四两）　大黄（面裹煨，十五两）

上为末，炼蜜丸如桐子大。每服二十丸。米饮下，食前临卧各一服。以利为度，觉病势退。服五补丸，此药不问男女老幼，皆可服，量虚实加减丸数。

（二十六）皂角丸

《世医得效方·卷第六·大方脉杂医科·秘涩》

治有风入脏腑秘涩，大效。

猪牙　皂角　厚枳壳（去瓤）　羌活　桑白皮　槟榔　杏仁（制同下，另研）　麻仁（别研）　防风　川白芷　陈皮（去白）

上等分，为末，蜜丸如梧子大。每服三十五丸，温水吞下，蜜汤亦可。

（二十七）搜风散

《世医得效方·卷第六·大方脉杂医科·秘涩》

治大便秘结。

青皮（去白）　威灵仙（去头，洗，各二两）　大黄（生，一两）　大戟（一两）　牛蒡子（新瓦上炒，四两）

上为末。每服一钱，人壮实每服三钱。蜜、酒调服毕，漱口。

（二十八）脾约麻仁丸

《世医得效方·卷第六·大方脉杂医科·秘涩》

治风秘脾约证，小便数，大便秘。

大黄　赤芍药　枳壳（炒，各一两）　厚朴（姜汁炒，半两）　麻仁（别研，一两）　杏仁（去皮尖，别研，一两）

上为末，炼蜜丸如梧子大。每服三十五丸，温水吞服。枳壳散温水调送下，尤妙。

（二十九）大成汤

《外科正宗·卷之四·杂疮毒门·跌扑第五十八》

治跌扑伤损，或从高坠下以致瘀血流入脏腑，昏沉不醒，大小便秘；及木杖后瘀血内攻，肚腹膨胀，结胸不食，恶心干呕，大便燥结者并服之。

陈皮　当归　苏木　木通　红花　厚朴　甘草（各一钱）　枳壳（二钱）　大黄（三钱）　朴硝（二钱）

上水一碗，煎八分，不拘时服，服后二时不行，渣再煎，临卧服，入蜜三匙亦妙。

（三十）搜风顺气丸

《景岳全书·卷之五十四书集·古方八阵·和阵》

治痔漏风热闭结，老人燥秘等证。

车前子（两半）　大麻子（微炒，二钱）　大黄（半生半熟，五钱）　牛膝（酒浸）　郁李仁　菟丝子（酒浸）　枳壳　山药（各二钱）

上为末，炼蜜丸桐子大。每服三十丸，温酒下。

九、治痰秘方

（一）半夏丸

《圣济总录·卷第九十七·大便不通》

治大便不通，疏风转气下痰。

半夏（汤洗七遍去滑，麸炒，一两）　牵牛子（一半生一半炒，四两）　青橘皮（汤浸去白，焙）　木通（锉，各半两）

上五味，捣罗为末，炼蜜和剂，捣熟，丸如梧桐子大。每服四十丸，夜卧时，淡生姜汤下。

便秘

（二）宣气木香饮

《圣济总录·卷第九十七·大便不通》

治膈气痰涩，食不消化，大便不通，腹中雷鸣。

木香　桂（去粗皮）　昆布（洗去咸，焙）　槟榔（一两，生锉，一半炮锉）　大黄（锉，炒）半夏（汤洗七遍去滑，麸炒，各半两）　芎䓖　甘草（炙，锉，各一分）　诃黎勒（煨，去核，三分）

上九味，粗捣筛。每服五钱匕，水一盏半，生姜一枣大拍碎，煎至八分，去滓食后温服，日三。

（三）人参利膈丸

《卫生宝鉴·卷十三·胸膈痞》

治胸中不利，痰嗽喘满，利脾胃壅滞，调大便秘利，推陈致新，消饮进食。

藿香（一钱半）　当归（三钱）　木香　槟榔（各二钱半）　人参（三钱）　甘草（炙，五钱）厚朴（姜制，二两）　枳实（五钱）　大黄（酒浸，焙，一两）

上为末，滴水丸如桐子大。每服三十丸，食后温汤送下。此治膈气之圣药也。一方，汤浸蒸饼丸亦可。

（四）七圣丸

《卫生宝鉴·卷十七·大便门》

治风气壅盛，痰热结搏，头目昏重，涕唾稠黏，心烦面热，咽干口燥，肩背拘急，心腹胁肋胀满，腰腿重疼，大便秘，小便赤，睡卧不安，又治大肠疼痛不可忍。

肉桂（去皮）　川芎　大黄（酒蒸）　槟榔　木香（各半两）　羌活　郁李仁（去皮，各一两）

上七味为末，炼蜜丸如桐子大。每服十五丸，温水送下。食后，山岚瘴地最宜服。虚实加减之。

（五）清咽利膈汤

《外科正宗·卷之二·上部疽毒门·咽喉论第二十一》

治积热咽喉肿痛，痰涎壅盛及乳蛾、喉痹、喉痈、重舌、木舌，或胸膈不利，烦躁饮冷，大便秘结等症。

连翘　黄芩　甘草　桔梗　荆芥　防风　山栀　薄荷　金银花　黄连　牛蒡子　玄参（各一钱）　大黄　朴硝（各二钱）

水二钟，煎八分，食远服。

第五章　方药纵横

·201·

（六）苏子降气汤

《医宗必读·卷之九·大便不通·医案》

治气滞妨闷，痰盛便秘。

苏子（炒）　半夏（汤泡，各二钱半）　前胡　甘草（炙）　厚朴（姜汁浸炒）　陈皮（各一钱）　当归（一钱五分）　沉香（七分）

水二钟，生姜三片，煎一钟服。虚人加桂五分、黄芪一钱。

（七）半夏泻心汤去干姜甘草加枳实杏仁方

《温病条辨·卷二·中焦篇·暑温伏暑》

治阳明暑温，脉滑数，不食不饥不便，浊痰凝聚，心下痞者。

半夏（一两）　黄连（二钱）　黄芩（三钱）　枳实（二钱）　杏仁（三钱）

水八杯，煮取三杯，分三次服。虚者复纳人参二钱，大枣三枚。

十、治妊娠产后秘方

（一）泽兰汤

《备急千金要方·卷三妇人方中·下痢第十五》

治产后余疾，寒下冻脓，里急，胸胁满痛，咳嗽、呕血，寒热，小便赤黄，大便不利方。

泽兰　石膏（各二十四铢）　当归　甘草　厚朴（各十八铢）　远志（三十铢）　藁本　川芎（各十五铢）　干姜　人参　桔梗　干地黄（各十二铢）　白术　蜀椒　白芷　柏子仁　防风　山茱萸　细辛（各九铢）　桑白皮　麻子仁（各半升）

上二十一味，㕮咀，以水一斗五升，先纳桑白皮，煮取七升半，去之，纳诸药，煮取三升五合，去滓，分三服。

（二）调气丸

《太平圣惠方·卷第七十二·治妇人大便不通诸方》

治妇人大便不通。

槟榔　羌活　桂心　川芎　木香（各一两）　郁李仁（汤浸去皮，微炒）　川大黄（锉，微炒）　牵牛子（半生半炒熟）　青橘皮（汤浸去白瓤，焙，各二两）

上件药，捣罗为末，炼蜜和捣五七百杵，丸如梧桐子大。空心，以温生姜汤下三十丸。

（三）十圣丸

《圣济总录·卷第一百六十五·产后大便不通》

治产后大便秘涩不通，脐腹坚痛。

槟榔（锉）　木香　川芎　羌活（去芦头）　桂（去粗皮，各一两）　大黄（锉，蒸）　郁李仁（去皮尖，别研如膏）　当归（切焙）　熟干地黄（焙）　人参（各二两）

上一十味，除郁李仁外，捣罗为末，入郁李仁和匀，炼蜜为丸梧桐子大。每服二十丸，米饮下，不拘时，以利为度。

（四）人参丸

《圣济总录·卷第一百六十五·产后大便不通》

治产后大便不通。

人参　槟榔（锉，各一两半）　当归（切焙，一两）　厚朴（去粗皮，生姜汁炙透，三分）　郁李仁（去双仁皮，尖研如膏，半两）

上五味，捣罗四味为末，入郁李仁膏，同研令匀，炼蜜和丸如梧桐子大。每服二十丸，温水下，加至三十丸，不拘时。

（五）三脘汤

《圣济总录·卷第一百六十五·产后大便不通》

治产后大便不通。

大腹皮（锉）　紫苏茎叶　羌活（去芦头）　甘草（炙）　木瓜（切，焙）　芎䓖　陈橘皮（去白，切，炒）　槟榔（锉）　沉香　白术　木香（各一两）

上一十一味，粗捣筛。每服二钱匕，水一盏，煎七分，去滓温服，不拘时。

（六）升麻汤

《圣济总录·卷第一百六十五·产后大便不通》

治产后热燥，大便秘涩。

升麻　枳实（去瓤，麸炒）　黄芩（去黑心，各三分）　大黄（锉）　栀子仁　杏仁（去双仁、皮尖，麸炒）　当归（切，焙）　人参　甘草（炙）　生干地黄（焙，各一两）

上一十味，粗捣筛。每服二钱匕，水一盏，煎至七分，去滓食前服。

（七）柴胡通塞汤

《圣济总录·卷第一百五十七·妊娠大小便不通》

治妊娠大小便不通，下焦热结。

柴胡（去苗）　黄芩（去黑心）　陈橘皮（汤浸，去白微炒）　泽泻　羚羊角（镑，各三分）栀子仁（一两）　石膏（一两）　大黄（锉，炒，一两）

上八味，粗捣筛。每服四钱匕，水一盏，入生地黄一分拍破，豉半分微炒，同煎至七分，去滓食前服。

（八）调胃散

《圣济总录·卷第一百六十五·产后大便不通》

治产后大便秘涩不通。

大黄（锉，炒）　当归（切，焙）　麦门冬（去心，焙）　桃仁（去双仁、皮尖，麸炒）　生干地黄（焙）　菖蒲（锉）　鳖甲（醋炙，去裙襕）　柴胡（去苗，各一两）　厚朴（去粗皮，生姜汁炙透）　秦艽（去苗土）　黄连（去须，各三分）　桂（去粗皮，半两）　吴茱萸（汤洗去涎，焙干炒，半两）

上一十三味，捣罗为散。每服二钱匕，温水调下，空心食前服。

（九）榆白皮汤

《圣济总录·卷第一百五十七·妊娠大小便不通》

治妊娠大小便不通。

榆白皮（细锉，一两半）　桂（去粗皮，锉碎，一两）　甘草（炙，一两半）　滑石（三两）

上四味粗捣筛。每服四钱匕，水一盏半。煎至八分。去滓食前温服。

（十）阿胶枳壳丸

《三因极一病证方论·卷之十七·产科二十一论评》

治产后虚羸，大便秘涩。

阿胶　枳壳（麸炒去瓤，等分）

上为末，蜜丸如梧子大，别研滑石为衣。温水下二十丸，半日来未通又服。

（十一）三脘散

《妇人大全良方·卷之七·妇人两胁胀痛方论第十七》

治中焦虚痞，两胁气痛，面目手足浮肿，大便秘涩，兼治脚气。

大腹皮　紫苏　沉香　干木瓜　独活（各一两）　白术　川芎　木香　甘草　陈皮　槟榔（各三分）

上㕮咀，每服三钱。水一盏，煎至七分，去滓，空心热服，日中服。

便
秘

（十二）甘遂散

《妇人大全良方·卷之十五·妊娠大小便不通方论第三》

疗妊娠子淋，大小便并不利，气急，已服猪苓散不瘥，宜服甘遂散下之。

太山赤皮甘遂（二两）

上一味为末，以白蜜二合，和服如大豆粒，多觉心下烦，得微下者，日一服，下之后还将猪苓散。不得下，日二服，渐加至半钱，以微利为度。（《经心录》同）

（十三）石膏汤

《妇人大全良方·卷之十四·妊娠伤寒热病防损胎方论第七》

治妊妇六七个月，伤寒热入腹，大小便秘结不通，蒸热。

前胡（十分）　大黄　石膏（各二十分）　栀子仁（十枚）　知母　黄芩　茯苓　生姜（各八分）

上水八升，煎取二升半；后下大黄，更煎三五沸，分作三服。

（十四）当归散

《妇人大全良方·卷之十五·妊娠大小便不通方论第三》

治胎前诸疾，或因怒，中气充子脏，或充胕脉，腹急肚胀，腰腹时疼，不思饮食，四肢浮肿，气急时喘，大便忽难，小便忽涩，产门忽肿。

当归（一两）　赤茯苓　枳壳　白芍药　川芎（各二两）　川白姜（炮）　木香（煨）　粉草（各半两）

上㕮咀。每服三大钱，水一盏半，姜三片，煎至八分，去滓，无时温服。如禀受气弱及南人，枳壳减半；如气实及北人，于内加分量服之。或连日大便秘涩，加蜜同煎。

（十五）麦芽散方

《妇人大全良方·卷之二十三·产后大便秘涩方论第二》

疗产后五七日不大便，切不宜妄服药。

大麦芽（不以多少）

上炒黄为末，每服三钱，沸汤调下，与粥间服。

（十六）牵牛丸

《妇人大全良方·卷之八·妇人大便不通方论第六》

治妇人大便不通，心腹虚胀。

黑牵牛（生，二两）　青皮（去白，一两）　木香（半两）

上为细末，炼蜜丸如梧桐子大。空心，温水下二十丸。

（十七）桃花散

《妇人大全良方·卷之二十三·产后大小便不通方论第三》

治产后大小便秘涩。

桃花　葵子　滑石　槟榔（等分）

上为细末，每服二钱，葱白汤空心调下。

（十八）葵子汤

《妇人大全良方·卷之十五·妊娠大小便不通方论第三》引《古今录验》

疗妊娠得病六七日以上，身热入脏，大小便不利，安胎除热。

葵子（二升）　滑石（碎，四两）

上以水五升，煮取一升，去滓尽服。须臾当下便愈。

（十九）调导饮

《仁斋直指方论·卷之十五·秘涩·大便秘涩证治》

治妇人产前、产后大便不通。

当归　川芎　防风　枳壳（制，各四分）　甘草（炙，二钱）

上细锉。每服三钱，食前姜、枣煎服。

（二十）八味丸

《世医得效方·卷第十四·产科兼妇人杂病科·护胎》

治妊娠大便秘方。

防风（炙，二两）　甘草（炙，一两）　枳壳（去穰，麸炒，三两）

上为末。每服一钱，沸汤点，食前，日二三服。

（二十一）三黄解毒汤

《济阴纲目·卷之九·胎前门·伤寒》

妊娠伤寒五六日后，表邪悉罢，并无头疼恶寒之证，止烦躁发热大渴，小便赤，大便秘，或利下赤水，六脉沉实，此病邪在里也，宜此方主之。

黄芩　黄连　黄柏　山栀　大黄（各等分）

上锉，水煎服，更随五脏脉证加减。

便秘

（二十二）平安散

《济阴纲目·卷之九·胎前门·下·喘急》

治妊娠上气喘急，大便不通，呕吐不食，腹胁胀痛。

川芎　木香（各一钱半）　陈皮　熟地黄（洗）　干姜（炮）　生姜　厚朴（制炒）　甘草（各一钱）

上作一服，水二盅，入烧盐一捻，煎至一盅，不拘时服。

（二十三）泽泻散

《济阴纲目·卷之八·胎前门·上·胎水肿满》

治妊娠遍身浮肿，上气喘急，大便不通，小便赤涩，谓之子满。

泽泻　桑白皮（炒）　木通　枳壳（面炒）　槟榔　赤茯苓（各一钱半）

上锉一服，加生姜五片，水煎服。

（二十四）调导散

《济阴纲目·卷之十四·产后门·大便秘涩》

治妇人产前产后大便不通。

当归　川芎　防风（用防风者，将欲降之，必先升之也）　枳壳（各四钱）　甘草（炙，二钱）

上㕮咀。每服一两，用生姜三片，枣一枚，水煎，温服，忌动风物。

（二十五）清脾饮

《济阴纲目·卷之九·胎前门·疟疾》

治妊娠疟疾，寒少热多，或但热不寒，口苦舌干，大便秘涩，不进饮食，脉弦数者。

青皮　厚朴（姜制）　白术（炒）　草果　茯苓　半夏　黄芩　柴胡　甘草（炙，各五分）

上加生姜，水煎服。

（二十六）滋肠五仁丸

《济阴纲目·卷之十四·产后门·大便秘涩》

治产后血气虚损，大肠闭涩，传道艰难。

杏仁（去皮，面炒）　桃仁（如上制，各一两）　柏子仁（五钱）　松子仁（一钱半）　郁李仁（面炒，一钱）　橘红（为末，四两。以橘红为君者，和气润下也）

上五仁另研为膏，合橘皮末和匀再研，炼蜜丸如桐子大。每服三十丸，加至五六十丸，食前清米饮下。

（二十七）玉露散

《景岳全书·卷之六十一长集·妇人规古方·妇人》

治产后乳脉不行，身体壮热，头目昏痛，大便涩滞。

人参　白茯苓　当归　炙甘草（各五分）　桔梗　川芎　白芷（各一钱）　芍药（七分）

上水煎，食后服，如热甚大便秘结，加大黄三五分（炒用）。

十一、治小儿便秘方

（一）丹砂丸

《太平圣惠方·卷第九十二·治小儿大便不通诸方》

治小儿大便不通，心神烦热，卧忽多惊，腹胁妨闷。

丹砂（细研水飞过，半两）　续随子（三分）　腻粉（一钱）

上件药，都细研令匀，炼蜜和丸如绿豆大。三岁儿每服，以温水下二丸，量儿大小，以意加减服之。

（二）芎黄散

《太平圣惠方·卷第九十二·治小儿大便不通诸方》

治小儿大便不通，腹胁妨闷。

芎䓖（半两）　川大黄（锉，微炒，三分）　郁李仁（汤浸去皮，微炒，三分）

上件药，捣细罗为散。每服一钱。以温水半盏，调服。量儿大小，以意分减。以利为度。

（三）桃叶汤

《太平圣惠方·卷第九十二·治小儿大便不通诸方》

治小儿大便不通，脐腹妨闷。

桃叶（一握）　木通（二两）　灯心（五大束）　川朴硝（一两）　葱豆（七茎）

上件药，细锉。用醋浆水三大碗，煎十余沸，去滓，倾向盆中。稍温，便坐儿在盆内，将滓以手帕裹，熨于脐下，冷即出之。后吃地黄稀粥半盏，良久便通。

（四）大黄丸

1.《小儿药证直诀·附方》

治风热里实，口中气热，大小便闭赤，饮水不止，有下证者，宜服之。

大黄（酒洗过，米下蒸熟，切片曝干，一两）　川芎（锉，一两）　甘草（锉，炙，一分）黑牵牛（半生熟炒，半两）

上为细末，稀糊和丸，如麻子大。二岁每服十丸，温蜜水下，乳后服，以溏利为度；未利加丸数再服。量大小虚实用之。

2.《幼幼新书·卷第三十·大便不通第六》

治小儿大便不通，心腹壅闷。

川大黄（锉、炒，一两） 枳壳（麸炒） 栀子仁 郁李仁（汤浸去皮，炒，各三分）

上件药捣罗为末。炼蜜和丸如麻子大。每服以熟水下五丸。量儿大小加减服之。

（五）犀角丸

1.《小儿药证直诀·卷下·诸方》

治风热痰实面赤，大小便秘涩，三焦邪热，腑脏蕴毒，疏导极稳方。

生犀角末（一分） 人参（去芦头，切） 枳实（去瓤，炙） 槟榔（半两） 黄连（一两）大黄（酒浸切片，以巴豆去皮一百个，贴在大黄上，纸裹饭上蒸三次，切炒令黄焦，去巴豆不用，二两）

上为细末，炼蜜和丸，如麻子大。每服一二十丸，临卧熟水下，未动，加丸。亦治大人，孕妇不损。

2.《幼幼新书·卷第三十·大便不通第六》

治小儿脏腑壅滞，腹胁妨闷，大便不通。

犀角（屑） 当归（锉，炒） 丹砂（细研，水飞过，各半两） 巴豆（去皮、心，研，纸裹压去油，十粒） 川大黄（锉，炒，一两）

上件药捣罗为末，入巴豆、丹砂同研令匀，炼蜜和丸如绿豆大。三岁儿以温水下三丸。量儿大小以意加减。

（六）三黄散方

《幼幼新书·卷第十五·伤寒大小便不通第八》引《圣惠》

治小儿伤寒五六日，壮热心躁，口干烦渴，大小便难。

川大黄（锉碎，微炒） 麦门冬（去心，焙，各半两） 石膏（细研，一两） 甘草（炙微赤，锉） 川芒硝 黄芩 黄连（去须，各一分）

上件药捣粗罗为散。每服一钱，以水一小盏，煎至五分，去滓。量儿大小分减，频服，以利为效。

（七）犀角散方

《幼幼新书·卷第十五·伤寒大小便不通第八》

治小儿伤寒六七日，大便不通热甚者。

犀角（末） 川大黄（炮） 柴胡（去苗，各一两） 人参（半两，去芦头） 朴硝 甘草

（炙，各一分）

上件为细末。每服一钱，以水八分一盏，入生姜二片，枣子一枚，煎至五分，去滓温服。量儿大小加减。

（八）利毒丸

《幼幼新书·卷第十八·疮疹大小便不通第十一》

治小儿疮疹欲出，胃热发温壮，气粗腹满，大小便赤涩，睡中惊，烦渴、口舌干，手足微冷，多睡，时嗽，涩实，脉沉大滑数，便宜服之方。

大黄（半两）　腻粉（炒，一钱）　大青（一钱）　龙脑　朱砂（各半钱）　槟榔　生牵牛（取末，各一钱半）　黄芩　青黛（各一钱）

上件研为细末，面糊为丸如黄米大。每一岁儿服八丸，生姜蜜水下。不动，再服。量儿大小、虚实加减。

便
秘

（九）大黄散方

《幼幼新书·卷第三十·大便不通第六》

治小儿脏腑壅热，心神烦躁，大便不通。

川大黄（锉，微炒）　红雪（各一两）　犀角屑　川升麻（各半两）　当归　甘草（炙微赤，锉）　赤芍药（各一分）

上件药捣粗罗为散。每服一钱，以水一小盏，煎至六分，去滓，三四岁温服一合。量儿大小加减服之。日三四服，以利为度。

（十）丹参汤方

《幼幼新书·卷第三十·大便不通第六》

治小儿大便不通，腹满。

丹参　硝石　甘草（炙，各等分）

上以水二升，煮枣三个，三沸，去滓，下末三方寸匕，又煮三沸，去滓。五岁儿服五合，不瘥，再服。

（十一）走马煎方

《幼幼新书·卷第三十·大便不通第六》

治小儿大便不通，连腰满闷，气急困。

羊胆（一枚）　蜜（一合）　盐花（半两）

上件药同煎如饧，捻如箸粗，可长一寸，内下部中，须臾即通。

（十二）更衣大黄丸方

《幼幼新书·卷第三十·大便不通第六》

治小儿腹大鸣，及内热坚不得大便。

大黄（七分） 葶苈（四分，炒） 牛黄（三分） 人参 厚朴（炙） 芫花（炒，各二分）桂心 黄芩（各一分）

上为末，蜜丸小豆大。饮下三丸，不知加之。

（十三）金花散方

《幼幼新书·卷第三十·大便不通第六》引汉东王先生《家宝》

治小儿大肠秘不通，兼血痢。

皂子仁（炒，一分） 槟榔（生，一个） 甘草（炙，一钱）

上为末。每服一字半钱，砂糖，熟水调下。

（十四）桃叶汤方

《幼幼新书·卷第三十·大便不通第六》

治小儿大便不通，脐腹妨闷。

桃叶（一握） 木通（二两） 灯心（五大束） 川朴硝（一两） 葱白（七茎）

上件药细锉。用醋浆水三大碗，煎十余沸，去滓，倾向盆中，稍温，便坐儿在盆内。将滓以手帕裹熨于脐下，冷即出之，后吃地黄稀粥半盏，良久便通。

（十五）钱乙郁李仁丸

《幼幼新书·卷第三十·大小便不通利第八》

治襁褓小儿大小便不通，惊热痰实，欲得溏动者方。

郁李仁（去皮） 川大黄（去粗皮，取实者锉，酒浸半日控干，炒为细末，各一两） 滑石（研细，半两）

上先将郁李仁研成膏，和大黄、滑石丸如黍米大。量大小与之，以乳汁或薄荷汤下，食前服。

（十六）钱乙犀角丸

《幼幼新书·卷第三十·大小便不通利第八》

治小儿风热痰实、面赤，大小便秘涩，三焦邪热，腑藏蕴毒，疏导极稳方。

生犀（末，一分） 人参（去须，切） 枳实（去瓤，炙） 槟榔（半两） 黄连（一两） 大黄（酒浸切片，以巴豆去皮一百个，贴在大黄上，纸裹，饭上蒸三次，切，炒令黄焦，去巴豆不

用，二两）

上为细末，炼蜜和丸如麻子大。每服一二十丸，临卧熟水下，末动加丸数。亦治大人，孕妇无损。

（十七）通中丸

《幼幼新书·卷第三十·大便不通第六》

治小儿大便不通，心腹壅闷，卧即烦喘。

巴豆霜（二分）皂荚（不蛀者，去皮、子，烧令焦黑）川大黄（锉，微炒，各一两）

上件药大黄、皂荚捣罗为末，入巴豆霜同研令匀，炼蜜和丸如绿豆大。四五岁儿以温水下三丸。量儿大小以意加减。

（十八）紫双丸

《幼幼新书·卷第三十·大便不通第六》

治小儿身热头痛，食饮不消，腹中胀满。或小腹绞痛，大小便不利，或重下数起。小儿无异疾，惟饮食过度，不知自止，哺乳失节，或惊悸寒热，惟此丸治之。不瘥，复可再服。小儿欲下，是其蒸候，哺食减少，气息不快，夜啼不眠，是腹内不调。悉宜用此丸，不用他药，数用神验。

巴豆（去皮心，熬）蕤核仁（别捣，各十八铢）麦门冬（去心，十铢）甘草（炙，五铢）甘遂 朱砂（各二铢）牡蛎（熬）蜡（各八铢）

上八味，以汤熟洗巴豆，研，以新布绞去油。别捣甘遂、甘草、牡蛎、麦门冬，细筛毕；捣巴豆、蕤仁令极熟，乃纳诸药散，更捣三千杵。

（十九）蜂房散

《幼幼新书·卷第三十·大便不通第六》

治小儿卒大便不通。

用蜂房（一枚，炙令微焦，捣细罗为散）

每服以粥饮调下半钱。量儿大小加减服之。（《葛氏肘后》《婴孺》方同。《婴孺》以酒调少许）

（二十）小柴胡汤

《活幼心书·卷下·信效方·汤散门》

治伤寒温病，身热恶风，胸满胁痛，烦渴呕哕，小便不利，大便秘硬，能解表里邪毒，痰嗽气喘。

柴胡（去芦，二两）半夏（如前制）黄芩 人参（去芦）甘草（各七钱半）

便秘

上件㕮咀，每服二钱，水一盏，姜二片，枣一枚，煎七分，无时温服。或去枣，加薄荷同煎。

（二十一）二黄犀角散

《景岳全书·卷之六十二长集·小儿则古方·小儿》

治温热心神不安，火腑秘结。

犀角屑　大黄（酒浸蒸）　钩藤钩　栀子仁　甘草　黄芩（等分）

上为末。每服五七分，热汤调下，量儿加减。

（二十二）宣风散

《景岳全书·卷之六十二长集·小儿则古方·小儿》

治湿痰、去积滞，通秘结，攻黑陷里实，以代百祥丸、牛李膏。

槟榔（二个）　陈皮　甘草（各五钱）　牵牛（半生半炒，取头末一两，四两）

上为末。每服一钱，量大小增减与服，白汤调下。一方有大黄、木香，连前三味煎成后，加牵牛末调服。

评述

本章共收集治疗便秘药物 103 味，其中植物药 74 味，动物药 17 味，矿物药 6 味。方剂共 285 首。所有方剂分为常用治便秘方、治便秘通用方、治实秘方、治虚秘方、治热秘方、治冷秘方、治气秘方、治风秘方、治痰秘方、治妊娠产后秘方、治小儿便秘方等 11 类。

中医学所指"便秘"，包含了现代医学"肠道易激综合症""结肠息肉""结肠癌""直肠前突"等相关的胃肠道疾病。现代医学根据病因将便秘分为器质性便秘、功能性便秘。根据发病机制将便秘分为排便障碍型便秘、慢传输型便秘。中药在治疗便秘领域有着独特优势。研究显示，中药通过润滑肠道、促进胃肠道运动、增加肠道容积性、改变肠黏膜渗透性、调节电解质平衡、干预胃肠激素的分泌等多环节、多角度、多途径地发挥抗腹泻作用。

近年来，围绕中药治疗便秘的作用机制探讨众多。如夏煜昕等从临床运用及药理研究层面探讨芍药甘草汤治疗老年性便秘的机制，认为老年人机能衰退后常有脾肾亏虚、阴津不足、肠燥失润的生理病理特点，极易引发排便困难，且不宜使用峻下通腑药；芍药甘草汤可酸甘化阴、气血相生、散结通腑、行饮布津、柔肝调气，多目标、多途径发挥治疗老年性便秘的作用，具有一定临床运用价值。孙心悦等从中医理论、现代药理研究等角度，分析探讨经方四逆散治疗慢性便秘的机制，认为四逆散有调和五脏、疏肝理脾、透达郁阳等功效，治疗青年女性气滞血虚型便秘、肠道气滞型便秘、IBS-C、小儿习惯性便秘、功能性便秘等与便秘的相关疾病疗效确切可靠。现代药理研究证实，四逆散具有促进胃肠动力、改善脑肠轴紊乱、平衡肠道微生态、调节黏膜组织变化等作用。

　　亦有学者针对中药治疗便秘开展实验与临床研究，旨在揭示中药促排便的物质基础及作用机制。如吴艳玲等对中药参芪麻蓉汤治疗津亏血少型慢性功能性便秘的疗效进行了分析与探讨，结果发现对于津亏血少型慢性功能性便秘患者采用中药参芪麻蓉汤进行治疗，在有效帮助患者生津活血降噪润肠以改善便秘症状的同时，可大大降低患者机体耐药性，减少复发，帮助患者快速康复，从而提高其生活质量。饶啸天等通过观察采用猪大肠炮制大黄（简称肠制大黄）对便秘模型小鼠排便功能的影响及可能作用机制。猪大肠炮制大黄后能够提高便秘模型小鼠的排便功能，减轻生大黄峻下的作用，其机制可能与保护结肠组织病理损伤有关。

　　就目前研究而言，对于治疗便秘中药的研究尚不够全面，除了常见中药，需要扩大中药筛查范围，本书收纳了绝大多数历代中医古籍中治疗便秘药物，以示参考。另外，中药抗便秘研究仅停留在药效层面，抗便秘药效机制尚不清晰，中药复方研究覆盖面不广，需进一步研究探索。

便

秘

第六章

外治集萃

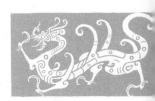

药物疗法

一、敷法

《仁斋直指方论（附补遗）·卷之十五·秘涩·大小便不通证治》：治小便大便不通。连根葱一茎，不得洗，带土，生姜一块，淡豆豉二十一粒，盐二匙，同研烂，捏饼烘热，掩脐中，以帛扎定，良久气透自通，不然再换一剂。

《古今医统大全·卷之六十九·秘结候·药方》：脏腑积滞秘结诸剂。（《本事》）宣积握掌丸，治大便不通，握药在手便通。巴豆、干姜、栀子、良姜、硫黄、甘遂、白槟榔（各等分）。上为末，饭丸，弹子大。早朝椒汤洗手，麻油涂掌心，握药一丸，少时便泻，欲止，即以凉水洗手。

易简诸方：《经验方》，治大小便俱不通，用生明矾研末，令患人仰卧，置矾末于脐中满，以新汲水滴之，候患人冷透腹内，即自然通行。如曾灸脐孔者，即于灸瘢上用面作圈一指高，置矾于中，依法滴水。

《本草纲目·主治第三卷·百病主治药·大便燥结》：皂荚子（风人、虚人、脚气人，大肠或闭或利，酥炒，蜜丸服；便闭，同蒜捣，敷脐内）。

《急救广生集·卷二·杂症·大小便溺》：男妇二便不通危在顷刻，田螺（十个），葱白（七根），麝香（五分），轻粉（少许），共捣成泥。敷脐上以熨斗烙之，立救一命（《奇方类编》）……大小便不通，用蜗牛（三个）连壳捣，放脐中，以手揉，按之即通。加麝香（一分）更妙。（《录竹堂方》）

《外治寿世方·卷三·二便·大小便闭塞不通》：又雄鼠粪（两头尖者是）研末，纳脐中。

《厘正按摩要术·卷二·立法·清里法》：陈飞霞曰，小儿身热至二三日后，邪已入里，五心烦热，坐卧不宁，口渴多啼，胸满气急，面赤唇焦，大小便秘，此为内热也。用鸡蛋一枚，去黄取清，入麻油约与蛋清相等，再加雄黄末一钱，搅匀炖温，以妇女乱发一团，蘸蛋清于胸口拍之，至脐轮止，须拍半时之久，即以所用之发，敷于胸口，以布扎之，一炷香后即去。以蛋清滋阴退热，麻油雄黄，拔毒凉肌，身有热者，用之能退。即无热而啼哭焦烦，神志不安，去蛋清，专用麻油雄黄乱发拍之，敷胸口，即时安卧，是法救危险之证，功难殚述也。

二、熨法

《活幼心书·卷下·信效方·金饼门·拾遗·远彻膏》：治大小府秘涩，投诸药无验，不拘老幼，并皆疗之。穿山甲（尾足上者佳，烧透，二钱重），五灵脂（净者，二钱重）。上二味研为细末，次以巴豆二钱重，去壳研碎，和前药末，仍用大蒜四钱重，去上粗皮三五层，于砂钵内烂杵如泥，丸作一饼纳脐中，以绢帕系之，外以掌心火上烘热，熨至八九次，闻腹中微响即通。

《世医得效方·卷第一·大方脉杂医科·阳证》：大便秘，以葱白研烂，微火炒过，布巾盛，熨脐，后加大黄、朴硝、薄荷各五钱，服速效。

《医学纲目·卷之二十三·脾胃部·大便不通·大小便不通》：〔海〕回生神膏。治阴证大小便不通，及诸杂病阴候，大小便不通者，宜用此治法。数日不通危急者用之，非急不用。牡蛎、陈粉、干姜（炮，各一两）。上为细末。男病用女人唾调，手内擦热，紧掩二卵上，得汗出愈。女病用男子唾调，手内擦热，紧掩二乳上，得汗出愈。盖卵与乳，乃男女之根蒂，坎离之分属也。

便
秘

三、浴法

《小儿药证直诀·卷下·诸方·浴体法》：生下肌肉厚，遍身血色红。满月以后，渐渐肌瘦，目白睛粉红色，五心热，大便难，时时生涎，浴体法主之。

附浴体法，治胎肥、胎热、胎怯。天麻末（二钱），全蝎（去毒为末），朱砂（各五钱），乌蛇肉（酒浸焙干），白矾（各二钱），麝香（一钱），青黛（三钱）。上同研匀，每用三钱，水三碗，桃枝一握、叶五七枚，同煎至十沸，温热浴之，勿浴背。

《古今医统大全·卷之十三·伤寒门（上）·证候·大便不利》：大便不利者，谓大便难也……虚者用皂角烧烟熏，大便即通。棕榈皮煎汤，坐盆中浴之，亦谓外迎。

四、导法

《妇人大全良方·卷之二十三·产后大便秘涩方论第二·蜜兑法》：疗产后热结，大便不通。白蜜五合，慢火煎，令如硬饧，以投冷水中，良久取出，捻如拇指大，长二寸，内谷道中即通。

《正体类要·上卷·正体主治大法》：大便秘结，若大肠血虚火炽者……或以猪胆汁导之。

《医方集宜·卷之九·痘疹门·治方·蜜皂法》：治痘出一二日，大便不通。用蜜二两熬如饧，加皂角末二钱，搅匀捻作梃子三四条。将一条通入谷道内，如不通再纳一条，自然通矣。

《古今医统大全·卷之六十九·秘结候·药方·脏腑积滞秘结诸剂》：（仲景）蜜导煎法。凡秘结虚羸之人，服药不得通利者，宜用此法以导之。用蜜四两，铜器中微火熬之滴水成珠，以手捻作枣子样，约大拇指许二寸长，候稍热内谷道，以手急抱，欲大便可去之。

（海藏）霹雳煎，蜜导用盐合入亦可，皂角末或草乌末皆可。盐则软坚润燥，皂角消结，草乌化寒，可随证宜用。一法以猪胆汁灌入，皆可。

（《圣惠》）提盆散，治大便结燥，服药久不通。食盐（三钱），灶突煤（一钱）。上研末，每用一钱，竹筒吹入肛门寸深许，立效。

《医学纲目·卷之三十八·小儿部·脾主湿·大小便秘》：〔田〕生下不大便治法。先以硬葱针纴入肛门，如大便不下，后用牛黄散送朱砂丸，一时自见。

《本草纲目·主治第三卷·百病主治药·大便燥结》：烂茅节（大便不通，服药不利者，同沧盐，吹入肛内一寸）……葱白（大肠虚闭，同盐捣贴脐；二便闭，和酢敷小腹，仍灸七壮；小儿虚闭，煎汤调阿胶末服。仍蘸蜜，插肛内）……生姜（蘸盐，插肛内）……乌梅（大便不通，气奔欲死，十枚，纳入肛内）。

《本草纲目·谷部第二十五卷·谷之四·酱》：酱汁灌入下部，治大便不通。

《本草纲目·菜部第二十六卷·菜之一·生姜》：大便不通。生姜，削如小指，长二寸，涂盐纳下部，立通。

《本草纲目·果部第三十三卷·果之五·瓜蒂》：大便不通。瓜蒂七枚，研末，绵裹，塞入下部即通。

《本草纲目·木部第三十四卷·木之一·枫香脂》：大便不通。白胶香半枣大，鼠粪二枚，研匀，水和作挺。纳入肛内，良久自通。

《杂病源流犀烛·卷九·大便秘结源流（大便不通脾约症）》：然总之老年气血虚津液往往不足，切不可轻用硝黄，恐重竭其津液，致秘结更甚也……如或不效，则用外导之法（宜蜜煎，加盐、皂角各五分，冷秘宜酱瓜姜，热秘宜猪胆汁）。

治大便不通方十四：提盆散。〔又〕草乌为极细末，葱白一枚，切去根，其头上有汁湿，蘸草乌末纳肛门中即通。此即霹雳箭，能治大小便不通。

《古今医案按·卷六·大便秘结》：一男子因出痘，大便秘结不通……虞曰，此痘疮余毒郁热，结滞于大小肠之间而然。以香油一大盏令饮，自朝至暮亦不效，乃令婢者口含香油，以小竹筒一个套入肛门，以油吹入过半时许。病者自云，其油入肠内，如蚯蚓渐渐上行，再过片时许，下黑粪一二升，困睡而安。

《急救广生集·卷二·杂症·大小便溺》：大便不通，猪粪烧灰存性，加皂角末拌匀。先用竹筒入肛门内，将药吹入，顷刻即通。（《录竹堂方》）

大便秘结至极昏不知人。猪胆（一枚），入好醋少许，扎鹅毛管上，灌入粪门内。（《同寿箓》）

《外治寿世方·卷三·二便·大小便闭塞不通》：又独头蒜去皮，绵裹纳下部，气立通。

五、熏法

《急救广生集·卷二·杂症·大小便溺》：便闭垂死。桃枝、柳枝、木通、川椒、枯矾（各一两），葱白（七个），灯心（一把），水（三十碗）煎。半用瓷罐热盛，一半熏外肾周围，以被围绕。不令外风得入。冷即易之，其效大奇。(《医宗必读》)

便
秘

非药物疗法

一、针法

《素问·刺疟》：肾疟者，令人洒洒然，腰脊痛宛转，大便难，目眴眴然，手足寒，刺足太阳少阴。

《素问·刺腰痛》：大便难，刺足少阴。

《灵枢·杂病》：厥气走喉而不能言，手足清，大便不利，取足少阴。

《针灸甲乙经·卷七·六经受病发伤寒热病第一（下）》：衄衊，腰背痛，脚腨酸重，战栗不能久立，腨如裂，脚跟急痛足挛，引少腹痛，喉咽痛，大便难，膜胀，承山主之。

《针灸甲乙经·卷八·五脏传病发寒热第一（下）》：寒热，篡后出，瘜痏，脚腨酸重，战栗不能久立，脚急肿，跗痛足筋挛，少腹引喉嗌，大便难，承筋主之。

《针灸甲乙经·卷九·肝受病及卫气留积发胸胁满痛第四》：暴胀，胸胁楷满，足寒，大便难，面唇白，时呕血，太冲主之。

《针灸甲乙经·卷九·脾胃大肠受病发腹胀满肠中鸣短气第七》：腹满，大便不利，腹大，上走胸嗌，（《灵枢》下有喘息二字）喝喝然，取足少阳。腹满，食不化向向然，不得大便，取足太阳……大肠寒中（《千金》作疝），大便干，腹中切痛，肓俞主之……喘，少气不足以息，腹满，大便难，时上走，胸中鸣，胀满，口舌中吸吸，善惊，咽中痛，不可纳食，善怒，恐不乐，大钟主之。

《针灸甲乙经·卷九·肾小肠受病发腹胀腰痛引背少腹控睾第八》：邪在肾，则病骨痛阴痹。阴痹者，按之而不得，腹胀腰痛，大便难，肩背颈项强痛，时眩，取之涌泉、昆仑，视有血者，尽取之……腰痛，大便难，飧泄，腰尻中寒，中髎主之。

《针灸甲乙经·卷九·三焦约内闭发不得大小便第十》：大便难，中渚及太白主之。大便难，大钟主之。

《针灸甲乙经·卷十一·阳厥大惊发狂病第二》：癫疾发如狂走者，面赤厚敦敦，不治；虚则头重，洞泄淋癃，大小便难，腰尻重，难起居，长强主之。

《针灸甲乙经·卷十一·五气溢发消渴黄瘅第六》：消瘅，善喘，气塞喉咽而不能言，手足清，溺黄，大便难，嗌中肿痛，唾血，口中热，唾如胶，太溪主之。

《备急千金要方·卷三十针灸下·心腹第二·大小便病》：石关，主大便闭塞，寒气结心坚满……太溪，主尿黄，大便难。中髎、石门、承山、太冲、中脘、大钟、太溪、承筋，主大便难。

《圣济总录·卷第一百九十四·治腰痛灸刺法》：腰痛，大便难，涌泉主之。

《针灸资生经·针灸资生经第三·大便不通》：大钟、中髎、石门、承山、太冲、中管、大溪、承筋，主大便难（千）。昆仑，主不得大便。肓俞，主大便干，腹中切痛。石关，主大便闭，寒气结，心坚满。承山（见转筋）、大溪（见伤寒无汗），治大便难。（铜）大钟（铜见淋）、石关，治大便秘涩。肓俞，治大便燥（见腰痛）。中注，治小腹有热，大便坚燥不利。大白，治腰痛、大便难。太冲，治足寒、大便难。石关、膀胱俞，疗腹痛、大便难（明下）。

便秘

《针灸资生经·针灸资生经第三·大小便不通》：丰隆，主大小便涩难（明同）。长强（明下同）、小肠俞，主大小便难、淋癃。包肓，主癃闭下重，大小便难。水道，主三焦约，大小便不通（又云生妇人）。营冲四穴，主大小便不利。大溪，主大便难，尿黄。中注、浮郄，主小腹热，大便坚。白环俞（见腰脊）、扶承（见痔）、大肠俞，治大小便不利（铜见腹胀）。会阴，治不得大小便（见阴痛，千同）。浮郄，治小肠热，大肠结（见筋急）。膀胱俞，疗大小便难，尿赤（明）。交信，疗大小便难。

《针灸资生经·针灸资生经第三·霍乱转筋》：承山，治霍乱转筋，大便难……承筋，治寒搏转筋支肿，大便难，脚腨酸重，引小腹痛。

《针灸资生经·针灸资生经第三·劳瘵》：中髎，治丈夫五劳七伤六极，腰痛，大便难，小便淋沥，腹胀下利食泄。

《针灸资生经·针灸资生经第三·淋癃》：大钟，治实则小便淋闭，洒洒腰脊强痛，大便秘涩，嗜卧口中热，虚则呕逆多寒，欲闭户而处，少气不足，胸胀喘息，舌干，咽中食噎不得下，善惊恐不乐，喉鸣咳唾血。

《针灸资生经·针灸资生经第三·虚损》：涌泉治心痛不嗜食，妇人无子，男子如蛊，女子如妊娠（千作如阻），五指端尽痛，足不得履地，宜针灸。（铜）千云，主忽忽喜忘，身体腰脊如解，大便难，小便不利，足中清至膝，咽中痛，不可内食，喑不能言，衄不止云云。

《针灸资生经·针灸资生经第三·痔》：扶承，治久痔尻脽肿，大便难，阴胞有寒，小便不利。千云，疗五种痔，泻鲜血，尻脽中肿，大便难，小便不利。气海俞，疗痔病泻血。（明）

《针灸资生经·针灸资生经第五·尸厥》：丰隆，主厥逆，足卒青痛如刺，腹若刀切之状，大便难，烦心，狂见鬼好笑，卒面四肢肿。

《针灸资生经·针灸资生经第五·腰痛》：涌泉，治腰痛大便难。

《针灸资生经·针灸资生经第七·伤寒无汗》：太溪，治热病汗不出，默默嗜卧，溺黄，消瘅，大便难。

《医学纲目·卷之二十三·脾胃部·大便不通》：针灸，大便闭有二法。其一取胃，经云肠中不便，取三里。盛泻之，虚补之是也。其二取肾，经云邪在肾，病大便难，取之涌泉、昆仑，视有血者尽之。

〔《玉》〕大便秘塞，照海（五分。补，二呼；泻，六吸，立通） 支沟（半寸，泻三吸）

〔《撮》〕又法，照海（泻之立通） 太白（泻之，灸亦可）

〔《集》〕又法，照海（半寸，灸二十壮，泻之） 章门（灸，二七壮） 太白（半寸，灸五壮。以上诸穴看虚实补泻之，虚结补则通，热结泻则通。寒结先泻后补，热结先补后泻之）

〔《摘》〕又法，气海（八分，令病人觉便三五次为度。出针时记令人夹脐揉之，却刺三里） 三里（五分，觉腹中鸣三五次即透）

〔《摘》〕治大便不通，并伤寒水结，三间（沿皮下向至合谷穴，三补三泻，候腹中通出针） 承山（七分，泻之）

《针灸大成·卷二·玉龙赋》：肚痛秘结，大陵合外关于支沟。

《针灸大成·卷七·治病要穴·足部》：照海，主夜发痓，大便闭，消渴。

《针灸大成·卷八·肠痔大便门》：大便不通，承山、太溪、照海、太冲、小肠俞、太白、章门、膀胱俞。

二、灸法

《小品方·卷第十二·灸法要穴》：大便闭塞，气结心满方。灸石关百壮。

《备急千金要方·卷十五脾脏方·秘涩第六·灸法》：大便难，灸第七椎两旁各一寸，七壮。又灸承筋二穴各三壮，在腨中央陷内。大便不通，灸夹玉泉相去各二寸，名曰肠遗，随年壮（一云二寸半）。又灸大敦四壮，在足大趾聚毛中。大便闭塞，气结心坚满，灸石门百壮。后闭不通，灸足大都，随年壮。

《备急千金要方·卷十八大肠腑方·咳嗽第五·灸法》：逆气虚劳，寒损忧患，筋骨挛痛，心中咳逆，泄痓腹满，喉痹颈项强，肠痔痔血，阴急鼻衄骨痛，大小便涩，鼻中干，烦满狂走易气，凡二十二病，皆灸绝骨五十壮。穴在外踝上三寸宛宛中。

《千金翼方·卷第二十七·针灸中·脾病第五》：大便闭塞，气结，心坚满，灸石门百壮。

《外台秘要·卷第二十七·大便难方六首》：千金疗大便难方。灸承筋二穴三炷，在腨中央陷中。

《太平圣惠方·卷第一百·具列四十五人形》：膀胱俞二穴，在第十九椎下，两旁各一寸半陷者中，灸七壮。主腰脊急强，腰以下酸重，至足不仁，腹中痛，大便难也。

志室二穴，在第十四椎下，两旁各三寸半陷者中，正坐微俯而取之，灸七壮。主腰痛脊急，两胁胀满，大便难，食饮不下，背气俯仰不得。

石关二穴，在阴都下一寸宛宛中，灸三壮。主多唾呕沫，大便难，妇人无子，脏有恶血，腹厥痛，绞刺不可忍也。

扶承二穴，在尻臀下衡文中，灸三壮。主腰脊尻臀股阴寒痛，五种痔疾，泻鲜血，尻雎中肿，大便难，小便不利。

《圣济总录·卷第六十一·三十六黄》：病人两颊生青，脉起目黄，齿龈皆青，唇黑生疮，通身黄色，鼻中煤生，心腹胀满，不下饮食，大便不通，即是脾黄。先烙颊上青脉，次烙脾俞及胃脘阴都穴，不瘥。灸脾俞百壮。

《针灸资生经·针灸资生经第三·大便不通》：大便难，灸七椎旁各一寸七壮。（千）又承筋三壮，大便不通，大敦四壮，大便闭塞，气结，心坚满，石门百壮。（余见千金）腹中有积，大便秘，巴豆肉为饼，置脐中，灸三壮，即通，神效，耆域蜜兑治大便秘。

《玉机微义·卷十四·寒证治法·阴毒外接法》：关元一穴，在脐下三寸，治脏结不可攻者，及阴汗不止，腹胀肠鸣，面黑指甲青者，宜灸百壮。

《医学纲目·卷之二十三·脾胃部·大便不通》：〔东〕大便闭。背七椎两旁相去各一寸（灸三壮），承筋（灸三壮），阳绕（夹玉泉相去二寸，随年壮针灸。书无此穴，或云非正穴也）。又法，石门（寸半），大都（五分）。

《本草纲目·主治第三卷·百病主治药·心下痞满》：巴豆（阴证寒实结胸，大便不通，贴脐灸之）。

《针灸大成·卷六·足太阳经穴主治·考正穴法》：承筋（一名腨肠，一名直肠），腨肠中央陷中，胫后从脚跟上七寸。《铜人》，灸三壮，禁针。主腰背拘急，大便秘，腋肿，痔疮，胫痹不仁，腨酸，脚急跟痛，腰痛，鼻衄衄，霍乱转筋。

便
秘

三、导引

《养生方·导引法》：偃卧，直两手，捻左右胁。除大便难、腹痛、腹中寒。口纳气，鼻出气，温气咽之数十，病愈。

龟行气，伏衣被中，覆口鼻头面，正卧，不息九通，微鼻出气。治闭塞不通。

四、推拿

《针灸大成·卷十·三关·要诀》：肾水一纹是后溪，推下为补上清之，小便秘涩清之妙，肾虚便补为经奇。六筋专治脾肺热，遍身湿热大便结，人事昏沉总可推，去病浑如汤泼雪。

《针灸大成·卷十·阳掌图各穴手法仙诀》：一掐肾经，二掐小横纹，退六腑，治大便不通，小便赤色涩滞，肚作膨胀，气急，人事昏迷，粪黄者，退凉用之。

《小儿推拿广意·卷中·诸热门》：风热者，身热面青，口中亦热，烦叫不时。宜疏风解热。若热甚而大便秘者，下之可也。治法：推三关、泻大肠、掐心经、泻肾水、运八卦、掐总经、清天河、二龙戏珠、运斗肘。

实热者，头昏颊赤，口内热，小便赤涩，大便秘结，肚腹结胀，此实热之症也。宜下之，泄去脏腑之热即安。治法：推三关、泻五经、推大肠、清肾水、运八卦、推膀胱、分阴阳、捞明月、退六腑、打马过天河、飞经走气、运斗肘。

《小儿推拿广意·卷上·阴掌九穴疗病诀》：外八卦，性凉。除脏腑秘结，通血脉。

《小儿推拿广意·卷中·杂症门》：一便秘者。烧酒在肾俞推上龟尾，推膀胱推下承山，但脚里边在承山旁抽骨处，亦要推下。而推此顺气之法，无急胀之患。若泄泻亦要逆推，使气升而泄可止。

《小儿推拿广意·卷中·伤寒门》：伤寒五日，传遍经络，或大便不通，小便自利，或噫气霍乱。治法：推三关、天河、脾土、八卦、肾水、劳宫、肺经、打马过天河。

《小儿推拿广意·卷中·腹痛门》：气滞食积而痛者，卒痛便秘，心胸高起，手不可按是也。治法：推三关，分阴阳，推脾土，揉脐及龟尾，掏威灵；若腹内膨胀，推大肠。

《厘正按摩要术·卷四·列证·腹痛》：热痛，面赤，口气热，唇红，烦渴，大便秘，小便赤，时痛时止，痛来迅厉，腹形如常，不肿不饱，弹之不响，以热手按之，其痛愈甚，肚皮热如火灼，此真热也。内治以清热泻火主之。

分阴（二百遍），分阳（一百遍），推三关（五十遍），退六腑（一百遍），水底捞明月（一百遍），清天河水（三十六遍），分腹阴阳（二百遍），揉肚脐（一百遍），推脾土（一百遍），用清里法。

评述

便秘的外治法良多，主要分为药物疗法和非药物疗法两大类。药物疗法包括敷法、熨法、浴法、导法、熏法等，非药物疗法包括针法、灸法、推拿及导引术等。外治法在古代文献中也有着丰富的记载，是便秘疗法不可或缺的一部分。

敷法，主要是将各种中药制成丸状或饼状，贴于胸口或脐中，大多数贴于脐中，亦有少数将药丸握在手中者。敷贴之法中有温法，亦有寒法。温下者，如《仁斋直指方论》记载治疗大便不通之法，用带土连根葱一茎，生姜一块，淡豆豉二十一粒，盐二匙，同研烂，捏饼烘热，掩脐中；《本草纲目》记载，用皂荚子同蒜捣，敷脐内治疗大便燥结，或同蜜做丸敷脐中治肠闭。寒下者，如《古今医统大全》载，令病者仰卧，置生明矾末于脐中，以新汲水滴之，冷透腹内则便自通。

熨法之中，有不拘老幼并皆治疗的通用之法，如《活幼心书》载："治大小府秘涩，投诸药无验，不拘老幼，并皆疗之。"用穿山甲、五灵脂研为细末，再以去壳巴豆研碎，和大蒜烂杵做饼纳脐中，以绢帕系之，外以掌心火上烘热，熨至八九次，闻腹中微响即通。其中有些药味虽现已弃用，但其治法对当今仍有借鉴意义。有危候急救之回生神膏，牡蛎、陈粉、干姜（炮，各一两）研为细末，治阴证大小便数日不通，危急者用之，非急不用。

浴法，即用汤药沐浴身体或坐浴之法，小儿多用浴体之法，成人多用坐浴之法。如用棕榈皮煎汤，坐盆中浴之。

导法是将诸药物经过炮制，捻作条状纳入肛门，或作粉状吹入肛门，或将药汁灌入肛门。如《妇人大全良方》治疗产后热结，大便不通，将炮制过的白蜜，捻如拇指大，纳入谷道中即通；《医学纲目》记载用硬葱针纳入肛门治疗大便不通；《录竹堂方》一书中将猪粪烧灰存性，加皂角末拌匀，先用竹筒入肛门内，将药吹入；《本草纲目》治疗大便不通，将生姜削如小指，涂盐，纳入下部则立通。

熏法即用瓷罐加热诸药熏蒸病者，同时以棉被围绕病者，不令外风得入。

针法、灸法、推拿及导引术皆属非药物疗法。针法治疗便秘，历代医书中记载颇多，早在《黄帝内经》中便有记载，如《素问·刺腰痛》言："大便难，刺足少阴。"另外，《针灸甲乙经》中还有针刺中髎、长强、承山、承筋、太冲、太溪等穴位的记载。《针灸资生经》中治疗大便不通，可针刺大钟、中髎、石门、承山、太冲、中脘、大溪、承筋、昆仑、肓俞、石关、大溪、大钟、中注、大白、太冲等穴位。灸法指以艾绒为主要材料，点燃后直接或间接熏灼体表穴位的一种治疗方法，可灸石关、绝骨、脾俞、承筋、神阙等穴位。

便

秘

第七章

预防调护

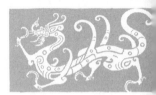

第一节
药物调护

《圣济总录·卷第一·运气·乙丑岁图》：当其时雨以时至者，天政之和而为雨化，若湿淫所胜，即沉阴且布，雨变枯槁，民病胕肿骨痛阴痹。阴痹者，按之不得，腰脊头项痛时眩，大便难，阴气不用，饥不欲食，咳唾则有血，心如悬，病本于肾。诊其足太溪脉绝者，死不治，其法平以苦热，佐以酸辛，以苦燥之，以淡泄之，岁半之后，地气太阳主之，其化从本从标，当是之时，寒温适中者，本标之化皆应也。

《普济本事方·卷第八·伤寒时疫（上）·大柴胡汤》：又记有人患伤寒，身热目痛鼻干，不得卧，大便不通。尺寸脉俱大，已数日。一夕汗出，予谓速以大柴胡下之。医骇曰，阳明自汗，津液已漏，法当行蜜兑，何苦须用大黄药。予谓曰：子只知抱稳，若用大柴胡，此仲景不传之妙，公安能知之。予力争，竟用大柴胡，二服而愈。仲景论阳明之病多汗者急下之，人多谓已是自汗，若更下之，岂不表里俱虚。又如论少阴证云：少阴病一二日，口干燥者，急下之。人多谓病发于阴，得之日浅，但见干燥，若更下之，岂不阴气愈盛。举斯二者，则其他疑惑处，不可胜数。此仲景之书，世人罕读也，予以为不然。仲景称急下之者，亦犹急当救表，急当救里。凡称急者，有三处。谓才觉汗多，未至津液干燥，便速下之，则为径捷，免致用蜜兑也。若胸中识得了了，方可无疑。若未能了了误用之。反不若蜜兑为稳也。

又记一乡人伤寒身热，大便不通，烦渴郁冒。医者用巴豆药下之。虽得溏利，病宛然如旧。予视之，阳明热结在里，非大柴胡、承气等不可。巴豆只去积，安能荡涤邪热蕴毒邪。急进大柴胡等三服，得汗而解。尝谓仲景百一十三方，为丸者有五。理中、陷胸、抵当、乌梅、麻仁。是以理中、陷胸、抵当皆大如弹子。煮化而服，与汤散无异。至于麻仁治脾约，乌梅治湿䘌证，皆用小丸以达下部。其他逐邪毒，攻坚癖，导瘀血，润燥屎之类，皆凭汤剂，未闻用巴豆小丸药以下邪气也。既下而病不除，不免重以大黄、朴硝下之，安能无损也哉。（《局方》云：若身体疼痛，是表证未解，不可服）

《注解伤寒论·卷五·辨阳明病脉证并治法第八》：阳明胃也。邪自太阳经传之入腑者，谓之太阳阳明。经曰，太阳病，若吐、若下、若发汗后，微烦，小便数，大便因硬者，与小承气汤，即是太阳阳明脾约病也。正阳阳明者，胃家实（赵本注：一作寒）是也。邪自阳明经传入腑者，谓之正阳阳明。经曰：阳明病，脉迟，虽汗出不恶寒，其身必重，短气，腹满而喘，有潮热者，外欲解可攻里也。手足濈濈然汗出者，此大便已硬也，大承气汤主之，即是正阳阳明胃家实也。

少阳阳明者，发汗，利小便已，胃中燥烦实，大便难是也。邪自少阳经传之入腑者，谓之少阳阳明。经曰：伤寒，脉弦细，头痛发热者，属少阳。少阳不可发汗，发汗则谵语，此属胃，即是少阳阳明病也。

阳明之为病，胃家实（赵本有"是"字）也。邪传入胃，热毒留结，则胃家为实。华佗曰：热毒入胃要须下去之，不可留于胃中。是知邪在阳明，为胃家实也。

《太平圣惠方·卷第八十二·小儿初生将护法》：凡儿匍匐以后，逢物即吃，奶母虽细意，必亦不能尽觉，春夏必饮滞水冷物，至秋初便皆疾作。初则多啼不食，或好伏地，面色青黄；或时腹痛，既不解说，唯反拗多啼；或逢水浆便吃，不可制止；或睡中惊啼，或大便秘涩。常人唯知与以红雪钩藤饮子，此二药终日在口，然自不见其效，况腹中滞结已多，冷热冲击颇久，二药何能排去之，所以得秋气风吹着背心脚心，便成疟痢。庸医与冷药则肠滑不禁，与涩药则气壅不行，伤损脏腑，益令不食，遂使虚热冲上，面黄发焦，滞恶在内，手足如火，自然风水横溢，四肢便肿，如此将养，十无一存。但每经春夏，不问有病无病，便须与四味饮子，多不三四剂，即万一康强也。

《扁鹊心书·卷中·便闭》：老人气虚及妇人产后少血，致津液不行，不得通流，故大便常结，切忌行药，是重损其阴也。止服金液丹，久久自润，或润肠丸亦可。又大小便主肾，肾开窍于二阴，能运行津液，若肾气虚则二便皆不通，亦服金液丹，肾气壮则大小便自利矣。（有陈姓盐商，年七十六矣。春时患中风脱证，重剂参附二百余服，获痊。至十月大便闭结不行，日登厕数十次，冷汗大出，面青肢厥。一马姓医，用滋补剂，入生大黄三钱。予深以为不可，戒之曰：老年脱后，幸参附救全，不能安养，过于思虑，以致津液枯竭，传送失宜。惟可助气滋津，佐以温化，自然流通，何事性急，以速其变。若一投大黄，往而不返，恐难以收功矣，姑忍二三日势当自解。病者怪予迟缓，口出怨咎之辞。至次日不得已，用人参二两、苁蓉一两、当归五钱、松柏仁各五钱、附子三钱、升麻四钱，煎服；外用绿矾一斤入围桶，以滚水冲入，扶其坐上，一刻而通）

《幼幼新书·卷第三·得病之源第七》：《五关贯真珠囊》小儿三结候。上结者多因热及伤寒，麻痘疹子安后方结，病多腮肿，喉塞，咽物不下。中结者多因吐泻不止，被冷气结于脾脏，令上不能下食，渐次气闷，便变成慢惊风。下结者多因医人错认病源，乱下转药，后不曾调气，令大肠受风虚，便结不通，肚中虚鸣，才下转药，泻住，又秘结。

《幼幼新书·卷第十九·烦热第五》：《小儿形证论》四十八候肺脏伏热歌。肺家伏热病难测，夜卧心烦大便结。劝君微取三两行，次进温平药教吃。如加口臭鼻清涎，更问根源须保惜。若还壮热怕难医，妙剂休来谩相逼。此病大小肠风，结涩不通，当进宽大肠槟榔散。潮热口臭，鼻有清涕，恐难治，为脾肺损也。

《明医杂著·卷之一·医论·伤寒时气病后调养》：凡伤寒时气大病热退之后，先服参、芪甘温之药一二服，以扶元气，随后便服滋阴生津润燥之药。盖大病后汗液外耗，水谷内竭，必有小便赤涩，大便秘结等症，须识此意预防之。

《儒门事亲·卷十一·火类门》：凡怀孕妇人病疟，可煎白虎汤、小柴胡、柴胡饮子等药。如大便结硬，可用大柴胡汤下。微利过，不可大吐泻，恐伤其孕也。经曰，夏伤于暑，秋必痎疟。

《万氏女科·卷之三·产后章·产后大便闭涩不通》：人身之中，腐化糟粕，运行肠胃者，气也；滋养津液，溉沟渎者，血也，产后气虚而不运，故糟粕壅滞而不行，血虚而不润，故沟渎干涩而不流，大便不通，乃虚秘也。不可误用下剂，反加闭涩，宜润燥汤主之……更用苏麻粥。真苏子（一合），火麻子（三合），共擂烂。以水一盏，滤汁，又擂取汁，渣尽为度。用汁和粳米煮粥食之，甚效。老人虚秘，尤宜常用。

第二节
饮食调护

《千金翼方·卷第十二·养性·养老大例第三》：论曰，人年五十以去，皆大便不利，或常苦下痢，有斯二疾，常须预防。若秘涩，则宜数食葵菜等冷滑之物。

便
秘

《本草汇言·卷之十六·菜部 柔滑类·百合》：《方脉正宗》，治脾热便闭，火燥干结，大小俱不利者。用新鲜百合水煮烂，频食妙。

《本草汇言·卷之十九·介部 甲虫类·田螺肉》：《食疗方》，治老人大便秘结不通。以田螺数枚，水煮熟去壳，以原汤少许，调和葱椒油酱食之。

《寿世青编·病后调理服食法·火门》：藕蜜膏，主虚热口渴，大便燥结，小便秘痛。藕汁、蜜各四升，生地汁一升，和匀，慢火熬成膏，每服半匙，口含噙化，不时用，忌煎炒。

《寿世青编·病后调理服食法·燥门》：麻苏粥，治产后血晕，汗多便闭，老人血虚风闭，胸腹不快，恶心吐逆。用家园苏子、麻子各五钱，水淘净微炒，研如泥，水滤取汁，入米煮粥食之。

第三节
导引调护

《保生心鉴·太清二十四气水火聚散图序》：行功，每日子丑时，平坐，伸两足，拳两手，按两膝，左右极力三五度，吐纳，叩齿，咽液。治病，手足经络寒湿，脊、股内后廉痛，足痿厥，嗜卧，足下热痛，脐、左胁下、背、肩、髀间痛，胸中满，大小腹痛，大便难，腹大，颈肿咳嗽，腰冷如冰及肿，脐下气逆，小腹急痛，泄下，肿，足胻寒而逆，冻疮，下痢，善思，四肢不收。

行功，每日子丑时，正坐，一手按足，一手上托，挽手互换，极力三五度，吐纳，叩齿，漱咽。治病，荣卫积气蕴，食则呕，胃脘痛，腹胀，哕，疟，饮发中满，食减，善噫，身体皆重，食不下，烦心，心下急痛，溏瘕泄，水闭，黄疸，五泄注下五色，大小便不通，面黄口干，怠惰嗜卧，抢心，心下痞，苦善饥善味，不嗜食。

评述

预防调护当属于中医治未病的范畴。治未病的概念最早在《黄帝内经》中出现，《素问·四气调神大论》指出："圣人不治已病治未病，不治已乱治未乱，此之谓也。夫病已成而后药之，乱已成而后治之，譬犹渴而穿井，斗而铸锥，不亦晚乎。"《灵枢·逆顺》言："上工刺其未生者也，其次刺其未盛者也，其次刺其已衰者也。下工刺其方袭者也，与其形之盛者也，与其病之与脉相逆者也。方其盛也，勿敢毁伤；刺其已衰，势必大昌。故曰，上工治未病，不治已病，此之谓也。"这为后世医家对中医预防理论研究奠定了基础。

中医"治未病"包含两个方面：一是未病先防，二是既病防变。提前进行一定的预防调护，有助于减少便秘的发生，在便秘发生后亦要及时防变。古代文献记载中对便秘的预防调护，主要包含药物调护、饮食调护、引导调护三个方面。

药物调护方面，预防小儿腹中积结不通、面色青黄等，每经春夏，可与四味饮子，三四剂即身体康强；邪自阳明经传入腑者，谓之正阳阳明，正阳阳明胃家实也，可与大承气汤主之；患伤寒，身热目痛鼻干，不得卧，大便不通。尺寸脉俱大，已数日，一夕汗出，可与大柴胡下之；凡伤寒时气大病热退之后，先服参、芪甘温之药一二服，以扶元气，随后便服滋阴生津润燥之药，预防大病后汗液外耗，水谷内竭所致的大便秘结。

饮食调护方面，食用葵菜等冷滑之物，可疗热秘；以田螺数枚，水煮熟去壳，以原汤少许，调和葱椒油酱食之，可治老人大便秘结不通；用新鲜百合水煮烂，频食有妙用，可治脾热便闭，火燥干结；用藕汁、蜜各四升，生地汁一升，和匀，慢火熬成藕蜜膏，每服半匙，不论时候，口含噙化，可治虚热大便燥结。

引导调护方面，当于每日子丑时，平坐，伸两足，拳两手，按两膝，左右极力三五度，吐纳，叩齿，咽液；或于每日子丑时，正坐，一手按足，一手上托，挽手互换，极力三五度，吐纳，叩齿，漱咽。

便
秘

第八章

医案医话

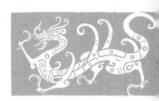

医话

一、概论

《诸病源候论·解散病诸候·解散大便秘难候》：将适失宜，犯温过度，散势不宣，热气积在肠胃，故大便秘难也。

《诸病源候论·伤寒病诸候·伤寒大便不通候》：伤寒，阳脉微，而汗出少，为自和，汗出多为太过。阳明脉实，因发其汗，汗出多者，亦为太过。太过者，阳气绝于里，阳气绝于里则津液竭，热结在内，故大便牢而不通也。

《诸病源候论·大便病诸候·大小便难候》：大小便难者，由冷热不调，大小肠有游气，游气在于肠间，搏于糟粕，溲便不通流，故大小便难也。

《诸病源候论·妇人妊娠诸候·妊娠大便不通候》：三焦五脏不调和，冷热痞结，津液竭燥，肠胃痞涩，蕴积结于肠间，则大便不通，令腹痞满烦热，甚者变干呕。所以然者，胃内热气逆也。

《太平圣惠方·卷第十三·治伤寒大便不通诸方》：夫伤寒，阳脉微而汗出少为不及，自始汗出多为太过，阳明脉实，因发其汗，汗出多，亦为太过，则阳气绝于里，绝于里则津液竭，致热结在内，故大便牢而不通也。

《太平圣惠方·卷第十六·治时气大便不通诸方》：夫时气大便不通者，由脾胃有热，发汗太过，则津液竭，津液竭则胃中干燥，结热在内，则大便不通也。

《太平圣惠方·卷第五十八·治大便不通诸方》：热气遍入肠胃，津液竭燥，故令糟粕痞结，壅塞不通也。

《太平圣惠方·卷第五十八·治大便难诸方》：夫大便难者，由五脏不调，阴阳偏有虚实，谓三焦不和，则冷热并结也。胃为水谷之海，水谷之精化为荣卫，其糟粕，行之于大肠以出也。五脏三焦既不调和，冷热壅涩，结在肠胃之间，其肠胃本实，而又为冷热之气所并，结聚不宜，故令大便难也。

《太平圣惠方·卷第五十八·治关格大小便不通诸方》：夫关格者，是大小便不通也。大便不通谓之内关，小便不通谓之外格，二便不通，故为关格也。由阴阳不和，荣卫不通也。阴气大盛，阳气不得营之，故曰关；阳气大盛，阴气不得营之，故曰格；阴阳俱盛，不得相营，曰关格，则阴阳气结，腹内胀满，气不行于大小肠，故关格，而大小便不通也。又风邪在于三焦，三焦约痛，则小腹病，内闭，大小便不通，一日手足寒者，为三阴俱逆，三日死也。诊其脉，来浮牢且滑直者，不得大小便也。

《太平圣惠方·卷第五十八·治大小便难诸方》：夫大小便难者，由冷热不调，大小肠有游气，游气在于肠间，搏于糟粕，小便不得通流，故大小便难也。诊其尺脉，滑而浮大，此为阳干于阴，其人若小腹痛满，不能尿，尿即阴中痛，大便亦然也。

《太平圣惠方·卷第七十二·治妇人大便不通诸方》：夫妇人大便不通者，由五脏不调，冷热之气，结于肠胃，则津液竭燥，大肠壅涩，故大便不通也。张仲景云：妇人经水过多者，则亡津液，亦大便难也。

便
秘

《圣济总录·卷第二十六·伤寒大便不通》：论曰，伤寒大便不通者，胃腑实也。盖因太阳病，若发汗，若下，若利小便，亡其津液，胃中干燥，因转属阳明，不更衣，内实，大便难。此阳明证也，当下之。然有阳明证，不可下者，当问其小便日几行，若本小便日三四行，今日再行，故知大便不久出，为小便数少，津液当还胃中，故知不久必大便也。如此则伤寒呕多，虽有阳明证，其不可下明矣。大凡胃中有燥粪，法当以汤水和之，汤入腹中，转失气者，此所谓有结燥，下之无害。若不转失气者，此但初硬后必溏，不可下，下之则胀满不能食也。

《圣济总录·卷第九十七·大便秘涩》：论曰，大便秘涩，盖非一证，皆营卫不调，阴阳之气相持也。若风气壅滞，肠胃干涩，是谓风秘。胃蕴客热，口糜体黄，是谓热秘。下焦虚冷，窘迫后重，是谓冷秘。或因病后重亡津液，或因老弱血气不足，是谓虚秘。或肾虚小水过多，大肠枯竭，渴而多秘者，亡津液也。或胃实燥结，时作寒热者，中有宿食也。治法虽宜和顺阴阳，然疏风散滞，去热除冷，导引补虚之法，不可偏废，当审其证以治之。

《圣济总录·卷第九十七·大便不通》：论曰，大肠者，传导之官，变化出焉，由营卫津液，有以滋利也。若邪热相搏，津液枯燥，致糟粕内结而不得行，故肠胃痞塞而大便不通，令人腰痛腹满，不能饮食。经所谓热结下焦则便难。然又有病后气血不足，内亡津液，或年高气涩，冷热相搏者，亦致大便难，治宜详之。

《丹溪心法·卷二·燥结十一》：凡人五味之秀者养脏腑，诸阳之浊者归大肠，大肠所以司出而不纳也。今停蓄蕴结，独不得疏导何哉？抑有由矣！邪入里，则胃有燥粪，三焦伏热，则津液中干，此大肠夹热然也。虚人脏冷而血脉枯，老人脏寒而气道涩，此大肠之夹冷然也。亦有肠胃受风，涸燥秘涩，此证以风气蓄而得之。若夫气不下降而谷道难，噫逆泛满，必有其证矣。

《医贯·卷之五·先天要论（下）·泻利并大便不通论》：洁古云，脏腑之秘，不可一概治疗，有热秘，有冷秘，有实秘，有虚秘，有风秘，有气秘，老人与产后，及发汗利小便过多，病后气血未复者，皆能成秘，禁用硝、黄、巴豆、牵牛等药，世人但知热秘，不知冷秘。东垣云，肾主五液，津液盛则大便如常，若饥饱劳役，损伤胃气，及食辛热厚味而助火邪，伏于血中，耗散真阴，津液亏少，故大肠结燥，又有老年气虚，津液衰少而结者，肾恶燥，急食辛以润之是也。予尝体法东垣之论，不用东垣之方，如润肠丸、润燥汤、通幽散之类俱不用，惟用六味地黄丸料，煎服自愈。如热秘而又兼气虚者，以前汤内加参、芪各五钱立愈，此因气虚不能推送，阴虚不能濡润故耳。以上治法，予尝亲试而必验，且又不犯大黄、桃仁、枳壳等破气破血之禁，可以久服，永无秘结，故表而出之。

《景岳全书·卷之三十四天集·杂证谟·秘结·论证》：秘结一证，在古方书有虚秘、风秘、气秘、热秘、寒秘、湿秘等说，而东垣又有热燥、风燥、阳结、阴结之说，此其立名太烦，又无确据，不得其要，而徒滋疑惑，不无为临证之害也。不知此证之当辨者惟二，则曰阴结、阳结而尽之矣。盖阳结者，邪有余，宜攻宜泻者也；阴结者，正不足，宜补宜滋者也。知斯二者，即知秘结之纲领矣。若或疑余之说，而欲必究其详。则凡云风秘者，盖风未必秘，但风胜则燥，而燥必由火，热则生风，即阳结也。

岂谓因风而宜散乎？有云气秘者，盖气有虚实，气实者阳有余，阳结也。气虚者阳不足，阴结也，岂谓气结而尽宜破散乎？至若热秘、寒秘，亦不过阴阳之别名耳。再若湿秘之说，则湿岂能秘，但湿之不化，由气之不行耳，气之不行，即虚秘也，亦阴结也。总之，有火者便是阳结，无火者便是阴结。以此辨之，岂不了然？余故曰：凡斯二者，即秘结之纲领也。

秘结之由，除阳明热结之外，则悉由乎肾。盖肾主二阴而司开阖，故大小便不禁者，其责在肾，然则不通者，独非肾乎。故肾热者，宜凉而滋之。肾寒者，宜温而滋之。肾虚者，宜补而滋之。肾干燥者，宜润而滋之。经曰：肾苦燥，急食辛以润之，开腠理，致津液通气也，正此之谓。

《景岳全书·卷之三十四天集·杂证谟·秘结·论治》：便闭有不得不通者，凡伤寒杂证等病，但属阳明实热可攻之类，皆宜以热结治法，通而去之。若察其元气已虚，既不可泻，而下焦胀闭又通不宜缓者，但用济川煎主之，则无有不达。

秘结证，凡属老人、虚人、阴脏人，及产后、病后、多汗后，或小水过多，或亡血、失血、大吐、大泻之后，多有病为燥结者。盖此非气血之亏，即津液之耗。凡此之类，皆须详察虚实，不可轻用芒硝、大黄、巴豆、牵牛、芫花、大戟等药，及承气、神芎等剂。虽今日暂得通快，而重虚其虚，以致根本日竭，则明日之结必将更甚，愈无可用之药矣。况虚弱之辈，幸得后门坚固，最是寿征。虽有涩滞，亦须缓治。但以养阴等剂，渐加调理，则无有不润。故病家医家凡遇此类，切不可性急欲速，以自取其败，而致悔无及也。

《景岳全书·卷之四十五烈集·痘疹诠·痘疮（下）·大小便闭》：凡痘疹，小便欲其清而长，大便欲其润而实，则邪气不伏，正气不病。若小便利者，大便必实，虽二三日不更衣者无碍也。若小便少则病必进，小便秘则病必甚，以火盛故也。但初热时，大便不宜太实，若二三日不行，宜微润之，不然恐肠胃不通，则营卫不行，而疮出转密。惟起发之后，大便却宜坚实，若太实而四五日不行，恐热甚难靥，亦宜微利之。一痘疹小水不利而热微者，宜导赤散；热甚而小水不利者，宜八正散。一痘疹发热时，大便秘结不行而内外俱热，有不得不通以疏其毒者，轻则柴胡饮子，甚则三黄丸，再甚则承气汤。

《景岳全书·卷之四十六圣集·外科钤（上）·大便秘结》：立斋曰，疮疡大便秘结，若作渴饮冷，其脉洪数而有力者，属实火，宜用内疏黄连汤。若口干饮汤，其脉浮大而无力者，属气虚，宜八珍汤。若肠胃气虚而燥而不通者，宜用十全大补汤培养之。若疮证属阳，或因入房伤肾，而不通者，宜用前汤加姜附回阳，多有得生者。若饮食虽多，大便不通，而肚腹不胀者，此内火消烁，切不可通之。若肚腹痞胀，而直肠干涸不通者，宜用猪胆汁导之。若误行疏利，复伤元气，则不能溃敛。经曰：肾开窍于二阴，藏精于肾。津液润则大便如常。若溃疡有此，因气血亏损，肠胃干涸，当大补为善，设若不审虚实，而一于疏利者，鲜有不误。若老弱或产后而便难者，皆气血虚也，猪胆汁最效。甚者多用之。更以养气血药助之，万不可妄行攻伐。

《医宗必读·卷之九·大便不通》：经曰，北方黑色，入通于肾，开窍于二阴。肾主五液，津液盛则大便调和。若饥饱劳役，损伤胃气，及过于辛热厚味，则火邪伏于血中，耗散真阴，津液亏少，故大便燥结。又有年老气虚，津液不足而结者，肾恶燥，急食辛以润之是也。［愚按］《内经》之言，则知大便秘结，专责之少阴一经，证状虽殊，总之津液枯干，一言以蔽之也。分而言之，则有胃实、胃虚、热秘、冷秘、风秘、气秘之分。

便秘

《温疫论·上卷·大便》：大便闭结者，疫邪传里，内热壅郁，宿粪不行，蒸而为结，渐至更硬，下之结粪一行，瘀热自除，诸证悉去。

《医学心悟·卷二·阳明腑病·便闭》：问曰，便闭何以属阳明腑证？答曰，阳明居中土也，万物所归，无所复传，伤寒三阳、三阴之邪，皆得传入，以作胃实不大便之证，法当下之。然经有八禁，详例于前，不可不辨。

《杂病心法要诀·卷五·大便燥结总括》：热燥阳结能食数，寒燥阴结不食迟，实燥食积热结胃，食少先硬后溏脾；气燥阻隔不降下，血燥干枯老病虚，风燥久患风家候，直肠结硬导之宜。［注］热燥即阳结也，能食而脉浮数有力，与三阳热证同见者也。寒燥即阴结也，不能食而脉沉迟有力，与三阴寒证同见者也。实燥即胃实硬燥也，与腹满痛同见者也。虚燥即脾虚，先硬后溏之燥也，与少气腹缩同见者也。气燥即气道阻隔之燥也，与噎膈、反胃同见者也。血燥即血液干枯之燥也，与久病老虚同见者也。风燥即久患风病之燥也，从风家治。直肠结，即燥屎巨硬，结在肛门难出之燥也，从导法治之。

《临证指南医案·卷四·便闭》：便闭症，当与肠痹淋浊门兼参。其大便不通，有血液枯燥者，则用养血润燥。若血燥风生，则用辛甘息风，或咸苦入阴，故三才、五仁、通幽、虎潜等法，所必用者也。若血液燥则气亦滞，致气血结痹，又当于养阴润燥中，加行气活血之品。若火腑秘结，宜苦滑重镇者，用更衣丸以通之。若老人阳衰风闭，用半硫丸温润以通之，腑阳不行，则用玉壶丹，阳窒阴凝，清浊混淆痞胀，用来复丹。若郁热阻气，则用苦寒泄热，辛以开郁，或用三焦通法。若湿热伤气，阻遏经腑，则理肺气以开降之，此治大便之闭也。小便闭者，若小肠火结，则用导赤；湿壅三焦，则用河间分消；膀胱气化失司，则用五苓。若湿郁热伏，致小肠痹郁，用小温中丸清热燥湿。若肾与膀胱阴分蓄热致燥，无阴则阳无以化，故用滋肾丸，通下焦至阴之热闭。以上诸法，前人虽皆论及，然经案中逐一分析发明，不啻如耳提面命，使人得有所遵循矣。至若膏粱曲蘖，酿成湿火，溃筋烁骨，用大苦寒坚阴燥湿，仍用酒醴引导。又厥阴热闭为瘕，少腹胀满，用秽浊气味之品，直泄厥阴之闭。此皆发前人未发之秘，学者尤当究心焉。大凡小便闭而大便通调者，或系膀胱热结，或水源不清，湿症居多。若大便闭而小便通调者，或二肠气滞，或津液不流，燥症居多。若二便俱闭，当先通大便，小溲自利，此其大略也。至若胃腑邪热化燥便坚，太阳热邪传入膀胱之腑癃秘，又当于仲景伤寒门下法中，承气五苓等方酌而用之，斯无遗义矣。（华岫云）

《温热论·第五章·里结阳明》：再论三焦不从外解，必致里结。里结于何？在阳明胃与肠也。亦须用下法，不可以气血之分，谓其不可下也。惟伤寒热邪在里，劫烁津液，下之宜猛；此多湿热内抟，下之宜轻。伤寒大便溏，为邪已尽，不可再下；湿温病大便溏为邪未尽，必大便硬，乃为无湿，始可再攻也。

《古今医案按·卷六·二便不通》：二便不通，脉实者，八正散倍大黄，或倒换散亦妙。若形弱及老人，或病后产后有此，悉从虚秘治，润燥养阴为主，下用导引法。若体健神旺，二便秘涩者，必脾胃气滞不转输，加以痰饮食积，阻碍浊道，脉沉实者，升、柴、二陈、二术汤。今所选王案，取其外治之法，及服黄连解毒丸三载为大奇，而李时珍之用甲片、牵牛，走精隧以通淤塞为更奇，直可与东垣滋肾丸并垂天壤。

《古今医案按·卷六·大便秘结》：[震按] 花溪峻药急攻，妙在蜡包穿窍。而香油解毒，妙在上饮下吹。薛案、汪案之用补，轻重不同；高公、李公之用润，淡浓微别。李时珍之牵牛、皂荚，疏通迥异硝、黄，张景岳之姜、附、参、归，辛热远殊寒滑。精华既录，浅陋可删。

二、论冷秘

《医贯·卷之五·先天要论（下）·泻利并大便不通论》：冷秘者，冷气横于肠胃，凝阴固结，津液不通，胃气闭塞，其人肠内气攻，喜热恶冷，宜以八味地黄丸料，大剂煎之，冷饮即愈。或《局方》半硫丸，碾生姜，调乳香下之，或海藏已寒丸俱效。海藏云：已寒丸虽热，得芍药、茴香润剂，引而下之，阴得阳而化，故大小便自通，如遇春和之阳，水自消矣。然不若八味丸更妙也。

《医宗必读·卷之九·大便不通》：冷秘者，面白或黑，六脉沉迟，小便清白，喜热恶冷，藿香正气散加官桂、枳壳，吞半硫丸。

《张氏医通·卷七·大小府门·大便不通》：冷秘者，六脉沉迟，面白或黑，凝阴固结，胃气闭塞，肠内气攻，腹中喜热恶冷，藿香、厚朴、姜、桂、枳壳、陈皮、生姜，煎服半硫丸。热药多秘，惟硫黄性缓而通，冷药多泄，惟黄连厚肠止泄。如阴寒秘结，当与阳药冰冷服之，然数服中，间与清润药一服，不令结秘。若病本虚寒，标显躁热，亦宜助阳药中少加苦寒以去热躁，躁止勿加。

《金匮翼·卷八·便闭统论·冷闭》：冷闭者，寒冷之气横于肠胃，凝阴固结，阳气不行，津液不通，其人肠内气攻，喜热恶冷，其脉迟涩者是也。

三、论热秘

《诸病源候论·妇人杂病诸候·大小便不通候》：腑脏不和，荣卫不调，阴阳不相通，大小肠痞结，名曰关格。关格，故大小便不通。自有热结于大肠，则大便不通；热结于小肠，则小便不通。今大小便不通者，是大小二肠受客热结聚，则大小便不通。此止客热暴结，非阴阳不通流，故不称关格，而直云大小便不通。

《太平圣惠方·卷第十八·治热病大便不通诸方》：夫热病经发汗之后，汗出多则津液少，津液少则胃中干结，热在胃，所以大便不通。又有腑脏自生于热者，此由三焦痞隔，脾胃不和，蓄热在内，亦大便不通也。

《素问玄机原病式·六气为病·热类》：闷，俗作秘，大便涩滞也；热耗其液，则粪坚结，而大肠燥涩紧敛故也。或大便溏而秘者，燥热在于肠胃之外，而湿热在内故也。

四、论虚秘

便
秘

《诸病源候论·虚劳病诸候·虚劳秘涩候》：此由肠胃间有风热故也。凡肠胃虚，伤风冷则泄利；若实，有风热，则秘涩也。

《太平圣惠方·卷第二十九·治虚劳大便难诸方》：夫虚劳之人，脾肺损弱，谷食减少，气血阻隔，阴阳不和，胃气壅滞，上焦虚热，流注大肠，故令秘涩也。

《圣济总录·卷第九十二·虚劳大便难》：论曰，大肠者，传导之官，变化出焉。今虚劳之人，重亡津液，肠胃干燥，风邪热气入客肠间，津液销铄，所以传导苦难，令人胃气虚胀，腹胁满实，饮食迟化也。

《医宗必读·卷之九·大便不通》：胃虚而秘者，不能饮食，小便清利，厚朴汤。久虚者，如常饮食法煮猪血脏汤，加酥食之，血仍润血，脏仍润脏，此妙法也。

《张氏医通·卷七·大小府门·大便不通》：脾虚不能运化，倦怠懒于言动。补中益气倍升、柴、当归，煎成调生蜜、麻油，清气一升，浊气自降，有脾虚下秘者，以此汤下麻仁丸。虚秘者，不能饮食，小便清白，或年高，或病久，或脾虚津枯血少，归身、熟地、苁蓉、参、芪、沉香、松子仁、桃仁、麻仁、蜂蜜，或麻仁、枳壳、当归、人参，蜜丸服之。瘦人血枯火秘，通幽汤煎成，入蜜服之。老人津枯，妇人产后去血过多，及发汗利小便，病后血气未复，虚劳骨蒸，皆能作秘。惟当益气补水养血，不可用硝、黄利药，巴豆、牵牛，尤在所禁。有一种大便不通，腹中胀闷，求通不得，频频登厕，努力太过，虚气被撑下注，肛门里急后重，时不可忍，气逆呕恶，渴而索水，饮食不能，呻吟不绝，欲与通利，则气以下脱，欲与升提，则气以上逆，呕恶难堪，人参、枳壳、当归煎服，加陈香橼皮尤效。肾脏血虚，大肠风秘，生何首乌捣自然汁一盏，和白蜜，炖热服之，六味丸加蜜调服亦通，固本丸作膏常服亦妙。古方治老人燥结，多用苁蓉，不知胃气虚者，下口即作呕吐，肥人胃中多有痰湿，尤非所宜。惟命门火衰，开阖失职者，方为合剂，然须丸服，若作汤，亦必作吐，以其味咸气浊也。丹方，治肾肝风秘，至夜微发寒热者，用生何首乌两许顿煎，服之神应。若暴病热邪固结，及中有留滞者禁用，以其纯阴味涩，无养正祛邪之力也。失血后烦渴，大便不通，一味生地黄捣汁服之。大病后不得寐，大便不通，一味熟枣仁，擂水去滓，煮粥频食。血枯燥结，恒用熟地黄蜜煎常服，或熬膏亦佳。又老人血枯便闭，用生地黄、当归身、鲜首乌各四两，广皮一两，熬膏炖热服半小杯，不通，三五次效。实秘者，能饮食，小便赤涩，枳实、槟榔、木香、砂仁、蓬术、大黄、皂肉灰之属。气滞腹急，大便秘涩，六磨汤加大黄。诸秘服药不通，或虚人畏服利药者，宜蜜煎导、削酱姜导，分寒热选用。其猪胆导，非伤寒邪热，不可轻试，病人胃气虚者，用之往往有呃逆之虞，不可不慎。

或问干结之甚，硝、黄亦可暂用否？曰：承气汤用硝、黄，乃伤寒邪热入里，胃液干枯，肾水涸竭，故宜急下以救阴津为务。若老人虚人，及病后肾水本亏，以致燥结，再用硝、黄下之，是虚其虚，目下取快一时，来日复秘愈甚，欲再下之，虽铁石不能通矣。倘遇此证，当劝慰之，缓图奏效，切勿性急，自贻其咎也。

《金匮翼·卷八·便闭统论·虚闭》：虚闭有二，一以阴虚，一以阳虚也。凡下焦阳虚，则阳气不行，阳气不行，则不能传送而阴凝于下。下焦阴虚，则精血枯燥，精血枯燥，则津液不到，而肠脏干槁。治阳虚者，但益其火，则阴凝自化。治阴虚者，但壮其水，则泾渭自通。

五、论实秘

《圣济总录·卷第五十·大肠门·大肠实》：论曰，大肠者，传泻行导之腑也，其气盛实，燥热生焉，传泻不利，肠中痛如锥刀所刺，或生鼠乳，肿胀疼闷，大便不通，腹胁胀满，腰背重痛，上气喘急，皆大肠气实之证也。

《医宗必读·卷之九·大便不通》：胃实而秘者，善饮食，小便赤，麻仁丸、七宣丸之类。

《金匮翼·卷八·便闭统论·实闭》：实闭者，胃实而闭。东垣所谓胃气实者闭物，胃气虚者闭气是也。其人能食，小便赤，其脉沉实。

六、论风秘

《太平圣惠方·卷第二十三·治大肠风热秘涩不通诸方》：夫大肠风秘涩不通者，是五脏气不调，阴阳偏有虚实，三焦不和，冷热并结也。胃为水谷之海，化谷精之气，流行荣卫，其糟粕传行大肠出焉。五脏三焦既不调和，冷热壅涩，结在肠胃，其肠胃本实，而又冷热气相并，津液枯燥，结聚大肠，胃中干涩，故令大便不通也。

《圣济总录·卷第一十七·风秘》：论曰，风秘之病，以大肠秘涩不通。大肠者，肺之腑，通行水谷，传道所出。若三焦不和，风热所搏，则肠胃干燥，津液虚少，糟粕结聚，传导不行，令人心烦腹满，便秘不通也。

《金匮翼·卷八·便闭统论·风闭》：风闭者，风胜则干也。由风搏肺脏，传于大肠，津液燥涩，传化则难。或其人素有风病者，亦多有闭，或肠胃积热，久而风从内生，亦能成闭也。

七、论气秘

《医宗必读·卷之九·大便不通》：气秘者，气不升降，谷气不行，其人多噫，苏子降气汤加枳壳，吞养正丹；未效，佐以木香槟榔丸。

《张氏医通·卷七·大小府门·大便不通》：气秘者，气不升降，谷气不升，其人多噫，枳壳、沉香、苏子、槟榔、乌药、陈皮，煎服降气散，或四磨、六磨选用。

《金匮翼·卷八·便闭统论·气闭》：气闭者，气内滞而物不行也。其脉沉，其人多噫，心腹痞闷，胁肋膜胀，此不可用药通之。虽或暂通而其闭益甚矣。或迫之使通，因而下血者，惟当顺气，气顺则便自通矣。

八、论痰秘

《张氏医通·卷七·大小府门·大便不通》：痰秘者，痰饮湿热阻碍，气不升降，头汗喘满，胸胁痞闷，眩晕腹鸣，半夏、茯苓、木香、槟榔、枳实、橘红、香附、白芥子、姜汁、竹沥，不应，加大黄、黄连，甚则控涎丹下之。

九、论小儿秘

《诸病源候论·小儿杂病诸候·大便不通候》：小儿大便不通者，腑脏有热，乘于大肠故也。脾胃为水谷之海，水谷之精华，化为血气，其糟粕行于大肠。若三焦五脏不调和，热气归于大肠，热实，故大便燥涩不通也。

《幼幼新书·卷第三十·大小便不通利第八》：小儿大小便皆不利者，脏腑冷热不调，大小肠有游气，气壅在大小肠，不得宣散，故大小便壅涩不流利也。翰林待诏杨大邺问，小儿大小便秘涩者为何？答曰：乳食失度，使之四大不调，滋味有贪，遂乃五脏受病，甘甜聚食，咸酸滞涎，食滞留结于胃肠，风壅溃癖于心肺，气脉不顺，水谷不行。虽不逆于不焦，即秘结于下部。小儿不知疼痛，莫说因由，惊啼叫以频频，但怒胀而不乳，不知孩儿痛刺连脐，则面色青黄，但按脉息与治，若不见病源，只依外变用药，必克安效。

十、论妊娠产后秘

《诸病源候论·妇人妊娠诸候·妊娠大小便不通候》：人有腑脏气实，而生于热者，随停积之处成病。若热结大肠，大便不通；热结小肠，小便不通；若大小肠俱为热所结，故烦满，大小便不通也。凡大小便不通，则内热，肠胃气逆，令变干呕也。

《诸病源候论·妇人产后病诸候·产后大便不通候》：肠胃本夹于热，因产又水血俱下，津液竭燥，肠胃痞涩，热结肠胃，故大便不通也。

《太平圣惠方·卷第七十四·治妊娠大小便不通诸方》：夫妊娠大小便不通者，由脏腑气实，而生于热，热者随停积之处成于病也。若热结于大肠，则大便不通，热结于小肠，则小便不通。若大小肠俱为热之所结，故烦满而大小便不通也。

《圣济总录·卷第一百五十七·妊娠大便不通》：论曰，妊娠肠胃有风，加之夹热，津液不足，气道痞涩。故令肠胃枯燥，大便不通，甚则呼吸奔喘，腹胀干呕。

《圣济总录·卷第一百六十五·产后大便不通》：论曰，大肠者，传道之官，变化出焉。产后津液减耗，胃中枯燥，润养不足，糟粕壅滞，故大便难而或致不通。凡新产之人，喜病此者，由去血多，内亡津液故也。

《济阴纲目·卷之十一·产后门·论新产三病》：仲景云，问新产妇人有三病，一者病痉，二者病郁冒，三者大便难，何谓也？师曰，新产。血虚，多汗出，喜中风，故令病痉。（读此则知痉症亦有外来，不可专主气血不足而骤用补剂，反致不救也）亡血复汗寒多，故令郁冒。亡津液胃燥，故大便难。（产妇郁冒，即今世所谓血晕也）

《景岳全书·卷之三十九人集·妇人规（下）·产后大便秘涩》：产后大便秘涩，以其失血亡阴，津液不足而然，宜济川煎加减主之，及后立斋法俱妙。立斋曰，前证若计其日期，饮食已多，即用药通之，祸在反掌之间矣。必待其腹满觉胀，欲去不能者，此乃结在大肠，宜用猪胆汁润之。若服苦寒疏通，反伤中气，通而不止，或成他证。若去血过多，用十全大补汤。血虚火燥，用加味四物汤。气血俱虚，用八珍汤。虽数日不通，饮食如常，腹中如故，仍用八珍加桃仁、杏仁治之。若泥其日期饮食之多而通之，则误矣。

《女科经纶·卷六·产后证下》：郭稽中曰，产后大便秘涩者何？答曰，产后水血俱下，肠胃虚竭，津液不足，是以大便秘涩不通。若过五六日闷胀者，此燥屎在脏腑，干涩未能出耳，宜麻仁丸以润之。若误以为有热，投寒药，则阳消阴长，变证百出矣。薛立斋曰，产后大便不通，因去血过多，大肠干涸，或血虚火燥，不可计日期，饮食数多，用药通润之，必待胀满，觉胀自欲去，不能去，乃结在直肠，宜胆导之。若服苦寒药通之，反伤中焦元气，或愈难通，或通而泻不止，必成败证。若血虚火燥，加味逍遥散。气血俱虚八珍汤，慎不可用麻仁、杏仁、枳壳之类。单养贤曰，产后大便日久不通，因血少肠燥故也。宜多服生化汤，则血旺气顺，传化如常，自无燥涩之患。切不可用硝、黄峻利之剂，以亡阴血，致中气虚而便秘愈甚，遂成胀满者有之。陈无择曰，产后不得利，利者百无一生。去血过多，脏燥，大便秘涩，固当滑之，大黄似难轻用，唯葱涎调腊茶为丸，复以腊茶下之。［慎斋按］以上六条，序产后有大便秘结之证也。产后水血俱下，则大肠燥涩，便闭不通，《金匮》《圣济》均主津液内亡，立斋主血虚火燥，自是元气内乏受病，故戒不可以苦寒峻利，再伤气血，渐致不救也。

第二节

医案

一、治冷秘

《素圃医案·卷三·男病治效》

山西典客宋兄，因多餐肉食，而兼生冷，微有感冒，胸中饱胀，腹痛便秘。此当温中化滞，而前医概用山楂、神曲、麦芽、腹皮、枳朴消导之剂。殊不知冷食积中，须温方化，过用消克，反伤胃阳，而食愈结。医不知此，消导不放，以大黄下之，惟便粪水。又以丸药下之，则冷结不通。计二十日，请治于余。脉细紧，手足清冷，胸结而硬，舌紫苔白。幸肾阳不虚，上结于胸，未下结于脏，用苍术、半夏、干姜、附子、白蔻，十剂胸结开。下注腹痛，加肉桂，日服半硫丸二钱，惟进谷汤，不令清饿。冷秘二十八日，大便微通，初硬后溏，大黄丸得温方化，洞泻数次，然后胸腹大开。后以理中汤加苓、夏、砂仁温胃，匝月方瘥。

《素圃医案·卷四·女病治效》

萧姐玉兄令眷，年近三十，病头眩呕吐，饮食减少，经水不调，积年已久，因其大便秘结。真州时道，皆作血虚肝火，而以归、芍、丹皮、生地黄、麦冬、贝母治之，病益甚。甲申冬，自海陵回真州，舟中招诊。脉细紧而滑，畏寒抱火，手足麻木，十数日一发，饮食不餐，胸口一胀，即头眩呕吐，吐去痰水稍愈，隔十数日又发，遇行经而血甚少，亦不如期。以脉证相参，此气病，非血病，乃脾胃虚寒痰饮证也，所以脉紧而滑。若血病则涩矣，滋阴养血，适足益病。夫大便秘结者，津液上吐，无以润肠，乃冷秘虚秘，非燥秘也。遂用人参、白术、茯苓、半夏、炮姜、天麻、香附、生姜，以东垣白术半夏天麻汤为主，专用气药，以温胃阳，全不杂一味血药，恐助阴也。立方回真州，令其常服，两月后萧兄持煎药方来，求立丸方，谓药已中病，病愈大半。今大便反溏，非若从前之秘结，观此则非血虚燥结明矣。凡人禀气血之躯，患病不偏于气，即偏于血，不辨气血之偏，何能求效耶。

《临证指南医案·卷四·便闭》

陈（三八） 用苦药，反十四日不大便，肠中阳气窒闭，气结聚成形，非硝黄攻坚，半硫丸一钱二分。

又，阳气窒闭，浊阴凝痞，成氏称为阴结，口甜夜胀，清浊未分，每日用来复丹一钱五分。

甘（五三） 脉左微弱右弦，前议入夜反胃脘痛，是浊阴上攻。据说食粥不化，早食至晚吐出，仍是不变之形。火土不生，不司腐熟，温药一定至理，第气攻膈中，究泻不得爽，必肠间屈曲隐处，无以旋转机关，风动则鸣，议用半硫丸。

《得心集医案·卷三·便闭门（二便不通）·冷积阻格（二条）》

胡懋光，四肢逆冷，面色青白，吞酸呕吐，食不得入，六脉沉伏，大便不通，小水短赤。细察诸症，皆由阳气不舒，理宜先将下部疏通，庶几清气上升，浊气下降。因与大承气汤，叠进三剂，毫不为动，脉症如故，举家惊怖。余亦骇之，谓岂有大黄、芒硝重剂，竟不能通者？继知其人嗜酒，每患足疾，今足未病，湿热未曾下注，致停中焦，将成关格之象。视舌滑润，非燥症也，中焦必有停积冷痰，以致闭结胶黏。正所谓阳微阴浊僭倨，非仅承气咸寒可能开者，法当通阳泄浊，开结驱阴。于是以姜、附通阳以驱阴，硝、黄开结以泄浊，加草乌、皂角，名为霹雳通关之将，以直劫其巢。方成药煎，即忙与服，未及片时，下秽污数斗，小便清长，四肢温暖，食粥二碗，不用再剂，诸症悉痊。此可为冷积绳墨，因详记之。附方大黄、芒硝、附子、干姜、草乌、牙皂。

邓学文初起小水短赤，继则腹胀便秘，已服硝、黄寒下之药，腹愈窒塞，更进车前渗利之药，尿愈涓沥，胀闭欲死。危迫之际，延余往治，至时呃逆呕吐，汤水难入，审知素多酒色，湿热壅于膀胱，冷积聚于胃腑，故前阻小便，后塞大肠，气无下降之权，只有升逼之势。细察人迎、气口两脉紧急可骇，症属关格已极，势在难挽。举家苦劝求治，勉为推寻。因思胃腑冷积，当宗热以攻之，辛以通之，膀胱湿势，宜遵寒以清之，温以化之。于是攻与赤金豆，化与滋肾丸，连进未呕，昼夜三服，俾浊污升逼之气，方得下降于沟渎。不再剂，诸症悉痊。景岳赤金豆，亦名八仙丹，巴霜、天竺黄、木香、皂角、朱砂、丁香、轻粉、生附子（切，略炒燥）。滋肾丸，方见卷二痿证门阳痿不举。

《得心集医案·卷三·便闭门（二便不通）·脾阳不运（二条）》

胡生新科，胸腹胀痛，大解不通，已服枳、桔、香、朴之属，毫无一效。又与滚痰丸，仍然闭塞。饮食虽甘，而食不作胀，每日探吐痰水数口，似觉稍宽，有粪结于肛门，努挣不下，挖之略出。延余视时，大便未通者，已十日矣。然脉来浮缓迟弱，身无寒热，口不作渴，舌无苔积，知为阴结之类，非阳结可比。此必胃气虚弱，津液不布，大肠传送之令不行，而胃中所蓄水谷，结而为胀。虽探吐稍宽，究竟津液愈涸，传送愈艰，与理中汤加半夏、厚朴、枳实。才一疏方，众皆不悦。盖病家与病者，急欲求通大便，满想大黄、巴霜之药。余独吹无和，只得详为辨曰：行医治大便不通，仅用大黄、巴霜之药，奚难之有？但攻法颇多，古人有通气之法，有逐血之法，有疏风润燥之法，有流行肺气之法。气虚多汗，则有补中益气之法，阴气凝结，则有开冰解冻之法。且有导法熨法，无往而非通也，岂仅大黄、巴霜已哉！今病原胃气空虚，津液不足，即按症投剂，亦必三五日始通，决非一二剂可效，盖胃气虚而运行迟也。但依吾见，力可承任。胡生闻言姑信不疑，每日二剂，腹中毫不为动，殊料服至五日，药已十剂，仍然如故，急欲更医，余恐前功尽堕，又苦劝之。因思蓄饮不行，加入半硫丸四钱，仍与前药吞服，再加婉言，把持二日，共计十七日之便，仅得半升溏粪而已。自此饮食起居，未费调理而健。然病家与戚友俱议曰：行医仅通大便，如此为难，何贵于明耶？嗟嗟，医固难知，医则愈难也。

吴立成，素好色多劳，吸洋烟，忽因忧郁气结，渐至胸膈不舒。医者妄投消导发散之药，遂至腹胀便秘，呕逆不食，大便不通。更投承气汤二剂，腹中窒塞，痛楚愈增。及余视时，前医先至，又谓病重药轻，大黄今须加倍。余思凡病外感，或热邪传经，或热结胃腑，断无不发寒热之理。且有一攻不转矢气者，不可再攻之戒。又况攻之愈塞，其不可攻也明矣，其非热结也又明矣。此脾气衰败，运行失常，出纳将废，而腹中所受苦寒之药，一团阴气弥漫，身中冲和之气，愈攻愈散，使非大助脾阳，其何以驱此滔滔之阴邪也哉？然病音方急索巴霜丸，前病专主，竟欲与服，余力止之，病者病家，均觉不悦。余不得已，乃婉为讲辨，索纸疏枳实理中汤。坐视进药，进毕一剂，病者恍然曰：平时断烟瘾，理中丸亦曾服过，但此时腹中胀闭，务求先通大便。余曰：此正所以通大便也。病者不答而睡。嗣煎一剂，又亲进之。其医问病者若何，曰：腹中全无动静，但素日未睡，今忽得睡，而满似稍宽。其医寂然而去。余复将原方加倍，计术一两，增桂一钱，服下腹中气响甚喧，二便一齐通利，所泄之粪，半绿半黄，尽是稀糜秽水，并无结粪相间，此腹中一团阴气之验也。愈后调理之药，制附桂理中数斤，自是饮食渐增，烟瘾亦止。其家虽不以为功，余亦窃喜免谤，最后其医，犹谓此等之治，不过偶中耳。

《诊余举隅录·卷上·大便不通虚寒证》

大便不通，有风秘、痰秘、热秘、冷秘、实秘、虚秘之分。风痰实热，可用润肠丸、控涎丹、四顺清凉饮等方；若冷而虚，当用四神丸之类。壬辰七月，余至天津，杨鹤年之室，病大便不通，旬有余日，人见舌苔微黄，唇口微焦，拟用下药，来延余诊。切其脉，沉而迟。余曰：沉迟为里寒，寒甚则水冻冰凝，投以大剂热药，犹恐不及，若之何下之乎？人曰：时当夏秋，似非冬月可比，大火炎炎，何至中寒若此。余答曰：舍时从症，古有明文，如谓燥热时必无寒证，则严寒时当无热证，昔仲景制大小承气汤，何以治冬令伤寒。可知夏热冬寒者，时之常，而冬不必热，夏不必不寒者，病之变。至唇舌焦黄，又真寒似热之假象。倘误认为热，投以硝黄，热将不救。王太仆曰：承气入胃，阴盛以败，其斯之谓欤。用四逆汤、四神丸意，并加当归半硫丸为方。三剂，便闭依然。主人讶甚，嘱余改方。余曰：坚冰凝结，非用火煎熬至六七昼夜之长，其冻不解。仍前方倍与之，又三剂，夜半，腹中忽痛，大便始通。时有识者愕然曰：如此炎热，吾谓热中者必多，不料此症腹中，一寒至此，然则君子何待履霜，始知坚冰之至哉，后于热剂外，又佐补剂，调治月余而安。使误认实热，用清下法，寒者必冰结愈坚，虚者即取快一时，来日必复秘愈甚。欲再通之，虽铁石亦难为功，可不慎哉。

便
秘

《旌孝堂医案·少腹痛》

（案 1）肝木侮土，气滞寒凝，少腹作痛，痛甚哕吐，食入反出，大便秘塞，已作三次，脉象沉弦。拟方徐图之。独角蜣螂（八分）、九制於术（二分五）、姜汁炒半夏（二钱）、老吴萸（三分）、制附片（八分）、木防己（八分）、鸡谷袋（三具）、广橘皮络（各八分）、木茯苓神（各三钱）、白蔻衣（一钱五分）、络石藤（五分）、巴豆衣（一钱五分）、省头草（一钱）、秫秫米（一钱五分）。

复诊：加天仙藤、通络散、丝瓜络、淡姜渣、乌饭子，减於术、白蔻衣、络石藤、茯神、省头草、秫秫米。

再诊：独角蜣螂（一钱，酒炒）、制附片（八分）、肉桂子（七分，研）、巴豆衣（一钱五分）、福橘皮络（各八分）、制半夏（三钱）、云茯苓（三钱）、通络散（二分五）、炙苏茎（一钱五分）、防己（八分）、蒌霜（一钱，炒）、鸡内金（三具）、皂角子（七枚）、淡姜渣（七分）。

丸方：独角蜣螂（一两五钱）、老吴萸（七钱）、制乌头（一两五钱）、皂荚子（五十枚）、甜瓜子（二两五钱）、云茯苓神（各二两）、白蔻衣（一两五钱）、省头草（七钱）、广橘皮络（各八钱）、制半夏（二两）、涤饮散（二钱五分）、汉防己（八钱）、乌饭叶（一两五钱）、鸡内金（三十具）、巴豆衣（一两五钱）、络石藤（一两五钱）。上为末，用丝瓜络一两五钱，方内皂子五十粒，共煎汤叠丸如川椒子大。每早三钱，晚一钱五分，开水下。

《竹亭医案·卷之四》

（案 51）溧阳金元恺溺血全愈，因二便不畅误治，腹痛难忍，睾丸胀大，食不喜进几危治验。溧阳金元恺，前曾溺血，调治全愈。仲秋因二便不畅，他医以通利二便之法，前阴稍通，后阴仍秘。复又往药铺告其所由，竟用凉膈散，内大黄用五钱。服后大便仍未通，而反增大小腹俱痛剧难忍，睾丸胀大，食毫不进，面青有浮油光起，兼之畏寒身热，有顷刻垂危之势，伊叔渭川张灯扣门求救。绎其病情，实为寒凉攻伐所误。诊得脉象细软无力，左脉反关弦紧。中下二焦为寒凉所遏，表里不和。以故外则畏寒身热，内则卵痛偏左。势属险途，治在温舒，冀其转机。八月二十三日案、方附后：老苏梗（一钱半）、桂枝梢（一钱）、淡附子（七分）、甘草（八分）、山楂核（三钱）、小茴香（一钱半）、淡茱萸（三分）、乌药（一钱半）、生香附（二钱）、小青皮（一钱）。加葱须五枚。服药后，至天明，大、小腹痛止，左睾丸之疼亦减，皮内觉热，牵引小疼。

二十四日诊，方附后：侵晨已饮粥两盏，小便利，口淡无味。用制香附、柴胡、升麻、赤苓、泽泻、山楂核、荔枝核、小茴香、金铃子、青皮、猪苓、甘草，加生谷芽、鲜荷叶等同煎服。服后大便通，胃口渐和，能进粥饭。惟睾丸尚坠、小疼牵引、胯内肿硬，大小便出时甚热。体虚湿火内郁，宜以却湿，兼之清舒，冀其速退为最。

二十六日方附后：小生地（四钱）、川石斛（四钱）、赤苓（三钱）、车前子（一钱半，炒）、金铃子（三钱，研）、淡茱萸（二分）、黑山栀（一钱半）、通草（八分）、荔枝核（三钱）、生甘草（六分）、橘核（二钱）、泽泻（一钱半），加鲜稻叶四钱、鲜荷叶一小个。服后，睾丸坠痛、胯内肿硬俱已平妥，反觉其痒，阴囊起白皮，胃和食贪。再剂而安然无恙矣。

是证因庸工误投寒凉，重加攻伐而致剧痛异常，几乎垂危。得余温舒之法，痛势顿平，亦甚幸矣。设仍遭若辈之手，更不知如何形状也。甚矣！医之难矣。

《竹亭医案·卷之五》

（案62）山西梁瑞之脐腹绞痛，寒与湿食交阻治验。

山西梁瑞之，年逾二旬，辛卯正月望后。忽畏寒身热，渐自脐腹绞痛，小便赤，大便秘。舌苔满白，脉象沉紧。寒与气食交阻，法宜温散。方用苏叶、秦艽、草蔻、木香、夏、陈、楂、麦芽、乌药、枳壳、干姜等煎服，寒热减，脐腹胀痛如前。

复诊（正月十七日方）：草蔻仁（一钱半，炒）、半夏曲（一钱半）、木香（六分）、槟榔（一钱半）、山楂肉（三钱，炒）、大麦仁（三钱，炒）、枳实（一钱半）、陈皮（一钱半）、大腹绒（一钱半）、赤茯苓（三钱），加生姜二片。服此，胀平痛缓，惟大便未通，小溲仍赤。再以制香附、木香、谷芽、麻仁、乌药、楂炭、枳实、薤白、赤苓、车前子等，加砂仁末三分，冲，服之痛止便通。

二、治热秘

《妇人大全良方·卷之八·妇人风入肠间或秘或利方论第七·二仁丸》

潞公在北门，日盛夏间苦大腹不调。公随行医官李琬，本衢州市户，公不独终始涵容之，又教以医事。公病泄利，琬以言动摇之，又求速效。即以赤石脂、龙骨、干姜等药馈公，公服之，不大便者累日，其势甚苦。余方自共城来见公，未坐定，语及此事，公又不喜服大黄药。余告曰：此燥粪在直肠，药所不及，请以蜜兑导之，公为然。时七月中苦热，余汗为公作蜜兑，是夕三用药，下结粪四五十枚，大如胡桃，色黑如橡栗。公二、三日间，饮食已如故。世有一种虚人，不可服利药，今载其法。蜜兑法：好蜜四五两，银石器内慢火熬，不住手以匙搅，候可丸；见风硬即以蛤粉涂手，捏作人指状，长三寸许，坐厕上纳之，以手掩定，候大便通即放手。未快再作。

《孙文垣医案·卷一·三吴治验·温南溪内人大便秘结》

温南溪内人，居常大便秘结，面赤，不思饮食，头时眩晕。诊其脉，右关尺滑大有力，此痰火症也。用瓜蒌四钱为君，滑石三钱，枳实二钱，半夏一钱半为臣，萝卜子、姜黄各一钱为佐，两帖愈矣。又教以或遇大便秘结，每服当归龙荟丸，加牛胆南星一钱立应。

《临证指南医案·卷四·便闭》

叶（二十）　阳气郁勃，腑失传导，纳食中痞，大便结燥，调理少进酒肉坚凝，以宣通肠胃中郁热可效。（大便闭郁热燥结）川连、芦荟、莱菔子、炒山楂、广皮、川楝子、山栀、厚朴（姜汁炒）、青皮。

又，热郁气阻，三焦通法。杏仁、郁金、厚朴、广皮白、芦荟、川楝子。

朱　足麻偻废，大热阴伤，内郁，大便不通，由怀抱不舒病加，先用滋肾丸四钱，盐汤下

四服。（肾燥热）

《临证指南医案·卷六·肝火》

叶（氏）　厥阳扰乱神明，经色已黑，肢冷面青便秘，龙荟丸一钱二分，十服。

《续名医类案·卷六·恶寒》

薛立斋治一妇人，内热作渴，大便秘结，畏恶风寒，手足逆冷，此内真热而外假寒。先用黄连解毒汤，后用六味地黄丸而愈。

《续名医类案·卷六·寒热》

易思兰治一男子病寒热，众作疟治，年余不愈。又以为劳疟、虚疟，用鳖甲散、补中益气汤，俱不效。脉左右三部俱浮大无力，形瘦色黑，饮食不美。知为阴虚发热病也。早进六味丸，晚服补阴丸。七日后，饮食渐美，寒热减半。又服一斤，未一月全愈。盖此似疟非疟，乃阴虚之候也。凡正疟则寒热虽参差而有准。今寒热往来，或一日一次二次，且寒而不厥，身热如火，热退又无汗，兼之形瘦色黑，怔忡不寐，口渴便秘，岂可谓疟乎？且疟脉当弦（诸虚损脉亦多弦），发则弦而大，退则弦而小。今浮大无力，早晚相同，诚阴血不足，阳火有余。火发于外则为热，火郁于中则为寒。形瘦者，火之消烁也。色黑者，火极似水也。怔忡不睡者，心血亏损也（肝火浮入胞络者多）。饮食不美、口渴便秘者，火炽于上下也。但生肾水，养血滋阴，阴血充则火自降，寒热退而病瘳矣。

《续名医类案·卷十·郁症》

韩约斋子妇，每怒动则夜卧不安，如见鬼魅，小水淋沥。今又大便秘结，腹中疼痛，腰胯胀坠，如生产状，坐卧不安。因痛而脉多不应指，孙曰：此肝经郁火所致，法当通利。以杏仁、桃仁各三钱、柏树根皮、山栀仁、青皮各一钱，槟榔五分，枳壳八分，水煎服之。少顷，大便通，痛胀遂减。琇按：此亦治标耳。非滋水生肝，病何能已？

《续名医类案·卷二十·大便不通》

张景岳治一壮年，素好火酒，适夏月醉则露卧，不畏风寒，此其食性脏气，皆有大过人者，因致热结三焦，二便俱闭。先以大承气汤，用大黄五七钱，如石投水。又用神佑丸及导法，俱不能通，且前后俱闭，危益甚。遂仍以大承气汤加生黄二两，芒硝三钱，又加牙皂二钱煎服，黄昏进药，四鼓始通，大便通而后小便渐利。此所谓盘根错节，有非斧斤不可者。若优柔不断，鲜不害矣。

《古今医案按·卷四·发热》

薛立斋治州同韩用之，年四十六，仲夏色欲过度，烦热作渴，饮水不绝，小便淋涩，大便秘结，唾痰如涌，面目俱赤，满舌生刺，两唇燥裂，遍身发热，或时如芒刺而无定处，两足心如烙，以水折之作痛，脉洪而无伦。此肾阴虚阳无所附而发于外，非火也。盖大热而甚，寒之不寒，是无水也，当峻补其阴。遂以加减八味丸料一斤，内肉桂一两，以水顿煎六碗，冰冷与饮，半向已饮大半，睡觉而食温粥一碗，复睡至晚。又以前药温饮一碗，乃睡至晓，食热粥二碗，诸证悉退。翌日畏寒，足冷至膝，诸证仍至，或以为伤寒。薛曰，非也，大寒而甚，热之不热，是无火也，阳气亦虚矣。急以八味一剂，服之稍缓，四剂诸证复退，大便至十三日不通，以猪胆导之，诸证复作，急用十全大补汤四剂，方应。

《王孟英医案·卷二·便秘》

沈东屏，年逾八秩，患腹胀便秘。孟英诊曰：耄年脉实，天异独厚，证属阳结，法宜清火。与四洋参、石膏、白芍、知母、花粉、桑皮、杏仁、橘皮、枳壳、甘草，送更衣丸。四剂而愈。设投别药，势必迁延而败。人亦谓其天年之得尽，断不料其药治之误也。后四年始殁。夏间汪湘筠明府，因食肉病胀，医谓老年气弱火衰，辄投温补，直至腹如抱瓮，始延孟英视之。弥留已极，不可救药矣。

《王氏医案绎注·卷三》

余皆山患疟，范某云春寒所致，辛温散之，来某谓酒湿之疴。治以五苓，且杂参归姜枣之类，病乃日甚，旬日后脘闷腹胀，便秘气逆，躁渴自汗，昏瞀不瞑。孟英视之，曰：蕴湿固然，惟温风外袭，已从热化，何必夏秋始有热疟，清解之法，十剂可安，服之果效，旬日径瘥。（脘闷腹胀四句，热邪皆在上焦气分，方用黑栀皮三钱，酒炒知母三钱，生石膏先煎八钱，炒枳实一钱五分，陈胆星炖和服八分，生冬瓜子四钱，盐水炒橘皮一钱，活水芦根二两，生苡仁杵八钱，石菖蒲次入一钱，姜竹茹次入三钱，浮石蛤壳各五钱杵先，芦菔一两煨汤煎药）

便
秘

郁某热逾半月，自胸次胀及少腹，痛而不可抚摩，便秘溺赤，舌黑口干，自汗烦躁，六脉弦强无胃。曰：此恙酷似伤寒大结胸证，结胸烦躁，无药可治，越二日便行而殁。孟英论曰：伤寒之邪在表，误下则邪陷而成结胸，未经误下不为结胸，温热之邪在里，逆传于心包，误汗则内闭以外脱，顺传于胃腑，误汗则盘踞而成结胸，前人但云误汗劫夺胃汁，而未及于结胸。因结胸证不多见耳，然亦不可不知也，故谨识之，郁病初起，某医用葛根一剂，继则胡某柴、葛、羌、防十余剂，酿成是证。

沈某患脘痛呕吐，二便秘涩，诸治不效。孟英视之，脉弦软，苔黄腻。曰：此饮证也，岂沉湎于酒乎？沈云不饮酒，素以武彝红茶熬浓饮之。茶经蒸遏为红，味变甘浊，全失肃清之气，遂为酿疾之媒。医者不察，仅知呕吐为寒，姜萸沉附，不时与病相反，抑且更煽风阳，饮借风腾，但升不降，是以上不能纳，下不能通，宛似关格，然非阴枯阳结之候，以连、楝、栀、芩、旋覆、竹茹、枇叶、橘、半、苓、泽、蛤壳、荷茎、生姜衣为方，送服震灵丹，数剂平，匝月起。（方义苦寒泻风阳医药，辛温豁停饮医病。酒炒川连八分，黑栀皮三钱，酒炒楝核杵先二钱，酒炒枯芩一钱五分，旋覆花绢包三钱，姜竹茹次入三钱，姜枇叶刷包三钱，赖橘红一钱五分，制半夏四钱，白茯苓三钱，炒泽泻一钱五分，生蛤壳杵先五钱，鲜荷茎三钱，生姜皮五分，药送震灵丹三钱）

《王氏医案绎注·卷四》

金某久患脘痛，按之漉漉有声，便秘溲赤，口渴苔黄，杳不知饥，绝粒五日，诸药下咽，倾吐无余。孟英察脉沉弱而弦，用海蛇、荸荠各四两煎汤饮之，径不吐，痛亦大减。继以此汤煎高丽参、黄连、楝实、延胡、栀子、枳椇、石斛、竹茹、柿蒂等药，送服当归龙荟丸。旬日而安，续予春泽汤调补收绩，盖其人善饮而嗜瓜果以成疾也。（脘痛为肝阳侮胃，便秘溲赤三句，皆肝阳贼肺现证。脉沉为痰热遏伏，弦为肝热，弱为脾阳伤败。雪羹先治其倾吐无余，使气降受药，丽参针治脉弱，延胡亦因脉弱防苦寒过剂，高丽参切一钱半，酒炒川连一钱，楝核杵先三钱，酒炒延胡索次入一钱五分，黑栀皮一钱五分，枳椇子杵先四钱，石斛先煎一两，姜竹茹三钱，干柿蒂十个，药送龙荟丸三钱，春泽汤五苓加参，孟英必加泻肝润胃之品）

《王氏医案绎注·卷九》

褚校书患汛愆寒热，医以为损，辄投温补，驯致腹胀不饥，带淋便秘，溲涩而痛。孟英诊脉，弦劲而数，乃热伏厥阴，误治而肺亦壅塞也。予清肃开上之剂，用当归龙荟丸，两服寒热不作而知饥，旬日诸恙悉安。（辨热伏厥阴在脉弦劲数，溲涩而疼，辨误治肺亦壅塞，在腹胀不饥，带淋便秘，鲜芦根二两，生冬瓜子四钱，姜炒枯芩三钱，炒枳实一钱半，姜枇叶刷包三钱，济银花一两五钱，鲜石斛先煎一两，青果杵先一个，元参片五钱，石菖蒲次入二钱，药送龙荟丸三钱）

庄芝阶女媚居在室，陡患气冲欲厥，脘痛莫当，自服沉香、吴萸等药，病益剧，而呕吐发热，略有微寒。孟英按脉弦滑且数，苔色滑腻微黄，而渴喜冷饮，便秘溲热，眠食皆废，是伏痰内盛，肝逆上升，而兼吸受暑热也。予吴萸水炒黄连、枳实、竹茹、瓜蒌、石膏、旋覆、赭石、知母、半夏、雪羹。服二剂吐止痛减，五剂热退而解犹不畅。旬日始得豁然，乃去石膏、知母、旋、赭，调之而愈。（气冲欲厥，脘痛莫当。本系肝阳侮胃，自服辛温，愈助肝阳，略有微寒，热极似寒，非真寒也。脉弦滑为肝热煽痰，数为兼夹阴虚，苔滑腻微黄为痰浊尚未全行披露。汤喜冷饮二句，为肺有实热。眠食皆废，为肝热侵凌心脯。呕吐非苦辛并用不开不降，故用知母、半夏。肝阳非重镇不可，故用旋、赭以引药下行。脉数非补阴不可，故用雪羹。吴萸水炒川连八分，炒枳实一钱半，姜竹茹三钱，姜蒌皮三钱，生石膏先煎八钱，旋覆包先三钱，生赭石杵先一两六钱，姜炒知母三钱，姜半夏研次一钱，淡海蛇先煎二两，整荸荠打一两，雪羹兼治误药）

高氏妇因戒鸦片而服外洋丸药，诸无所苦，惟便秘不通，医两月迄不能下，且仍安谷，而面赤龈胀欲挑，每以银针嵌入齿缝，拔出时银色已如煤黑。孟英诊脉滑数，予犀角、石膏、硝、黄、升麻、蜣螂为剂，和以鲜银花汁一杯，服后夜间登圊三四行而病去及半，再予清解化毒而痊。（辨中热毒，在银针拔出色如煤黑，辨实证在脉滑数兼便秘两月，便秘脉不滑数，仍不宜下，以升麻升苦寒于至高之分，肺与大肠相表里，肺肃然后便通。犀角四钱，生石膏一两六钱，同先煎，生厢黄四钱，元明粉一钱，生升麻一钱半，蜣螂一对，三味同次入，鲜银花二两，开水泡绞汁冲）

《张聿青医案·卷二·湿温》

凌（左）类疟数次，少阳之邪，并归阳明，遂致不寒但热，发疹发痦，唇口牵动，谵语神乱，风动之后，继以发厥。今大势虽定，而热恋不解，大便经月不行，酸涎上涌，胸脘不舒，吐出酸水，略觉稍适，渴不多饮。舌红苔白花糙，左脉弦大，右脉濡滑，俱重按少力。久热之下，肝胃阴伤，胃失通降，所有湿邪，不能旋运。恐虚中生变。拟甘凉育阴，酸苦泄热复入辛燥为之反佐。即请诸高明商进。霍石斛、生白芍、青盐半夏、大麦冬、云茯苓、水炒竹茹、盐水炒陈皮、蒺藜、左金丸、枇杷叶。

二诊，甘寒育阴，酸苦泄热，复入辛燥为之反佐，酸涩上涌已定。左脉弦大稍收，而苔白花糙，退而复起，竟是糜腐情形。不饥不纳，稍进糜饮，胸脘辄觉难过，而又并非被阻。小溲结滞不爽，临溲之际，往往中止。大便不行。无非肝胃阴伤，肺津并损，致虚火夹膀胱湿热，熏蒸胃口。既为虚火湿热熏蒸，则不纳不饥，胸脘不适。小肠与膀胱手足相应，膀胱之湿热，既随虚火上蒸胃口，则小肠火腑，自然秘结，大便因而不行。深入重地，聊明其理，以尽人力。即请诸高明商进。细生地、甘草梢、细木通、北沙参、川石斛、白茯苓、天花粉、青竹叶，外用姜柏散搽口。

三诊，糜腐稍化，热邪减轻，小溲略爽，脉亦较缓。然仍不饥，稍进糜饮，仍觉气冲。气阴并亏，何能遽复，浊蒸胃口，何能遽化。惟有循理按法，以觇其后。细生地、北沙参、川贝母、木通、滑石、茯苓、川石斛、甘草梢、竹茹、竹叶。

四诊，小溲色红且浊，湿热之气，稍得下行，而大敌不能摧散，熏蒸之炎，仍不克平。糜腐退者自退，起者仍起，胸中哽阻，欲噎不爽。足见糜布于舌，而糜之源，实在于胃，源之不清，流安能洁。大肠与胃相连属，勉再通导腑气，而泄胃熟，以降胃浊。即请商之。导赤加黄连、黄芩、滑石、竹茹、茯苓、荷花露，外用猪胆汁导法。

五诊，大腑得通，并有黏腻之物带出，糜腐较昨大化，口渴较数日前大减。然中州郁郁不舒，时有痰涎随气上冲，饮喜暖热。右脉糊滑。阴液虽虚，而胃中之痰湿郁结不化，遂令清津转难上升，气火无从下降。病至于此，首尾无从兼顾。非辛不开，非苦不降，拟泻心法。虚家善变，势不暇顾矣。即请商进。青盐半夏（一钱五分）、白蒺藜（三钱）、川雅连（四分）、鲜竹茹（姜汁炒二钱）、细木通（七分）、橘红（盐水炒一钱）、车前子（一钱五分）、白茯苓（三钱）、老姜衣（七分）。

六诊，病久阴气兼亏，木火夹浊蒸腾，胃糜舌腐。阴液既亏，则不化气，浊不得化，气火内烁，热从内陷。左脉弦细急促，右脉濡滑，不耐重按。深入重地，勉与崇山先生同议方以尽人力。洋参（三钱）、细生地（四钱）、金石斛（四钱）、橘红（盐水炒五分）、大麦冬（三钱）、川贝（三钱）、蛤壳（八钱）、竹茹（水炒一钱五分）、真玳瑁（四钱）、濂珠（一钱）、金箔（一大张三味研极细末调服）。

《爱月庐医案·痔血》

（案1）大肠湿火炽盛，内痔频发，穿于肛外不收，坠肿作痛，大便硬秘，汗水淋漓，系线之法尤恐痛楚难忍，即宜两相互济，庶可渐瘳。雅川连（四分）、槐米（三钱）、火麻仁（二钱）、煨枳壳（一钱，炒）、秦艽（三钱）、郁李仁（三钱）、条芩（一钱半）、福泻（二钱）、皂角子（四粒）、片槟榔（一钱半）、归尾（二钱）、生甘草（四钱）、生军（三钱）。

《江泽之医案·十九 热入血室》

（案3）内热未尽退，癸水适至。热入血室，神志模糊，面赤谵语，入夜尤甚。中焦结痞拒

便

秘

痛，口苦而渴，舌干白，苔淡黄，大便秘结，尿赤脉数。殊属险候，谨防昏厥暴变。柴胡、山栀、羚羊、天花粉、甘草、黄芩、生地、枳壳、山楂炭、丹皮、元参、半夏、芦芽根。

三、治风秘

《妇人大全良方·卷之八·妇人风入肠间或秘或利方论第七·二仁丸》

安康郡大苦风秘，余为处只可二仁丸。杏仁（去皮尖，麸炒黄），麻仁（别研），枳壳（去瓤，麸炒赤），诃子（慢火炒，捶去核）。上二物各一两为细末，同二仁杵，炼蜜和杵，丸如梧桐子大。温水下二三十丸。未知稍增。

《慎柔五书·卷五·医案第五·风例》

刘某夫人，年及三十，禀体元弱。未病十日前，身如舟中行，后忽遍身痛，脐下痛，牙关紧不言，目瞪汗出，大小便不通，身热。（此下寒上冲，血随气逆，相搏而不得降也）延余视之，诊其脉俱浮细，来往不定，一息十余至，重按则无。退而思之，外证皆属阳虚，脉又无神，脐下痛甚，目瞪至死而醒，阳和之气欲绝，而胃气虚，升降失司，故大小便不通。且东垣云：里虚则急。以此思之，则内外俱虚，宜先建中，将四君去茯苓，加归、芪各二钱，熟附二分，午时服一帖，遍身痛稍缓，而小便溺矣。申时又进前剂，汗止，遍身痛已，大便亦通，但脐下痛不减，及两胁痛，此阳虚也，寒甚也。又加附子五分，脐痛止矣。但大便了而不了，有欲出而不出之状，正东垣所谓血虚，加当归身，一帖而愈。

《医宗必读·卷之九·大便不通·医案》

文学顾以贞，素有风疾，大便秘结，经年不愈，始来求治。余曰：此名风秘，治风须治血，乃大法也。用十全大补汤加秦艽、麻仁、杏仁、防风、煨皂角仁，半月而效，三月以后永不复患。以手书谢曰：不肖道力，僻处穷乡，日与庸人为伍，一旦婴非常之疾，困苦经年，靡剂不尝，反深沉痼。遂不远百里，就治神良，乍聆指教，肺腑快然，及饮佳方，如臭味之投，百日以来，沉疴顿释，今幸生归矣。凡仰事俯育，俦非意外之庆，则俦非台翁之赐哉！全家额首，尸祝湛恩，乞附名案之尾，以志感惊，幸甚。

《临证指南医案·卷四·便闭》

吴　有年，二气自虚，长夏大气发泄，肝风鸱张，见症类中。投剂以来，诸恙皆减，所嫌旬日犹未更衣，仍是老人风秘。阅古人书，以半硫丸为首方，今当采取用之，半硫丸一钱开水送三服。

包　阳升风秘，柏子仁、当归、红花、桃仁、郁李仁、牛膝。

《续名医类案·卷二十·大便不通》

安康郡太守苦风秘，陈为处二仁丸：杏仁去皮尖，面炒；黄麻仁，另研；枳壳去穰，面炒为末；诃子炒去核，为末。上用炼蜜为丸梧子大，每服二三十丸，温水下。未利，增之乃愈。

顾文学素有风痰，大便秘。治风须治血，乃大法也。用十全大补汤加秦艽、麻仁、杏仁、防风、煨皂角仁，半月而效，三月以后永不再发。（此亦风秘之候）

《续名医类案·卷二十·二便不通》

许学士治一人母，年八十四，忽尔腹痛头疼，恶心不食。召医数十，议皆用补脾进食、治风清利头目等药，数日难愈，全不入食。其家忧惶，许辨说前药皆误矣。此症正是老人风秘，脏腑壅滞，聚于胸中，则腹胀恶心，不思饮食。又上至于巅，则头痛，神不清也。若脏腑流畅，诸疾悉去矣。乃用紫苏子、大麻子各半合，洗净研细，取汁一盏，分二次煮粥，两啜而气滞通。先下结粪如胡椒者十余枚，后渐得通利，不用药而愈矣。

攒宫有一老人患风秘，八九日不通，有木匠授以此方，只一服见效。用不蛀皂角，当中取一寸许，去黑皮，以沸汤半盏泡，上用盏盖定，候温服之。先备少粥，通后即食。（《是斋方》）

《古今医案按·卷六·大便秘结》

文学顾以贞素有风疾，大便秘结，经年不愈。士材曰，此名风秘，治风先治血，乃大法也。用十全大补汤，加秦艽、麻仁、杏仁、防风、煨皂角仁。半月而效，三月以后，永不患矣。

《古今医案按选·卷三·大便秘结》

李士材治顾以贞，素有风疾，大便秘结，经年不愈。李曰：此名风秘，治风先治血，乃大法也。用十全大补汤，加秦艽、麻仁、杏仁、防风、煨皂角仁。半月而效，三月以后，永不患矣。

俞按：花溪峻药缓攻，妙在蜡丸穿窍（治一妇年五十余，身材瘦小案）。而香油解毒，妙在上吹下吹（治一男子痘后案）。薛案（治一妇年七十三）。汪案（治一妇改醮）之用补，轻重不同。高氏、李氏之用润，淡浓微别，濒湖之牵牛、皂角，疏通迥异硝、黄（治宗室夫人）。景岳之姜、附、参、归，辛热远殊寒滑（治朱翰林夫人案）。法云备矣，学者明之。

《里中医案·里中医案·顾以贞风秘》

文学顾以贞，素苦风痰，大便秘结。余曰：此风秘也，治风者先治血。以十全大补加防风、杏仁、麻仁，半月愈。

四、治气秘

《张氏医通·卷七·大小府门·大小便不通》

汪石山治一妇。因忧惧劳倦，小腹胀满，大小便秘结不通。医以硝、黄三下之，随用随秘，反增胸腹胃脘胀痛，自汗食少，汪诊之。脉皆濡细而数，曰，此劳倦忧惧伤脾也。盖脾失健运之职，故气滞不行，前药但利血而不能利气，遂用人参二钱，归身钱半，陈皮、枳壳、黄芩各七分，煎服而愈。

《临证指南医案·卷四·肠痹》

张　食进脘中难下，大便气塞不爽，肠中收痛，此为肠痹。（肺气不开降）大杏仁、枇杷叶、川郁金、土瓜蒌皮、山栀、香豉。

夏（二十）　食下膜胀，旬日得一更衣，肠胃皆腑，以通为用，丹溪每治肠痹，必开肺气，谓表里相应治法。杏仁、紫菀、冬葵子、桑叶、土瓜蒌皮。又，肠痹开肺不效，用更衣丸三钱。

便

秘

沈（二五） 湿结在气，二阳之痹，丹溪每治在肺，肺气化，则便自通。紫菀、杏仁、枇杷叶、土瓜蒌皮、郁金、山栀皮、枳壳汁、桔梗汁。

蒋（三一） 肺痹，鼻渊，胸满，目痛，便阻，用辛润自上宣下法。紫菀、杏仁、瓜蒌皮、山栀、香豉、白蔻仁。

董 高年疟后，内伤食物，腑气阻痹，浊攻腹痛，二便至今不通，诊脉右部弦搏，渴思冷饮。昔丹溪大小肠气闭于下，每每开提肺窍，《内经》谓肺主一身气化，天气降，斯云雾清，而诸窍皆为通利。若必以消食辛温，恐胃口再伤，滋扰忧症，圣人以真气不可破泄，老年当遵守。紫菀、杏仁、瓜蒌皮、郁金、山栀、香豉。又，舌赤咽干，阳明津衰，但痰多不饥不食，小溲不爽，大便尚秘，仿古人以九窍不利，咸推胃中不和论治。炒半夏、竹茹、枳实、花粉、橘红、姜汁。

叶（女） 二便不通，此阳痹，当治在肺。紫菀、杏仁、蒌皮、郁金、黑山栀、桔梗。又，威喜丸。

某，瘅疟肺病，未经清理，致热邪透入营中，遂有瘀血暴下，今诊舌白不渴，不能纳食，大便九日不通。乃气痹为结，宗丹溪上窍闭，则下窍不出矣。杏仁、枇杷叶、瓜蒌皮、川郁金、香豉、苡仁。又，用手太阴药，即思纳谷，阳明气痹无疑。紫菀、杏仁、枇杷叶、瓜蒌皮、郁金、黑山栀。

高 多郁多怒，诸气皆痹，肠胃不司流通，攻触有形。乃肝胆厥逆之气，木必犯土，呕咳恶心，致纳食日减，勉进水谷，小肠屈曲不司变化，为二便不爽。所谓不足之中而兼有余，医勿夸视。（湿热小肠痹）丹溪小温中丸，每服二钱五分。

邵（二三） 气攻腹胁咽脘，得溲溺泄气乃安。此病由饥饱失和，小肠屈曲之处，不为转旋运行，二便皆致不爽。当用丹溪小温中丸。

《临证指南医案·卷六·郁》

叶（氏） 悒郁动肝致病，久则延及脾胃，中伤不纳，不知味，火风变动，气横为痛为胀，疏泄失职，便秘忽泻。情志之郁，药难霍然，数年久病，而兼形瘦液枯，若再香燥劫夺，必变格拒中满，与辛润少佐和阳。柏子仁（二钱）、归须（二钱）、桃仁（三钱）、生白芍（一钱）、小川连（三分）、川楝子（一钱）。

《续名医类案·卷二十·二便不通》

易思兰治一儒官，仲秋末患便秘症。初因小便时秘，服五苓散、八正散、益元散俱不效。一医诊得二尺俱无脉，作下元阴虚水涸，用八味丸治之，日一服，三日大便亦秘，口渴咽干，烦满不睡。用脾约丸、润肠丸，小便日数十次，惟点滴而已，大便连闭十日，腹满难禁。众议急用三一承气汤下之，服后微利随闭，又加小腹绕脐满痛。复用舟车丸、遇仙丹，每空心一服，日利三五次，里急后重，粪皆赤白。如此半月，日夜呻吟，惟饮清米饮及茶盂许。九月终，易诊之，两寸沉伏有力，两关洪缓无力，两尺不见。易曰：关尺无恙，病在膈上，此思虑劳神气秘病也。以越鞠汤投之，香附醋炒一钱，苏梗、连翘、山栀、川芎各六分，苍术、黄芩各八分，神曲一钱，桔梗四分，枳壳五分，甘草三分，服一盂嗳气连出，再一盂大小便若倾，所下皆沉积之物，浑身稠汗。因进姜汤一盂，就榻熟睡，睡觉觅粥。次早复诊，六脉无恙，调理气血数日全愈。

易自注曰：人身之病，上下表里，虽有不同，不过一气为之流通耳。气之通塞，均于脉息辨之。今两尺皆无，众以为如树之无根，不知今年己卯燥金司天，君火在泉，己土运于中，正是南面以象君位。君火不行，两尺不相应，今两尺隐然不见，正为得卯年之令。若尺脉盛于寸，则为尺寸反矣。经曰：尺寸反者死。岂八味丸所能治乎？然而里急后重，赤白相杂，痛则欲解，有似乎滞下，但滞下之脉，见于两关，今关脉不浮不紧不数，其非滞下明矣。既非滞下，而用承气、舟车、遇仙等药，则元气大伤，而病愈增矣。其病源在上焦气秘，而下焦不通也。心脉居上，两寸之脉当浮，今不浮而沉，下手脉沉，便知是气。气郁不行，则升降失职，是以下窍秘结，二便不顺，吸门不开，幽门不通，正此谓也。譬如注水之器，闭其上窍，则下窍不通，水安从出？用香附之辛，以快滞气；苏梗通表里之窍；连翘辛香升上，以散六经之郁火；苍术、神曲健脾导气，散中结于四肢；炙甘草以和中；少加桔梗，引黄芩、枳壳荡涤大肠之积；山栀去三焦屈曲之火，而利小肠；川芎畅达肝木，使上窍一通，则下窍随开。表气一顺，则里气自畅，是以周身汗出，二便俱利，正所谓一通百通也。气秘者，病之本；便闭者，病之标。专治其本，故见效速也。

《王旭高临证医案·卷之二·中风门》

范　惊动肝胆，风阳与胃中之痰浊交互入络。营卫运行之气，上下升降之机，阻窒碍滞。周身皮肤，肌肉，关节麻木不仁，胸脘不畅，饮食无味，口多涎沫，头昏心悸。风阳抑郁不伸，痰浊弥漫不化。苔白而裂，大便干燥。胃虽有湿，而肠液已枯矣。拟清火息风，化痰渗湿，参以养血滋液。羚羊、苁蓉干、天麻、决明、半夏、麻仁、制南星、泽泻、橘红、茯神、当归、嫩钩、姜汁、竹沥。渊按：饮食不化精微而化痰浊，致胃湿肠燥，由气秘不行，中焦升降失其常度耳。

五、治虚秘

《医学正传·卷之六·秘结》

本邑赵德秀才之母，年五十余，身材瘦小，得大便燥结不通，饮食少进，小腹作痛，召予诊治，六脉皆沉伏而结涩。予作血虚治，用四物汤加桃仁、麻仁、煨大黄等药，数服不通，反加满闷。与东垣枳实导滞丸及备急大黄丸等药，下咽片时即吐出，盖胃气虚而不能久留性速之药耳。遂以备急大黄丸外以黄蜡包之，又以细针穿一窍，令服三丸。盖以蜡匮者，制其不犯胃气，故得出幽门达大小肠取效也。明日，下燥屎一升许。继以四物汤加减作汤，使吞润肠丸。如此调理月余，得大便如常，饮食进而平安。

《明医杂著·卷之一·劳瘵》

一儒者，口干发热，小便频浊，大便秘结，盗汗，梦遗，遂致废寝。用当归六黄汤二剂，盗汗顿止；用六味地黄丸，二便调和；用十全大补汤及前丸兼服，月余诸症悉愈。

《先醒斋医学广笔记·卷之一·泄泻》

唐震山年七十余，大便燥结，胸中作闷。仲淳曰：此血液枯槁之候。用大肉苁蓉三两（白酒浸洗去鳞甲，切片），白汤三碗，煎一碗，顿饮。饮竟，大便通，胸中快然。偶一医问疾，曰：此劫药也，当调补脾胃为主。易以白术、厚朴、茯苓、陈皮，病如故。唐翁曰：误矣。仍饮前药，立解。高存之闻而叩其故，仲淳曰：肉苁蓉峻补精血，骤用之反大便，药性载甚明也。

《先醒斋医学广笔记·卷之一·寒·春温夏热病大法》

常熟吴见，吴在京邸时，有小青衣患伤寒，愈而复，复而愈，愈而再复，不知其几。赵文肃公谓仲淳曰：此非兄不能救，他人亦不肯往。仲淳亟驰诊之：病人面色黄白，六脉微弱，大便不通，胸中不快，亦不思食。曰：此为伤寒百合坏症之余邪且退矣。胸中不快，虚而气壅，非实邪也；不大便者，久病津液枯，气弱不能送也。投以人参五钱，麦门冬两许，炒枳壳八钱。尽剂立解而瘥。

《先醒斋医学广笔记·卷之二·虚弱》

一人年三十三岁，因努力即发心腹饱满疼痛，直至脐下皆板，两胁空松不可言，腹寒即欲就火，火至稍睡痛止，大便不通，小便短缩似宿茶，日夜不卧，至五周时，饮食渐加，时常举发，大约性嗜酒、善怒、劳碌所致。仲淳为之疏方，用当归身五钱，牛膝四钱，麦门冬五钱，白芍药五钱（酒炒），炙甘草七分，五味子一钱，广橘红二钱，茅根（打碎，一钱五分），怀生地三钱。宜多食韭菜、童便、胡桃肉。

《景岳全书·卷之十六理集·杂证谟·虚损》

立斋治韩州同色欲过度，烦热作渴，饮水不绝，小便淋沥，大便闭结，唾痰如涌，面目俱赤，满舌生刺，唇裂身热，或身如芒刺而无定处，两足心如烙，左三部脉洪而无伦。此肾阴虚，阳无所附而发于外。盖大热而甚，寒之不寒，是无水也，当峻补其阴。遂以加减八味丸料一斤，用肉桂一两，以水顿煎六碗，冰冷与服，半晌熟睡，至晚又温饮一碗，诸证悉退。翼日，畏寒足冷诸证仍至，是无火也，当补其阳，急与八味丸四剂，诸证俱退。

《医宗必读·卷之九·大便不通·医案》

少宰蒋恬庵，服五加皮酒，遂患大便秘结，四日以来，腹中胀闷，服大黄一钱，通后复结。余曰：肾气衰少，津液不充，误行疏利，是助其燥矣。以六味丸煎成，加人乳一钟，白蜜五钱，三剂后即通，十日而康复矣。

《医宗必读·卷之六·真中风·医案》

钱台石年近六旬，昏倦不能言，鼻塞，二便闭。此心、肺二脏中风也，服顺气疏风化痰之剂，已濒于危矣。比余诊之，六脉洪大，按之搏指，乃至虚反有盛候也。宜补中为主，佐以祛风化痰，方可回生。举家惶惧，两日不决。余瞋目而呼曰：今日无药则毙矣，若服参而病进，余一人独任其咎。乃以大剂补中益气，加秦艽、钩藤、防风、竹沥、再剂而神爽，加减调治，五十日始愈。

《张氏医通·卷二·诸伤门·燥》

盛启东云，浚治之法，其理不出乎滋荣润燥，流通血气而已，且人身之中，水一火五，阳实阴虚，皆缘嗜欲无节，以致肾水受伤，虚火为患，燥渴之病生焉，或前后秘结。或痰在咽喉干咯不出，皆津液不足之故。而火动元伤，肾虚恶燥也，理宜补养水中金，使金水相生，出入升降，浚泽流通，何燥之有。

《张氏医通·卷七·大小府门·大小便不通》

丹溪治一老人，因内伤夹外感，自误发汗。脉浮数，年高误汗，必有虚证，乃与参、术、归、芪、甘草、陈皮等。自言从病不曾更衣。今虚进痛不堪，欲用利药。朱谓非实秘，气因误汗而虚，不得充腹，无力可努。仍用前药，间与肉汁及锁阳粥，浓煎葱椒汤浸下体。下软块五六枚，脉大未敛，血气未复，又与前药。二日，小便不通，小腹满闷烦苦，仰卧则点滴而出。朱曰，补药未至，倍参、术。服二日，小便通，半月而愈。

《素圃医案·卷四·女病治效》

刘振寰翁令眷，己未年在扬患病，其长郎刘必远兄，祈签令彼问治于余，遂至瓜镇。道其病源，病人年五十外，清癯茹素，初秋因郁怒，遂胸腹不宽，两肋胀痛，不食则嘈，食则不能过膈间，或吐出。郡城诸医，皆以清痰理气，丁沉香燥，治之愈剧。渐至大便秘结，数日一通，每至黄昏，即后重欲大便，空坐秽桶，不能起立，又无粪下，至五鼓方可登床。如此四十日，百药不效，困惫不堪，坐桶时能食饮汤稀粥，至登床后，天明即呕逆不能食矣。余未诊脉，以意度之，此肝火也。先因郁怒伤阴，继复香燥耗血，致火上逆，则呕吐，下迫则后重，昼则气升故吐，夜则气降故坠。但病久气血皆虚，须用血药以滋肝，左金以折肝，参草以补中，定方立论。用当归、白芍、人参、茯苓、甘草、黄连、吴茱萸、山栀、橘红，令彼持回试之。如大效，再易方。服二剂，即不吐，四剂即出下气，不坐秽桶，夜可就枕。再索药，即照前方，服至二十剂，即霍然起矣。余初有移居郡城之意，未果，因彼再三谆请，迁意遂决。

《临证指南医案·卷四·便闭》

某　芪术守中，渐生满胀，小便少，大便窒，肠气亦滞，病久延虚，补汤难进，议以每日开水送半硫丸一钱五分，以通经腑之阳。（虚风便闭）

周（三一）　食过半，粪坚若弹丸，脾胃病，从劳伤治。（血液枯燥）当归、麻仁、柏子仁、肉苁蓉、松子肉。

某　液耗胃弱，火升便难，三才加麦冬茯神川斛。天冬、地黄、人参、麦冬、茯神、川斛。

潘　肝血肾液久伤，阳不潜伏，频年不愈，伤延胃腑，由阴干及乎阳，越人且畏。凡肝体刚，肾恶燥，问大便五六日更衣，小溲时间淋浊，尤非呆滞补涩所宜。炒杞子、沙苑、天冬、桂酒拌白芍、茯苓、猪脊筋。又，精血损伤，五液必燥，问六七日更衣，以润剂涵下，用后有遗精，而阳乘颠顶，法当潜阳固阴。龟甲心、生地、阿胶、锁阳、川石斛。

顾（姬）　阳明脉大，环跳尻骨筋掣而痛，痛甚足筋皆缩，大便燥艰常秘。此老年血枯，内燥风生，由春升上僭，下失滋养。昔喻氏上燥治肺，下燥治肝，盖肝风木横，胃土必衰，阳明诸

便
秘

脉，不主束筋骨，流利机关也，用微咸微苦以入阴方法。鲜生地（八钱）、阿胶（三钱）、天冬（一钱半）、人中白（一钱）、川斛（二钱）、寒水石（一钱）。又，咸苦治下入阴，病样已减，当暮春万花开放，阳气全升于上，内风亦属阳化。其下焦脂液，悉受阳风引吸，燥病之来，实基乎此，高年生生既少，和阳必用阴药，与直攻其病者有间矣。（丸方）生地（三钱）、阿胶（二钱）、天冬（一钱）、麦冬（一钱）、柏子霜（二钱）、松子仁（二钱）。虎潜丸去琐阳加咸苁蓉、猪脊筋丸。

吴　液耗便艰，进辛甘法。杞子、柏子仁、归身、茯神、沙苑、炒山楂。

某　饥饱劳碌，中州受伤，中脘痛两胁胀，嗳泄气宽，静则安，大便艰。柏子仁、归须、菠菜、韭菜、五灵脂、桃仁、丹皮。

某　高年下焦阴弱，六腑之气不利，多痛，不得大便。乃幽门之病，面白脉小，不可峻攻，拟五仁润燥，以代通幽，是王道之治。火麻仁、郁李仁、柏子仁、松子仁、桃仁、当归、白芍、牛膝。

李（三六）　脉小弱，形瘦，肠风已久，年来食少便难，得嗳噫泄气，自觉爽释。夫六腑通即为补，仿东垣通幽意。当归、桃仁、红花、郁李仁、冬葵子、柏子霜、芦荟、松子肉，水熬膏，服五钱。

《续名医类案·卷十一·虚损》

高鼓峰治吴升玉，发热多汗，便秘数日不行。医曰：此停食伤寒也，不宜与食，待热退始可以稀粥饮之。病势转甚，延治。问曰：肚中饥否？曰：饥。索其日所用药，则芩、连、枳壳、花粉、厚朴之属。笑曰：但吃饭，病即除矣，无庸此等药也。病者喜甚，曰：吾本无食，医言有食，故耐此数日饥耳。然便秘云何？曰：致新则推陈矣。胃中久无谷气，故前物积而不下，且子之发热多汗，一味虚证，遂用参、术调理而愈。

朱丹溪治王，二十四，大发热，胁痛，咳嗽红痰，口渴，大便秘，倦怠，脉稍数而虚。询之，发热曾饮水一碗。病因饮水不节，或积病发，又饮冷水，伤胃成虚，伤肺成痰。白术一钱半，人参、陈皮、川芎各一钱，白芍、黄芩、桔梗、炙草各五分。作二帖，煎取八分，入竹沥二分，再煎沸，热饮，下龙荟丸二十丸，如嗽三十丸。

《续名医类案·卷二十·大便不通》

薛立斋治一老妇，大便欲去而难去，又不坚实，腹内或如故，或作胀，两关尺脉浮大。薛以为肠胃气虚血弱，每服十全大补汤加肉苁蓉，去后始快。若间二三日不服，腹内仍胀，大便仍难。

《续名医类案·卷二十·二便不通》

冯楚瞻治崔姓人，六脉沉微，身热，四肢厥冷，发狂谵语，连夜不寐，口渴浩饮，二便俱秘。（绝似阳明热症，而断为阴伏逼阳，乃舍症从脉之治）此阴伏于内，逼阳于外，因津液不行，故小便秘而口干渴，非实热也。因谷食久虚，故大便虚秘不通，非燥结也。若不急为敛纳，则真阴真阳并竭矣。乃用熟地、麦冬以壮金水，炒白术以托住中气，牛膝、五味以下趋藏敛，制附子以引火归原，另重煎人参冲服，不三剂狂定神清，思食而愈。琇按：此亦阴虚阳越之病，甚则为类中，其治法亦大醇而小疵耳。至云阴伏于内，逼阳于外，亦与景岳案中谓为阴证同一模糊也。此二案不入类中门者，以世俗惟以二便为急，且风秘一条，人不讲也。

陆养愚治沈望亭，年近古稀，常患胁痛，用行气药及当归龙荟丸即愈。后患便秘，服润肠丸，便虽通而饮食减，胸膈不舒，有时温温作痛，若数日不服，又秘结矣。或以高年血不足所致，投以四物汤数剂，并小便亦不通，三日胀急殊甚，蜜导熨脐，百计不解。脉之，沉迟而弱。询其平日，大便有欲解之状，及解又润而不燥。曰：此非血秘，乃气虚不能传送所致也。用补中益气汤，少以木香、白豆蔻佐之，二剂两便俱通。此后常服一剂，不惟无秘结之患，且饮食倍增，胁痛亦不作矣。

薛立斋治儒者王录之，素痰甚，导吐之后，大便燥结，头晕眼花等症，尺脉浮大，按之则涩。此肾气虚而兼血虚也。四物送六味，四剂诸症悉退，仍用前丸月余而康。

立斋诊职方陈莪斋，年逾六旬，先因大便不通，服内疏等剂后，饮食少思，胸腹作胀，两胁作痛，形体倦怠，两尺浮大，左关短涩，右关弦涩。时五月，此乃命门火衰，不能生脾土，而肺金又克肝木。决其金旺之际不起，后果然。

便
秘

万密斋治汪玉虹，大便不通，服通幽汤、润肠丸俱不效。诊其脉微气弱，乃内伤症也；气口脉浮大而软，此气不运而血不润，气血两虚故也。宜亟补之。曰：其如腹胀何？曰：无虑，但服补中益气汤，倍加当归，五日而愈。

王生病发热头痛腹胀甚，医为之解散，热退而痛如故，且不得前后溲。又以大黄通之，大便稍行，小溲赤涩，胀痛特甚。仍以为热结，将复下之。桥诊曰：病得之劳且内，复食冷尔。内则损肾，劳倦食冷则损脾。肾主大小溲，肾损则不能转，故作湿热而为满。借令亟下，则将亡阴，胀满有加矣，危之道也。王俯首叩枕曰：诚如公言，三者皆如见。遂投人参五苓散，一服得前溲，再乃大通，痛亦寻减。病者求通后溲急。桥曰：公六脉沉微且数，必假信宿，脾气始回。脾得主，湿热则将自行。毋欲速，明日大溲自下。调理月余而愈。（同上）

《古今医案按·卷六·大便秘结》

虞恒德治一妇，年五十余，身材瘦小，得大便燥结不通，饮食少进，小腹作痛。虞诊之，六脉皆沉伏而结涩，作血虚治，用四物汤加桃仁、麻仁、煨大黄等药，数服不通，反加满闷。与东垣枳实导滞丸及备急丸等药，下咽片时即吐出。盖胃气虚而不能久留性速之药耳。遂以备急丸，外用黄蜡包之，又以细针穿一窍，令服三丸。盖以蜡匮者，制其不犯胃气，故得出幽门，达大小肠也。明日，下燥屎一升许。继以四物汤加减，煎吞润肠丸。如此调理月余，得大便如常，饮食进而安。

汪石山治一妇，因改醮，乘轿劳倦，加以忧惧，成婚之际，遂病小腹胀痛，大小便秘结不通。医以硝、黄三下之，随通随闭，病增胸膈胃脘胀痛，自汗食少。汪诊之，脉皆濡细近快，心脉颇大，右脉觉弱。汪曰：此劳倦忧惧伤脾也。盖脾失健运之职，故气滞不行，以致秘结。今用硝、黄，但利血而不能利气。遂用人参二钱，归身一钱五分，陈皮、枳壳、黄芩各七分，煎服而愈。

《王九峰医案（一）·副卷二·二十六 便结》

（案2）六脉细软，按之少神。恙由肝肾不充，气虚不健，以致小溲勤而短，大便反结。经云：肾开窍于二阴，阴不足则气反虚而不运，法宜益气以清阴。制首乌、肉苁蓉、当归身、桑螵蛸（盐水炒）、楮实子、枸杞子、杭白芍、於白术、生牡蛎。

《慎五堂治验录·卷九》

（案383）马老五，姜家港。咳嗽痰多作呕，腰间酸痛作肿，纳呆便秘，脉左数右弦，舌苔糙腻。此肾虚不摄也，用许旌阳法。白芥子（五钱）、杜仲（一钱半）、胡桃肉（二枚）、橘红（七分）、大熟地（四钱）、牛膝（一钱半）、冬瓜子（三钱）、白前（一钱半）、沉香（二分）、紫菀（三钱）、川贝母（三钱）、茯苓（三钱）。诸症渐平，以香砂六君子丸暮服，早服肾气丸。

《也是山人医案·虚劳》

王（三六）胃气方苏，肺阴未复，咳逆便秘，非泄肺所能治之。北沙参（二钱）、拣麦冬（一钱五分）、叭哒杏仁（三钱）、肥玉竹（二钱）、川贝（二钱）、南枣（三钱）、云茯神（二钱）、紫菀（一钱）、生甘草（三分），上药十帖熬膏。

六、治实秘

《外科正宗·卷之三·下部痈毒门·痔疮论第三十》

一男子患痔，焮肿作痛，大便结燥，脉数有力。以内疏黄连汤二服，便行痛止。又以四物汤加芩、连、枳壳、天花粉，数剂而肿消，更以脏连丸一料而不复发。

《景岳全书·卷之四十七贤集·外科钤（下）·便毒》

一男子，患便毒焮肿作痛，大小便秘，脉有力，以玉烛散二剂顿退，更以龙胆泻肝汤，四剂而消。

《临证指南医案·卷三·淋浊》

张 丹溪谓五淋症，湿热阻窍居多，三年前曾有是病，月前举发，竟有血块窒塞，尿管大痛，不能溺出，想房劳强忍，败精离位，变成污浊瘀腐。且少腹坚满，大便秘涩，脏气无权，腑气不用。考濒湖发明篇中，有外甥柳乔之病，与此适符，今仿其义，参入朱南阳法。两头尖、川楝子、韭白、小茴、桂枝、归尾，冲入杜牛膝根汁。又，痛胀皆减，滴沥成淋，前投通浊已效，只要凝块全无，便不反复，阴药呆钝，桂附劫液，通阳柔剂为宜。苁蓉、归尾、柏子仁、炒远志、杞子、茯苓、小茴。

《临证指南医案·卷四·肠痹》

吴 身重不能转移，尻髀板着，必得抚摩少安，大便不通，小溲短少，不饥少饮。此时序湿邪，蒸郁化热，阻于气分，经腑气隧皆阻，病名湿痹。木防己（一钱）、杏仁（二钱）、川桂枝（一钱）、石膏（三钱研）、桑叶（一钱）、丹皮（一钱）。又，舌白，不渴不饥，大便经旬不解，皮肤麻痒，腹中鸣动，皆风湿化热，阻遏气分。诸经脉络皆闭，昔丹溪谓肠痹，宜开肺气以宣通，以气通则湿热自走，仿此论治。杏仁、瓜蒌皮、郁金、枳壳汁、山栀、香豉、紫菀。

《临证指南医案·卷四·便闭》

李（四九）　诊脉如前，服咸苦入阴，大便仍秘涩，针刺一次，病无增减，可谓沉锢之疾。夫病着深远，平素饮酒厚味，酿湿聚热，渍筋烁骨，既已经年不拔，区区汤液，焉能通逐。议以大苦寒坚阴燥湿方法，参入酒醴引导，亦同气相求之至理。（湿火）黄柏、茅术、生大黄、干地龙、金毛狗脊、川连、草薢、晚蚕砂、穿山甲、汉防己、仙灵脾、海金沙、川独活、北细辛、油松节、白茄根、黄酒烧酒各半，浸七日。

吴（妪）　脉右如昨，左略小动，肝风震动，里气大燥。更议镇重苦滑，以通火腑，逾六时便通浊行，亦肝喜疏泄之一助（火腑不通），更衣丸一钱五分。

便秘

江　脾宜升则健，胃宜降则和。盖太阴之土，得阳始运，阳明阳土，得阴自安，以脾喜刚燥，胃喜柔润。仲景急下存津，治在胃也。东垣大升阳气，治在脾也。今能食不运，医家悉指脾弱是病。但诊脉较诸冬春，盛大兼弦，据经论病，独大独小，斯为病脉。脾脏属阴，胃腑属阳，脉见弦大，非脏阴见病之象，久病少餐，犹勉强支撑。兼以大便室塞，泄气不爽，坐谈片刻，嗳气频频，平素痔疮肠红，未向安适。此脉症，全是胃气不降，肠中不通，腑失传导变化之司。古人云，九窍不和，都属胃病，六腑为病，以通为补。经年调摄，不越参、术、桂、附，而毫乏应效，不必再进汤药。议仿丹溪小温中丸，服至七日，俾三阴三阳一周，再议治之义。（湿热小肠痹）小温中丸二两（一钱）。

陈（三八）　用苦药，反十四日不大便，肠中阳气室闭，气结聚成形，非硝黄攻坚，半硫丸一钱二分。又，阳气室闭，浊阴凝瘕，成氏称为阴结，口甜夜胀，清浊未分，每日用来复丹一钱五分。

金（二十）　汤饮下咽，嗳噫不已，不饥不食，大便干坚若弹丸，大凡受纳饮食，全在胃口，已经胃逆为病，加以嗔怒。其肝木之气，贯膈犯胃，斯病加剧，况平昔常似有形骨鲠，脉得左部弦实，血郁血结甚肖，进商辛润方法。（血结）桃仁、冬葵子、皂荚核、郁李仁、大黄、降香、郁金。

李　据云，两次服辛温药，瘀浊随溢出口，此必热瘀在肝胃络间，故脘胁瘕胀，大便阻塞不通。芦荟苦寒通其阴，仅仅更衣，究竟未能却瘀攻病，有年久恙，自当缓攻，汤药荡涤，理难于用。议以桃仁承气汤为丸。

孔（六二）　膏粱形体充盛，壮年不觉，酿积既久，湿热壅痹，致小肠火腑，失其变化传导之司，二便闭阻日盛，右胁壅阻作疼，当以苦药通调，必臻小效。（二便俱闭小肠火结）芦荟、川楝子、郁李仁、炒桃仁、当归须、红花。夜服小温中丸二钱。

金　湿热在经，医不对症，遂令一身气阻，邪势散漫，壅肿赤块。初因湿热为泄泻，今则窍闭，致二便不通，但理肺气，邪可宣通。（湿热肺气不降）苇茎汤去瓜瓣加滑石、通草、西瓜翠衣。

顾（四二）　腹满坚实，足跗胫痛肿，二便皆不通利，因湿热壅其腑气也。此非中虚，当以宣通为法。（湿热壅腑）黄芩、黄连、厚朴、枳实、青皮、卜子、丹皮、山栀皮。

李（三四） 能食知味，食已逾时乃胀，小便不利，气坠愈不肯出，大便四日一通，治在小肠火腑。（火腑不通）先用滋肾丸，每早服三钱，淡盐汤送。

某 腹中胀满，当通火腑，更衣丸一钱六分。

《续名医类案·卷九·饮食伤》

沈振宇患阴证似阳，用温经益元汤而愈。乃病愈未几，因食馒头、羊肉等物，遂胸腹胀满，痞塞不通，服药旬余不效。口渴烦躁，晡时更甚，大便闭结。凡硝、黄、枳、朴、槟、楂、麻仁、青皮、红花、归、地、芩、连，遍服而大便不通。陆曰：大病须以大方治之，若拘拘一二钱，力量轻薄，安能奏捷？如元明粉、槟榔，必用五钱，枳实、生地、当归、黄芩，必用一两，红花必用三钱，另以山楂四五两煎汤，代水煎药。临服必加铁锈水半酒杯，其垢自行矣。如言，一剂果腹中运动，响声不绝。两时许，下宿垢半桶，顿觉爽利，调理而痊。

《续名医类案·卷十四·诸气》

邓安人年五十，忽然气痛，投神保丸，愈不一二日再痛，再服神保丸六七十粒，大便不通，其痰转甚。亦有要用沉香、木香、姜、桂等药而未敢投。痛甚则筑心筑背筑走两胁，似有两柴十字插定心胁，叫声彻天。召良甫诊之，六脉沉伏，乍来乍去。众问诊脉吉凶何如。答曰：凡九痛之脉，不可准也。但以症辨同药，观其人质肥伟，问其便数日不通，曰：实痛也。其腹必胀，但以人按之痛甚，手不可近，此大实也。经曰，大满大实者，可下之。用替针丸五六百粒，是夜即愈。（《医说续编》）

《续名医类案·卷十七·齿》

一男子齿痛，脉数实而便秘，用防风通圣散即愈。

《续名医类案·卷二十·大便不通》

龚子才治一男子，年六十七，因怒，左边上中下三块，时动而胀痛，揉之则散去，心痞作嘈，食则胃口觉滞，夜卧不宁，小便涩，大便八日不通。一医以大承气汤，一医以化滞丸，一用猪胆导法，一用蜜导，俱不效。诊之，六脉弦数有力。此血不足，气有余，积滞壅实。大黄末三钱，皮硝五钱，热烧酒调服，下黑粪如石数十枚。如前再进，下粪弹盆许遂安。后以四物汤加桃仁、红花、酒蒸大黄、黄连、栀子、三棱、莪术、枳壳、青皮、木通、甘草，十数剂而愈。

外甥柳乔，素多酒色，病下极胀痛，二便不通，不能坐卧，立哭呻吟者昼夜。医用通利药不效，遣人叩李。李思此乃湿热之邪在精道，壅胀隧路，病在二阴之间，故前阻小便，后阻大便，病不在大肠膀胱也。乃用楝实、茴香、穿山甲诸药，入牵牛加倍，水煎服，一服而减，三服而平。（《本草纲目》）

《续名医类案·卷二十·二便不通》

陈三农治中州王太学，素多酒食，病下极胀痛，二便不通，坐卧不能，沉吟七日矣，百般通利不应。此湿热之邪遏塞二阴，壅胀隧路，故前后不通，病不在大肠膀胱也。乃用韭菜子，以山甲、茴香、楝实各一钱五分，入牵牛头末三钱水煎，一服即减，三服即愈。乃知牵牛能达右肾命门，走精隧。故东垣天真丹，以牵牛盐水炒黑，入佐沉香、官桂、杜仲、破故纸，治下焦阳虚也。

《徐批叶天士晚年方案真本·卷下·麦冬汤》

顾，五十岁，五六月间，天热潮雨，湿气着人，渐次浮肿，能食不化，腰胀，脾真已伤，湿结阻气，大便秘塞，脾病传肾为逆，阴囊肿大矣。甘露饮去石膏。

《得心集医案·卷三·癃闭门（小便不通）·湿热内阻（二条）》

王辅粥，初起腹鼓脚浮，小水短少，大便甚艰，气逆上冲，医用五苓、八正诸方，愈加腹鼓，小水涓沥不通，按脉洪大，神彩尚存，足征禀赋甚厚，方可耐此重症。诊毕谓曰：此乃湿热内蓄，恐成单胀，膀胱气壅不行，以致小水悉闭。今欲治此，须通小水为急，但通小水，非气化不出。因问欲汤水否，曰：极不口渴。乃知确由下焦湿热所致，与李东垣先生治王善夫一案大同，遂以黄柏、知母之苦寒以泻内蓄湿热，肉桂之辛热以化膀胱之气。才下咽，腹中甚痛，小水遂行，胀满亦消，后以八味地黄丸，数服而痊。

黄万顺，善饮，素嗜炙食，每患淋秘，医投以五苓八正散，辄小效，渐至溺必艰涩，少腹觉满，时平时笃，已半载矣。一日房劳，前症倍盛，仍进五苓八正之属，服之溺愈不通，涓沥难出，腹胀腰屈，不可俯仰，匍匐就诊。脉得两尺坚搏，知为素蕴湿热聚于下焦，膀胱之气不化。仿东垣法，以知母三钱，黄柏三钱，肉桂一钱。服之半晌，安睡一顷，诸症如失。厥后一月数发，或一年数发，悉以此方必效。惟其酒色不节，调理不善，宜乎病源不清，湿热日聚，肾阳日耗，他日腹鼓喘急之患，殆所不免矣。越岁，果患是疾而死。

《慎五堂治验录·卷六》

（案 215）唐雪岩，壬午，江家泾。始因便闭，自服通下，得便，反加咳嗽，痰黄气秒，大便仍秘，脘间作痛，斯脾约症也。治以润剂通肠。蒌皮（四钱）、杏仁（三钱）、苁蓉（一钱半）、油归身（一钱半）、半夏（二钱）、紫菀（三钱）、旋覆花（二钱）、枇杷叶（四钱）、北沙参（三钱）、茉莉花（四分）、麻仁丸（四钱，煎汤送下）。得便痛止，惟小腹气升则气促咳嗽，痰黄且韧，其气腐腥，谅是肾不纳气之故也。肉削脉大，拟贞元意。熟地、潞党参、左生牡蛎、川百合、归身、淡苁蓉、整胡桃肉、南沙参、莲子、紫石英。症已痊矣，培补宜峻，加生黄芪四钱。

《也是山人医案·肿胀》

曹（五四）昨进苦辛宣腑，酸涩泄肝，跗肿腹满未减，噫嗳胀势不消，二便皆秘，脉象沉伏。此属血分聚水之象，再拟泄厥阴，通阳明法。川楝子（二钱）、制大黄（一钱）、归尾（一钱五分）、郁李仁（去皮炙研，一钱五分）、小茴香（三分）、红花（五分）、桂枝（八分）、炒桃仁（一钱）。

《丛桂草堂医案·卷四》

潘信夫君哲嗣，年二十五岁，自去年八月病狂，妄言骂詈，弃掷杯具，延医服药，祈祷鬼神，病日以剧，其家另с僻屋居之。今年二月，始延予诊，骂詈妄语，终日不休，亦不能寐，面色如平人，舌尖红而苔腻，大便三日未行，饮食如常，脉息沉滑。此胃热有痰，病尚可治。盖胃热则登高而歌，弃衣而走，今彼骂詈妄语，与登高而歌无异，而舌苔腻，能饮食，数月之病毫无倦容，大便又常秘结，此皆实象，而非虚证也。乃以小陷胸汤合涤痰汤，去人参、南星，加麦冬、茯神、知母等药，黄连用八分，蒌仁、竹茹、麦冬、茯神各三钱，余各一二钱。接服两剂，大便通利，夜间能睡，惟梦遗泄精，舌苔仍腻。原方去枳壳、竹茹、知母，减轻川连，合宁志膏，仍作煎剂。又服两剂，诸恙悉瘥，但觉困倦欲睡，遂以饮食调养，不劳余药而瘳。

七、治痰秘

《医学正传·卷之三·噎膈》

苏溪金贤九里，年五十三，夏秋间得噎证，胃脘痛，食不下，或食下良久复出，大便燥结，人黑瘦殊甚，求予治。诊其脉，右手关前弦滑而洪，关后略沉小，左三部俱沉弦，尺带芤。予曰：此中气不足，木来侮土，上焦湿热郁结成痰，下焦血少，故大便燥结。阴火上冲吸门，故食不下。用四物以生血，用四君子以补气，用二陈以祛痰，三合成剂，加姜炒黄连、炒枳实、瓜蒌仁，少加砂仁。又间服润肠丸，或服丹溪坠痰丸。半年，服前药百余帖，病全安。

《明医杂著·卷之一·化痰丸论》

一男子素不善调摄，唾痰，口干，饮食不美。服化痰行气之剂，胸满腹膨，痰涎愈盛；服导痰理脾之剂，肚腹膨胀，二便不利；服分气利水之剂，腹大胁痛，睡卧不得；服破血消导之剂，两足皆肿，两关脉浮大，不及于寸口。余以脾土虚而生痰，朝用金匮加减肾气丸，夕用补中益气汤煎送前丸，月余诸症渐退，饮食渐进；再用八味丸、补中益气汤，月余乃能转侧，又两月而能步履；却服十全大补汤、还少丹，又半载而康。后稍失调理，其腹仍胀，随服前药即愈。

《张氏医通·卷二·诸伤门·伤寒》

同道王公峻子，于四月间患感冒，昏热喘胀，便秘，腹中雷鸣，服硝、黄不应。始图治于石顽，其脉气口弦滑而按之则芤，其腹胀满而按之则濡，此痰湿夹瘀，浊阴固闭之候。与黄龙汤去芒硝易桂、苓、半夏、木香，下瘀垢甚多。因宿有五更咳嗽，更以小剂异功加细辛调之。大抵腹中奔响之证，虽有内实当下，必无燥结，所以不用芒硝，而用木香、苓、半也，用人参者，借以资助胃气，行其药力。则大黄辈得以振破敌之功，非谓虚而兼补也。当知黄龙汤中用参，则硝、黄之力愈锐，用者不可不慎。

《张氏医通·卷七·大小府门·大小便不通》

又治一妇人脾疼，后患大小便不通。此是痰隔中脘，气聚上焦。二陈加木通，初服探吐，再服而愈。

《孙文垣医案·卷一·三吴治验·蔡乐川令眷头痛如破》

蔡乐川令眷，患头痛，痛如物破，发根稍动，则痛延满头，晕倒不省人事，逾半时乃苏。遍身亦作疼，胸膈饱闷，饮汤水停膈间不下。先一日吐清水数次，蛔虫三条。原为怒起，今或恶风，或恶热，口或渴，或不渴，大便秘，脉则六部皆滑大有力。予曰：此痰厥头痛症也。先以藿香正气散止其吐，继以牛黄丸、黑虎丹清其人事。头仍疼甚，又以天麻、藁本各三钱，半夏二钱，陈皮、白芷、薄荷、麻黄、生姜、葱白煎服，得少汗而头痛少止。至晚再服之，五更痛止大半，而人事未全清。予谓此中焦痰盛，非下不可。乃用半夏五钱，巴霜一分，面糊为丸，每服三十丸，生姜汤送下。下午大便行三次，皆稠黏痰积也。由此饮食少进，余症瘥可，惟遍身仍略疼。改用二陈汤，加前胡、石膏、藁本、薄荷、枳壳、黄芩、石菖蒲，调理而安。

《孙文垣医案·卷三·新都治验·程七护兄脐腹右边疼痛小水不利呕吐不进食》

由溪程七护兄，脐腹右边疼痛，小水短少，大便四日未行，呕吐不能进食，舌上白苔，面青手冷，势甚危急。脉之左沉伏，右滑大有力。予曰：此痰格中焦，气闭下焦，故大小便秘而不利，气逆呕吐也。不急治即无救矣，与柏树东行根皮二钱，滑石三钱，桃仁、青皮、枳实、槟榔各一钱，水煎服之。夜半吐出胶痰碗余，大便未行，痛亦不减。次日改用玄胡索五钱，水煎，临服调下玄明粉三钱，辰刻服下，午刻痛减大半，未刻大便始行，右脉平而左脉起矣。觉体倦无力，以生脉散加甘草、山栀仁、黄柏、芍药、苡仁、陈皮调理如故。

《医权初编·卷下·朱笠莽感寒一案第九》

朱笠莽感寒，屡用发表清里药不愈，脉乍大乍小，数而无力，谵语，舌黄燥，遗尿，大便秘，欲饮滚热茶。时予初习医，因脉虚热饮，不敢再进寒凉消伐之剂，远延两名医，一与以连理汤，一与以六君子汤，愈剧。后不服药，止频饮松萝热茶，数日后渐觉清明，自主以承气汤，下胶粪一遍，遂渐愈。是知脉虚者，屡用发表，中气虚也。思热饮者，滞化为痰，中气弱，不能利痰，故借汤之暖以运荡之也。遗尿者，心移热于小肠也。标虽虚而本却实，故现舌苔干黄，仍归攻下而愈也。

《临证指南医案·卷三·木乘土》

周（五九）酒热湿痰，当有年正虚，清气少旋，遂致结秘，不能容纳，食少，自述多郁易噎，议从肝胃主治。半夏、川连、人参、枳实、茯苓、姜汁。

《续名医类案·卷十六·痰》

进士张禹功饮食停滞，胸满吐痰。或用药导之，痰涎上涌，眩晕热渴，大便秘结，喜冷饮食，手足发热。谓肾水虚弱，津液难降，败液为痰，用六味丸而愈。

丹阳贺鲁庵，年七十余，膈间有不快，饮食少思。初无大害，就医京口，投以越鞠丸，清气化痰丸，胸次少宽。日日吞之，遂不辍口，年余困顿不堪。僦舟来访，问脉于王，则大肉已脱，两手脉如游丝，太溪绝不至矣。见王有难色，因曰：吾亦自问必死，但膈满太甚，大便秘结不通，殊以为苦，但得少宽，即瞑目无憾也。因求王疏方，以至亲难辞，教用人参、白术之类，大剂进之，少竟如厕，下积痰升余，胸膈少宽矣。更数日而殁。盖此二方乃时师常用之物，本欲舒郁，适增其痞，本欲清痰，适速其毙，岂可恃哉！

《续名医类案·卷十六·饮》

一妇从少年时，因大哭罢，饮冰困卧，水停心下，渐发痛闷，咸以为冷积，治以温热之剂，及禁食冷物，一闻茶气，病辄内作。如此数年，燎灸烧艾，疮孔数千。十余年后，小大便秘闷，两目如昏，积水转甚，流于两胁，世谓水癖，或谓支饮，硇、漆、棱、莪攻磨之药，竟施之矣。

食日衰，积日茂，上至鸠尾，旁至两胁及脐下。但发之时，按之如水声，心腹结硬，手不可近者，月发五次，甚则欲死，已二十余年。张诊其脉，寸口独沉而迟，此胸中有痰。先以瓜蒂散涌痰五七升，不数日再越痰水及斗，又数日上涌数升。凡三涌三下，汗如水者亦三，其积皆去。以流湿饮调之，月余大瘥。

《续名医类案·卷二十·大便不通》

李时珍治一宗室，年几六十，平生苦肠结病，旬日一行，甚于生产，服养血润燥药，则泥膈不快，服硝、黄通利药，则若罔知，如此三十余年矣。诊其人体肥，膏粱而多忧郁，日吐酸痰碗余乃宽，又多火病。此乃三焦之气壅滞，有升无降，津液皆化为痰饮，不能下滋肠腑，非血燥比也。润剂留滞，硝、黄徒入血分，不能通气，俱为痰阻，故无效也。乃用牵牛末、皂角膏丸与服，即便通利。自是但觉肠结，一服就顺，亦不妨食，且复精爽。盖牵牛能走气分，通三焦，气顺则痰逐饮消，上下通快矣。（《本草纲目》）

《续名医类案·卷二十·二便不通》

孙文垣治温南溪内人，居常大便秘结，面赤不思饮食，头时眩晕。诊之，右关尺滑大有力，此痰火症也。用瓜蒌四钱为君，滑石三钱，枳实二钱，半夏一钱半为臣，萝卜子、姜黄各一钱为佐，两帖愈矣。又教以或遇大便秘结，每服当归龙荟丸加牛胆南星一钱立应。

金宪高如斋，素唾痰，服下痰药，痰去甚多，大便秘结，小便频数，头晕眼花，尺脉浮大，按之如无。谓肾家不能纳气归源，前药复耗金水，用加减八味料，煎服而愈。

刘云密治一老人，因冒雨感寒，未经发汗，至春初内热烦躁，胸膈紧满，十日不大便，用清解二剂，入口即吐其半。加熟大黄利之，下咽即吐去殆尽。盖因痰热凝结胸膈，是以治血分者，反拒而不受也。因用牵牛大黄丸，缓缓服之，而大便通后，乃服清热化痰药，十余剂而渐安。则较濒湖所说老妇肠结症，又进一解矣。

《王孟英医案·卷二·痰》

沈某患脘痛呕吐，二便秘涩，诸治不效。请孟英视之，脉弦软，苔黄腻，曰：此饮证也。岂沉湎于酒乎？沈云：素不饮酒，性嗜茶耳。然恐茶寒致病，向以武彝红叶，熬浓而饮，谅无害焉。孟英曰：茶虽凉而味清气降，性不停留。惟蒸遏为红，味变甘浊，全失肃清之气，遂为酿疾之媒。较彼曲蘖，殆一间耳。医者不察，仅知呕吐为寒，姜、萸、沉、附，不特与病相反，抑且更煽风阳。饮借风腾，但升不降，是以上不能纳，下不得通，宛似关格，然非阴枯阳结之候。以连、楝、栀、芩、旋覆、竹茹、枇杷叶、橘、半、苓、泽、蛤壳、荷茎、生姜衣为方，送服震灵丹。数剂而平，匝月而起。此上有停饮，下元虚寒，故用药如此。

《王孟英医案·卷二·惊》

杭城温元帅，例于五月十六日出巡遣疫。有魏氏女者，家住横河桥之北，会过其门，将及天晓，适有带发头陀，由门前趋过，瞥见之大为惊骇，注目视之，知为僧也，遂亦释然。而次日即不知饥，眩晕便秘。医谓神虚，投补数帖，反致时欲昏厥。（不问何证，竟投温补，何其愚耶？）更医作中风治，势益甚。旬日后，孟英持其脉弦伏而滑，胸腹无胀闷之苦，旬余不更衣。

是惊则气乱，夹痰逆升，正仲圣所谓诸厥应下者，应下其痰与气也。以旋、赭、栀、连、雪羹、楝、贝、金箔、竹沥、蒛汁为方，并以铁器烧红淬醋，令吸其气。二剂，厥止，旬日而瘥。

《王孟英医案·卷二·狂》

陆渭川令媳患感，适遇姅期医治数日，经止而昏狂陡作。改从热入血室治，转为痉厥，不省人事。所亲沈雨阶为延孟英诊之，脉弦软而虚滑，气逆面青，牙关不开，遗溺便秘。令按胸次，坚硬如柈。此冬温尚在气分。如果热入血室，何至昼亦昏迷。良由素多怫郁，气滞痰凝。用柴胡则肝气愈升，攻瘀血则诛伐无过。予小陷胸合蠲饮六神汤，加竹沥，调服牛黄至宝丹一颗。外以苏合丸涂于心下。痰即涌出，胸次渐柔，厥醒能言，脉较有力。次日仍用前方，调万氏清心丸一粒。果下痰矢，渐啜稀糜。改授肃清，数日而愈。续有顾某陡患昏狂，苔黄便秘，卧则身挺，汗出五心。医云热入膻中，宜透斑疹，治之加剧。孟英诊脉弦缓不鼓，身无大热，小溲清长。的非外感，乃心虚胆怯，疑虑忧愁，情志不怡，郁痰堵窍也。以蠲饮六神汤，合雪羹，加竹叶、莲子心、竹沥。服二剂，狂止，自言腹胀而头偏左痛，仍以前方，吞当归龙荟丸。大解始下，改用清火、养心、化痰舒郁之法而愈。

《王孟英医案·卷二·便秘》

便
秘

吴薇容太史令堂，患痰嗽喘逆，便秘不眠，微热不饥，口干畏热。年逾六旬，多药勿瘥。孟英切其脉，右寸关弦滑而浮，左关尺细软无神。是阴虚于下，痰实于上，微兼客热也。攻补皆难偏任，与茹、贝、旋、斛、浮石、芦根、冬瓜子、枇杷叶、杏仁、花粉为剂，而以熟地泡汤煎服。则浊药轻投，清上滋下，是一举两全之策也。投匕果应。再服而大便行，渐次调养获瘥。戊春患感证，比孟英自江西归，已不能治矣。

《王氏医案绎注·卷四》

陈媪患牝疟月余，腹胀便秘，嗳多不饥，口淡脉滑。孟英主连、朴、橘、贝、杏、茹、旋、菀、杷、蒛为方，数剂即瘥。（脉滑为痰热，口淡为胃阳不旺，姜炒川连二钱，制厚朴一钱，陈橘皮一钱半，川贝母杵四钱，姜竹茹三钱，旋覆花包先三钱，紫菀茸一钱半，姜枇叶刷包三钱，生白蒛三钱）

何新之患感旬日，胡某诊谓势欲内陷，孟英视之，呃忒苔腻，便秘痰多，心下拒按，持其脉，右手洪大滑数，予小陷胸加沙参、菖、贝、菀、薤、茹、杏、旋、杷之类，数剂而安，继以甘凉，二旬后得大解而瘥。（姜川连二钱，制半夏一钱半，蒌仁三钱，北沙参四钱，石菖蒲八分，川贝母杵四钱，紫菀茸一钱，鲜薤白打一钱半，姜竹茹三钱，苦杏泥一钱半，旋覆绢包一钱半，姜枇叶刷包三钱）

翁氏妇患目疾，自春徂夏，治不能瘥，渐至腹中痞胀，痛不可当，食不能下，便秘形消。孟英视之，乃肝郁痰滞，而误补以致殆也，脉弦数而滑。予金铃子散合雪羹煎，吞当归龙荟丸暨礞石滚痰丸，三投即效，服至二十余日，各恙皆蠲。（川楝核杵先四钱，元胡索次入二钱，淡海蛇二两，整荸荠一两，药送滚痰丸三钱，龙荟丸一钱）

魏氏女因事惊骇，次日即不知饥，眩晕便秘，医谓神虚，投补数帖，反致时欲昏厥，更医作中风治，势益甚。旬日后，孟英持其脉，弦伏而滑，胸腹无胀闷之苦，旬余不更衣，是惊则气乱，夹痰逆升。正仲圣所谓诸厥应下者，应下其痰与气也。以旋赭、栀、连、雪羹、楝、贝、金箔、竹沥、菔汁为方，并以铁器烧红淬醋，令吸其气，二剂厥止，旬日而瘳。（旋覆包先三钱，生赭石杵先一两六钱，黑栀皮三钱，姜炒川连一钱，整荸荠打一两，淡海蛇先煎二两，川贝母杵八钱，川楝核杵先三钱，金箔七页，姜竹沥两酒杯，姜汁按竹沥二成，菔汁大半酒杯冲）

《王氏医案绎注·卷六》

赵秋舲去秋患左半不遂，伊弟主清热蠲痰，治之未能遽效。孟英诊之，脉甚迟缓，苔极黄腻，便秘多言。令于药中和入竹沥一碗，且以龙荟滚痰二丸相间而投，二丸各用斤许，证始向愈。今春出房，眠食已复，而素嗜厚味，不戒肥甘，孟夏其病陡发，孟英诊之，脉形滑驶如蛇，断其不起，秋初果殁。（石菖蒲次入二钱，制半夏一钱，省头草三钱，姜炒知母三钱，姜竹茹三钱，丝瓜络三钱，炒枳实一钱半，陈胆星炖和服八分，晚蚕砂五钱，姜竹沥四两冲药送滚痰丸二钱，龙荟丸一钱。此证脉迟缓，系痰阻气机，非脾阳虚弱，盖脾阳虚弱，断不用滚痰龙荟二丸）

《王氏医案绎注·卷七》

许叔超祖母患疟，孟英治之，脉弦滑而数，脘闷便秘，合目汗出，口渴不饥，或虑高年欲脱。孟英曰：此温邪夹素盛之痰所化，补药断不可投，予知、芩、蒌、杏、翘、贝、旋、茹、连、斛、雪羹为方，服果渐效。（脉弦为肝热，滑为痰，数为阴虚夹热。姜汁炒知母三钱，姜枯芩一钱，姜川连八分，蒌仁研三钱，苦杏泥次入二钱，连翘壳三钱，川贝母杵四钱，旋覆包先三钱，姜竹茹三钱，石斛先煎一两，淡海蛇先煎二两，整荸荠一两。合目汗出为阴虚阳浮，阴不复则阳不靖，阳不靖则气不降，气不降则痰亦不行，故用石斛雪羹）

《王氏医案绎注·卷九》

朱惇书妻患感，吴某予表药两帖，发出赤疹，神气渐昏。叶某知其素患耳聋目障，为阴虚之体，改用犀角地黄汤二剂，而遗溺痉厥。孟英视之，曰：虽形瘦阴亏，邪易扰营，幸非湿盛之躯，尚可设法，但心下拒按，呃逆便秘，是痰热尚阻气分，误服升提，每成结胸，地黄滋滞，实为禁药，本年感证甚多。余每见神未全昏，便不甚秘，惟胸前痞结，不可救药而死者，非升提之误进，即滋滞之早投。于是以犀角、元参、茹、贝、旋、蒌、杷、菀、白前、菖蒲为方，调紫雪。两服呃逆止，神渐清，而咽疼口渴，乃去紫雪、前、菖，加射干、山豆根、知母、花粉，吹以锡类散。二日咽喉即愈，胸次渐舒，疹回热退。去犀角、紫菀、射干、豆根，加银花、栀子、竹叶、海蛇、凫茈。渐安眠食，惟大解久不行。孟英曰：腹无痛苦，虚体只宜润养，佐以苁蓉、麻仁、当归、生地等药，多服而下遂愈。（痰热尚阻气分，无服地黄滋滞之理，磨冲犀角二钱，元参片泡冲去渣八钱，姜竹茹三钱，川贝母杵八钱，旋覆花包先三钱，姜蒌皮三钱，姜杷叶刷包三钱，紫菀茸一钱半，白前二钱，石菖蒲次入二钱，药调紫雪丹二分，咽疼口渴，热邪得开泄而愈升浮，加射干三钱，酒炒山豆根一钱，酒炒知母三钱，南花粉四钱，嗣去犀角、紫菀、射干、豆根，加济银花八钱，黑栀皮一钱半，鲜竹叶二钱，淡海蛇先煎二两，荸荠一两，嗣去茹、杷、栀子、竹叶，佐淡苁蓉一钱半，大麻仁研三钱，箱归身二钱，大生地八钱）

《环溪草堂医案·卷二·肝气 肝风 肝火》

范　惊动肝胆，风阳与胃中之痰浊，交互入络。营卫运行之气，上下升降之机，阻室碍滞。周身皮肤、肌肉、关节麻木不仁，胸脘不畅，饮食无味，口多涎沫，头昏心悸。风阳抑郁不伸，痰浊弥漫不化。苔白而裂，大便干燥。胃虽有湿，而肠液已枯矣。拟清火息风，化痰渗湿，参以养血滋液。羚羊、苁蓉干、天麻、决明、半夏、制南星、麻仁、泽泻、橘红、茯神、当归、嫩钩钩、姜汁、竹沥。渊按：饮食不化精微而化痰浊，致胃湿肠燥，由气秘不行，中焦升降失其常度耳。

《慎五堂治验录·卷三》

（案99）陈大，陈家宅。灼热无汗，胁能喘咳，痰升带血，便秘面赤，唇燥且裂，舌中干红，边苔薄白，右脉滑数，日轻夜重。此新邪引动伏邪也，肺胃之气不顺则邪气炼液成痰也。主以清泄，佐以涤痰。豆豉（五钱）、大力子（五钱）、枇杷叶（一两）、紫菀（三钱）、桑叶（四钱）、旋覆花（一钱半）、鲜竹沥（一两）、石斛（五钱）、杏仁（四钱）、瓜蒌皮（四钱）、宋半夏（一钱半）。

汗出热解，红疹已现，咳嗽十减五六，白苔转为糙色，脉仍滑数，面赤唇干，余邪未尽，再当清扫余氛。牛蒡子（四钱）、桑叶（三钱）、鸡苏散（一钱半）、川贝（四钱）、杏仁（三钱）、旋覆花（三钱）、枇杷叶（五钱）、茅根（四钱）、丹皮（七分）、冬瓜子（五钱）、川石斛（四钱）、竹茹（三钱）、蝉衣（七分）。连进清泄，诸恙皆蠲。右手脉滑未平，姑以肃清治节为治。枇杷叶（一两）、甜杏仁（四钱）、冬瓜子（七钱）、川石斛（五钱）、川贝母（四钱）、蛤壳（八钱）。

八、治燥秘

《素圃医案·卷四·女病治效》

李三升文学尊堂，年七旬外，春末胃中大痛，呕吐紫血碗许，而痛吐犹不止，脉细数而弦，两胁肋胀痛，胃中硬满，因怒未伸而致病。经云：怒则气逆，血郁于上。此证是也。用归、芍、郁金、黄连、制吴萸、丹皮、黑山栀，以滋抑肝气之逆，少加沉香，以为向导。连服五七日，痛虽止，而胸阻塞不开。易医谓高年胃冷，用辛温宣气之品，即大便秘结不通，食饮难下，脉变细涩不堪。予议高年血液枯衰，火结于上，恐成膈噎，辛燥不宜。而病人亦恶药，遂以芦根、甘蔗、梨、藕、莱菔各取汁煎膏，用人乳、竹沥调化，频频咽之。半月胸结始开，能吞稀粥。竟不服药，惟食汁膏，尚延数载。

《临证指南医案·卷四·便闭》

王　日来便难溺涩，是下焦幽门气钝血燥，议东垣通幽意（血液枯燥）。咸苁蓉（一两）、细生地（二钱）、当归（一钱半）、郁李仁（二钱研）、柏子霜（一钱半）、牛膝（二钱）。

张（四九）少腹微胀，小便通利方安，大便三四日一通，而燥坚殊甚，下焦诸病，须推肝肾，腑络必究幽门二肠，阅所服药，是香砂六君以治脾，不思肾恶燥耶。当归、苁蓉、郁李仁、冬葵子、牛膝、小茴、茯苓、车前、蜜丸。

张（六六）　脉左弦如刃，六旬又六，真阴衰，五液涸，小溲血水，点滴不爽，少腹右胁聚瘕。此属癃闭，非若少壮泻火通利可效。柏子霜、小茴、鹿角霜、茯苓、当归、苁蓉。

《续名医类案·卷二十·大便不通》

子和表兄病大便燥滞，无他症，常不敢饱食，饱则大便极难，结实如铁石。或三五日一如圊，目前星飞，鼻中血出，肛门连广肠痛，痛则发昏，服药则病转剧。巴豆、芫花、甘遂之类皆用之，过多则困，泻止则复燥。如此数年，遂畏药，性暴急不服，但卧病待尽。两手脉息俱滑实有力，以大承气汤下之，继服神功丸、麻仁丸等药，使食菠薐菜及猪羊血作羹，百余日充肥，亲知骇之。粗工不知燥分四种：燥于外则皮肤皱揭，燥于中则精血枯涸，燥于上则咽鼻焦干，燥于下则便溺结秘。夫燥之为病，是阳明之化也，水液衰少，故如此。然可下之，当择之。巴豆可以下寒，甘遂、芫花可以下湿，大黄、朴硝可以下食。《内经》曰：辛以润之，咸以软之。《周礼》曰：以滑养窍。

朱翰林太夫人，年近七旬，偶因一跌，即致寒热。医与滋阴清火，势转甚。诊之，六脉无力，虽头面上身有热而口不渴，且足冷过股，曰：此阴虚受邪，非跌之为，实阴证也。遂以理阴煎加人参、柴胡，二剂而热退，日进粥二三碗。已而大便半月不通，腹且渐胀，咸以燥结为火，欲复用凉剂，张不可，谓若再用清火，其原必败，不可为矣。经曰，肾恶燥，急食辛以润之，正此谓也。乃以前药更加姜、附，倍用人参、当归，数剂而便通，腹胀退，日就瘳。（此实风秘之类，未可归功姜、附）

《续名医类案·卷二十·二便不通》

胡念庵治陈盐商，年七十六矣，春时患中风脱症，重剂参、附，二百余帖获痊。至十月，大便秘结不行，日登厕数十次，冷汗大出，面青肢厥，医用滋补剂入生大黄三钱。胡深以为不可，戒之曰：老年脱后，幸参、附救全，不能安养，过于思虑，以致津液枯竭，传送失宜，何事性急，以速其变。若一投大黄，往而不返，恐难收功矣。姑忍二三日，势当自解。病者怪其迟缓，口出怨咨之辞。次日不得已用人参二两，苁蓉一两，当归五钱，松、柏仁各五钱，附子三钱，升麻四钱，煎服，外用绿矾一斤，入圊桶，以滚水冲入，扶坐其上，一刻利下而通。（《医林纲目》）琇按：伤寒疟利之后，患秘结者，皆由攻下散表失宜所致。究其由，则皆血燥为病。至若风秘一条，其病本由燥火生风，医者昧于风字，动用风药，死者已矣。其存者亦必贻后患，然此尚其轻者也。

陆祖愚治邱彦昭，禀赋薄弱，常有梦遗症，爱食燥炒饭，大便二三日一度。忽受风寒，仍吃燥饭，且日进四餐，旬日间饮食如旧，而大便竟不行。后复寒热头痛，身热不止，间日一作，延及二十余日。左手浮弦，气口沉实而滑，知其风邪饮食俱未消散。遂用葛根、柴胡、山楂、厚朴、瓜蒌仁、黄芩、陈皮、半夏之类，头疼止，寒热轻。忽发黄，前方去半夏、陈皮、厚朴，加茵陈、花粉、木香、枳实、黄连，二帖黄退。转而为斑色纯红，前方去茵陈、木通，加犀角、升麻，煎送润字丸二钱五分，良久去燥矢七八块，斑消身微凉。然胸口尚不可按，前方去犀角、升麻，倍黄连、枳实，六剂便不行而小腹微满。或谓病已月余，可以议下，弗之听，仍用润字丸二钱五分，姜汤服。少顷去大便七八块，而胸中如故，令以前方日服一剂，间二日投润字丸二钱。

病至七十余日，服润字丸计五两，胸膈犹未清。然病久肌肉削尽，况常有遗症，不宜再行消导矣。枳实二钱，山楂二钱，人参六分，附子四分，连进三剂，遂大便日行一次。人参渐加，枳实渐减，数剂后食进病起。服至半斤，始得复元。

缪仲淳治唐震山，年七十余，便燥结，胸中作闷。曰：此血液枯槁之候。用大肉苁蓉三两，白酒浸洗，去鳞甲，切片，白汤三碗，煎一碗，顿时饮尽，大便通，胸中快然。偶一医问疾曰：此劫药也，当调补脾胃为主。易以白术、厚朴、茯苓、陈皮，病如故。唐翁曰：误矣，仍饮前药立解，高存之闻而叩其故。缪曰：肉苁蓉峻补精血，骤用反动大便，药性载甚明也。（《广笔记》）

《柳选四家医案·评选静香楼医案两卷·下卷·大便门》

气郁不行，津枯不泽，饮食少，大便难，形瘦脉涩，未可概与通下。宜以养液顺气之剂、治之。生地、当归、桃仁、红花、枳壳、麻仁、甘草、杏仁。诒按：此气阻液枯之证，拟加鲜首乌。

《也是山人医案·便秘》

便 秘

仲（八岁）据述平昔，每更衣努苦，粪坚若弹丸，加之病后，胃津干涸，腑火，传导阴液愈耗，阳气愈升，而大便愈秘，宜清润以柔药和阳。鲜生地、麦冬、柏子仁、清阿胶、大麻仁、茯神、川斛。

穆（三三）脉涩，下焦气钝血燥，便难，进通幽方。咸苁蓉、细生地、郁李仁、柏子仁、大麻仁、牛膝、当归。

毛（六一）年高脉伏，瘀热在营，血燥便难，进通幽法。归尾（一钱五分）、柏子仁（二钱）、郁李仁（一钱）、桃仁（一钱）、松子仁（三钱）、大麻仁（一钱五分）、红花（五分）。

《也是山人医案·燥》

沈妇（二十八）唇裂频呕，口干头痛，不寐足冷，左胁向有瘕聚，便秘，胸腹热炽，面色黄，脉左关弦大，右寸搏大。此属温燥内郁，喉间呼吸有声，是症虽属痰喘之象，但麻黄一味大谬，议喻嘉言清燥救肺汤合肺肝之治。霜桑叶（一钱）、生石膏（三钱）、白蒺藜（二钱）、鲜生地（五钱）、杏仁（三钱）、石决明（三钱）、拣麦冬（三钱）、生甘草（二分）、大麻仁（一钱五分），加鲜枇杷叶二张（去毛，蜜炙）。

又，呕频稍减，唇裂退。霜桑叶、炒石膏、拣麦冬、真阿胶、杏仁、白蒺藜、制洋参、鲜生地、生甘草、加枇杷叶（三钱）。

又，呕大减，润肺燥，益肝液。鲜枇杷叶、北沙参、紫石英、白蒺藜、真川贝、真阿胶、甜杏仁、拣麦冬、炙鳖甲、霍山石斛、黑芝麻。

又，呕减，潮热，咳乃胀痛，肝脉仍弦，大便秘，肺胃衰，肝阴亏，肝火上越。紫菀草（一钱）、拣麦冬（三钱）、白蒺藜（二钱）、甜杏仁（三钱）、紫石英（五钱）、郁李仁、真石斛（二钱）、真阿胶（二钱）、咸苁蓉（五钱）、鲜枇杷叶（三钱）、小川莲（三分）。

《竹亭医案·卷之五》

（案31）杭州陈北海病后脘闷食减、肠燥便秘治验。杭州陈北海，甲午九月二十四。病后失调，食饮不节，恣啖厚味，徒伤坤土，口干津少，以致食减脘闷，肠燥便秘。妄投攻伐，脾胃更伤，防其胀满，速宜调中运食，庶乎渐安。于是用焦冬术、苡仁、陈皮、麦芽、归身、柏子仁、山楂肉、瓜蒌仁、砂仁壳、赤苓等十味。煎服两帖，次日解结粪甚多，胸脘顿爽，知饥贪食。两日后又解结粪更畅，再以养胃调中而遂愈。

（案67）广东卢贤杰白浊未止，大便秘结异常治验（并附戒鸦片烟瘾药酒方奇验）。广东卢贤杰，年四十三岁，乙未九月九日诊。白浊两月未止，六七日来大便秘结，每日欲解不能，夜半登圊二三十次解出些少，少腹两边胀疼不已。精伤血燥，致令大便结而少腹疼也。宜于润燥通幽，兼治白浊，庶几两擅其长矣。生首乌（六钱）、制首乌（三钱）、柏子仁（三钱，研）、当归（二钱）、大麻仁（三钱，研）、郁李仁（三钱，研）、车前子（一钱半，炒研）、赤苓（三钱）、皂角子（一钱，炒研存性）。煎好去渣服。先用更衣丸二钱，用陈酒炖温送。用更衣丸大率以钱许为则，或一钱五分，多至二钱，不可再增。此用二钱者，缘其体健，便结胀痛而致六七日之久者故也。最后以润燥通幽之煎剂服之，其功更捷矣。午后先进更衣丸，少顷即服煎剂，至点灯时解结粪成堆，腹中即然爽快，少腹两旁胀痛顿失，小溲亦长，病者甚快。后以六味地黄汤加固涩之剂兼治白浊，而收全功矣。

九、治血瘀秘

《临证指南医案·卷四·便闭》

马（三六）　脉实，病久瘀热在血，胸不爽，小腹坠，能食不渴，二便涩少，两进苦辛宣腑，病未能却。此属血病，用通幽法（气血结痹）。桃仁、红花、郁李仁、制大黄、归须、小茴、桂枝木、川楝子。

《续名医类案·卷十二·吐血》

潘碧泉女，年十八，经行有拂意事，悲忿极，血行一日即止。后患吐血，每吐碗许，日晡潮热，饮食不思，大便不通。医以犀角地黄汤投之，心下痞胀，呕吐或痰或血或酸水，胸胁亦时时胀痛。脉之，洪大而弦，此有瘀血也。旧者凝滞，则新者渐积，故溢而妄行，法宜通其瘀血，则自归经矣。以润字丸配桃仁、红花合丸之，日进三服，另以调气养荣汤间投之，去瘀垢甚多，热退经行，吐血即止。

《续名医类案·卷二十五·产后·瘀滞》

孙文垣治温氏妇，产后五十余日，右胁胀痛，手不可近（非虚痛可知），赤白带下多如脓，发热便秘。诊之曰：此恶露未尽，血化为脓，宜急治之也。常见数妇病此，治之不善，积久为毒，有成肠痈者，有内成毒从腰俞出者，皆瘀血为患也。急用泽兰叶、山楂、五灵脂消恶露为君，川芎、当归、茯苓、白芍为臣，益母为佐，香附、青皮为使。外与当归龙荟丸，润大便，使热从之去。服后，次日腹胁皆宽，痛亦止。又食荤与鸡子，复作痛，但不如前之盛，与保和丸，用山楂煎汤，送下三钱，遂愈。（若用行气等药则引恶血入四肢，发为痈毒，故产后以去恶露为要着）

十、治妊娠产后秘

《先醒斋医学广笔记·卷之二·妇人》

黄桂峰乃正，产后头疼，大便秘。用生料五积散一剂，不效。仲淳加归身一两，一服大便通，头疼立止。

《外科正宗·卷之三·下部痈毒门·肠痈论第二十八》

一妇人小产，瘀血未尽，劳动之早，小腹内外肿痛月余，大便秘燥，小便涩滞，口燥咽干，烦闷不睡。内医调理其病日重，偶见问之。予曰：恐内痈也。请视脉数实而有力，此肠痈已成。用薏苡仁汤加大黄一服，下脓数碗，胀痛顿退；外肿坚硬不散，仍焮作痛，此欲溃脓从外泄也，以十全大补汤，三服脓胀痛而针之；更服八珍汤加牡丹皮、五味子，月余而敛。

《慎柔五书·卷五·医案第五·脾胃例》

汤如玉母，怀七月而生，后每大便甚艰，须二三时方安，百治不效。予谓：肺肠气血不能吹送，欲来不来，乃脾虚也。脾主信，欲来不来，无信也。当补脾肺，使各施其令，而吹嘘之气自如，调理数月而愈。每见鸡雏初生，当肛门内，犹一片色如卵黄，是人物之生，以肠胃为最后。七月而生，肠力未全，必有补血坚筋强力固肠之法，随时进退，与之终身。

便
秘

《张氏医通·卷四·诸呕逆门·噎膈》

喻嘉言治一妇。病膈二十余日，饮粒全不入口，尺脉已绝不至，询其二便，自病起至今，从未一通，一味痰沫上涌，恹恹待尽。诊得上部有脉，下部无脉，是吐则未必死也。但得天气下降，则地道自通，然妇人尺脉全无，莫可验其受孕，万一伤之，呼吸立断。用六君子加旋覆花，煎调赤石脂末，服下呕即稍定，三日后渐渐不呕，又三日后粥饮渐加，举家欣快。但病者全不大便，刻刻以通利为嘱。曰，脏气久结，食饮入胃不多，积之既久。自然通透，若以归、地润肠，恐滞膈而作呕，硝、黄通肠，恐伤胎而殒命。姑弗其请，坚持三五日，气下肠通，腹中之孕，果渐形著，而病全瘳矣。

《孙文垣医案·卷四·新都治验》

一妇，先伤风发热，咳嗽二日，乃分娩，热尚未退，又食鸡汁肉等太早，咳嗽发热愈盛，已八日矣。胸膈胀痛，头痛口渴，大便秘，咳出之痰色黑而臭，小水短少，胁下扯痛，气逆而喘不得卧，左胁不能着席，汗出不止，症甚危急。予以瓜蒌五钱，紫苏子一钱，枳壳、酒芩各六分，前胡、桔梗各五分，粉草三分，生姜三片，水煎饮之。胸膈之痛减半，气喘稍定。次日再进前药，大便用蜜枣导之，热尽退，痛尽减，诸症寻愈。

《续名医类案·卷二十五·产后·大便秘结》

薛立斋治一产妇，大便秘结，小腹胀痛，用大黄等药，致吐泻不食，腹痛，胸结痞。用六君子汤加木香、炮姜，治之而愈。

孙文垣治沈三石夫人，产三日，腹不畅。女科为下之，大泻五六次，遂发热恶心。又用温胆汤止吐，小柴胡退热，数剂，食吐不止，粒米不进。又用八珍汤加童便，昏愦耳聋，眼合口渴，肠鸣（发热恶心，耳聋口渴，多似感症。然此实误下虚之所致，所谓变症蜂起也），眼胞上下及手足背皆浮肿。诊之，六脉皆数。曰：脉数所主，其邪为热，其证为虚。与十全大补汤加炮姜，夜半稍清爽，进一盂，始得开目言语。次日午，以药不接，且言语过多，复昏，时不知人事。翌日，以人参、白术各三钱，炮姜、茯苓、陈皮各一钱，甘草五分。服讫，体微汗，遍身痱瘖，热退神爽。下午，药又不接，且动怒，昏昧如前，六脉散乱无伦，状如解索，痱瘖亦没。亟以人参、白术各五钱，炙甘草、炮姜、制附子各一钱，连进二帖，是夜熟睡，惟呼吸之气尚促（屡进皆效，后之肿毒，自非实症也）。次日，脉转数，下午发热不退，环跳穴边发一毒如碗大，红肿微痛。女科复赞曰：向之发热恶心，皆此所致，姜、附温补误也，须急进寒凉解毒之剂。孙曰：此乃胃中虚火，游行无制，大虚之症，非毒也。若用寒凉，速其死耳。经云：壮者气行则愈，怯者著而或病，惟大补庶可万全。三石然之，仍与前剂，日夕二帖，参、术皆用七钱。服后，痱瘖即起，毒散无踪，热亦退。再以参苓白术散调理而安。是证皆由误下，致变幻百出，可不慎哉。

按：是证多由产后血津虚耗，及平素多火内热之人常有之。虽日数过甚，亦无所害。即欲通之，惟大剂二冬、二地、归、杞、苁蓉，不过一二服即行矣。彼桃、杏、麻、柏及胆蜜之治，犹下乘也。若硝、黄肆用，诚庸医也。

薛立斋治一妇，产后大小便不通，诸药不应，将危矣。令饮牛乳，一日稍通，三日而瘳。人乳尤善。（人乳腻滞，不如牛乳之无弊）

《王孟英医案·卷二·胎前》

叶承恩室，怀妊患感，昏谵不眠，善呕便秘，汗出不解，脉涩口干。乃营阴素亏，邪热内炽。以元参、石膏、知、芩、茹、贝、银花、枇杷、薇、栀、楝、斛，投数帖而愈。

《张聿青医案·卷十七·产后》

某（右），产后腹痛有形，临圊更甚，自汗便秘。此恶露未清，营郁气滞也。延胡索、金铃子、焦楂炭、炒赤芍、火麻仁、乌药、香附、归尾、香橼皮、上徭桂（饭丸）。

《贯唯集·十三 产后》

（案7）顾，右。据述病情由产虚未复，后复郁怒伤及脾家，以致早春阳气发越之时，头晕欲仆，恶心作呕，知饥不能进食，大便久秘，虽通而不爽。刻诊脉象左细数，右搏数，舌白苔燥。此系体虚液亏，而积湿未化也。拟从养液息风，兼清湿浊，缓缓调之。洋参、麦冬、半夏、秫米、橘红、苡仁、佩兰、女贞子、玄参、杏仁、谷芽、藿香、荷叶边、莲子。

《也是山人医案·产后》

苏（三一）新产十朝，阴气下泄，阳从上冒，汗出烦渴，便难腰痛，每假寐，必魂魄飞越，是阴怯而阳无所附之征，即仲景之郁冒见端也，颇宜镇阳。生牡蛎（三钱）、细生地（三钱）、大麻仁（一钱五分）、清阿胶（二钱五分）、麦冬（三钱）、炙甘草（五分）、茯神（二钱）、柏子仁（二钱）。

十一、治小儿秘

《续名医类案·卷二十八·小儿科·痘疹》

一儿疹出紫色，便秘溺涩，烦躁闷乱，急以大柴胡汤利之而愈。

一儿疹出，腹饱便秘，乃内伤所发也，乃承气汤下之愈。

一儿疹正出，而恣食停滞，腹饱便秘，壮热谵语，急以大黄、瓜蒌、枳实、厚朴、黄连、甘草等药利之。而尚喘嗽、脉迟肢冷，以附子理中汤，又归芍六君汤治之而愈。

一儿疹尽出，壮热秘结，喘胀谵语，此毒壅犹不尽透也。急以黄连、瓜蒌、枳壳、石膏、桑皮、知母、人中黄等药治之愈。

《续名医类案·卷二十八·小儿科·赤丹》

一小儿患赤丹，外势虽轻，内苦便秘，此患在脏也。服大连翘饮，敷神功散而瘥。（又大连翘饮。歌诀曰：连翘荆芥通车芍，归活风柴蝉共甘，等分栀芩还减半，煎须紫草正相堪。文田按：三方均出明代许续《婴童百问》）

《续名医类案·卷二十九·小儿科·惊风》

便
秘

罗田令朱女，未周岁，病惊风，万用泻青丸，是丸治惊风之秘方也，服之而搐转甚。盖喉间有痰，药末颇粗，为顽痰裹住，黏滞不行之故。乃煎作汤，用薄棉纸滤去滓，一服而愈。（泻青丸：羌活、大黄、川芎、山栀仁、龙胆草、当归、防风，蜜丸芡实大，每服半丸，竹叶汤入砂糖化下。雄按：用药之法，不可不相其机而投之也。以此推之，则熟地泥膈之说，亦为痰盛者言也，岂可概谓其非耶？）

《续名医类案·卷二十九·小儿科·发热》

一儿感冷，恶寒大热，用发药则汗出热退，过一二日复热，大便秘，必里未解也。服四顺清凉饮，利一行，热退，隔日又热，小便赤。服导赤饮热退，过三日又热。庸劣者几无措手矣。诊其脉，脉已和。既发汗又利小便，其气已虚，阳气无所归，皆见于表，所以热。以六神散和其胃气，加乌梅一枚，令微有酸味，收其阳气归内，服此全愈。（无名氏）

《续名医类案·卷三十·痈症》

薛立斋治一三岁小儿，臂患毒焮痛，服解毒丸，及搽神功散而消。常治便秘，或烦躁，服五福化毒丹亦效。若脓成者，急刺去，用纸捻蘸麻油纤疮内，以膏药贴之。若儿安静，不必服药。候有脓取去，仍用纤贴。有小儿疮毒不愈，或愈而后发，皆因其母食炙爆辛辣，或有热症，宜先治母热，就于母药中加漏芦，令母服之，其疮亦愈。

《古今医案按·卷十·幼科·热证》

立斋治李阁老子，潮热，饮食如故，自申酉时甚，至子丑时方止，遍身似疥，大便秘结，小便赤涩，热渴饮冷。薛以为脾胃实热，传于肺与大肠。先用清凉饮四剂，结热始退，又用四物、柴胡、黄连数剂，其疮渐愈，彼欲速效。另用槐角丸之类，诸证益甚，仍以前药更加桃仁、赤芍，至百剂而愈。

《王氏医案绎注·卷四》

赵女患发热呕吐，口渴便秘，而年甫三龄，不能自言病苦。孟英视其舌，微绛而苔色干黄，因于海蜇、鼠矢、竹茹、知母、花粉、杏、贝、栀、斛之药二剂，果下未化宿食，色酱黏腻。淡海蜇先煎五钱，两头尖二钱，姜竹茹一钱半，姜知母一钱半，南花粉二钱，苦杏泥次入一钱半，川贝杵二钱，黑栀皮一钱半，石斛先煎三钱。

仲夏瘄疹流行，幼科执用套药，夭折实多，刘某子甫五龄，陆某见其瘄点不绽，连进桂柳等药，壮热无汗，面赤静卧，二便不行。孟英视之，投犀羚白虎汤而转机。陆某力沮石膏不可再饵，仍进温散，以至气喘痰升，复加麻黄八分，欲图定喘，而喘汗濒危，二便复秘。再恳孟英救之，投白虎加西洋参竹叶而愈。继有房氏子亦为陆某误用温散致剧，痰喘便秘，口渴神昏，溲碧肢瘈。孟英予大剂白虎汤加犀角、元参、竹叶、木通，调紫雪，四剂始安。犀角、羚角各二钱，先炭煨六句钟，生石膏先煎六钱，酒炒知母一钱半，西洋参一钱，冬瓜皮三钱，鲜地骨皮三钱，济银花三钱，姜竹茹二钱，鲜竹叶一钱，整荸荠洗打一个。房氏予方，生石膏先煎六钱，酒炒知母一钱半，犀角先煎二钱，元参片泡冲去渣三钱，鲜竹叶一钱，细木通五分，药调送紫雪一分。

《王氏医案绎注·卷七》

周鹤亭子年甫五龄，痘后月余，清凉药尚未辍，忽发壮热，幼科治之，势益张，肢瘈面赤，呕吐苔黄，渴而溺清，时或昏厥，证交六日。孟英诊之，脉甚弦洪滑数，心下拒按，便秘汗多，投小陷胸加石膏、知母、花粉、竹叶、枇叶、贝母、雪羹。玩溺清及时或昏厥，痰热全在肺经气分，洪数为阴虚夹热。故用雪羹，半夏合石膏辛凉解表，合知、连辛苦豁痰，姜炒川连四分，制半夏研次一钱半，蒌仁研一钱半，生石膏先煎五钱，姜炒知母一钱半，南花粉一钱半，鲜竹叶八分，川贝母杵三钱，姜枇叶刷包一片，整荸荠四钱，淡海蜇先煎八钱。二剂各恙皆减，溲赤便行，继予清养而安。清养方，去蒌连石膏竹叶，加西洋参一钱，北沙参二钱，石斛先煎三钱，旋覆包先一钱，炒冬瓜子一钱半，北梨肉三钱。

十二、治温病兼便秘

《临证指南医案·卷四·便闭》

汪　秋暑秽浊，由吸而入，寒热如疟，上咳痰，下洞泄，三焦皆热，气不化则小便不通。拟芳香辟秽，分利渗热，必要小溲通为主。藿香梗、厚朴、檀香汁、广皮、木瓜、猪苓、茯苓、泽泻、六一散。又，昨进分消方，热势略减，小便略通，所有湿热秽浊，混处三焦，非臆说矣。其阴茎囊肿，是湿热甚而下坠入腑，与方书茎肿款症有间，议河间法。飞滑石、石膏、寒水石、大杏仁、厚朴、猪苓、泽泻、丝瓜叶。又，川连、淡黄芩、生白芍、枳实、六一散、广皮白、生谷芽。

陈　暑热不得解散，壅肿癃闭，宜通六腑，已现痉厥，非轻小症。防己、茯苓皮、猪苓、通草、海金沙、苡仁。又，经腑窒热不通，治在气分，三焦之病何疑。滑石、石膏、寒水石、猪

第八章　医案医话

·279·

苓、泽泻、蚕砂汤煎药。又，定三焦分消，萆薢、杏仁、厚朴、大腹皮、猪苓、泽泻、海金沙煎汤。

许　暑湿热，皆气分先病，肺先受伤，气少司降，致二便癃闭。此滋血之燥无效，今虽小安，宜生津清养胃阴。麦冬、知母、甜杏仁、白沙参、三角胡麻。

《临证指南医案·卷四·疸》

张（三二）　述初病似疟，乃夏暑先伏，秋凉继受，因不慎食物，胃脘气滞生热，内蒸变现黄疸，乃五疸中之谷疸也。溺黄便秘，当宣腑湿热，但不宜下，恐犯太阴变胀。绵茵陈、茯苓皮、白蔻仁、枳实皮、杏仁、桔梗、花粉。

《孙文垣医案·卷四·新都治验·程内眷新寡七日染疫适值梦泄神昏谵语》

程家内眷，藏溪汪氏女也。乃夫殁于疫疠，新寡七日，疫即及之。大热头疼，口渴，胸胁并痛。医与小柴胡汤，夜忽梦夫交泄而觉，冷汗淫淫，四肢如解，略不能动，神昏谵语，面如土色，舌若焦煤、强硬。迟予诊之，六脉沉弦而数，大小便俱秘，此亦阴阳易类也。疫后有是，危已极矣。予以生脉汤加柴胡、黄芩、桂枝、甘草，水煎成，将乃夫昔穿旧裤裆烧灰调下两剂而神醒，体温，汗敛，舌始柔和，焦也渐退。次日，仍以前方加酸枣仁、竹茹，四肢始能运动，乃饮粥汤。仅一子甫十岁，一女甫十四，继被疫困，均以六神通解散汗之而安。妯娌及婢辈六人皆六神通解散瘳之。举家德予，以为再造。

《寓意草·治钱仲昭伤寒发斑危证奇验》

钱仲昭患时气外感三五日，发热头痛，服表汗药，疼止热不清，口干唇裂，因而下之，遍身红斑，神昏谵语，食饮不入，大便复秘，小便热赤，脉见紧小而急。谓曰，此证全因误治，阳明胃经表里不清，邪热在内，如火燎原，津液尽干，以故神昏谵语，若斑转紫黑，即刻死矣。目今本是难救，但其面色不枯，声音尚朗，乃平日保养，肾水有余，如旱田之侧，有下泉未竭。故神虽昏乱，而小水仍通，乃阴气未绝之征，尚可治之，不用表里，单单只一和法，取七方中小方，而气味甘寒者用之。惟如神白虎汤一方，足以疗此。盖中州元气已离，大剂、急剂、复剂俱不敢用，而虚热内炽，必甘寒气味，方可和之耳，但方须宜小，而服药则宜频。如饥人本欲得食，不得不渐渐与之，必一昼夜频进五七剂，为浸灌之法。庶几邪热以渐而解，元气以渐而生也。若小其剂复旷其日，纵用药得当，亦无及矣。如法治之，更一昼夜而病者热退神清，脉和食进，其斑自化。

《寄圃医案·卷二·暑证治效》

苏茶馆内人夏氏，年近五十，身素瘦弱，盛暑得病半月，历医数人。因其身热烦躁，舌干口燥，间出妄语，胸前发红疹数十点，皆作伤寒治之。至十七日，招余一诊，以备终事。诊其脉，细迟无力，重取欲绝，并无伤寒六经形证，乃中暑虚热也。以汤试之，惟咽一口，响至少腹。唇口虽干，全无血色，渴惟热饮。病中日出大便，惟三日未通，此腹馁，非阳明内实也。斑乃胃虚，虚火游行于外。急用米汤以救胃气，药用人参、白术、麦冬、五味、茯苓、甘草、陈米。甫一剂下咽，即神清舌润，斑俱散矣。劝其进食，其夫恪守前医之言，坚不与食，至夜则咬

便秘

牙寒战，现虚寒真象。再用理中苓桂，温补回阳，后虽欲进食，而胃气大伤，见食即呕，乃于榻前烹炮香饵以诱之。温剂两月，方得起床。袁调寡内人，年近五十，身肥，夏月患病，昼夜不寐，痰喘呕逆，大小便秘，将十日矣。历医多人不效，惟治棺于卧侧，以待死耳。其婿邀诊，以决迟早。诊其脉，弦而滑，重按有力，其证烦渴发晕，呕哕不食，痰喘不能卧，有汗身热，前后便秘，喜暗畏日，窗牖布障。余曰：此暑痰也，何至于死。以大剂古方香薷饮加二陈汤合剂，令煎热服。病者云：大小不通，服药徒胀，惟候死耳。延至次日，其婿力劝，方服一剂，吐痰涎甚多，微得汗，即合目，略睡片时。再进次剂，腹内肠鸣，大小便齐通。次日再邀诊视，抬棺他所矣。

《续名医类案·卷三·温病》

陆肖愚治邹氏子，年十八，新婚感冒，症似伤寒。或以九味羌活汤投之，加呕吐，一二日不止。改用藿香正气散，吐少止而倦乏，食即饱闷，腹中漉漉有声，四肢微厥，小便赤短，大便或溏或秘，口渴而不喜饮，昼轻夜重，烦闷。有主调气者，清火者，滋阴者，皆不效，而滋阴犹为不宜。脉寸关沉缓而细弱，尺脉颇和。曰：此得之劳烦伤气，非得之使内伤阴也。用四君子汤加枣仁、豆蔻仁、木香、姜、枣，数剂如故。乃倍加人参，加熟附子五分，而胸膈宽，饮食进，二十剂全愈。

吴某病感症，先微寒，继壮热，头眩恶心，吐沫不绝，胀闷懒言，气难布息，四肢麻木酸痛，腰痛如折，寝食俱废，大便秘结。医与消暑解表消食，益热益胀，不时昏绝。脉左手沉细，右手缓大，皆无力，面㿠白，舌苔嫩且白滑。知其多欲阳虚致感也，与养荣汤加附子。或疑热甚兼胀，而投温补何也？曰：但服此，诸症自退。若再用芩、连、枳、朴，则真误事矣。一剂即卧，醒则大叫冷甚，比及半时，汗出如雨。再剂胸宽食进，便通热退。又以两腿外廉疮肿烂臭，浓水淋漓，痛痒俱甚，一切膏丹洗帖不愈，已六七年。问治当何法？曰：病有内外，源无彼此，此因阳气素亏，不能下达，毒气时坠，不肯上升故也。第以前方作丸久服则阳分充足，气血温和，而毒气自出，疮口自收矣。如言两月而愈。

沈某病感症，身热自汗，或乍寒，倦卧懒言，手足心热，日轻夜重。或与发散愈炽，口渴谵语，烦躁便秘。又杂进寒凉解毒等剂，势垂危。脉之洪大而数，按之不鼓，面色浅红，游移不定，舌黑而润，手足厥冷。此假热也，与八味饮加人参。诸医以火症悉具，力争参、桂、附不可食。曰：外虽似实热，内甚虚寒。初误发散，令精液伤而口渴便秘，烦躁谵妄。复用寒凉，重阴下逼，致龙雷之火不安其宅。非人参、附、桂何以挽回？公等不信，但以附子作饼，热贴脐上时许便觉稍安矣。（外试法妙）试之果然，乃进药，不及一时，面红立退，谵妄烦躁悉除。次用生金滋水，补中益气，调理而愈。未半月，其父亦病感症危甚。杨验其舌黑而枯，满舌遍裂人字纹，曰：脉不必诊也。惊问故。曰：此肾气凑心，亦八味症也，误用芩、连无救矣。盖昨一日夜，果服芩、连两许。问何以知之？曰：舌上明明现出耳。姑求一诊，以冀万一。曰：脉隐而难凭，不若舌之显而可据也，何必诊？逾日果殁。

诸某，年五十四，冬杪劳力致感冒，头痛发热，时作微寒。缘混表太过，只口干便秘，壮热不退，复用苦寒泻火，头汗如油，下额脱落，口角流涎，鼾声如锯，语言错乱，甚至循衣摸床撮空，诸恶毕备。脉之洪大躁疾，重按全无，舌糙刺如沙皮，焦黄如烘糕，并舌底俱干燥，敛束如荔枝肉，而满舌却甚胖壮，日进稀糊碗许，大便半月未行。乃曰：若论外象，百无一治，幸脾气不泻，胃气不绝，尚有生理，第服药后神得收敛而睡，脉得静细而沉乃佳。遂以大剂养荣汤，重加附子与之，服讫果睡，脉亦和。四剂舌转红润，恶症悉退，频进稀粥。惟交阴分，尚有微热，咸疑阳药助火，欲去芪、术、桂、附。曰：劳伤脾肺，气虚发热，非甘温不能除，方嫌火力不及，不能蒸土回阳推出邪气耳。俟其力到，地气升而为云，则天气降而为雨，顷刻为清凉世界矣。守方十二剂，始战汗，汗后身冷如冰，问之不应，推之不理，或问其故。曰：此病既到今日，断然不死，不过汗后亏其外卫之阳，故身倦懒言，无气以动，子刻自平复。已而果然。次日欲便，扶至圊，虚坐努责。数日，忽小水癃闭，点滴不能出，小腹胀痛不可言。此因大便弥月不行，肠胃所积已多，今频加努责，将宿物推进大肠，致壅塞膀胱，所以癃闭不出也。须以轻清之剂升降之，则小水自利。立煎补中益气与饮，顷刻即通，大便亦润。继以养荣作丸，用补中益气汤煎送之，两月而健。

便秘

　　一妇人，四旬外，头痛发热，口干便秘，不眠，已月余矣。此邪风外煽，实热内燔，表里邪结之候也。前所用药，亦是发表攻里，而不愈者，药不胜病耳。今上下分消，表里交治，而于攻发之中，仍用温养，斯汗不伤于过，下不伤于峻也。用荆、防、薄荷、麻黄轻阳发表，使邪从汗而散于上，大黄、芒硝、栀子、滑石通幽利水，使邪从便而泄于下，黄芩、连翘清其上，白芍、甘草和其中，桔梗、石膏开其肺，川芎、归、芍养其肝，一剂而减，三剂而安。

　　陈士华兄，武生也，随乡试伊迩，日与朋友练习技勇，忽感冒，医治月余不效。脉之弦大而涩，外症不发热，大便秘，小便少，两额深紫若胭脂，腰痛，口干不欲食。所服药，类皆燥散之品。此少阴不足，劳伤外感，治之失宜，热邪内陷，法当内托，令其汗出自愈。用熟地、生地、杞子各三钱，蒌仁二钱，黄芩二钱，石斛三钱，傍晚服下，黄昏胸膈胀闷欲绝，躁扰异常。其家大怒，以为用补必死矣，怒持药瓯掷之门外，环视涕泣。一更后，忽大汗如雨，衣被沾湿，汗止即索粥，连进两盏，已而酣睡达旦。明晨延诊，脉已圆滑，颊赤亦退，第困乏无力耳。因问夜来胀闷汗出之故，曰：病因前药劫其津液，外邪乘虚内结，今以大剂甘润投之，即借其热结之力，蒸郁勃发，乃一涌而汗出邪散，此所谓内托之法也。令以前方再服四剂，病即起矣。如言而愈。

　　《续名医类案·卷四·暑》

　　申叔旆触热过梁溪，归而眩晕麻瞀，发热便秘，服黄连香薷不应。用凉膈散，便通。或时昏眩不省，或时四肢清冷，而晡时为甚。诊之，脉弦细而芤。此暑伤心包，阳气郁伏，所以有似阴寒也。与生脉合保元，清理肺胃，则包络自宁矣。

　　《续名医类案·卷四·热病》

　　杨乘六族弟患热症，六七日不解，口渴便秘，发狂逾墙上屋，赤身驰骤，谵妄骂詈，不避亲疏，覆盖尽去，不欲近衣，如是者五日矣。时杨以岁试自苕上归，尚未抵岸。病人曰：救人星至矣。问是谁？曰：云峰大兄回来也。顷之，杨果至，家人咸以为奇。视之良久，见其面若无神，两目瞪视，其言动甚壮劲有力。意以胃中热甚，上乘于心，心为热冒，故神昏而狂妄耳。不然，何口渴便秘，白虎、凉膈等症悉具耶？及诊其脉，豁大无伦，重按则空。验其舌，黄上加黑，而滋润不燥。乃知其症由阴盛于内，逼阳于外。虽壮劲有力，乃外假热而内真寒也。其阳气大亏，神不守舍，元神飞越，故先遇人于未至之前。遂以养荣汤加附子、倍枣仁、五味、白芍，浓煎与之。一剂狂妄悉除，神疲力倦，熟睡周时方寤，渴止食进而便通矣。继用补中益气加白芍、五味而痊。

李氏妇年六十余，患热症，胸痛闷，神昏沉，气粗便秘，发散消导增甚。脉之滑数，重按有力，面色壅热通红，满舌黄苔，中间焦黑。此食滞中宫，贲门壅塞，太阴之气阻而不运，阳明之气抑而不伸，郁而为火也。以大剂疏肝益肾汤，倍熟地与之。当晚下黑矢数十块，诸症大减。次日再诊，脉见浮洪，舌上焦燥黄苔尽脱，而其色反黑如炭。问曰：症减而舌反黑，何也？曰：向者食滞便秘，上下窍不通，火闷不舒，其焰不能上达。今与以纯阴之剂，使便得通，则壅塞之火，随便泄去。而余火未尽者，复炎而上行，故舌反黑耳。前方加枣仁、当归、山栀，以滋水清肝。舌黑退，再以生金滋水，及六君子加当归、白芍，全愈。

《续名医类案·卷五·疫》

喻嘉言治钱仲昭，患时气外感三五日，发热头疼。服表汗药，疼止热不清，口干唇裂，因而下之，遍身红斑，神昏谵语，食饮不入，大便复秘，小便热赤，脉见紧小而急。曰：此症前因误治阳明胃经，表里不清，邪热在内，如火燎原，津液尽干，以故神昏谵妄。若斑转紫黑，即刻死矣。目今本是难救，但其面色不枯，声音尚朗，乃平日保养肾水有余，如旱田之侧，有下泉未竭，故神虽昏乱，而小水仍通，乃阴气未绝之征，尚可治之。不用表里，单单只一和法，取七方中小方，而气味甘寒者用之，惟如神白虎汤一方，足以疗此。盖中州元气已离，大剂、急剂、复剂，俱不敢用，而虚热内炽，必甘寒气味，方可和之耳。但方虽宜小，而服则宜频，如饥人本欲得食，不得不渐渐与之，必一昼夜频进五七剂，为浸灌之法，庶几邪热以渐而解，元气以渐而生也。若小其剂，复旷其日，纵用药得当，亦无及矣。如法治之，更一昼夜，热退神清，脉和食进，其斑自化。

张学海业医，以疲于临症，染时疫，微寒壮热，头痛昏沉，服发散药数剂，目直耳聋，病热增剧，口渴便秘。改用泻火清胃解毒等剂，热尤炽，油汗如珠，谵语撮空，恶候悉具。杨诊之，其脉洪大躁疾而空，其舌干燥，焦黄而胖。时满座皆医也，佥拟白虎承气。杨以养荣汤，用参、附各三钱，与之曰：服此后，当得睡，睡醒则诸脉俱静，诸病俱退，而舌变嫩红滑润矣。第无挠旁议。翌日复诊，果如所言。盖病有真假凭诸脉，脉有真假凭诸舌。如系实症，则脉必洪大躁疾，而重按愈有力。如系实火，则舌必干燥焦黄，而敛束且坚卓，岂有重按全无，满舌俱胖，尚得谓之实症也哉？仍用原方，减去参、附一半，守服数剂而愈。

《续名医类案·卷二十·二便不通》

孙文垣治袁洪溪，以冲暑往来，经略政事，致发热燥渴，因过食冰浸瓜果，遂成泄泻，小水短少。医与胃苓汤加利药，泻止，而小水失其常度，脐下胀急，立溺则点滴不出，卧则流溢不竭，以频取夜壶，致通宵不寐。治半月，精神削，寝食废。诊之，两寸短弱，关缓大，两尺洪大。此余暑未清，素善饮，湿热流于下部也。以益元散三钱，煎香薷汤服之，略无进退，脉亦如昨。再思之，此盖尿窍不对也。膀胱者，脬之室也。脬中湿热下坠，立便则窍不对，小水因不得出，卧则脬下坠而渗出膀胱，犹以窍不对，涓涓流溢，不能畅达，故了而不了也，治惟提补上中二焦元气，急用三一承气汤下之。服后微利随秘，又加小腹绕脐满痛，复用舟车丸、遇仙丹，每空心一服，日利三五次，里急后重，下皆赤白。如此半月，日夜呻吟，惟进米饮及茶盂许。诊得两寸沉伏有力，两关洪缓无力，两尺不见。曰：关尺无恙，病在膈上，此思虑劳神，气秘病也。以越鞠汤投之，服一盂嗳气连出，再一盂大小便若倾，所下皆沉积之物，浑身稠汗。因进姜汤一盂，熟睡。睡觉，粥进二盏。复诊脉平，调理气血而愈。

《扫叶庄医案·卷三·夏暑湿热》

春夏地气上升，身处山麓，亦有瘴气混于水土之中，饮食不觉，脾胃气困，频年长夏舌黄腹胀，便秘成泻，皆湿阻清浊不分。两年治效，多以分消，每交春深，山行蔬食，俾气清流畅，则无是病。生白术、米仁、广皮、苓皮、厚朴、生智仁、桔梗、金石斛汁法丸。

《古今医案按·卷二·大头瘟》

泰和二年四月，民多疫病，初觉憎寒壮热体重，次传头面肿甚，目不能开，上喘，咽喉不利，舌干口燥。俗云大头伤寒，染之多不救。张县丞患此，医以承气汤加蓝根下之，稍缓。翌日其病如故，下之又缓，终莫能愈，渐至危笃。请东垣视之，乃曰，身半以上，天之气也，邪热客于心肺之间，上攻头面而为肿，以承气泻胃，是诛伐无过，殊不知适其病所为故。遂用芩、连各五钱，苦寒泻心肺之火，元参二钱，连翘、板蓝根、马勃、鼠黏子各一钱，苦辛平，清火散肿消毒，僵蚕七分，清痰利膈，甘草二钱以缓之，桔梗三分以载之。则诸药浮而不沉，升麻七分，升气于右，柴胡五分，升气于左，清阳升于高巅，则浊邪不得复居其位。经曰，邪之所凑，其气必虚，用人参二钱以补虚，再佐陈皮二钱以利其壅滞之气，名普济消毒饮子。若大便秘者，加大黄共为细末，半用汤调，时时服之，半用蜜丸嚼化，且施其方，全活甚众。

《王孟英医案·卷一·伏暑》

钱君友琴，年五十九岁。曾于七月间患滞下，自服大黄一剂而瘥。季秋患寒热时作，自服柴、桂等药，病益甚，狂躁欲啖西瓜，而服石膏。余诊之，脉滑右甚，苔色腻黄，便秘溲短，胸痞不沾粒米。乃暑湿夹痰阻于气分，治宜开泄，白虎不可投也。用蒌、薤、枳、朴、连、夏、茹、芩、菀、桔，服三剂。二便既畅，胸次豁然而愈矣。

《王氏医案绎注·卷二》

刘廉方受暑，医治垂危，孟英诊之，裸卧昏狂，舌黑大渴，溺赤便秘，脉数而芤。予犀角地黄汤加减，服之神识已清，略能进粥，颇知问答，大有生机，仍处甘凉以赠之，嗣误热药致死。此证可生在大渴，大渴则肺阳尚旺，病情全系热邪由气传营之象。脉数而芤，芤为虚，此证阴虚重于热实。磨犀角冲一钱，大生地八钱，元参片一两，二味开水泡汤，去渣用汤煎药，酒炒

·284·

知母三钱，明天冬六钱，鲜地骨皮五钱，鲜石斛杵先一两，鲜茅根五钱，枯青果连核杵先三个，云茯神三钱，龟板胶二钱炖和服，济银花次入八钱。神识已清，颇知问答，则营热已解，亟宜清其气分之热，故处甘凉以赠之。方用生石膏先煎八钱，酒炒知母三钱，北沙参八钱，花麦冬四钱，蜜炙枇叶刷包三钱，生粉草三钱，南花粉四钱，鲜地骨皮五钱，蜜水拌鲜芦根一两，甜杏仁三钱，冬桑叶三钱，青果连核杵先三个。

《王旭高临证医案·卷之一·温邪门》

杨　胸闷头痛，寒热往来。邪在少阳，有汗而热不解，是伤于风也。舌薄白，边色干红。阴亏之体，邪未外达，而津液暗伤，渐有化燥之象。症交七日，中脘拒按，似欲大便而不得出，少阳之邪传及阳明，胃家将燥实矣。防其谵语，拟少阳、阳明两解法。柴胡、淡芩、半夏、枳实、甘草、香豉、黑栀、蒌仁、桔梗、滚痰丸（钱半）。渊按：从大柴胡、陷胸变化，不用大黄、黄连，以阴亏液伤，拒按在中脘，不在大腹也。借滚痰丸以微通之，心灵手敏。

又，得汗得便，邪有松机，是以胸闷、心跳、烦躁等症悉除，而头痛略减也。虽自觉虚馁，未便多进谷食，亦未可就进补剂，但和其胃，化其邪可耳。香豉、豆卷、半夏、川贝、赤苓、陈皮、郁金、川斛、通草、竹茹。

又，用和胃化邪法，一剂颇安，二剂反剧。良以畏虚多进谷食，留恋其邪，不能宣化，郁于心胸之间，湿蕴生痰，热蒸灼液，烦躁、恶心、错语。两手寸关脉细滑数，两尺少神，舌边干红，心苔黄腻，皆将燥未燥，将陷未陷之象。拟导赤泻心各半法，生津化浊，和胃清心。犀角、川连、鲜斛、枳实、半夏、赤苓、连翘、黑栀、橘红、生甘草、通草、郁金、竹茹、芦根。万氏牛黄清心丸（五分）。渊按：阳明痰热未清，遽进谷食，致有下文如是大变。宜仿仲景食服法，佐大黄以微下之。

又，症交十三日，身热不扬，神昏，舌短苔霉。邪入膻中，闭而不达。急急清泄芳开，希冀转机。犀角、连翘、枳实、竺黄、芦根、菖蒲、黑膏、牛蒡、元参、薄荷根、郁金、鲜斛、紫雪丹五分，另调服。

又，神情呼唤稍清，语仍不出，邪欲达而不达。胸胁红点稍现，迹稀不显，斑欲透而不透。口臭便秘，时觉矢气，阳明燥实复聚。舌短心焦边绛，膻中之火方炽。芳开清泄之中，参以生津荡实。前方加沙参、细生地、磨大黄。

又，口臭喷人，胃火极盛。斑疹虽见，透而未足。目赤神糊，脉洪口渴。急急化斑为要。古法化斑，以白虎为主。今仍参以犀地清营解毒，再复存阴玉女煎。犀角、黑膏、麦冬、竺黄、大生地、知母、沙参、洋参、菖蒲、人中黄、芦根、石膏（薄荷打）。渊按：前方未知下否。若未通，可再下之，所谓急下以存阴也。有犀地、白虎清营救液，见证有实无虚，不妨放胆。

又，目能识人，舌能出口，症渐有生机。当大剂存阴，冀其津回乃吉。大生地、鲜石斛、麦冬、洋参、元参、生甘草、鲜生地、石膏、犀角、沙参、蔗汁。

又，黑苔剥落，舌质深红，阴津大伤，燥火未退，左脉细小，右脉洪大，是其征也。际此阴伤火旺，少阴不足，阳明有余，惟景岳玉女煎最合。一面存阴，一面泻火，守过三候，其阴当复。鲜生地、生石膏、元参、洋参、大生地、黑山栀、生甘草、知母、沙参、连翘、芦根。渊按：右脉洪大，阳明热结夹滞显然。

又，频转屎气，咽喉干燥，燥则语不出声。此阳明火势熏蒸，津不上承。重救其阴，兼通其腑，再商。大生地、鲜生地、麦冬、生军、海参、北沙参、生甘草、元参、元明粉。渊按：从前欠下，尚是实热见象，海参嫌腻膈。

又，下后液未回，急当养阴醒胃。生洋参、茯苓、橘红、麦冬、蔗皮、大生地、石斛、沙参、元参、谷芽。

又，耳聋无闻，舌干难掉，阴津大伤。用复脉法。大生地、麦冬、元参、洋参、阿胶（川连三分，拌炒）、生甘草、鸡子黄。

又，迭进滋阴大剂，生津则有余，泻火则不足。今交三候，齿垢退而复起，神识已清，非阴之不复，乃燥火未清耳。今当法取轻灵。洋参、枳壳、川贝、橘红、赤苓、枣仁（猪胆汁炒）、川连。雪羹汤煎。

又，诸恙向安。每啜稀粥，必汗沾濡，非虚也，乃津液复而营气敷布周流也。小溲涩痛，余火未清。惟宜清化。冬瓜子、鲜石斛、通草、黑栀、生谷芽、甜杏仁、甘草梢。

便
秘

又，病退。日间安静，至夜发热神昏，乃余热留于营分也。小溲热痛，心火下趋小肠。仿病后遗热例，用百合知母滑石汤合导赤散。木通、草梢、竹叶、知母、鲜生地、滑石、百合，泉水煎服。

《慎五堂治验录·卷七》

（案255）唐少渊令正，戊寅，北漳泾。感受新凉，伏暑随发，自投清泄消补均皆弗效。身热无汗，时淡时炽，寐中谵语，即服清心，驯致热如炽炭，足冷似冰，面赤如涂赭，唇焦而且黑，口渴腹满，便秘太息，痰涎上泛，脉形左微右大，沉部搏指。此暑蕴太盛，少阳阳明为病，因循致剧也。考仲祖有表里两解之大柴胡汤，素体不足之躯，仿其意为之。青蒿（三钱）、全瓜蒌（八钱）、干藿斛（三钱）、川贝（三钱）、豆豉（四钱）、咸苁蓉（三钱）、枇杷叶（一两）、桑叶（三钱）、薄荷（六分）、野白蔷薇花露（二两）。昨投表里双解，诸症皆减，大便未通。再拟原方减辛散，增咸苦下降，若得更衣，上泛之痰可从下降矣。前方去豉、薄，加旋覆花、杏仁。

便仍未通，热势更炽，汗液微出，寐仍谵言，胸闷不食，耳聋口渴，舌红苔黄。津泽全无平明，面赤神烦，痰升作恶，伏邪恋久，阳明腑实。治以清化，双解表里。鲜石斛（五钱）、蝉衣（五分）、瓜蒌皮（一两）、佛手（一钱）、白知母（三钱）、桑叶（三钱）、碧玉散（七分）、宋夏（一钱）、夏枯花（三钱）、稻叶（一两）、枇杷叶（五钱）。

便仍未通，热势似减，阳明腑实，宗仲祖法变体应之。瓜蒌皮（一两）、鲜石斛（五钱）、川贝（三钱）、知母（三钱）、元明粉（一钱半）、二生稻（一两）、桑叶（一钱半）、夏枯花（三钱）、栝楼根（一钱半）、碧玉散（七分）、白荷花露（二两）。

三投清泄通腑，连得矢气数枚，便虽未通，寐中安稳如常，微汗，高热渐淡，口干甘苦，黄苔较淡，余氛未靖，胃气大困。法当清养兼施，是一以渥余氛，一以苏胃困耳。鲜石斛（五钱）、金石斛（一钱半）、桑叶（三钱）、二生稻（一两）、川贝（三钱）、大麦仁（五钱）、茯神（二钱）、鲜竹沥（二两）、花粉（三钱）、瓜蒌皮（三钱）、知母（三钱）、鲜佩兰（一钱半）、佛手（一钱）。各恙皆安，白瘖层布，口甜腹鸣，脉数舌干。胃液来复，肺气自肃，所遗之邪无容留而外出，诚愈征也。二生稻（二两）、大麦仁（一两）、鲜佛手（一钱）、枇杷叶（一两）、甜杏仁（五钱）。

《慎五堂治验录·卷九》

（案351）朱和尚，八字庙。暑湿秽浊之气从口鼻吸受，分布三焦，弥漫胸脘，则腹胀如鼓，微汗微热，便秘不纳，口腻头昏，气机不运。治当逐邪调气，使气机升降自安。广藿梗（一钱半）、香附（三钱）、蒌皮（四钱）、制半夏（二钱）、广郁金（一钱半）、滑石（三钱）、豆卷（三钱）、生姜衣（四分）、降真香（一钱半）、杏仁（三钱）、青蒿（三钱）。

《竹亭医案·卷之四》

（案15）海盐张铁珊堂侄身热、耳聋、便秘治验。张铁珊堂侄，戊寅秋，年十八岁。身热数日，热非壮热。口干喜饮，却不多饮。舌苔中央腻滞淡黄，不饥纳少。问答尚清，起坐自如。兼之耳聋，脉左大于右。此暑伏湿闭之象也，拟清解以和之。方用小柴胡去参，加葛根、香薷、瓜蒌皮、赤苓、花粉辈，加藕煎服。热稍缓，小溲增。但舌根腐腻、苔黄，大便十有余日未解，有欲解未能之势。宿垢内蕴，以解表通里法。方用瓜蒌实、豆豉、槟榔、枳实、黄芩、油当归、大腹绒七味。煎好去渣，入元明粉二钱冲服。服此，病如前，惟舌根之腐腻、黄苔十减其半。

复诊：热缓，头尚重，小溲赤，大便欲解未能，小腹气紧，即有转失气下。夜来热减，而又有似寒之势。究竟邪未尽彻，宿垢停滞，二者兼治，斯为善矣。葛根（一钱半）、蔓荆子（一钱半）、秦艽（一钱半）、小生地（三钱）、丹皮（一钱半，炒）、黑山栀（一钱半）、赤苓（三钱）、生甘草（六分）、黄芩（一钱半，炒）。上九味煎好去渣，入更衣丸一钱，药汤送。服后次日，身热渐退，头重亦平。灯后解结粪尺余一条，顷之又结块数枚。自觉软倦，随饮稀粥安卧。

复诊：再以小生地、鲜石斛、生谷芽、甘草、藿梗、陈皮、赤苓、苡仁，加荷蒂一枚，两剂而痊。

《竹亭医案·卷之五》

（案38）湖广周正珽暑湿症误治几危奇验。湖广周正珽，年五十三，己丑八月十四日诊，暑湿症误治几危治验。病由七月间暑湿内侵，寒热胸闷。医以清疏却湿，热虽退，而胸闷、痰多、溲赤、便秘未减。更医，医以清凉佐大黄、芒硝等服之，大便仍未解。又以消导佐更衣丸，亦不解。又有用麻仁丸等法，不应。医更数手，非但便秘十余日不通，反增口糜、咽干，舌苔淡白湿润，上腭、两颔干燥无津。刻吐白痰，黏腻如胶，状若瓜子大，时吐无宁刻。小溲短赤，大便十余日未解，食饮甚少。细审之，因口苦黏腻，痰胶满嘴，牙龈白腐，上腭干涸，以故粥难下咽，惟用炒米泡汤咽下以充饥，非不欲食者可比。于八月十四延治，诊其脉左沉细如丝，右脉稍大于左，亦在沉小、弦细之间。知其中焦阻膈，上则口糜，下则便秘。概以通幽攻伐，非惟大便不通，徒伤中气，无怪乎口糜腐而干涸喜饮也。当以厚朴、蒌仁、二苓、麦、斛、阿胶、南枣、元参辈服之，肢体少有微汗，身中渐有活动之机。

次日，原方去厚朴、阿胶，加二原地、麻仁等。服后有转失气，而大便仍无，似觉精神稍健，其口苦、黏腻白痰、龈腐、干涸、喜饮、刻吐黏沫无已，俱未一减。经云：膈肠不便，上为口糜，下则便溺不爽者是也。治阳明而兼治少阳，冀其中焦和而口齿利，食饮贪而大便通矣。

八月十六日方附下：小生地（四钱）、瓜蒌仁（三钱）、淡干姜（八分，炒）、僵蚕（一钱半，炙）、地骨皮（三钱）、广藿香（一钱半）、鲜石斛（三钱）、柴胡（八分）、薄荷头（一钱）、归身（一钱半）、生甘草（六分）。上药十一味，煎好去渣，入生白蜜六钱，冲，用此以润大便之燥结。服此一帖，口糜若失，黏腻之痰竟不一吐，且口舌上腭干涸、龈腐亦不自觉矣。

次日，原方去归身、薄荷，加麦冬、赤茯苓等。再剂，胃和食增，惟大便半月未解。仍宜养胃、生津、润燥以通幽，方用生首乌、玉竹、柏子仁、归、陈、麦、斛、枳实、山楂等。煎服一剂，午后大便结粪成条，早晚两次，解之甚畅，诸恙向安矣。

月余之病，医更数手。因妄通大便而致口糜肉腐，甚至食难下咽，几乎误事。得余十六日方，一剂而口糜等全愈，再剂而食进神安。又以生津润燥一剂，而半月之便秘顿通。用药若有神助，全赖心领意会间，非笔舌所能罄其长也。

（案66）汪书蕉二兄时邪内伏身热胸闷治验。文学汪书蕉二兄，年逾六旬，甲午五月五日。感冒时邪，先凛凛而后热，忽止忽作，邪伏膜原，胸闷，舌苔泥白，大便秘，欲解未解，口苦不喜饮。宜以温舒，以退寒热。方用厚朴、草蔻、半夏、黄芩、槟榔、楂肉、大腹绒、藿梗、赤苓、甘草、佩兰叶等。煎服一剂，晡后热退，大便未解，舌苔渐化，小便仍少。

又，晨诊方身热稍缓，又增头胀、胸脘闭闷。中州湿阻未清，究宜祛湿退热，至于便秘且缓治。观其口不欲饮、舌苔白泥、小便短赤，其为湿阻也无疑。服后方一帖，胸闷、头胀顿平，大便渐通。姜厚朴（一钱）、制半夏（一钱半）、瓜蒌仁（三钱）、橘白（一钱）、草蔻仁（六分，炒）、赤茯苓（三钱）、青蒿子（一钱半）、黄芩（一钱，炒）、块滑石（三钱），加生姜八分、松萝茶三分。

又，便结，解之未畅，知饥纳少。坤土未和，以二陈汤加石斛、苡仁、麻仁、柏子仁、枳壳、砂仁壳等十味煎服。服后大便即通且畅，而诸恙向安矣。

《陈莲舫医案·卷上·十七 风温》

（案4）叶，左。身热少许，脘痛便秘，表解而里未通，仍防神志昏迷，脉浮。拟以清泄。冬桑叶、焦山栀、炒瓜蒌、粉前胡、淡豆豉、淡竹叶、炒枳壳、柔白薇、薄荷尖、荆芥穗、光杏仁、方通草、荷叶。

十三、治伤寒兼便秘

《续名医类案·卷一·伤寒》

吴孚先治一人伤寒，身寒逆冷，时或战栗，神气昏昏，大便秘，小便赤（有此二端，便非阴证），六脉沉伏。或凭外象谓阴证，投热剂；或以脉沉伏，亦作阴治。吴诊之，脉沉伏，而重按之则滑数有力，愈按愈甚，视其舌则燥，探其足则暖。曰：此阳证似阴，设投热药，火上添油矣。乃用苦寒峻剂，煎成乘热顿饮而瘥。（寒因热用法）按：内真寒而外假热，诸家尝论之矣。至内真热而外假寒，论及者罕。此案故宜熟玩。

《古今医案按·卷一·伤寒》

孙兆治一人，伤寒五六日，头汗出，自颈以下无汗，手足冷，心下痞闷，大便秘，脉沉紧，或者以为阴结。孙曰：此即仲景所谓半在表，半在里，脉虽沉紧，不得为少阴病也。投以小柴胡汤而愈。盖四肢冷，脉沉紧，似乎少阴，然少阴多自利，不当大便硬，况头者三阳同聚，若三阴经则至胸而还，今有头汗出，似乎阳虚，故曰汗出为阳微，然少阴额上冷汗，同为阴毒矣。故曰阴不得有汗，今头汗出，知非少阴也，与小柴胡汤，设不了了者，得屎而解，仲景虽不立方，可知其为大柴胡汤矣，此亦阳证似阴之一种也。

吴绶治一人，伤寒未经发汗，七八日，经脉动惕，潮热来尤甚，其肉不瞤，大便秘结不行，小便赤涩，以手按脐旁硬痛，此有燥屎也，用加味大柴胡汤下之而愈。

节庵治一壮年，夏间劳役后食冷物，夜卧遗精，遂发热痞闷，至晚，头额时痛，两足不温。医不知头痛为火热上乘，足冷为脾气不下，误认外感夹阴，而与五积散汗之，则烦躁口干，目赤便秘。明日，便与承气下之，但有黄水，身强如痉，烦躁转剧，腹胀喘急，舌苔黄黑，已六七日矣。诊其脉，六七至而弦劲，急以黄龙汤，下黑物甚多。下后腹胀顿宽，躁热顿减，但夜间仍热，舌苔未尽。更与解毒汤合生脉散加生地，二剂热除，平调月余而安。

十四、治痘症兼便秘

《临证指南医案·卷十·幼科要略·痘》

伍氏方，一二日用羌防透肌汤，今人不用，恶其辛温气雄也。一二日壮热气促，烦渴便秘，痘粒不发。翁仲仁云，若非风寒壅遏，定是气虚不振。愚谓近世布痘，每盛发于君相风木燥金司令。盖非火不发也，火郁发之，升阳散火是已。但前症若里热甚重，煎灼脂液，苟非苦寒下夺，佐以升表，不能用也，费建中方颇为中的。石膏、大黄、连翘、赤芍、青皮（腹痛用）、楂肉、花粉、紫草、木通、丹皮（辛凉入血）、犀角（辛凉通血）。

《续名医类案·卷二十六·痘证·小儿痘》

周表侄孙十岁出痘，极稠密，颈项尤多，俗名锁颈，又有暴胀贼痘数粒在各处，其痘初出带紫黑色，医谓断不可治。周视之，已六日余矣，尚无些少脓浆。或者犹欲解毒。周曰：此但脓浆充满便可生，且至此时，尚何毒之可解也？儿素娇，不肯服药，而喜饮酒。（尚能饮酒，非逆症可知）周曰：此时正宜饮酒。遂与参、归、鹿茸汤一大剂，令浓煎汁，以好酒相半，和匀频饮之。自申至辰，服完一剂，其头面各处，已脓浆大半矣。至午刻，忽溏泄二次，知其内虚脾弱也，以参术散投之，稀粥内服二三钱，泄止。再服参归鹿茸汤一帖，遂充满矣。痂后余毒颇盛，大便秘涩，用大连翘饮，加酒炒大黄一钱二分，数剂而安。

《续名医类案·卷二十六·痘证·报痘》

一儿初标于山根，形粗肥，咸谓稀疏可必。至三朝，壮热狂乱，母痘塌陷，颐颏隐隐。徐谓山根属脾，虽粗肥，形似馒头，乃毒乘脾胃。以人牙散入羌活散郁汤治之，痘齐出稠密，陷痘复起。用补中益气汤，浆足结痂，痘色干红少润，唇口裂血，腹胀，便秘溺涩。用滋养清解之剂，便通安枕。又口龈发疳，用清胃解毒汤加连翘。

《续名医类案·卷二十七·血热》

一儿痘稠密绽突，但色紫暗，壮热烦渴，谵语，目赤便秘，乃毒火亢极也。以四顺清凉饮加大黄六钱，微利二度，其势稍减。再剂服之，又利二次，病去其半。再以前方加人参三钱，前症悉平，色见淡白，精神疲倦。邪虽去而正气不足，宜大补之，又以保元汤加芎、归、芍、术而愈。

一儿痘值六月，六朝，痘痛烦渴，气急便秘，乃心肺实热也。恣与凉水梨汁饮之，前症悉平。

《续名医类案·卷二十七·诸热》

一儿痘痂后能食便秘，身热口渴，乃胃有蕴热也，迟则变生。三黄丸、清胃汤，利之而愈。

《续名医类案·卷二十七·渴》

一痘后热渴能食，便秘溺赤，咽干口燥，此心胃二经受邪也，用白虎汤而愈。

《续名医类案·卷二十七·疔》

一痘浆足，发疔数处，壮热烦渴，便秘能食，此有余之毒未尽。以四顺清凉饮，治之而愈。

《续名医类案·卷二十七·夹斑》

一痘后发斑紫色，身热便秘，过于温补也。四顺清凉饮及解毒化斑之剂而愈。

一发斑紫色，烦躁，便秘溺赤，此毒盛也。用黑奴丸而愈。

一发斑赤色，腹胀便秘，此内伤也。调胃承气汤下之，反肢厥，脉沉。附子理中汤、六君子汤治愈。

一痘出斑如锦纹，而间有颗粒，色赤，壮热烦，燥舌苔，便秘，此斑疹并出。调胃承气汤，又用白虎汤合葛根汤而愈。

《续名医类案·卷二十七·谵妄》

周璜子年十三，染痘发热，五日痘不出，发狂谵语，已进保元汤三剂矣。曰：误矣，犯实实之戒也。凡痘发热之初，惊者平之，渴者润之，吐利者和之，便秘者利之，热盛者解之。如无他症，不须服药。今此子元气素厚，饮食凤强，乃以保元汤助火为邪，毒气郁遏，至于狂妄，热已剧矣。宜急下之，与三黄汤，得利，而狂止痘出，至十七日靥。（治痘之法，尽此数语）

《续名医类案·卷二十七·泄泻》

一痘起胀时，忽泻，痘色赤而稠，根窠坚突，便秘六日矣。此血热毒壅，正宜泻去其毒，治法只宜清解。主人恐泻耗其元气，用豆蔻丸，保元汤加肉果、官桂等，痂虽收，而目肿赤，四肢发痛，始悔而用清解。病根已深，竟损一目，废一肢。此痘有同是热泻，而用犀角地黄汤加木通、桔梗、川芎，提之而顺愈。

便
秘

《续名医类案·卷二十七·便秘》

一痘，十九岁，标点时，便秘至十二朝不行，口渴狂躁，左尺脉浮大，此阴不足而津液竭也。用参、冬、归、地、知、杞、枳壳、菟丝子而便利。

一痘后，食粽便结，痛不可按，手足搐搦，大柴胡汤加酒曲二钱而行。

一痘后，身热便秘，此余毒结大肠也，以解毒汤治之而愈。

一痘后，身热便燥，此辛热耗液，润燥汤愈。

一十五岁，血热毒重，痘十八朝，忽小便不利，欲解不能，起倒竟夕，闻其大便已阻而不行者四日矣。此有燥屎结于幽门，后窍不通，故前窍亦闭。进以汤药，则小便益急而不能出，痛苦极矣。且药力未能达于至阴之下，因用胆导法，须臾二便皆通。

一痘正出而小便秘，此气为火食也，导赤散加疏解药而愈。

一痘泄泻溺涩，此阴阳不分，五苓散加车、通而愈。

一痘，阴阳分而小便少，此脾肺虚也，补中益气汤加麦冬、五味而愈。

一痘溺涩，为阴虚火炎烁肺，六味地黄丸加冬、味而愈。

一痘后小便赤色，知热在膀胱，导赤散加栀、苓、车前、竹叶、灯心而愈。

一痘后小便不利，用五苓而愈甚，阴囊渐肿。此阴虚而渗利之，复损其阴也。六味地黄丸加肉桂、车前，又补中益气调理愈。（六味丸最为此症的对之药，既系阴虚，何取乎补中益气？）

一老医有孙，痘既脱痂，少腹胀，小便不通。众谓痘后余毒，用利水解毒，愈胀。老医忽悟曰：此脾虚下陷也，痘后无实证，土坚则水清。人参一两，大枣五枚，生姜五片，煎服愈。（《广笔记》）

万密斋治庠生余光庭，年十九岁，染痘发热，五日不出，三日未更衣，脉细而数。虽有下症，元气怯弱，不可下也。以胆导之不得通，病者烦躁，因思发热日久，毒流其中，燥粪闭塞肛门，大肠干枯，气不得行，血不得润，胆导力小，故不能通也。自立一法，取猪尿脬一枚，以猪胆汁半杯，清油半杯，蜜半杯，三物和匀入脬中，如作胆导法，取下燥屎二十余枚，气通热解，神清痘出。此法外意也。（虞天民亦有此法）

胡氏子出痘，乍热乍退，足冷，数日不大便，先出者犹是红点，亦不起发，此逆症也。或曰：热微毒亦微，热甚毒亦甚，今热不甚，顺症也。曰：不然，痘本火毒，待热而发，如发热而不烦不渴，大小便如常，精神清爽者，此热在表，无邪毒，火发越而痘易出易靥也。若烦躁不安，大小便艰，昏昏喜睡，此毒火内蕴，不得发越，表热虽微，内热则甚。今乍热乍退者，毒火来往也；大便不通者，毒火郁遏也；见红点而不起发者，毒火陷伏也；足冷者，火极兼水化，谓之逆冷也。彼不以为然，次日红点俱没，烦躁转甚，犹谓此内收也。翌日死。

《续名医类案·卷二十七·疫疬》

一儿季春出痘，感疫气，亢极便秘，用十神解毒汤，次以升发药治之而愈。

一儿季春出痘，七朝顺朗，亢极便秘，狂烦，舌有黑苔刺，痘空处隐隐有黑点，此感疫失解也。先用大承气汤治之，次以理气血而愈。

《续名医类案·卷二十七·脓期》

一痘浆不易充足，根血赤色，烦渴溺涩，舌燥便秘。皆云气虚而津液不足，以保元加麦冬治之，愈甚。浆滞不行，此乃血热未解，温补反助其邪，乃火盛水涸之义。更以犀角地黄汤，又四顺清凉饮利之，前症悉平，浆满而愈。经曰：毒未尽解而温补，则毒蕴盛而不能化浆也。

一痘七日，根窠赤痛，便秘溺涩，烦躁饮水，或清解之剂未应。乃热毒内郁也，以大黄、当归、赤芍、甘草之类一剂，又与犀角地黄汤而愈。

一痘浆足，脓俱紫黑，热甚便秘，乃血热毒壅也，以黄连解毒汤加翘、蒡愈。

《续名医类案·卷二十七·痘毒》

一痘密而内强，过于补益而生痈肿，烦躁，口渴便秘，以三黄丸利之，再用清解之剂调理，肿消而愈。

《古今医案按·卷六·大便秘结》

一男子因出痘，大便秘结不通。儿医云，便实为佳兆。自病至痘疮愈后，不如厕者凡二十五日，肛门连大肠痛甚，叫号声彻四邻。用皂角末及蜜煎导法，内服大小承气汤，及枳实导滞丸、备急丸，皆不效，计无所出。虞曰，此痘疮余毒郁热，结滞于大小肠之间而然。以香油一大盏令饮，自朝至暮亦不效，乃令婢者口含香油，以小竹筒一个套入肛门，以油吹入。过半时许，病者自云，其油入肠内，如蚯蚓渐渐上行，再过片时许，下黑粪一二升，困睡而安。

《竹亭医案女科卷一·妇女经产杂症》

（案76）章氏幼女痘出三朝极险危症。章氏小姐，五岁，癸酉五月二十日。方案列下：年将五岁，痘出三朝，点来繁密，颗粒不分，树小花多，咳逆呕恶，便秘不食。毒火内壅，大险之候，慎勿藐视。速宜清火解毒，以俟高明，然否。生大黄（三钱）、紫草茸（一钱半）、荆芥（一钱半）、桔梗（一钱）、牛蒡子（一钱半，炒）、川木通（一钱）、甘草（八分）、连翘（一钱半，去心）、赤芍药（一钱半）、小青皮（一钱）、红花（一钱半）、楂肉（三钱，炒），加地龙干三条，芦根一两（去节），香薷五钱。

十五、治中风兼便秘

《续名医类案·卷二·中风》

邹春元心泉，年未五旬，患中风，耳聋鼻塞，二便不通，四肢不随而厥，语言不出。或言：皆说亡故之人，已灌牛黄钱许矣。或曰：经云脱阳者见鬼，脱阴者目盲。今口说亡人，目无所见，是见鬼与目盲也。又洁古云：中腑者著四肢，中脏者滞九窍。今手足不随，上下秘塞，是脏腑兼中也。且六脉弦数无伦，《脉诀》云：中风之脉迟浮吉，急实大数三魂孤。脉症俱危，恐无生理。立方人参五钱，熟地一两，桂、附各二钱半，未服。陆至脉之，浮按果极急数，中按稍觉和缓，此犹有胃气，第两尺重按觉空耳。乃曰：阴阳兼补，诚治本之法也，第上下秘塞之时，恐不能奏效。宜先通二便，使浊阴降，则清阳之气得以上升，然后议补。经谓病发急则先标而后本，先治其标，后治其本。咸谓病势已危急，恐不可虚缓，遂将前药灌之。连进数剂，俱停胸

便秘

中，揉之作声而不下腹。再促诊，脉仍前，即袖中出家制神佑丸数十粒，抉其口纳之，令灌以淡姜汤。药已下，即为灸百会穴，使阳气上升，又灸关元穴，不使阳气下陷。一二壮，目即能开，眉频蹙。问痛否？能点头，四肢亦少动。谓之曰：忍至七壮可生矣，亦点头。灸将毕，腹欲便，既而前后俱通，去垢秽极多。少顷，又泻一行，令急以前药倍人参煎候。及再便，有晕意，徐灌之，自苏。此后人事渐省，第手足振掉，左半身不遂，于大补气血药中，少佐却风顺气消痰之品，如秦艽、全蝎、僵蚕、乌药、星、半之类，调治年余而愈。盖此症初起，气血不足为本，九窍闭塞为标。先通其秘者，急则治其标也。迨后见风症，亦不足为本，风症为标，而专补气血，少佐风药者，缓则治其本也。

《王孟英医案·卷二·瘫痪》

郑芷塘令岳母，年逾花甲。仲春患右手不遂，舌謇不语，面赤便秘，医与疏风不效。第四日，延诊于孟英，右洪滑，左弦数，为阳明腑实之候。疏石菖蒲、胆星、知母、花粉、枳实、蒌仁、秦艽、旋覆、麻仁、竹沥为方。或虑便泻欲脱，置不敢用。而不知古人中脏宜下之脏字，乃腑字之伪。柯氏云：读书无眼，病人无命。此之谓也。延至二旬，病势危急，芷塘浼童秋门复恳孟英视之。苔裂舌绛，米饮不沾，腹胀息粗，阴津欲竭，非急下不可也。即以前方，加大黄四钱，绞汁服。（急下存阴合法）连下黑矢五次，舌謇顿减，渐啜稀糜，乃去大黄，加西洋参、生地、麦冬、丹皮、薄荷。（滋阴生津尤合法）服五剂，复更衣，语言乃清，专用甘凉充津涤热。又旬日，舌色始淡，纳谷如常，改以滋阴，渐收全绩。逾三载，闻以他疾终。

赵秋龄进士，去秋患左半不遂。伊弟笛楼，暨高弟许芷卿茂才，主清热蠲痰，治之未能遽效。邀孟英诊之，脉甚迟缓，苔极黄腻，便秘多言。令于药中和入竹沥一碗，且以龙荟滚痰二丸，（用药固甚合法，何于脉之迟缓处未见照顾？）相间而投。二丸各用斤许，证始向愈。（如此而止，殊少善后之法）今春出房，眠食已复，而素嗜厚味，不戒肥甘，孟夏其病陡发。孟英诊之，脉形滑驶如蛇，断其不起，秋初果殁。

十六、治外科症兼便秘

《眉寿堂方案选存·卷下·外科》

脉得左搏大，右缓，夏秋热气从口鼻入，由膜原以分布脉络，是时水谷腥腻助热聚湿。经谓湿胜则肿，热烁为痛，所患右脉及左甚，病久邪深，入于血分矣。经云：阳明之脉束筋骨以利机关。今躁痛夜剧，便秘不爽，且有渴饮，古称九窍不和，都属胃病，水谷气内蒸，暑湿气外侮，内外相薄，痹而不通。当思苦辛寒以宣之，宗河间法。飞滑石、生石膏、寒水石、杏仁、木防己、萆薢、晚蚕砂一两，煎汤，滤清煎。

《续名医类案·卷三十一·外科·痈疽》

薛立斋治一男子，患痈肿硬疼痛，发热烦躁，饮冷，脉沉实，大便秘，乃邪在脏也。用内疏黄连汤疏通之，以绝其源。先投一剂，候行一次，势退一二，再进一剂，诸症悉退，乃用黄连消毒散四剂而消。

《续名医类案·卷三十一·外科·脑疽》

一老妇患脑疽，禀壮实，溃而痛不止，脉实便秘，与清凉饮二剂而痛止，更以消毒托里药而愈。

一老妇患此症，禀实，溃而痛不止，脉实便秘，服清凉饮二剂而止，更以托里消毒药而愈。

《续名医类案·卷三十一·外科·鬓疽》

一男子患此症，肿焮痛甚，发寒热，服十宣散愈炽。诊之，脉数而实，此表里俱有邪也。以荆防败毒散加芩、连、大黄，二剂少愈。更以荆防败毒散，四剂而消。大抵疮疡之症，肿焮痛甚，寒热往来，或大便秘结，小便淋漓，心神溃闷，恍惚不宁，皆邪热之实也，岂可补哉？东垣云：疮疽之法，其受之有内外之别，治之有寒温之异。受之外者，法当托里以温剂，反用寒剂，则是皮毛始受邪，引入骨髓。受之内者，法当疏利以寒剂，反用温剂托里，则是骨髓之病，上彻皮毛，表里通溃，共为一疮，助邪为毒，苦楚百倍，轻则危殆，重则死矣。

赵宜人年逾七十，患鬓疽已溃，焮肿痛甚，喜冷脉实，大便秘涩。东垣云：烦躁饮冷，身热脉大，精神昏闷者，皆脏腑之实也。遂以清凉饮一剂，肿痛悉退。更以托里消毒药，三十余剂而平。若谓年高溃后，投以补剂，实实之祸不免矣。

维阳俞黄门，年逾三十，冬月患毒肿，焮烦躁，便秘脉实，此胆经风热壅上而然也。马氏云：疮疡之症，热壅而不利者，大黄汤下之。遂以一剂，便通疮退。更以荆防散败毒散二剂，再以十宣散去桂，加花粉、银花，数剂而愈。大宗伯罗公耳后发际患此焮痛，脉紧数，以小柴胡汤加桔梗、牛蒡、银花，四剂而愈。

《续名医类案·卷三十一·外科·肩痈》

薛立斋治一男子，肩患毒，焮痛饮冷，烦躁便秘，脉数而实。以清凉饮两剂，少愈。以金银花散四帖，悉退。又以十宣散去桂，加天花粉、银花，数帖疮溃而痊。此脉与症皆有余也。

一男子肩患毒，焮痛饮冷，烦躁便秘，脉数而实，以清凉饮二剂少愈。以金银花散四剂悉退。又以十宣去桂，加天花粉、金银花，数剂疮头溃而痊。

《续名医类案·卷三十二·外科·发背》

吴江申金宪患背疽，坚硬，脉沉实，乃毒在内。用宣毒散：大黄五钱（煨），白芷五钱，水煎，食前服。一剂大小便下污物，再服而消。此方乃宣通攻毒之剂，脉沉实便秘者，其功甚大。（琇按：即首条黄金白玉方，薛用之而不详其出处）

通府张廷仪背患疽，作呕焮痛，大便秘结，口干作渴，此内蕴热毒。用竹叶石膏汤二剂，诸症顿退。用托里消毒散，四畔肿消。用仙方活命饮，疮亦寻愈。

一男子背患毒，焮痛，饮冷发热，多汗便秘，谵语，以破棺丹二丸而宁。以金银花散四剂，脓成开之，更用托里药而愈。

一男子患此症，初生如粟，闷痛烦渴，便秘脉数实，此毒在脏也。谓宜急疏去之，以绝其源，使毒不致外侵。彼以为小恙，乃服寻常之药，后大溃而殁。

便
秘

《续名医类案·卷三十二·外科·腹痛》

一男子腹患痛，肿硬木闷，烦热便秘，脉数而实。以黄连内疏汤，一剂少愈。以黄连解毒散，二剂顿退。更以金银花散四剂，疮头出水而消。

《续名医类案·卷三十三·外科·囊痈》

一弱人患囊痈，脓熟胀痛，大小便秘结。针之脓出三碗许，即鼾睡，觉而神思少健。但针后虽敷解毒药，亦溃尽矣，故用托里药，三十余剂始痊。大抵此症属阴道亏，湿热不利所致，故滋阴除湿为要。常治肿痛，小便秘涩者，用除湿为主，滋阴佐之；肿痛退，便利和者，除湿滋阴相兼治之；欲其成脓，用托里为主，滋阴佐之；脓成即针之，仍用托里滋阴；湿毒已尽，专用托里；如脓清，或多或敛迟者，用大补之剂，及豆豉饼或附子饼灸之。如卢武选封君，年逾五十患此，疮口年余不敛。诊之，微有湿热，以龙胆泻肝汤治之，湿热悉退，乃以托里药及豆豉饼灸之而愈。次年复患，湿热颇盛，仍用前汤四剂而退，又以滋阴药而消。若溃后虚而不补，少壮者成漏，老弱者不治。脓清作渴，脉大者，亦不治。

《续名医类案·卷三十三·外科·痃癖》

一男子患便毒，焮肿作痛，大小便秘，脉有力，以玉烛散二剂，顿退。更以龙胆泻肝汤，四剂而愈。

一男子便毒已溃，而痛不止，小便秘涩，此肝火未解也。以小柴胡加黄柏、知母、芎、归，痛止便利。更以托里当归汤而疮敛。若毒未解而痛不止者，须用活命饮。

《续名医类案·卷三十四·外科·时毒》

一男子患此症，肿痛发热作渴，脉实便秘，以五利大黄汤下之，诸症悉退。以葛根牛蒡子汤，四剂而痊。

一男子患此症，焮肿胀痛作渴，烦热便秘，脉数按之尤实，用防风通圣散一剂，诸症顿退。以荆防败毒散加元参、牛蒡、黄芩，二剂而瘥。

一老人冬月头、面、耳、项俱肿痛甚，便秘，脉实，此表里俱实病也。饮防风通圣散不应，遂砭患处出黑血，仍投前药即应，又以荆防败毒散而瘥。盖前药不应者，毒血凝聚上部经络，药力难达故也。恶血既去，其药自效。或拘此寒远寒，及年高畏用硝、黄，而用托里，与夫寻常之剂，或不砭泄其毒，专假药力，鲜不危矣。（徐灵胎曰：通圣散乃治表里俱热之方，所谓两解法也。须审定内外俱热之症，乃可消息施用。又曰：荆防败毒散为时毒主方，惟人参不宜轻用）

一男子患此症，服表散药愈炽，发热便秘。诊其脉沉实，此邪在里也。以大黄汤下之，里证悉退。以葛根牛蒡子汤，浮肿亦消。惟赤肿尚存，更以托里药溃之而愈。齐氏云：时毒者，为四时邪毒之气而感之于人也。其后发于鼻、面、耳、项、咽喉，赤肿无头，或结核有根，令人憎寒发热，头痛。或肢体痛甚者，恍恍不宁，咽喉闭塞，昧者将谓伤寒，便服解药，一二日肿气增益方悟，始求疡医。原夫此症，古无方论，世俗通为丹瘤，病家恶言时毒，切恐传染。考之于经曰：人身忽经变赤，状如涂丹，谓之丹毒。此风热恶毒所为，与时毒特不同耳。盖时毒初起，状如伤寒，五七日间，乃能杀人，治者宜精辨之。先诊其脉滑、数、浮、洪、沉、紧、弦、涩，皆其候。盖浮数者，邪气在表也，沉涩者，邪气深也。气实之人，急服化毒丹以攻之；热实不利，大黄汤下之；其有表证者，解毒升麻汤以发之；或年高气软者，五香连翘汤主之。又于鼻内嗅通气散，取十余嚏。左右看病之人，每日用嗅药嚏之，则不传染。其病人每日亦用嚏药三五次，以泄热毒。此治时毒之良法也。经三四日不解者，不可大下，犹宜和解之，服犀角连翘散之类。至七八日，大小便不通利，头面肿起高赤者，可服托里散、黄芪散，宜镰砭割出血，泄其毒气。十日外，不治自愈也。此病若五日以前，精神昏乱，咽喉闭塞，语声不出，头不肿，食不知味者，必死，治之无功矣。然而此疾有阴有阳，有可汗有可下。常见粗工但云热毒，就用寒凉，殊不知病有微甚，治有逆从，不可不审也。

《续名医类案·卷三十四·外科·瘰疬》

薛立斋治一男子，患瘰疬肿痛，发热，大便秘结。以射干连翘散，服六帖，热退大半。以仙方活命饮四帖而消。

《续名医类案·卷三十五·外科·脓疥》

一男子患疥焮痛，寒热便秘，脉数有力。以防风通圣散，二剂少愈。更以荆防败毒散加黄芩、山栀，四剂而愈。

《续名医类案·卷三十五·外科·瘙痒》

便秘

薛立斋治一男子，遍身瘙痒，后成疮出水，洒淅恶寒，皮肤皱起，眉毛渐落，大便秘结，小便赤少。此属肺火为患，用补气泻荣汤四剂，诸症渐退。但倦怠恶寒，小便清少。此邪气去而真气虚也，用补中益气汤兼换肌散，半载，元气复而诸症退。时中秋，忽大便不实，小便频数，体倦食少，洒淅体重。此湿邪乘虚而作，用东垣益胃汤，二剂顿安。仍用前药，调理三月余全愈。

一男子患瘙痒，破而成疮，如大麻风。服遇仙丹，发热作渴，大便秘结，脉沉实，右关为甚，此热蓄于内也。先用黄连内疏汤，而大便通利。又用防风通圣散去硝、黄而热渴止。却用八珍汤而疮愈。

《续名医类案·卷三十五·外科·疡症便秘》

薛立斋治一男子患痈，未作脓，焮痛烦躁，便闭脉实。用内疏黄连汤二剂，诸症悉退。以四物汤加芩、连，四剂而消。

一男子疡症溃后，便涩脉浮，按之则涩。以八珍汤加红花、桃仁、陈皮、杏仁，治之而愈。

一弱人患疡，溃后便秘而脉涩，以四物汤加红花、桃仁、黄芪，治之而愈。

薛立斋治一男子，患疡，溃后便秘而脉浮，以四君子汤加陈皮、杏仁、当归，治之而愈。（雄按：此症宜养血）

一老人患疡，溃后大便秘，小便赤涩。诊之，脉浮数而涩，以八珍汤加知、柏，治之而愈。后小便复数而赤，大便秘，口干目花，以加减八味丸、滋肾丸治之而愈。此症乃阴血虚，阳火盛，故用前药有效。若投苦寒之剂，必致有误矣。

一男子患疡，溃后便涩，肌肤作痒。谓气血虚不能荣于腠理，用补剂治之。不信，乃服风药，致不救。大抵疮疡始作，便秘脉数而涩者，宜降火凉血为主；溃后便秘脉涩者，宜补血气为主。若投风药，祸在反掌。

邝进士患痈将痊，大便秘结，服大黄等药，反废饮食。乃用补气血之剂，加桃仁、麻仁，未效。更以猪胆汁，深纳谷道，续以养气血而愈。《原病式》云：诸涩枯涸，皆属于燥。燥者，火之病气，病后血衰，故大便秘涩，宜以辛甘润之。如用苦寒，则胃气乏矣。凡老弱产后便难者，皆气血虚也，胆汁最效。

《续名医类案·卷三十六·斑疮》

一妇人患斑症痒痛，大便秘结，脉沉实，以四物汤加芩、连、大黄、槐花治之而便利。用四物二连汤而疮愈矣。

《续名医类案·卷三十六·天泡疮》

薛立斋治一儒者，患天泡，色焮赤作痛，大便秘而不实，服祛风散毒等药，舌痛口干，脉浮而数，此邪气去而阴虚所致。用六味丸料加山栀、当归，四剂脉症顿退。又用八珍汤加山栀、丹皮，疮色渐白。后用四君加归、芪而愈。

《古今医案按·卷十·外科·肠痈》

鸿胪苏龙溪，小腹内肿胀作痛，大小便秘结，作渴欲饮冷，脉洪数而实。用黄连解毒散，二剂热痛顿止，二便调和，用活命饮而愈。

《也是山人医案·斑疹》

杨（二八）疹邪胸背已齐，脉右软短，烦渴热频，少寐，舌白，蛔厥，大便不解，仍议清疏营络透疹。香犀角、鲜生地、桔梗、牛蒡子、草郁金、嫩元参、薄荷叶、连翘心、黑山栀、小川连，加芦根。

又，烦渴昏谵，便秘，疹隐太早，冒风所致。牛蒡子（二钱）、蝉衣（二钱）、桔梗（一钱）、荆芥（一钱五分）、赤芍（一钱五分）、连翘（一钱五分）、生石膏（四钱）、黑山栀（一钱五分）、杏霜（三钱），加芦根（一两）。

十七、其他

《孙文垣医案·卷二·三吴治验·张二官伤寒》

张二官发热头痛，口渴，大便秘结三日未行，脉洪大，此阳明少阳二经之症。用大柴胡汤行三五次，所下者皆黑粪，夜出臭汗，次日清爽，惟额上仍热。用白虎汤加葛根、天花粉。因食粥太早，复发热咳嗽，口渴殊甚，且恶心。用小柴胡加枳实、山栀子、麦芽。次日渴不可当。改以白虎汤加麦门冬、天花粉，外与辰砂益元散以井水调下五钱，热始退，渴始定。不虞夜睡失盖，复受寒邪，天明又大发热，不知人事。急用小柴胡汤加升麻、葛根、前胡、薄荷进之而汗出热退，神思大瘁，四肢皆冷，语言懒倦，且咳嗽。以生脉散加石斛、百合、大枣、白芍药，服后咳嗽寻止，精神日加，饮食进而向安矣。

《孙文垣医案·卷三·新都治验·上舍近洲胸膈胀痛（有发明）》

上舍近洲，予族中至厚侄孙也，性拓落，豪放不羁。夏仲，在苕与诸友泛舟游于碧浪之间，兴至即百觥不辞，亦以是终为酒困也。呕恶，体热，胸胁胀闷，腹中疼痛，大便秘结，饮食大减。茗之名医如杨调元者，桥梓悉方。治之已三月，或愈或否，延至深秋，肌瘦神瘁，日进米仅二合，胸胁胀，腹中痛，漠然略无所减，惫然而不可支，两足皆有浮气，归谋于予。左脉沉弦而数，右关结实大如碧豆，因诘其在茗所服之剂。答曰：彼谓侄禀薄肌脆，宜当理脾，向服多理脾之剂。予曰：否。子所苦者，胸胁胀闷，腹中疼痛，大便燥结，其累大矣。理脾曷可以去此哉？适足以益病耳。经曰：塞者通之。又曰：通则不痛，其治此病之谓欤。乃取当归龙荟丸，三下之，大便行五六度。又与酒连、酒芩、青蒿、姜黄、槟榔、青皮、半夏、葛根饮之，豁然焦膈通达，呼吸开利，惟头略晕，足上浮未去。前方再加滑石、茯苓、薏苡仁、山楂与调中丸兼服，半月痊愈。近洲喜曰：人皆谓我症似中满，今不满者叔公力也，敢不德欤。予警之曰：吾闻君子之于身也，兢兢焉不敢轻父母之遗体，无伐天和，则疾疢不作；无反天常，则灾害不逢。蘧伯玉尝言，行年五十而知四十九年之非。况新愈后，尤当痛惩，庶保遐年，区区无足恃也。别未五年，予在宜兴闻讣，果以伤酒而卒。噫惜哉。

《孙文垣医案·卷四·新都治验·戴万奇丈中痰后而右手不能动》

戴万奇丈，中痰后而右手不能伸动。与之牛胆南星、陈皮、茯苓、甘草、天麻、僵蚕、黄连、木通、石菖蒲、防己，服后手稍能动，惟左边头痛，喉舌俱痛，大便秘结，三日一行。又与川芎、荆芥、玄参、桔梗、柴胡、酒芩、蔓荆子、甘草、杏仁、枳壳，水煎饮之，诸症悉减。但下午体倦，右边头微痛。后又为怒气所触，舌掉不言，头复大痛。与连翘、甘草、山栀子、薄荷、石菖蒲、远志、木通、麦门冬、五味子、白芍药、黄柏调理而愈。

《孙文垣医案·卷四·新都治验·从弟妇程氏右胁痛不能睡背心疼胸膈作梗痰中有血》

从弟妇程氏，右胁痛不能睡，背心疼。下午潮热，胸膈作梗，痰中有血，大便秘。用大黄，以韭菜汁、萝卜汁、苎根汁各和匀，将大黄拌湿炒干，再拌再炒，如此三次，以黑为度，三钱，瓜蒌仁二钱，贝母、当归、山栀子、牡丹皮各一钱，青皮、前胡、穿山甲各六分，甘草三分，水煎饮之。凡三帖而瘥，再也不发。

《孙文垣医案·卷四·新都治验·一族姐年六十咳嗽口渴常吐蛔虫》

一族姐，年近六十，咳嗽口渴，常吐蛔虫。用前胡、知母、天花粉、白芍药、当归、甘草、陈皮、桔梗、乌梅、桑白皮煎服，诸症悉止。后半年，膝弯红肿作痛，大便秘。黄柏、当归、生地、红花、威灵仙、羌活、苍耳子、五加皮、防风、苡仁，四剂全瘥。

《临证指南医案·卷四·便闭》

某　脉动数，舌干白，不欲饮水，交夏脐下左右攻痛，服米饮痛缓，逾时复痛，六七日大便不通，小溲甚少。部位在小肠，屈曲有阻乃痛，未便骤认虫病。凡六腑宜通，通则不痛，以更衣丸二钱，专通火腑之壅结，一服。

薛（妪）　大小便不爽，古人每以通络，兼入奇经，六旬有年，又属久病，进疏气开腑无效，议两通下焦气血方。川芎（一两，醋炒）、当归（一两，醋炒）、生大黄（一两）、肉桂（三钱）、川楝子（一两）、青皮（一两）、蓬术（煨，五钱）、三棱（煨，五钱）、五灵脂（醋炒，五

便
秘

钱）、炒黑楂肉（一两）、小香附（醋炒，一两）。上为末，用青葱白去根捣烂，略加清水淋滤清汁泛为丸。每日进食时服三钱，用红枣五枚，生艾叶三分，煎汤一杯服药。

王　远行劳动，肝肾气乏，不司约束，肛门痛坠，若是疡症，初起必然寒热，排毒药味，苦辛寒燥，下焦阴阳再伤，二便皆涩。此为癃闭，背寒烦渴，少腹满胀，议通厥阴。（厥阴热闭）老韭根、穿山甲、两头尖、川楝子、归须、小茴、橘红、乳香。又，驱浊泄肝，仅仅泄气，二便仍不得通，仿东垣治王善夫癃闭意，滋肾丸三钱三服。又，气郁肠中，二便交阻，清理肠胃壅热。川连、黄柏、川楝子、吴萸、黑山栀、青皮、通草五钱，海金沙五钱，煎汤代水。又，苦辛已效，当约其制。川连、黑山栀、丹皮、川楝子、吴萸、海金沙、飞滑石。

《临证指南医案·卷六·疟》

牛（四八）　寒来喜饮热汤，发热后反不渴，间疟已四十日，今虽止，不饥不思食，五味入口皆变。初病舌白干呕，湿邪中于太阴脾络，湿郁气滞，喜热饮暂通其郁，邪蒸湿中生热，六腑热灼，津不运行，至大便硬秘。此为气痹湿结，当薄味缓调，令气分清肃，与脾约似同，但仲景气血兼治，此病却专伤气分。炒黄半夏、生益智仁、绵茵陈、广皮、厚朴、茯苓。

又，疟止，舌白，不饥，大便旬日不通。此皆留邪堵塞经腑隧道之流行，久延必致腹胀癥瘕。杏仁、白蔻仁、半夏、厚朴、生香附汁、广皮、茯苓皮，接服半硫丸二钱。

王（五二）　暑湿伤气，疟久伤阴，食谷烦热愈加，邪未尽也。病已一月，不饥不饱，大便秘阻，仍有潮热，全是津液暗伤，胃口不得苏醒。甘寒清热，佐以酸味，胃气稍振，清补可投。（胃阴虚）麦冬、干首乌、乌梅肉、知母、火麻仁、生白芍。

《临证指南医案·卷八·胃脘痛》

席　经几年宿病，病必在络，痛非虚证，因久延，体质气馁，遇食物不适，或情怀郁勃，痰因气滞，气阻血瘀，诸脉逆乱，频吐污浊而大便反秘。医见呕吐肢冷，认为虚脱，以理中加附子温里护阳。夫阳气皆属无形，况乎病发有因，决非阳微欲脱，忆当年病来，宛是肝病。凡疏通气血皆效，其病之未得全好，由乎性情食物居多，夏季专以太阴阳明通剂。今痛处在脘，久则瘀浊复聚，宜淡味薄味清养，初三竹沥泛丸仍用，早上另立通瘀方法。苏木、人参、郁金、桃仁、归尾、柏子仁、琥珀、茺蔚。红枣肉丸，早服二钱。

《临证指南医案·卷八·胁痛》

丁　由虚里痛起，左胁下坚满，胀及脐右，大便涩滞不爽，用缓攻方法。（湿热壅滞）小温中丸。

《临证指南医案·卷九·调经》

王（三一）　居经三月，痞闷膨胀，无妊脉发现。询知劳碌致病，必属脾胃阳伤，中气愈馁，冲脉乏血贮注，洵有诸矣。（气血虚滞兼湿）大腹皮绒、半夏曲、老苏梗、橘红、炒山楂、茺蔚子。又，经停腹满便秘。郁李仁、冬葵子、柏子仁、当归须、鲜杜牛膝。

某（二二）　心下有形不饥，经水涩少渐闭。由气滞渐至血结，左右隧道不行，大便坚秘不爽，当与通络。炒桃仁、炒五灵脂、延胡、苏梗、生香附、木香汁、半夏、姜汁。

《续名医类案·卷六·呕吐》

一人汤药入口即吐出,六脉洪大有力。此因地道不通,故气厥上行,而食物难入耳。不更衣已十余日,服承气等汤俱不纳。曰:秘结日久,涌逆势盛故也。止沸莫若抽薪,遂用蜜导,去燥粪数升,呕吐即止,调以养血清火之剂而安。

周慎斋治一人,饮食如常,每遇子时作吐,大便秘结。其人必苦虑忧思,脾气郁结,幽门不通。宜扶脾开窍为主,遂以参、苓、白术,以苍术伴炒炙甘草各一钱,煮附子、乌药三分,水煎服愈。

信陵府桂台殿下夫人善怒,怒即呕吐,胸膈不利,烦躁不宁,腹痛便秘,食下即吐,已八日,心慌喘急,危甚。诊之,六脉虚微,此血虚胃弱,气郁痰火也。与二陈汤加姜连、酒芩、炒栀、当归、酒芍、香附、竹茹、白术,入姜汁竹沥,二服而安。

张子和治柏亭王论夫,本因丧子忧抑,不思饮食。医者不察,以为胃冷,去寒之剂尽用,病变呕逆而瘦。求治于张,一再涌泄而愈。归家忘其禁忌,病复作,大小便俱秘,脐腹撮痛,呕吐不食,十日大小便不通,十三日复问张。张令先食葵羹、菠薐菜、猪羊血,以润燥开结,次以导饮丸二百余粒,大下结粪。又令恣意饮冰数升,继以搜风丸,桂苓白术散调之,食后服导饮丸三十余粒。不数日,前后皆通,痛止呕定。张临别,又留润肠丸以防复结。又留涤肠散,大便秘则用之。凡服大黄、牵牛四十余日方瘳。论夫自叹曰:向使又服向日热药,已非今日人矣。一僧问张,云:肠者,畅也。不畅,何以得愈?

按:子和之医,大抵以此法行之耳。丹溪云:凡病人欲吐者,切不可下之,逆故也。纵使二便后秘,可行疏通,亦中病而止,然后养其气血,润其肠胃,庶乎标本之治。乃羸瘠之人,服大黄、牵牛四十余日方瘳,岂理也哉!违圣人之法,以欺后世,恐非子和之笔也。孟子谓:尽信书,不如无书。学者详之。(《医学续编》原评)

《续名医类案·卷七·疟》

沈明生治丁又铭,食后动怒,复受风邪,恶寒发热,连日委顿。咸谓停食感冒耳。曰:寒以时而来,热得汗而解,脉弦且数,虽素未患疟,疟从此开。已而果然。与清脾饮加减,寒热渐轻,但茎卵日缩,有类阳痿,甚忧。曰:无虑也。此非伤寒厥阴危症,亦非阳衰者比,乃阳明热极,不润宗筋,所谓诸痿生于肺热。若谓为虚而补之,误矣。乃用芩、栀等剂,久而茎卵如故,疟亦止。惟便秘日久,然不胀不疼,此疟时多汗,汗多则津液燥而肠胃涸。俟饮食渐进,参、术滋补,气血充而便自行,勿亟也。或诊之,谓邪气方实,安得用补?及今下之,尚可为也。与承气汤,服半日许,便不行而茎缩。再延诊,仍与调补,数日进参二两余,去宿垢甚多而全愈。盛于是症得三益焉。于其初也,可验疟于受邪之始。于其中也,知痿不尽由阳事之虚。(王节斋言详矣)其末也,知便秘有服参、术乃通,不可遽然攻下。若下之不当,虽硝、黄亦不能荡涤,徒令真元耗损。在经固有明训,而世但知坚者削之,未详塞因塞用之法耳。

《续名医类案·卷九·饮食伤》

立斋治曹铨,因饮食汾酒,肛门肿痛,便秘,脉实。服荆防败毒散不应,用黄连内疏汤而愈。

便秘

《续名医类案·卷九·消》

陆养愚治两广制府陈公，年近古稀，而多宠婢，且嗜酒。忽患口渴，茶饮不辍，而喜热恶凉，小便极多，夜尤甚，大便秘结，必用蜜导，日数次，或一块，或二三块，下身软弱，食减肌削，所服不过生津润燥清凉而已。脉之，浮按数大而虚，沉按更无力。曰：症当温补，不当清凉。问：消本热症，而用温补何也？曰：经谓脉至而从，按之不鼓，诸阳皆然。今脉数大无力，正所谓从而不鼓，无阳脉也。以症论之，口渴而喜热饮，便秘而溺偏多，皆无阳症也。曰：将用理中参附乎？曰：某所言温补在下焦，而非中上二焦也。经曰：阳所从阴而亟起也。又曰：肾为生气之原。今恙由于肾水衰竭，绝其生化之原，阳不生，则阴不长，津液无所蒸以出，故上渴而多饮，下燥而不润，前无以约束而频多，后无以转输而艰秘，食减肌削，皆下元不足之过也。曰：予未病时痿，是肾竭之应。既痿之后，虽欲竭而无从矣。彼虽不悦，而心折其言，遂委治之。乃以八味丸料，加益智仁，煎人参膏糊丸。每服五钱，白汤送下，日进三服，数日溺少，十日溺竟如常。大便尚燥，每日一次，不用蜜导矣。第口渴不减，食尚无味，以升麻一钱，人参、黄芪各三钱，煎汤送丸药。数服，口渴顿止，食亦有味，又十日诸症全愈。

《续名医类案·卷十二·衄血》

沈明生治给谏姜如农长君勉中，患衄不已，去血盈斗，一月后衄止，复患囊痈，六脉如丝，精神困惫，始犹健饮，渐至饘粥不入。先后医友但云虚而当补，莫测病根所在，于是参、芪不效，桂、附随之，愈补而形愈虚，愈温而气愈弱。最后沈至，时居冬至矣，据脉与症，亦谓当温无疑，独念桂、附太热，姑用补中益气，尝之毫无进退。忽悟吾亦蹈其误矣，夫食虽不入，而大便秘结，症类虚寒，而口渴喜饮。盖衄血之来，本因邪火上炽，乃遽用血脱益气之法，衄虽止而热不下，发为囊痈。既溃，疡科又泥寒药不能收口之戒，亦务温补。周旋左右者，目击病人尪羸，又闻众口称虚，强令进食，以久卧床蓐之体，恣啖肥甘，不为运化，是以药食并壅，内热外寒。此病中之病，初非衄与痈所致，宜其愈补而愈不灵也。先哲云：脉浮者谷不化。又云：大实有羸状，误补益疾，其斯之谓与。遂力主清润疏解，以硝、黄为前茅，而大便立通，以芩、芍为后劲，而饮食渐进，如丝之脉，一钱添长，久冷之躯，一阳来复，不惟衄血不作，且令疮口易收。执谓从脉可以舍症，不思而得病情哉？向非翻然易辙，转败为功，人惟知补之不效而已，又安知效之不在补也？此事难知如此。

《续名医类案·卷十八·舌》

二守韩宗器，不慎起居，舌胀如菌，痰涌便秘，服芩、连、二陈之类，脉浮而数，欲针出血。薛谓此足三阴亏损之症，且有形而不痛者，阳之类也。法当峻补其阴，毋损其血，况虚浮之脉乎？遂朝补脾肺，夕滋肾肝而愈。后因大劳，面目俱赤，遍身瘙痒。时已仲冬，曰：大热而甚，寒之不寒，是无水也。乃用制火壮水之剂而愈。

摇城金允文，舌胀吐痰，反服降火化痰，针刺出血，便秘痰甚。诊之，左尺关洪数，右寸关弦数。用滋肾水、生肝血、益脾胃之剂，诸症少愈。因近火，头面赤，身痒，六脉弦数。薛谓：此水竭火升之象，难免于春二月矣。于次年清明日果卒。

《续名医类案·卷十八·咽喉》

一妇人咽喉肿痛，大小便秘，以防风通圣散，一剂诸症悉退。又荆防败毒，服三剂而安。此症轻则荆防败毒吹喉散，重则金钥匙及刺患处出血最效，否则不救。针少商二穴亦可，不若刺患处之神速耳。

《续名医类案·卷十八·胁痛》

朱丹溪治杨淳三哥，旧有肾疾，上引乳边及右胁痛，多痰，有时膈上痞塞，大便必秘，平时少汗，脉弦甚。与保和、温中各二十丸，研桃仁、郁李仁，吞之而愈。（《纲目》）

陈理堂母六旬外，久病胁痛，每发必伏枕经旬。医所与皆香附、郁金、青皮、木香、小茴、延胡索、五灵脂、龙胆草之类，或配六郁，或偕左金而已。近发则腰背胀痛，呕逆便秘，口燥不眠，脉则两寸搏指，两关弦而乏韵，此将成关格之候。投以滋水养肺金之剂，或入川楝，或入川连，只一二剂即愈。诚以多服，以杜其渐。然性甚畏药，愈即止矣，关格之患，其将来乎。

《续名医类案·卷十九·腰痛》

卫德新因之析津，冬月饮寒冒冷，病腰常直，不能屈伸，两足沉重，难于行步，途中以床舁，程程问医，皆云肾虚。用苁蓉、巴戟、附子、鹿茸，大便反秘，潮热上周，将经岁矣，乃乞拯。张曰：此十日之效耳。卫曰：一月亦非迟。张曰：足太阳经血多，病则腰似折，腘如结，腨如裂。太阳所致，为屈伸不利，况腰者肾之府也，身中之大关节，今既强直而不利，宜咸以软之，顿服则和柔矣。《难经》曰：强力入房，则肾伤而髓枯，枯则高骨乃坏而不用。与此正同。今君之症，太阳为寒所遏，血坠下滞腰间也。（原缺五字）必有积血，非肾虚也。节次以药之，下可数百行，去血一二斗。次以九曲玲珑灶蒸之，汗出三五次而愈。初蒸时至五日，问曰：腹中鸣否？曰：末也。至六日觉鸣，七日而起，已能揖人。张曰：病有热者勿蒸，蒸则损人目也。

《续名医类案·卷十九·前阴》

一妇人阴器半边肿痛，身发寒热，口干便秘，脉实有力，以内疏黄连汤一剂，大便通利，口干乃止。惟肿痛尤甚，此湿毒结聚，欲为脓也，以四物汤加角刺、泽泻，二剂脓熟胀痛。又以透脓散一服，出臭脓钟许，痛止。以八珍汤加丹皮、泽泻，十余剂而安。

《续名医类案·卷十九·脚气》

一男子脚软肿痛，发热饮冷，大小便秘，右关脉数，乃是阳明经湿热流注也。以大黄左经汤治之而愈。

《续名医类案·卷二十·淋浊》

张氏儿，年十四，病约一年半矣。得之麦秋，发则小肠大痛，至握其阴跳跃旋转，号呼不已，小溲数日不能下，下则成沙石，大便秘涩，肛门脱出一二寸，诸医莫能治。张曰：今日治今日效，时日在辰巳间矣。以调胃承气，仅一两，加牵牛末三钱，汲河水煎之，令作三五度咽之。又服苦末丸如芥子许六十粒，日加晡，上涌下泻，一时齐出，有脓有血。既定，令饮新汲水一大盏，小溲已利一二次矣。是夜凡饮新水二三十遍，病去九分，止哭一次。明日困卧如醉，自晨至暮，猛然起走索食，歌笑自得，顿失所苦。继与太白散、八正散等，调一日大瘥。此下焦约也，

便秘

不吐不下，则下焦何以开？不令饮水，则小瘦何以利？大抵源清则流清者是也。又刘氏子年六岁、病沙石淋，张以苦剂三涌之，以益肾散三下之，立愈。

冯楚瞻治李参领，年将六旬，患淋两载。有时频利且速，有时点滴难通，急痛如割，肥液如脂如膏，或成条紫血，日夜不堪，时欲自尽。询所服，有一医立通利、止涩二方，便频则用止涩，秘塞则用通利。（此辈伎俩，原只如此）乃服通利，则频数无度矣；服止涩，则结滞难通矣。按其脉，两寸甚洪，余皆无力，独肝肾更甚。曰：肝主疏泄，肾主闭藏，今肝肾俱病，各废乃职，利则益虚其虚，涩则愈增其滞，惟调补肝肾自愈。用八味加麦冬二钱，升麻八分，红花四分，重用人参煎服，使清者升，浊者降，瘀者化。中气既足，肝肾既调，开阖自然得所矣。后以生脉饮送八味丸，服于空心，以归脾加减，服于午后，全安。

朱司马六间，年五旬，艰嗣不慎酒色，饮食起居失宜，面目青黑，怒则晕，大便秘塞脱血，小便淋血如割，屡服清火通淋之剂反增剧。脉沉迟，两尺兼涩。此肾水枯竭，不能滋生肝血，遂致虚火上炎，移热二肠，迫血下行，因而隧道枯涩，妨碍升降，故每欲便，疼塞难堪。须用甘温之品，滋益化源，补养肝木，使阴血盛则津液充，而淋秘自解矣。以补中益气汤去柴胡，倍人参，加牛膝，少加肉桂，及加减八味丸入人参、苁蓉、远志，服月余渐愈。

《续名医类案·卷二十·二便不通》

张路玉治杨松龄，夏月感冒，服发散十余剂，二便俱闭。一医用硝、黄下之，少腹左畔遂胀起如墩，不赤不热，有时哔哔作声。疡医以敷药治其外，以解毒利水药治其内，药未进而躁扰不宁。诊之，六脉紧细而驶。此过汗津液大伤，又与苦寒攻里，致阴邪内结膀胱不化，溺积不通。法在不救，幸胃气有权，形神未槁，尚能少进粥糜，姑许以治。因与《济生》肾气大剂，煎成入有嘴壶，托起其项，徐徐仰灌升许。顷令转侧，以鹅翎探吐，即时溲便如注，少腹顿平。更与十全大补，调理而安。此症前后患者四五人，或小便淋沥，或遗溺不止，或形羸气脱，皆力辞不治。琇按：此由感症混表混攻而成秘结，收入此门，以备参酌。

一人大小便秘，数日不通，用商陆捣烂，敷脐上立通。（《本草纲目》）

一人大便秘久，用乌桕木方停一寸，劈破，以水煎取半盏，服之立愈。

文潞公在北门曰：盛夏间苦大腑不调。公随行医官李琬，本衢州市户，公不独终始涵容之，又教以医事。公病泄利，琬以言动摇之，又求速效，以赤石脂、龙骨、干姜等药馈公。公服之屡日不大便，其势甚苦。初虞世共城来见，公未坐定，语及此事，公又不喜服大黄药。虞世告曰：比燥粪在直肠，药所不及，请以蜜兑导之。公以为然，时七月中苦热，虞世冒汗为公作蜜兑，是夕三用，下结粪四五十枚，大如胡桃，色黑如橡栗。公二三日间，饮食已如故。（《良方》）

张选卿治大便不通屡验方：朱砂研如飞面五钱，真芦荟研细七钱，滴好酒少许，和丸。每服一钱二分，好酒吞下。朝服暮通，暮服朝通，须天晴时修合为妙。（同上）

吴桥治张邦达，谢邑归，年逾艾矣，其貌壮硕如昔，偶以信宿梦遗，早呼旨酒，进人参膏二匕，既而大便稍实，无他恶也。张所善者巴深，以为误饮而酿内热，不急下，且虞有他。既饮大黄汤，不为动，犹以为热甚，至于再三，腹胀膨脖，驳驳石矣，旬日尸寝，不食不言。桥诊之，脉隐隐将绝。桥曰：肾司启闭，主二溲，脾居中制之，必关脾而后转运，胀者故中枵而下涩，误以悍剂伐之，脉有死征，不可为矣。众曰：否。即中气匮乏，遇下且如建瓴，何不为动？桥曰：公等信知脾虚，不任寒凉，不知脾毙，则寒凉无所用矣。诸子跪曰：诚得一剂借手，庶毋恝于人子之心。曰：进独参汤当下，其下亦薄，于治无裨。既得剂则肠鸣而溲，腹胀亏三之一。张乃张目问状，人人以为更生。诸子问曰：大黄不行，而人参行何说？桥曰：否，中权废矣，即前茅安所受命哉！补中而建招摇，摧坚者始为之用，此亦人参用大黄，非自用而能下之也。顾病少间而脉不归，终于不治。深者复至，将攘为己功，大诟诸子曰：尔曹以不治治家大人，无人子礼。兹更一下而起，复何待乎？桥故避深，度复争之无益。适诸子问可否？乃徐应曰：等死尔。下则死疾，不下则死迟，公等自裁，桥何敢与？深诟愈急，卒复下之，不旋踵死矣。（《太函集》）

《续名医类案·卷二十四·转脬》

孙文垣治一富家妇，大小便秘者三日。市师以巴豆丸二帖，大便泻而小便愈秘，胀闷脐突二寸余，前阴胀裂，不可坐卧，啼泣呻吟，欲求自尽。孙曰：此转脬病也。榆树东行根皮一寸，滑石三钱，元胡索、桃仁、当归、瞿麦各一钱，临服入韭菜汁半杯。服后食顷，小便稍行，玉户痛甚，非极用力努之则不能出。改用升麻、桔梗、枳壳、元胡索，煎成调元明粉二钱，乃提清降浊之意。服后大小便俱行，始不胀急。次日报云：每便时腹先痛，有淡血水，小便短。再以丹参、丹皮、当归、白芍、甘草、青皮、香附、元胡、茯苓、山栀、山楂，两帖而安。

便秘

《也是山人医案·腹痛》

虞（五岁）身热腹痛，前议疏泄得效，缘稚年体质最薄，邪气得以乘虚蔓延，腹痛复作，身热不止。幼科但知治惊，不明《内经》诸痛之义，所用方剂，皆镇惊化痛之剂，不惟腹痛不减，益且大便坚秘，少腹痹热，四肢厥冷，酿成危患。川桂木（五分）、南楂炭（一钱五分）、茯苓（三钱）、淡黄芩（一钱）、橘红（一钱）、泽泻（一钱）、苡仁（二钱）、生谷芽（一钱）。

《扫叶庄医案·卷二·痞胀便秘》

气分上热，吸烁津液，能令便艰，当滋养营液，其心痛必安。柏仁、茯神、鲜生地、天冬、阿胶、炒桃仁。

肠中变化失司，胃气不得下行，此不饥少食因由也。夫小肠为火腑，非苦不通，以六腑皆阳，气窒则变热矣。用小温中丸，苦药已得小效。芦荟、砂仁壳、鸡肫皮、胡黄连、青皮。

脾胃不和，食后不化，晡暮阳不用事，纳食痞胀不寐。病起夏秋，必因时令之湿，久延半年未痊，又虑阳微浊凝为胀满，故厚味须忌。生於术、煨益智、炒泽泻、茯苓、煨姜、新会皮。

脐左右两旁按之痛，交子夜漉漉有声，时或气胀。此皆腑阳不通，欲结肠痹，非脏病虚寒矣。八味汤不效谓此。小茴香、川楝子、茯苓皮、青皮、猪苓、青木香。

肠痹治肺，丹溪方信不谬，但酒客久蕴温热，亦有湿结。便秘一症，当以辛苦寒专理气分之滞。真茅术、制半夏、冬葵子、生石膏、山栀仁、晚蚕沙，临服磨入大槟榔汁二匙。

老年脉沉目黄，不饥不食，腹痛自利，后坠溺涩。此长夏湿邪，伤于太阴脾位，阳不运行，湿热凝注。法当温脾导湿，佐辛香以宣浊，补中益气，甘温升守壅气，宜乎䐜胀。议开太阳温太阴方。木防己、川桂枝、大腹皮、生厚朴、草果仁、新会皮、小茵陈、茯苓皮。

痰滞下泄痛缓，腹胀喜按。此属虚痞，为劳伤无形之气。川桂枝、川黄连、生白术、厚朴、广皮。

寒暖饥饱失和，日晚腹中膜胀，脾胃气钝，深秋最防泻利。藿香、生智仁、厚朴、炒元胡、茯苓皮、陈皮、大腹皮、炒黑楂肉，又橘术丸。

脉沉迟，食入腹胀便溏，平昔饮酒中伤，留湿阻气，小便不爽，用香砂平胃散。香附、砂仁、制茅术、厚朴、广皮、炙草，水泛丸。

血结为症，气聚为瘕，病在络为胀，形寒鼓栗，已是阳微，夏季腹膨溺少。议暖水脏。大针砂丸滚水送下。

少腹宿瘕，悲哀痫厥，继而腹胀大满，直至心下，经来淋漓，过月乃止，其胀不减，便泻溺少肢冷内热是气血皆病。议温水脏法。大针砂丸。

不饥少寐，二便不爽，经脉中牵掣。此非风寒从表，乃长夏水土之湿，与水谷之湿，互蒸气阻，三焦不通，中年两月不愈，恐延格胀之累。白蔻仁、杏仁、厚朴、广皮、苓皮、茵陈、防己。

客游劳顿，阳气先伤，夏季湿邪，是阴郁遏身中之气。经旨谓阳邪外寒，胸中清阳不旋，不饥痞闷。先治其痞，仿仲景薤白汤。桂枝、薤白、生姜、茯苓、半夏。

自云膜胀，左胁痛势休息，大便日下黏浊，临便自觉冷痛。凡五脏锢结为胀，六腑浊痹为聚，数年久病，难以廓清。议温下法。大黄、草果、青皮、附子、厚朴、陈皮。

经水不来，腹大足冷浮肿，此乃血分鼓胀。四大证候，何得渺视。禹余粮丸接服，人参、泽泻、淡干姜、茯苓、淡附子，又禹余粮丸。

夏秋内伏暑湿，皆是阴邪，久疟渐致食入痞满，形寒脉小。当温中醒阳，莫以清凉治疟。薏苡仁、茯苓、肉桂、生白术、猪苓、五加皮。

阳微气不流畅，脘中痞满嗳气。人参、半夏、白旋覆花、煨姜、丁代赭、茯苓、广皮、南枣肉。

阳气不旋，不饥强食。薤白、茯苓、橘红皮、半夏、白酒。

述小腹之右，入暮有形如梗，按之而痛。此为疝瘕肝病，乃浊阴凝聚，必犯胃气。大半夏汤有去痰扶胃之功，必加泄浊和肝，勿令致胀满。人参、茯苓、炒小茴香、青木香、半夏、炒橘核、川楝子。

脉沉，汤饮食物，呕吐吞酸，胸高腹胀，二便不爽，浊气上阻，柔温宣通。熟半夏、白蔻仁、新会皮、藿梗、生姜汁、大杏仁、紫厚朴、茯苓皮。

脉微小而迟，久食物不进，形色枯悴畏寒。此为无阳，延久成胀。人参、熟附子、生益智仁、茯苓、炒干姜。

左脉独弦，脐突筋青，肝胀显然，脾愈虚，肝愈实，又不合实脾治肝之法，先泄肝。郁李仁、柏子仁、茯苓皮、炒乌梅、炒桃仁、赤芍药、薏米仁。

由食冷脘胀溏泄，渐渐目眩神疲，筋纵脚弱，阴阳日衰。前进薛氏肾气丸相投，今夏月土衰木侮，必兼理阳宣通，不致浊阴结聚胀满矣。人参、干姜、茯苓、椒目、淡附子，水泛丸晚服，早上仍用薛氏肾气丸。

腹右有形为聚，脉大，食入即胀，治在六腑。香附生磨汁、草果、白术、茯苓、三棱、厚朴、南楂肉、广皮。

脉微迟，左胁宿痃，渐腹胀，便溺少。明系浊阴上攻，当与通阳。制附子、炒茴香、茯苓、椒目、泽泻、远志。

时病食复，至今不知饥饱，大便不爽，右胁之旁，虚里天枢，隐隐有形。此阳胃络经行之所，多嗳气，食不化，并不烦渴，已非攻下急骤实热之症。先用丹溪小温中丸。

据述上年秋痢，峻剂攻逐，病愈不能复元，自小腹䐜胀，渐延中部，按之仍软。此真气不收，法当温养奇经，使元海壮而病却。鹿茸斑龙丸法加茴香，夜服资生丸去连。

夏秋痢疾，是时令温热，邪未清爽，即食腥味，致脾胃受伤，舌腻白苔，食减无味，气坠足肿，久久延成中满也。但数月久病，且晚未能奏功。生於术、广皮、生益智仁、茯苓、厚朴、生砂仁。

便
秘

三阳结乃成膈，先用更衣丸三钱，破小肠之结，后服煎方。枇杷叶、桃仁、制半夏、柏子仁、蒌仁、杏仁、郁金、桔梗。

高年阴结。半硫丸三钱，分两次，人参一钱，煎汤送下。

食入不化，腹胀便泻不爽，长夏湿着脾胃，荤酒不忌，气分郁滞。据述嗔怒致此，未必皆然。茵陈、草果、木通、腹皮、飞滑石、厚朴、茯苓皮、广皮。

疟愈食腥太早，脾阳不司健运，气郁不行，为肿为胀，宜忌食物中之黏腻者味者。小温中丸三钱，十服。

《扫叶庄医案·卷四·疝》

浊阴聚则为胀，疝坠则大便秘，便通则腹形胀大，肾肝之病，治宜宣通阳气。安息香、炮生川乌头、炮黑川椒、淡干姜、舶茴香、炮生黑川附，蒸饼浆，捣和为丸。

《古今医案按·卷七·舌》

一男子舌下牵强，手大指次指不仁，或大便秘结，或皮肤赤晕。薛曰，大肠之脉散舌下，此大肠血虚风热，当用逍遥散加槐角、秦艽治之。

《古今医案按·卷八·痹》

东垣治一人，冬时忽有风气暴至，六脉弦甚，按之洪大有力，其证手挛急，大便秘涩，面赤热。此风寒始至于身也。四肢者，脾也，以风寒之邪伤之，则搐如挛痹，乃风淫末疾而寒在外也。《内经》曰，寒则筋挛，正谓此也。素饮酒，内有实热乘于肠胃之间，故大便秘涩而面赤热，内则手足阳明受邪，外则足太阴脾经受风寒之邪。用桂枝二钱，甘草一钱，以却其寒邪而缓其急缩；黄柏二钱苦寒，滑以泻实润燥，急救肾水；升麻、葛根各一钱，以升阳气行手阳明之经，不令遏绝；桂枝辛热，入手阳明之经，为引用润燥；复以甘草专补脾气，使不受风寒之邪，而退贼邪，专益肺经也；佐以人参补气；当归和血润燥。作一帖，水煎服，令暖房中摩搓其手，遂安。

震按此案寒热补散并用，恰与标本俱合。但东垣立方，分量甚轻，此却重用者，盖以风寒大病，逐邪宜急，不比他证，调理脾胃，只取轻清以升发元气也。

《程杏轩医案·初集·胡某乃媳感证》

胡某乃媳，夏月患感证，延诊时已七日矣。切脉弦数搏指，壮热谵狂，面目都赤，舌黑便秘，腹痛拒按。诊毕令先取冷水一碗与服，某有难色，予曰：冷水即是妙药，饮之无伤。盖欲观其饮水多寡，察其热势之轻重耳。其姑取水至，虽闻予言，心尚犹豫，勉倾半盅与饮。妇恚曰：何少乃尔。予令尽碗与之，一饮而罄。问曰：饮此何如。妇曰：其甘如饴，心地顿快，吾日来原欲饮水，奈诸人坚禁不与，致焦烦如此。予曰：毋忧，今令与汝饮，但勿纵耳。因谓某曰：汝媳病乃极重感证，邪踞阳明，已成胃实。问所服何药，某出前方，乃小柴胡汤也。予曰：杯水能救车薪之火乎？即投白虎泻心，尚是扬汤止沸耳。某曰：然则当用何方？予疏大承气汤与之。某持方不决。邻人曰：吾妇昔病此，曾服此方得效。于是取药煎服，夜间便行两次，次早腹痛虽止，他证依然。改用白虎泻心及甘露饮三方出入，石膏用至四两，芩连各用数钱，佐以银花金汁驱秽解毒，数日间共计用药数斤，冷水十余碗，始得热退病除。众皆服予胆大。予曰：非胆大也，此等重证，不得不用此重剂耳。

《王九峰医案（一）·副卷二·二十六 便结》

（案1）经以肾开窍于二阴，主五液而司开阖。饮食入于胃，津液输于脾，归于肺，注于膀胱，是为小便糟粕。受盛小肠，传送大肠，出于广肠，是为大便。其中酝酿氤氲之气，化生精血，滋润五脏，营养百骸。盖大肠传送，赖相傅为之斡旋。故肺与大肠相表里，肺为相傅之官，治节出焉。肾之液润，赖州都为之藏蓄，故肾与膀胱相表里。膀胱为州都之官，津液藏焉。小便多而大便结，正与小便秘、大便泄，同归一体。便泄、便秘乃清浊相混，溲多便结乃清浊太分，过犹不及。脉来软数无力，尺部尤甚。病本阴亏，水不制火，火灼金伤，寒热如疟，注泄之后，五液耗干。肺不清肃，无由下降，致令开阖失司，传送失职，州都津液少藏，故大便秘而小便数。所服之方极是。拟清上实下主治。清上则肺无畏火之炎，实下则肾有生水之渐。冀其金水相生，肺肾相资。清归于肺，润归于肾，则大肠无燥闭之患。愚见云然，未识高明以为然否。鲜首乌（二两）、羚羊片（三钱）、淮牛膝（五钱）、当归梢（三钱）、南沙参（八钱）、甜杏仁（一两），分三次服。

《三家医案合刻·卷一·姜汁泛丸》

疟得汗不解，近来竟夜汗出，且胸痞不饥，形瘦脉大便秘，显然阴虚体质。疟邪烁液，致清阳痞结脘中。议以柔剂，存阴却邪。竹卷心、辰砂益元散、生地、麦冬、知母。

《王孟英医案·卷二·便秘》

张孟皋少府令堂，年逾古稀，患气逆殿屎，躁烦不寐。孟英切脉滑实，且便秘面赤，舌绛痰多，以承气汤下之霍然。逾年以他疾终。

黄履吉患痛吐，孟英已为治愈。仲冬复发，他医药之，已七日不进谷矣，二便秘涩，形肉遽消。再托孟英诊之，与旋、赭、茹、芩、萸、连、柿蒂、楝实、延胡等药，一剂知，三剂愈。

毕方来室，患痰嗽碍眠。医与补摄，而至涕泪全无，耳闭不饥，二便涩滞，干嗽无痰，气逆自汗。孟英切脉，右寸沉滑，左手细数而弦。乃高年阴亏，温邪在肺，未经清化，率为补药所锢。宜开其痹而通其胃。与蒌、薤、紫菀、兜铃、杏、贝、冬瓜子、甘、桔、旋、茹之剂而安。逾二年，以他疾终。（亦少善后之法）

运粮千总马香谷，患溺秘欲死。所亲赵春山司马，延孟英视之，脉坚体厚，口渴苔黄。投知、柏、栀、楝、犀、菀、蒌、茹之药，送当归龙荟丸而瘳，竟不复发。

阮范书明府令正，患腹痛欲厥。医见其体甚弱也，与镇逆通补之法，而势日甚。孟英察脉弦数左溢，是因忿怒而肝阳勃升也。便秘不饥，口苦而渴，与雪羹、栀、楝、旋、绛、元胡、丹皮、茹、贝，下左金丸而愈。逾年以他疾殁于任所。

管君芝山，拉余治其表嫂吴媪，年五十五岁，上年仲夏患瘅二十余日，愈后小溲迄未通畅，已成痼疾。今秋分后，溺秘不行，医疗旬余，温如姜、桂、乌药，凉如栀、芩、黄柏，利如木通、滑石，皆不效。甚有用益智等以涩之者，渐至腰腹皆胀而拒按，胸高腿肿，不饥不食，大便不通，小便略滴几点，热痛异常，舌绛无津，渴喜沸饮，而不敢多啜，以增胀满，呻吟待毙。脉软而微，乃阴虚气化无权也。以沙参、熟地、连、蒌、芩、泽、麦冬、紫菀、牛膝、车前，加附子一钱，桂心五分，煎成冷服。一周时，溺出桶许，而大便随行，进粥得眠，口苦而喜凉饮。即去附子、桂、连、蒌、菀、膝，加知、柏、芍药、砂仁，数帖而起。缘境窘不复调理，痼疾闻犹存也。

角里街怡昌烛铺，苏妪年已六旬，偶患腹痛。医谓寒也，进以热剂，痛渐剧而腹胀便闭，按之甚坚。又以为肠痈，攻之而愈痛，遂绝粒不眠，呼吸将绝。挽余视之，豚滑而数，舌绛苔黄，口臭溺无，热阻气也。以雪羹煎汤，调益元散五钱，徐灌之，即痛减气平。次日，以雪羹汤，送当归龙荟丸三钱，便行溺畅。随以轻清药数帖而痊。

《王孟英医案·卷二·淋带》

管授青翁季郎蓉舫之室，初冬患寒热，耳聋胸闷，便秘，带下如注，呕渴不眠，粒米不沾者旬余矣，人皆危之。余按脉弦数，舌绛无苔，气逆面红，自求速死。此肝郁深沉，木火内烁，耗津阻气，出入无权。小柴胡汤、逍遥散，皆貌合而神离，误施必然决裂。此辨证用药之所以难也。幸其乔梓深信，遂以小陷胸，加菖、茹、旋覆、栀、芩，芦根汤煎服。一帖，胸渐舒，气渐平。再服稍瘥，三服呕止进粥。五剂便行溺畅，寒热亦休，苔布知饥，始改柔养而痊。

《王氏医案绎注·卷二》

王叟仲秋患痰嗽不食，气喘不卧，囊缩便秘，心摇摇不能把握，势极可危。孟英诊之曰，根蒂欲脱耳，非病也，以八味地黄汤去丹、泽合生脉加紫石英、青铅、龙牡、胡桃肉、楝实、苁蓉投之，大解行而诸恙减，乃去苁蓉、麦冬服旬日以瘳。此证认阴虚阳浮，全在囊缩便秘心摇摇不能把握二语，大熟地八钱，淮山药四钱，山萸肉三钱，白茯苓干切三钱，花麦冬三钱，五味子杵三钱，酒炒知母一钱五分，酒炒川黄柏一钱，加紫石英杵五钱，青铅一两，煅龙骨二两，煅牡蛎八两，四味先炭煨八句钟，取汤代水煎药，连衣胡桃肉五钱，川楝核杵先三钱，淡苁蓉三钱。

《王氏医案绎注·卷三》

杨氏妇孀居患泻，久治不瘥。孟英曰，风木行胃也。误招张某大进温补，乃致腹胀不食，夜热不眠，吐酸经秘，头疼如劈。复乞孟英诊之，先投苦泄佐辛通以治其药，嗣以酸苦息风安胃，匝月乃瘥，续予调补而安。孀居抑郁伤肝，肝阳犯胃，胃不能胜而泻，为风木行胃，温补愈助肝阳，故有腹胀不食四句现证。苦涩佐辛通方，白头翁三钱，姜炒川黄柏三钱，赖橘红次入一钱五分，石菖蒲次入一钱，姜竹茹三钱，丝瓜络三钱，生莱菔子研三钱，晚蚕砂五钱；酸苦息风安胃方，绿萼梅二钱，干桑葚杵三钱，鲜青果连核杵先三个，乌梅肉三钱，整大白芍杵先二两，川楝核杵先四钱，酒炒胆草二钱，生粉草三钱，钗石斛杵先一两，生石膏先煎八钱，花麦冬四钱，南花粉五钱。

王士乾妻素多郁怒，气聚于腹，上攻脘痛，旋发旋安，花甲外病益甚，医治益剧。孟英诊不书方，因论曰，腹中聚气为瘕，攻痛呕吐，原属于肝，第病已三十载，从前服药谅不外温补一途，如近服逍遥散最劫肝阴，理中汤极伤胃液，人但知呕吐为寒，未识风阳内煽，水自沸腾，专用温补，津液渐形涸竭，医者妄谓水已不吐，病势渐轻，不察其水已吐尽，仅能哕逆空呕所以不能纳谷，便秘不行，脉弦无胃，舌痿难伸。可谓女人亦有孤阳之病矣，勉以西洋参、肉苁蓉、麦冬、玉竹、生白芍、石斛、竹茹、柏子霜、紫石英为方，猪肉煮汤煎药和入青蔗浆人乳，服后呕哕皆止，人以为转机。孟英譬草木干枯已久，骤加灌溉，枝叶似转青葱，根荄已槁，生气不存。奈何，继而糜粥渐进，颇思肉味，越数日大便颇畅。孟英曰：脉不柔和，舌不润泽，虽谷进便行，生津化液之源已绝，夏至后果殒。呕分寒热两大门，此证本系肝阳犯胃热呕，迭误温补戕阴，阴精已竭。西洋参三钱，淡苁蓉三钱，花麦冬五钱，肥玉竹三钱，整大白芍杵先二两，钗石斛杵先一两，鲜竹茹四钱，柏子霜三钱，紫石英杵先五钱，干猪肉皮一斤。急火煎汤，吹去浮油代水煎药，和入蔗浆两杯，人乳一杯。

《王氏医案绎注·卷四》

魏女患脚肿呕吐，寒热便秘，孟英予龙胆泻肝汤而立效，继有孙氏妇患此，亦以是药获痊。辨实证在呕吐便秘，姜汁炒胆草三钱，姜汁炒枯芩一钱，姜栀皮三钱，生泽泻三钱，细木通一钱，车前子研先三钱，春柴胡次入三钱。

乔有南年三十九岁，患牝疟二旬，医治罔效，孟英往诊脉微无神，倦卧奄奄，便秘半月，溺赤不饥，痰多口甘，稍呷米饮，必揉胸捶背而始下，苔色黑腻，而有蒙茸之象。乃曰：此精气神三者交虚之证，不可与时行伏暑晚发同年而语也，幸前手之药，法主运中，尚无大害。予参、术、桂、附、沉香、拌炒熟地、鹿角、石英、苏、杞、归、茯、杜仲、枣仁、菟丝、山萸、橘皮、霞天曲、胡桃肉等出入为大剂。投十余剂寒后始有热，而苔色乃退，口不作渴，甘痰亦日少，粥食渐加。即裁桂附白术加石斛，又服七剂，解黑燥大便甚多。凡不更衣者四旬二日，寒热亦断，安谷溲澄而竟愈。孟英曰：温补亦治病之一法，何可废也，第用较少耳。治热以寒，定法也。惟热邪陷入之浅深，仍视其人本体阳气衰旺，阴阳两虚，热邪愈易陷入深处，治法参阳药运其邪外出，如此病约二十剂始解黑燥大便，其明证也。牝疟，热病也。脉微无神，倦卧奄奄为阳虚证，溺赤不饥，痰多口甘，热证也。稍呷米饮，必揉胸捶背而始下，则又为脾肾阳虚，苔色黑腻似热，蒙茸则为寒，标病为热，本病为阳虚。此热邪深陷于阳虚之本体，致现此证。潞党参三钱，炒白术一钱五分，厚附片杵五钱，肉桂心二钱，毛鹿角杵先三钱，紫石英杵三钱，二味同先煨六句钟，蛀陈皮次入一钱五分，云茯苓三钱，炒枣仁杵三钱，甘枸杞二钱。更方加霞天曲三钱；再更方去参苓，加山萸肉三钱，淡苁蓉三钱，炒菟丝饼二钱；再更方去霞天曲，加棉杜仲三钱；再更方去杞子，加箱归身二钱；再更方去当归、菟丝，加沉香、炒熟地四钱，连皮胡桃肉五钱；嗣裁桂、附、术，加石斛先煎五钱。

　　吴女患感，诸医首以升散，继进温补，至三月下旬，证交三十五日，昏痉谵语，六昼夜不交睫，旬日不沾米饮。孟英会诊，脉弦滑而微数，齿不能开，窥其舌缩苔垢。孟英曰：尖虽卷，色犹红润，且二便不秘，尚有一线生机未绝，揆其受病，原不甚重，只因谬治逾月，并谓病已逾月，腰以下得毋磨坏。书方以犀角四钱、石菖蒲二钱、贝母二两、整块朱砂两许、竹沥碗许，佐以竹叶、竹黄、竹茹、知母、花粉、元参、旋覆、丝瓜络、苇茎、银花、鳖甲，调下紫雪丹。次日渠母云，王君明视隔垣，小女腰下果已磨穿，糜溃如桦，昨药服后证亦少减。孟英仍主原方，四服后夜始眠，痉才息，舌甫伸，苔乃黑。孟英于前方去鳖甲、朱砂、菖蒲，加生地、栀子。数服后，苔转黄，大便黑如胶漆，且有痰色。盖从前大解黄色，似乎无甚大热，不知热由补药所酿，滞于肠胃曲折之地而不能下行，势必熏蒸于上，致有内陷入脏之逆也。黑矢下而神识渐清，余热复从气分而达，痰嗽不爽，右脉滑搏。孟英主用竹叶石膏汤加减，四剂渐安。而外患痛楚，彻夜呻吟，虽敷以珠黄，滋以甘润，未能向愈。孟英令以大蟾蜍治净煎汤，煎育阴充液之药服之。果痛止肌生，眠食渐进，汛事如期而瘳，舌色红润，阴液未竭，二便不秘，热有出路，且正气亦能推邪下行。方中应佐鲜竹叶二钱，天竹黄四钱，姜竹茹四钱，酒炒知母四钱，南花粉五钱，元参片一两，泡冲去渣，旋覆花包先三钱，丝瓜络三钱，鲜芦根二两，济银花一两五钱，药调紫雪丹一钱。嗣于前方去鳖甲、朱砂、菖蒲，加大生地八钱，黑栀皮三钱。

　　某媪年六十余，患腰腿串痛，闻响声即两腿筋挛不可耐，日必二三十次，卧榻数载，诸药罔效。孟英察脉沉弦，苔腻便秘，亦广服温补而致病日剧也。予雪羹、羚、楝、胆星、橘络、竹沥、丝瓜络，吞礞石滚痰丸及当归龙荟丸，四剂。大泻数十次，臭秽异常，筋挛即已。乃去二丸，加栀、连、羊藿，服六剂即健饭，而可扶掖以行矣。整荸荠打一两，淡海蛇先煎二两，羚次尖先炭煨八句钟四钱，楝核杵先四钱，陈胆星炖和服八分，净橘络次入一钱，姜竹沥两大酒杯冲，丝瓜络三钱，药送滚痰丸三钱，龙荟丸一钱。

　　《王氏医案绎注·卷六》

　　黄履吉患痛吐，孟英已为治愈，仲冬复发，他医药之，已七日不进谷矣，二便秘涩，形肉遽消。再托孟英诊之，予旋、赭、茹、苓、萸、连、柿蒂、楝实、延胡等药，一剂知，三剂愈。此病为肝阳侮胃，肺失肃降，脾亦不健，旋覆包先三钱，生赭石杵先二两，姜竹茹三钱，云苓三钱，淡吴萸六分，姜川连一钱，干柿蒂十个，楝核杵先三钱，元胡索一钱半。

《王氏医案绎注·卷七》

江梦花妾患两目肿痛，不能略张，医投风药，昏痉欲厥。孟英诊之，脉至洪滑，大渴便秘，予白虎汤二剂霍然。生石膏先煎一两六钱，酒炒知母四钱，生苡仁杵八钱，生冬瓜子四钱，南花粉五钱，鲜竹叶二钱，济银花一两五钱，青果连核杵先二钱，旋覆包先三钱，生赭石杵先八钱，淡豆豉一钱半，石斛先煎一两，淡海蜇先煎二两。

韩石甫妻患感发疹，某治以清解，热渐退而神气不爽，舌黑难伸，太息便秘，胸次拒按，脉弦缓而滑。神气不爽四句，皆痰热室塞肺胃之象。脉弦缓而滑，文义弦缓在脉之浮分，滑在脉之沉分，故用凉膈之硝黄，若文义为弦滑而缓，则凉膈不可投矣。酒炒枯芩一钱半，炒豆豉三钱，黑栀皮三钱，薄荷尖八分，鲜竹叶二钱，酒炒知母三钱，南花粉四钱，炒枳实二钱，姜竹茹三钱，元明粉一钱，生厢黄三钱，开水泡冲去渣。一帖苔即退黄，再服而黑矢下，神气清，即以向愈。

《王氏医案绎注·卷八》

许芷卿亦精于医，偶患外感，即服清散之药而证不减，或疑其非春温也。邀孟英质之，诊脉迟涩，二便皆行，筋掣不眠，畏寒能食，喉舌皆赤。予大剂清营药数服而瘥，迨夏两腿患疥，外科治之，久而不愈。孟英谓其平昔善饮，蕴热深沉，疥科药亟宜概屏，令以雪羹汤送当归龙荟丸，果得渐瘳。秋间其母患感，迟服温散，转为肢厥便秘，面赤冷汗，脉来一息一歇，举家惶惶，虑即脱变。孟英视其苔，黄腻不渴，按其胸，闷而不舒，且闻其嗅诸食物，无不极臭。断为暑湿内伏，夹痰阻肺，肺主一身之气，气壅不行，法宜升降，是虚脱之反面也。设投补药，则内闭而外脱，昧者犹以为投补迟而不及救，孰知真实类虚，不必以老年怀成见，总须以对证为良药。果一剂而脉至不歇，转为弦滑，再服汗止肢和，便行进粥，数帖而瘥。方用紫菀、白前、竹茹、枳实、旋、贝、杏、蒌、兜铃、枇杷叶也。二便皆行及能食，皆病不在气之明证，脉迟涩为病在血，合之筋掣不眠畏寒及喉舌皆赤，皆营热厥逆之象，清营方。济银花一两五钱，鲜茅根五钱，鲜竹茹三钱，丝瓜络三钱，酒炒桑枝三钱，羚次尖先煎四钱，大生地泡冲去渣八钱，炒豆豉三钱，大豆卷三钱，酒炒川连一钱，酒炒川黄柏三钱。许芷卿母方，紫菀茸一钱半，白前一钱，姜竹茹三钱，炒枳实一钱半，旋覆包先一钱半，川贝杵四钱，苦杏泥二钱，姜蒌皮三钱，马兜铃一钱半，姜枇叶刷包三钱。

《得心集医案·卷三·癃闭门（小便不通）·独阳不化》

都昌舟子，大小便秘，腰屈不伸，少腹胀痛，情人扶持来寓求救，狼狈之状，势甚可骇。细视之，面色正赤，鼻准微黄，额汗如珠，舌苔中黄。诘之曰：小便秘乎？其情人曰：二日一夜，并无半沥，大便亦闭。余知鼻黄者，多患淋秘，淋秘鼻黄者，势必危。仲景云：无尿额汗者死。因谓之曰：事急矣，恐难治也。病者闻言大哭，余为之恻然，姑为诊之。尺寸沉小，幸劲指有力。复慰之曰：此症虽危，吾可以法求之。意仿无阴则阳不化之旨，欲举东垣滋肾之法。病者忽云：服车前草及六一散、大黄药一剂，愈加胀痛难忍。此又凉寒不服，意者，冷结关元乎？然脉象证候，固非无阳，且似有火，乃寒之而反重者何耶？因思《内经》有云：诸寒之而热者取之阴，所谓求其属也。遂订六味地黄合滋肾作汤，大剂以进，滋阴以化气，外用捣葱合盐炒热，布包熨脐，通中以软坚。自午至戌，内外按法不辍，俾得关通，二便顿解。此症生死反掌，读仲景书者方知。

《得心集医案·卷三·疟症门·淫气痹肺（三条）》

王云周之子，秋间患疟，其疟二日一发，以其邪气内藏于风府，其道远，其气深故也。然病经两月，而神不衰，惟发时心中寒，寒久热甚，多惊，一日偶触外风，以致寒不成寒，热不成热，四肢僵硬。医者不知内风召外风之理，犹以归、附燥血，羌、防升气，乃至气急上冲，两人挟坐，不能着枕。危急之顷，始延余治。诊得便秘脉浮，许以一剂可愈。遂疏桂枝、桔梗、蒌皮、苏子、杏仁、紫菀、杷叶之药，果得便通气平，诸症皆安。五弟启明，未识此中妙义，问曰：此症之最急处，似在气逆上冲，但气逆便阻，惟有虚实两途，一则收摄温通，一则破气攻利，今不治气而气得平，不攻便而便得通，且药味平淡，而取效甚捷，何也？答曰：此病见症虽多，无非全在于肺。察其疟时，心中寒，多惊。尝考《内经》论病，惟疟最详。有云肺疟者，令人心寒。注云：肺为心盖也。又云：热间善惊。注云：肝主惊，有金克木之象也。夫内风召外风，最易成痹，然外风既入，内风必乱，故寒不成寒，热不成热。夫肺主皮毛。经云：皮痹不已，复感外邪，内舍于肺，因而营卫行涩，故四肢僵硬也。至于气逆上冲，能坐不能卧者，正《内经》淫气喘息，痹聚在肺也。盖人身之气，全赖肺以运之。今肺气痹矣，机关必窒，是以肢僵，便秘气逆，诸症丛集。方中惟桂枝、桔梗二味，领风邪外出，余皆轻清疏降之药。且桔梗能通天气于地道，观其有升无降，但得天气下降，而地道自通也。肺气通调，而百体自舒也。至于取效甚捷之义，原《内经》所谓风气胜者，寻其治病易已也。五弟退而专功《内经》。

《得心集医案·卷四·冲逆门（噎膈呕呃气急冲咽）·七情郁结（三条）》

傅光廷令堂，年逾七旬，时微发热，躁扰呻吟，大扇扇之，或可稍安，口渴饮汤，辄呕稠痰。医以发汗药治之，遂时热时汗，饮食药物，入口即吐，大便阻格。又以攻下药治之，仅得一解，仍然秘塞，面浮腹胀，胸紧气促，心烦口苦，日夜不寐，身软难支。有议下者，有议补者，其家惶惑无主，求正于余。诊其脉，流利平和。余曰：用补者，因其年老，已经汗下也。用攻者，因其腹胀便秘也。究属见病治病，不察其因，不辨其症。其因者，内因、外因、不内外因是也。其症者，六淫七情之属是也。夫其初起之际，时微发热，已非外感热甚可知；身可受扇，其骨蒸内热，又可预拟；兼之先病呕吐，后加汗下之劫剂，宜乎困倦神昏，口淡无味；而心烦口苦，日夜不寐者，知其肝胆相火上升也；又病缠日久，表里俱伤，脉宜细数短涩，今流利平和，其先天之厚可知。由是推之，其所以脉流利者，痰也。心烦口苦者，火也。胸紧呕吐者，痰也。腹胀便闭者，气也。发热受扇者，内热也。口渴饮汤者，痰逢冷则愈凝，遇汤则暂开也。合观诸证，显系内因七情之病，必因素有思虑郁结之情。盖思虑则火起于内，郁结则痰聚于中，而五志厥阴之火，早已与痰饮结为一家。夫火动则阳亢，痰聚则阴涸，乃病势所自然。今阳气结于上，所以呕吐不食，阴液衰于下，所以腹胀便秘。若误补则阳愈亢，误攻则阴愈涸，此定理也。然则治之当何如？余思病，既由于七情郁结，痰火内生，下秘上吐，九窍已属不和。经曰：九窍不和，都属胃病，但胃属阳土，较治阴土不同。盖太阴脾土，喜刚喜燥，阳明胃土，宜柔宜和，故阳明无壅补之条，太阴有忌下之禁。此阴土阳土，最紧疆界，世医不察者多。斯疾阴枯阳结，呕吐便秘，发热不寐。凡此皆阳明不和之本症，法当清胃和中，但久病阳气亦惫，是清胃又忌苦寒滞腻，老年阴精已竭，故和中尤非香散可施。惟有温胆汤可用，内加乌梅一味，取其和阴敛痰。一剂呕吐略止，稍能纳粥，大便亦通，腹胀顿减，再剂食已渐进，夜寐亦安。后以生津济阴药，洋参、麦冬、石斛、萎蕤之属，频进而痊。

《得心集医案·卷四·诸痛门（手足肩臂肘膝腰胁心腹）·肘膝酸痛》

王国翁，少年嗜酒过度，致经隧凝痰，近来嗔怒频生，木火炽盛。今春肝阳暴升，肘膝痛楚重坠，寐难成睡，面白而光，舌黄而裂，鼻煤，眼泪，腹痛，便秘，旧痔复作，恶寒鼓栗，玉茎痿缩，脉得关弦尺数，洪而有力，固非阳绝，亦非阴虚。细按诸症丛杂，由乎肝阳拂逆，木盛生火生风。《内经》病形篇曰：诸禁鼓栗，皆属于火。于是以左金丸为君，加入山栀、苍术、白芍、瓜蒌，连进十剂，接服搜风顺气丸而愈。搜风顺气丸，大黄、牛膝、火麻仁、郁李仁、山药、独活、山萸肉、菟丝子、防风、槟榔、车前子、枳壳，蜜丸。

《得心集医案·卷四·诸痛门（手足肩臂肘膝腰胁心腹）·少腹胀痛》

汪慎余，由苏州归，时当酷暑，舟中梦遗，旋因食瓜，继以膏粱，致患小溲淋痛（此湿热乘虚入于精道之据）。途次延医，投利湿清火之药，淋痛虽减，又加少腹胀急，舟至许湾，左睾丸偏坠，胯胁牵痛，而少腹之胀日益甚，小水清利，大便不通，连延数医，俱以五苓散合疝气方，更增车前、木通，颠连两日，少腹胀不可当，左肾肿大如碗，烦躁闷乱，坐卧不安，急切邀治。脉得沉弦，遂处桃仁承气汤，重用肉桂，加当归，一服大便下瘀黑二升而愈。夫邪结膀胱、少腹胀急之症，原有便溺蓄血之分、在气在血之辨。盖溺涩症，小便不利，大便如常，蓄血症，小便自利，大便黑色，此气血之辨。古训昭然。今者少腹胀急，小便自利，则非溺涩气秘，显然明矣。独怪市医既不究邪之在气在血，且已知小便自利，反以利水耗气之药，其何以操司命之权耶？此症愈后，继以后一方连服数剂，以杜其根。附方，当归、附子、肉桂、山甲、元胡、桃仁。按，《伤寒论》云：蓄血症，少腹硬满，小便自利，大便黑色，桃仁承气汤主之。水气症，头汗出，大便如常，小便不利，五苓散主之，十枣汤亦主之。燥粪症，腹满痛，大小便俱不通利，承气汤主之。男澍谨识。

《得心集医案·卷四·杂症门·脚》

聂义远之妻，病始畏寒发热，两足僵硬，微肿疼痛，步立不能。医者不知为脚气之病，误与发表，渐至气急上冲，腨皮红赤，热痛难耐。又疑为毒气所致，遂付疡科医治，而气冲热痛，愈觉不支。急迫之间，求治于余，诊得右脉洪而无力，左脉伏而不见，形羸唇白，声微舌润。询其体格，又属素虚，理直调补气血，但气冲、便秘、足腨红肿热痛之极，此属气实明征。且脚气古称壅疾，是又不可遽补，从此酌量先后缓急诸法，当先治其标，而后其本也。缘按症以气血虽虚，而经络必滞，宜先与疏通经络，而后调补气血，方为合法。于是将古方鸡鸣散除苏叶，恐再散也，加生芪，以固表也，入桑皮，以下气也，减桔梗，恐载浊也。面嘱只服一剂，次日当视症定方。服后大便亦通，肿痛少除，气冲大减，寒热悉瘥。其家见药已效，更进一剂，亦觉相安。越日疡医适至，意在侥图诈取，谬谓毒气未化，当用敷药，更仿余方加防己、苍术，内服外敷。是夜寒热顿起，汗出衣发俱湿，神魂飘荡，气上冲心。余复视时，张口瞑目，危险至极，急进十全大补汤，二剂始得稍安，又数十剂方全安。原此症《内经》所言因于气为肿，四维相代，阳气乃坏。只因气冲便秘，订一剂之方者，势不得已也。乃病家轻命图便，违嘱投药，而疡医复贪功射利，罔识忌讳。嗟嗟！此当世通弊，独聂氏哉？

《王旭高临证医案·卷之四·妇人门》

孙　经期一载不来，大便时常秘结，每月胸中不舒数日，此肝血虚而胃气不和也。理气之方，不在平肝而在养血；和胃之法，不在破气而在补气。气血充而肝胃自和矣。西党参、熟地（砂仁拌）、枣仁、陈皮、归身、制半夏、丹参、於术（人乳拌炒）、茯苓、白芍、沙苑子、橘饼、谷芽。

又，肝肾素亏，气郁，胃气不舒，脾阴不足。饮食知味而不能多进，经事不来，二便时常不利，肩膝酸疼，舌苔或黄或白，此有湿热夹杂其中。补养气血之方虽稳当，然无理气化浊之品，未能奏效。今拟一方，以观验否。制首乌、怀山药、枣仁、牛膝、焦山栀、柏子仁、茅术炭、陈皮、半夏、建莲肉。常服苡仁、红枣煮食。

便秘

《慎五堂治验录·卷四》

（案119）陶聘三，壬午九月十九日，宋家泾。因食滞中宫，引动伏邪，日晡寒战身热，日轻日重，热时作呕，不饮不食，头痛口苦，便秘溲赤，脉弦滑，苔灰黄。拟逐邪化滞治之。深虑邪食互并，结在阳明致重。青蒿（四钱）、宋半夏（一钱半）、蝉衣（五分）、莱菔汁（一杯）、豆卷（四钱）、鲜金斛（四钱）、枳壳（一钱）、南山楂（一钱半）、桑叶（四钱）、瓜蒌皮（四钱，盐水炒）、竹茹（三钱）。得便，各恙皆减，灰苔花黑，去山楂、蒌皮，加花粉、稻叶。

（案144）陈照林子，辛巳，钱孟泾。壮热，神迷，谵语，额汗，气喘，鼻扇，便秘，颧红，下体青痕，脉数，舌绛，苔蓝如靛。暑风袭肺，肝木用事，法当清肺平肝，佐以宣窍。桑叶（三钱）、天虫（三钱）、滑石（二钱）、枇杷叶（五钱）、菊花（三钱）、川贝（三钱）、草梢（五分）、郁金（一钱半）、羚角（一钱半）、杏仁（三钱）、辰砂（二分）、菖蒲（四分）。病后渴饮如鲸吸川，下利频频，食谷运迟，脉软数，苔薄白。中州不足，津液有降无升。用仲阳法主之。葛根（一钱）、党参（三钱）、甘草（三钱）、扁豆皮（一钱半）、茯苓（二钱）、於术（一钱）、谷芽（五钱）、莲子（一两）。另以龙井茶泡汤徐徐细饮。一剂愈。

《许氏医案·正文》

甲午秋，戎部李星若夫人腹疼如绞，日久欲死。延余诊视，脉沉细，知系虚寒气结，他医误用凉药，以致病剧。余始拟以附子理中汤加减，一服而愈。旋因食抄绞痛如故，九日不便，诊脉虚细，系九结中之秘结。不可攻下，拟以前方加润导之品便而愈。旋又风抄，九月初一日痛绝，齿脉俱闭，仅存一息，其胞兄内阁中书虹若言女初三日吉期，设无救奈何？余为情急，恐药饵不及，嘱星若亲灸章门、虎口、三里等穴，并将前方加山甲、牛膝、桂枝、木香、乌药等擦牙，以箸启齿，呷药，一时而苏，脉复。余出曰：包办喜事无虞。数服而愈。丙申年，来请，言夫人血崩晕绝。往诊脉扰急，知系小产，非血崩也。治以生化汤加参、芪，去旧生新之品遂愈。马积生太史夫人亦患腹痛，如绞，数月病剧。延余诊视脉息腹痛相同，因体因症加减。拟方不敢服，以为与他医用寒药相反也。适曾任广州府冯端本太守寿日与马姻亲李星若亦姻娅同往，称礼，即马遍询同乡，可否服余之药？金云：可归即试服。次早请余，言病减半矣。深信不疑，连服数剂而愈。农部张馨庵屠逊庵亦河南人，两夫人亦患此症欲死，均为如法治愈。

户部万锡珩夫妇咳嗽昼夜不止，痰吐成盆，时医用人参、鹿茸等药，痰咳逾甚。延余诊视，脉洪数，知系风寒闭于肺中，拟以二陈导痰汤加麻黄一服而愈。伊子书城黄疸秘结十数日不便，时医治以承气汤，余诊脉沉细，知系虚黄秘结，拟以茵陈润导滋养气血，使下焦气化而能出矣。饮以猪蹄汤，十四日便通黄退，遂愈。

《退庵医案·正文》

（案20）金鸿翁，本城人。朝食暮吐，完谷不腐，二便俱秘，脉软，右关尤甚，舌淡。此关格之渐也。东洋参（三钱）、淡干姜（四分）、法半夏（二钱）、上肉桂（饭丸，药汁下，三分）、旋覆花（包，一钱半）、水炙陈皮（一钱）、制附子（三分）、代赭石（醋煅研，四钱）、白茯苓（三钱）、藕汁、梨汁、甘蔗汁（各一酒杯）、姜汁（少许滴，冲入）。

复诊：投温补辛通之剂，胃反已止，大小便亦通，脉迟而软，右关略起，畏寒，胸脘时痛。仍以前法出入。东洋参（三钱）、公丁香（七只）、姜半夏（二钱）、上肉桂（饭丸，药汁下，四分）、北细辛（二分）、炙陈皮（一钱半）、淡干姜（五分）、旋覆花（包，一钱半）、云茯苓（三钱）、淡吴萸（二分）、代赭石（醋煅研，四钱）、川楝子（酒炒，一钱半）、上沉香（藕汁磨冲，四分）。李师云：肾为胃关，可用鹿茸、人参。

《旌孝堂医案·三十五 便秘》

（案1）肝胃不和，胀痛作哕，大便秘涩，脱肛下血，脉象弦细，再延防土败。四制於术（三钱）、云茯苓神（各一两五钱）、福橘皮络（各七钱）、制半夏（一两五钱）、野於术（一两五钱）、制附片（一两）、炮姜（五钱）、防己（一两）、鸡内金（二十五具）、大白芍（二两，藕汁炒）、火麻仁（二两）、皂荚子（九十粒）。上用河水浸透，熬取原汁，加白蜜收膏，每早三钱，晚二钱，开水下。

《也是山人医案·头风》

卫（五二）头风痛，呕吐便秘，肝阳化风上冒，拟柔缓和阳，复脉去参、姜、桂，加牡蛎。生左牡蛎（三钱）、细生地（三钱）、炙甘草（五分）、清阿胶（二钱）、麦冬（二钱）、南枣（三钱）、大麻仁（一钱五分）。

《也是山人医案·脾胃》

家（一五）正衰偏热，便秘，纳谷安适，良由肺胃阴液未复使然。川石斛（四钱）、炒焦半夏曲（一钱五分）、枳实皮（一钱）、炒麦冬（一钱五分）、新会皮（一钱）、生谷芽（一钱）、块茯苓（三钱）、大麻仁（一钱五分）。

《也是山人医案·痉厥》

吴（二十八）面青汗泄，不寐，诸阳一并为厥之后，寒战肢掣，牵引阳升，便秘，是肝肾内衰之征，往往有骤脱之虞。此止厥甚难，勉拟经旨肝苦急，急食甘以缓之，甘麦大枣汤加阿胶、牡蛎、枣仁、茯神。阿胶（二钱）、炙甘草（五分）、牡蛎（三钱）、淮小麦（一钱五分）、南枣（三钱）、枣仁（三钱）、茯神（二钱）。

《孤鹤医案·十九 杂证案例》

（案12）惊后便秘、惊后得疾，每日默坐，问之不应，或作非对。惟母与语，对答如常。大便闭结，得解而愈，现在复发，手足先痉，定后，症如前状。此目惊动魄，肺藏魄，下通大肠，魄门之下为幽门，气为厥阴所阻，故便结，脉沉涩。拟通幽门。原生地（五钱）、制香附（三钱）、柏子仁（二钱）、桃仁（一钱）、炒远志（七分）、白归身（二钱）、甜杏仁（三钱）、郁李仁（二钱）、橘红（一钱）、琥珀（五分）。

《柳选四家医案·评选静香楼医案两卷·下卷·大便门》

大便闭结，水液旁流，便通，则液止矣。大承气汤、加甘草。诒按：据吴鞠通之论，用调胃承气法为稳。再诊，前方加当归、白芍。三诊，改用制军、加浮桂、厚朴。

下血后，大便燥闭不爽，继而自利，白滑胶黏，日数十行，形衰脉沉，必因久伏水谷之湿，腑病宜通，以温下法。生茅术、制军、熟附子、厚朴。诒按：自利胶滑，有因燥矢不行，气迫于肠，而脂膏自下者，当专行燥矢，兼养肠液，未可概以湿论也。

脾约者，津液约束不行，不饥，不大便，备尝诸药，中气大困，仿古人以食治之法。黑芝麻、杜苏子。二味煎浓汁如饴，服三五日，即服人乳一杯，炖温、入姜汁二匙。诒按：此无法之法也。良工心苦矣。

便秘

评述

通过对历代医籍记载的医论医案的深入研读，我们得以窥见各位医家治疗便秘的辨证方法和组方思路。

例如，巢元方认为："大小便难者，由冷热不调，大小肠有游气，游气在于肠间，搏于糟粕，溲便不通流，故大小便难也。"孙思邈引用其主张并提出治疗原则："凡大便不通，皆用滑腻之物及冷水以通之也。"

刘完素对便秘的观点秉承了其所主张的"火热论"，将火盛生燥视作首要原因，其次为气滞。在治疗上将清热、养阴、行气药物搭配使用，通过开通道路、养阴退阳、调畅气血的方法使便秘得解。常以枳壳丸（枳壳、陈皮、槟榔、木香、牵牛）五药共行三焦气，使气机得畅，便秘得舒。

张从正提倡以下法为主治疗便秘，辛味与甘味药同用辛甘化阳以防骤下伤及阳气，常用神功、麻仁、脾约、润肠、四生丸等方。在施用泻下药时，根据疾病的寒热特性选择不同药物："巴豆可以下寒；甘遂、芫花可下温；大黄、朴硝可以下燥。"同时提倡食疗，循《内经》"以滑养窍"之治则：以菠菜调中气、利消化；猪羊血理血、利大肠，共煮为羹，辅助药物作用。

朱丹溪继承李东垣观点，认为大便秘结是由于肾中真阴耗散、燥结血少失润，所以在治疗上注重气血调养，并率先提出应针对不同地域气血虚实来调整治疗。

叶天士认为便秘的治疗当与肠痹、淋浊相互比对，同时在辨证论治的过程中密切注意小便是否通利。"若大便闭而小便通调者……燥症居多。若二便俱闭，当先通大便，小溲自利，此其大略也。"他将便秘的重要病因病机归于脏腑气机失常：即肺失宣降、肝失疏泄、三焦不畅、气血结痹、阴虚阳亢及胃失和降，并提出与此相对应的治疗方法：开降肺气、疏泄肝气、宣通三焦、双通气血、潜阳固阴及和降胃气。

缪希雍治疗热秘善用猪胆；对于虚秘，则喜用大量肉苁蓉补肾通关；对于气秘，常用枳壳配合人参麦冬使用；除此之外，他还常用朱砂、芦荟相配合，为后世传为验方；单方蔗浆，仅用一味药增水行舟，亦为后世所称颂。

张景岳主张破除古书中虚秘、风秘、气秘、热秘、寒秘、湿秘等说，但以阴结、阳结二证概而论之，"知斯二者，即知秘结之纲领矣"。阳结则有余，宜补宜泻；阴结则不足，宜润宜补。临床擅长使用姜、附、参、归之类，主张"大抵治病必究其源，不可一概用巴豆、牵牛之类"。

除了这些例子，还有许多医家留下了宝贵的临证经验，对当今治疗便秘具有一定指导意义，至今仍有珍贵的参考价值。